Fernando Cobo Martínez
Jesús Alejo García Bautista

HEMATOLOGÍA. DEL LABORATORIO A LA PRÁCTICA CLÍNICA

Pol. Ind. El Retamal. Parcela 6. Vial B.
23680 ALCALÁ LA REAL (JAÉN)
Telfs. 953 58 53 30 (12 líneas) - 902 108 801 - Fax 953 58 53 31
info@formacionalcala.es - www.formacionalcala.es
info@faeditorial.es - www.faeditorial.es
ISBN: 978-84-9891-074-2 D.L.- J-902-2010
Septiembre 2010
Imp.: Formación Alcalá S.L.

Agradecimientos:

A todos los autores
por su encomiable esfuerzo

We would like to acknowledge to Jenny Keith Hughes
for give us permission to use your picture Red cells
as front page of this book.

ÍNDICE

Hematología. Del laboratorio a la práctica clínica

Autores-Coordinadores:
FERNANDO COBO MARTÍNEZ.
Médico Especialista en Microbiología y Parasitología. Empresa Pública Hospital de Poniente. El Ejido, Almería.

JESÚS ALEJO GARCÍA BAUTISTA.
Médico Especialista en Hematología y Hemoterapia. Empresa Pública Hospital de Poniente. El Ejido, Almería.

Autores-Colaboradores:
MARÍA ANGUSTIAS MOLINA ARREBOLA.
Médico Especialista en Hematología y Hemoterapia. Empresa Pública Hospital de Poniente. El Ejido, Almería.

ROSARIO PÉREZ MOYANO.
Médico Especialista en Hematología y Hemoterapia. Empresa Pública Hospital de Poniente. El Ejido, Almería.

MARÍA DEL CARMEN PORRINO HERRERA.
Médico Especialista en Análisis Clínicos. Empresa Pública Hospital de Poniente. El Ejido, Almería.

IRENE GÁMEZ GÓMEZ.
Médico Interno Residente en Análisis Clínicos. Empresa Pública Hospital de Poniente. El Ejido, Almería.

MARÍA ESTHER CLAVERO SÁNCHEZ.
Médico Especialista en Hematología y Hemoterapia. Hospital Santa Ana. Motril, Granada.

ANTONIO MANUEL NAVARRO CASTRO.
Médico Especialista en Hematología y Hemoterapia. Hospital Rafael Méndez. Lorca, Murcia.

CARMEN MARRERO SANTOS.
Médico Especialista en Hematología y Hemoterapia. Hospital Universitario Nuestra Señora de la Candelaria. Santa Cruz de Tenerife.

PABLO JESÚS RÍOS RULL.
Médico Especialista en Hematología y Hemoterapia. Hospital Universitario Nuestra Señora de la Candelaria. Santa Cruz de Tenerife.

JOAQUÍN BREÑA ATIENZA.
Médico Especialista en Hematología y Hemoterapia. Hospital Universitario Nuestra Señora de la Candelaria. Santa Cruz de Tenerife.

JAVIER IGNACIO MARTÍN LÓPEZ.
Médico Especialista en Medicina Intensiva y Cuidados Críticos. Hospital Santa Ana. Motril.

FRANCISCA INMACULADA PINO SÁNCHEZ.
Médico Especialista en Medicina Intensiva y Cuidados Críticos. Hospital Universitario Virgen de las Nieves. Granada.

RAIMUNDO GARCÍA DEL MORAL MARTÍN.
Médico Especialista en Medicina Intensiva y Cuidados Críticos. Hospital Santa Ana. Motril.

MARÍA JOSÉ GIMÉNEZ LÓPEZ.
Médico Especialista en Hematología y Hemoterapia. Empresa Pública Hospital de Poniente. El Ejido, Almería.

ÁGUEDA IBÁÑEZ MOYA.
Licenciada en Bioquímica. Especialista en Análisis Clínicos. Empresa Pública Hospital de Poniente. El Ejido, Almería.

ERNESTO GARCÍA BAUTISTA.
Médico Especialista en Radiodiagnóstico. Hospital Universitario Virgen de las Nieves. Granada.

MARÍA AMPARO GODOY MONTIJANO.
Médico Especialista en Traumatología y Cirugía Ortopédica. Hospital Universitario Virgen de las Nieves. Granada.

SARA PÉREZ MOYANO.
Médico Interno Residente en Medicina Interna. Hospital General de Elda, Alicante.

MARÍA DOLORES ENCISO RIVILLA.
Diplomada en Enfermería. Hospital Universitario Virgen de las Nieves. Granada.

MARÍA DEL PILAR GARCÍA VELASCO.
Diplomada en Enfermería. Empresa Pública Hospital de Poniente. Hospital de Alta Resolución de Guadix, Granada.

ANA JIMÉNEZ GILA.
Médico Especialista en Análisis Clínicos. Empresa Pública Hospital de Poniente. El Ejido, Almería.

HUMBERTO PÉREZ MARTOS.
Licenciado en Biología. Empresa Pública Hospital de Poniente. El Ejido, Almería.

JESÚS PALOMARES RODRÍGUEZ.
Médico Especialista en Medicina Interna. Hospital Santa Ana. Motril, Granada.

ELISA PRIETO SÁNCHEZ.
Médico Especialista en Anatomía Patológica. Hospital Santa Ana. Motril, Granada.

INDALECIA MEDINA MORUNO.
Médico Especialista en Medicina Familiar y Comunitaria. Área de Gestión Sanitaria Norte de Almería.

ANA SÁNCHEZ QUINTANA.
Médico Interno Residente en Hematología y Hemoterapia. Hospital Universitario Nuestra Señora de la Candelaria. Santa Cruz de Tenerife.

Mª ÁNGELES GARCÍA RESCALVO.
Médico Especialista en Anestesiología y Reanimación. Hospital Santa Ana. Motril, Granada.

MONSERRAT GONZÁLEZ DELGADO.
Diplomada en Enfermería. Hospital La Inmaculada. Huércal Overa, Almería.

ANTONIO LEÓN MENDOZA.
Médico Especialista en Hematología y Hemoterapia. Hospital Universitario Nuestra Señora de la Candelaria. Santa Cruz de Tenerife.

ANA OLIVA HERNÁNDEZ.
Médico Interno Residente en Hematología y Hemoterapia. Hospital Universitario Nuestra Señora de la Candelaria. Santa Cruz de Tenerife.

MARIO RÍOS DE PAZ.
Médico Interno Residente en Hematología y Hemoterapia. Hospital Universitario Nuestra Señora de la Candelaria. Santa Cruz de Tenerife.

MANUEL ALMAGRO SÁNCHEZ DE PUERTA.
Médico Especialista en Hematología y Hemoterapia. Hospital Universitario Virgen de las Nieves. Granada.

ADORACIÓN ANEAS ALAMINOS.
Diplomada en Enfermería. Hospital de San Rafael. Granada.

JUAN GARCÍA TALAVERA-CASAÑAS.
Jefe de Servicio de Hematología y Hemoterapia. Hospital Universitario Nuestra Señora de la Candelaria. Santa Cruz de Tenerife.

CRISTÓBAL AVIVAR OYONARTE.
Especialista en Análisis Clínicos. Director del Área Integrada de Biotecnología. Empresa Pública Hospital de Poniente. El Ejido, Almería.

MARÍA TERESA CABEZAS FERNÁNDEZ
Especialista en Microbiología y Parasitología. Empresa Pública Hospital de Poniente. El Ejido. Almería.

MARÍA ISABEL CABEZA BARRERA
Especialista en Análisis Clínicos. Empresa Pública Hospital de Poniente. El Ejido. Almería

Prólogo

El título de este libro, *Hematología: del laboratorio a la clínica*, refleja y fideliza la totalidad e importancia de su contenido, y la convergencia de ambos factores: el laboratorio y la clínica resultan vitales para el conocimiento de la patología hematológica; tan importante ha sido la sangre en la historia de la humanidad que los pactos más fidedignos se basaban en ella. El hecho de que los autores hayan conseguido correlacionar ambos conceptos da como resultado una visión muy especial y avanzada de la Hematología actual.

Los treinta y seis capítulos de que consta este libro abarcan y hacen un amplio recorrido por todos los conceptos hematológicos, desde la fisiología de la hematopoyesis, definida por las teorías celulares de Neumann y Bizzozero en 1868, a los más modernos conocimientos surgidos a raíz del descubrimiento del genoma humano. Los recientes avances en biología molecular y genética han supuesto un importante impulso en el diagnóstico y tratamiento de las enfermedades hematológicas, como ejemplifica la muy reciente utilización terapéutica de células madre progenitoras hematopoyéticas, tratada en el último capitulo.

El texto ha sido elaborado por profesionales de distintos centros hospitalarios, lo que ha supuesto una importante labor por parte de los coordinadores del libro, los Dres. Cobo y García; sin embargo, desde mi punto de vista, lo más destacable ha sido, no sólo haber podido integrar y coordinar especialistas clínicos y de diagnóstico, sino, dentro de estos últimos, la implicación de profesionales de distintas especialidades afines al Laboratorio Clínico, como han sido Especialistas en Hematología, Microbiología, Anatomía Patológica y Análisis Clínicos: el resultado final justifica el hecho de la necesidad cada vez mas importante de compartir recursos y conocimientos, rompiendo esquemas que separan la compartimentación de la sub-especialización, lo que le confiere al texto ese importante valor añadido y una visión más holística de las especialidades médicas del laboratorio.

Los autores no han pretendido hacer un libro de referencia de complejos y específicos conceptos hematológicos, sino que tiene su propia adhocracia al ser en sí un libro capaz de servir como texto completo y de consulta para profesionales sanitarios a todos los niveles, basado, tanto en los conocimientos docentes de los autores, como en la propia experiencia adquirida día a día en el trabajo, al ser todos profesionales en ejercicio.

Felicito a todos los autores por el esfuerzo realizado en este magnífico y amplio trabajo, y por la capacidad de coordinar el esfuerzo laboral del día a día con la ciencia y la cultura. En especial, y siendo conocedor de la labor asistencial de mi equipo del Hospital de Poniente, como impulsores del trabajo y del esfuerzo añadido que supone la tarea que realizan diariamente (del que provienen las imágenes incluidas en el libro) desde la trinchera a pie del enfermo, y por saber transmitir su conocimiento y experiencia.

Agradezco a todos los autores haber contado conmigo para su publicación y concederme el privilegio de escribir este prólogo, con el que aprovecho el placer de dirigirme a ellos y los lectores, a los que aseguro les será muy útil.

Cristóbal Avivar Oyonarte
Director Área Integrada de Laboratorios
EP. Hospital de Poniente

Tema 1. Fisiología de la hematopoyesis y factores de crecimiento hematopoyéticos

Irene Gámez Gómez, María del Carmen Porrino Herrera y Águeda Ibáñez Moya

INTRODUCCIÓN

La hematopoyesis es el proceso de generación, regulación, producción y mantenimiento de las distintas células que circulan en sangre periférica y que se desarrollan a partir de una única célula madre progenitora en la médula ósea. El funcionamiento normal de la hematopoyesis resulta de la interacción entre mecanismos intracelulares y la influencia del microambiente donde se desarrollan las células hematopoyéticas.

> La hematopoyesis es el proceso de generación, regulación, producción y mantenimiento de las distintas células que circulan en sangre periférica y que se desarrollan a partir de una única célula madre progenitora en la médula ósea.

En las etapas embrionaria y fetal, el sistema hematopoyético se desarrolla primero en el hígado y en el bazo y más tarde, en la médula ósea. En el adulto, la hematopoyesis se localiza sólo en la médula ósea, donde las células germinales se diferencian hacia células más maduras, y esta diferenciación está regulada por mecanismos de gran complejidad. Además, para el desarrollo de las células hematopoyéticas son fundamentales algunos elementos químicos conocidos como factores de crecimiento.

La médula ósea cede las células hematopoyéticas más maduras a la circulación, donde completan su maduración en el árbol vascular o en los tejidos. Para mantener unas cifras normales de células sanguíneas es necesario que se dé un equilibrio entre la proliferación, diferenciación y apoptosis (muerte celular programada) de estas células.

ANATOMÍA CELULAR DE LA HEMATOPOYESIS

El sistema hematopoyético está compuesto por diferentes tipos celulares organizados jerárquicamente. Mientras el desarrollo y maduración de los precursores tiene lugar en localizaciones

Tipos celulares:
- madre
- progenitoras
- maduras

anatómicas concretas, los elementos maduros y, en menor medida, los inmaduros circulan por la sangre periférica y por lo tanto están distribuidos por todos los órganos y aparatos.

En el sistema hematopoyético se reconocen diversos tipos celulares, que podemos agrupar en: células madre, células progenitoras y células maduras.

El inicio del proceso de diferenciación hematopoyético tiene lugar en la médula ósea. Todas las líneas celulares provienen de una célula progenitora común llamada *célula madre* (*stem cell*). Esta célula madre progenitora dará lugar a los precursores de las tres series hematopoyéticas: eritroide, granulocítica y megacariocítica.

Células madre hematopoyéticas o *stem cell*

Las células madre son las células con la máxima capacidad de autorrenovación, proliferación y di-

Las células madre son las células con la máxima capacidad de autorrenovación, proliferación y diferenciación, características que se van perdiendo conforme las células hematopoyéticas se diferencian en elementos más maduros. Se localizan de forma mayoritaria en médula ósea y también, en menor medida, en sangre periférica y bazo. La células madre inmaduras o células madre linfomieloides (CFU-LM) no son reconocibles por técnicas de microscopía, por lo que son necesarias técnicas inmunocitoquímicas para identificarlas. Las caracerísticas inmunofenotípicas que las definen son la expresión intensa del antígeno CD34 y débilmente el CD45, así como la carencia de otros antígenos tales como CD38, HLA-DR y CD33. La célula madre común da lugar a la célula progenitora y la diferenciación de estas células va asociada a la pérdida de CD34, al inicio de la expresión de otros antígenos característicos de estadios de diferenciación más avanzados y a la pérdida también de su capacidad de autorrenovación. Estas células progenitoras se encuentran orientadas hacia una de las líneas hematopoyéticas: granulomonocítica, linfoide, eritroide o megacariocítica.

Células progenitoras se encuentran orientadas hacia una de las líneas hematopoyéticas: granulomonocítica, linfoide, eritroide o megacariocítica.

• *Progenitores granulomonocíticos:*

Los progenitores mieloides incluyen unidades formadoras de colonias granulo-monocíticas (CFU-GM), que a su vez dan origen a unidades formadoras de colonias granulocitícas (CFU-G) y unidades formadoras de colonias monocíticas (CFU-M). Las CFU-G dan lugar, secuencialmente, a mieloblastos, promielocitos, mielocitos, metamielocitos y células maduras (eosinófilos, neutrófilos y basófilos). Las CFU-M se diferencian sucesivamente a monoblastos, promonocitos, monocitos y finalmente macrófagos.

Inmunofenotípicamente, estos progenitores expresan CD34, HLA-DR, CD33, CD13 (línea granulocítica) y CD14 (línea monocítica):

- *Línea granulocítica*: En la fase de mieloblasto se adquiere el antígeno CD15, el mielocito presenta CD11b y el metamielocito adquiere CD14 y CD16. A medida que estos últimos antígenos se adquieren se pierden el CD33 y el CD34.
- *Línea monocítica*: La célula progenitora CD34 adquiere primero el CD33 y el CD4. Posteriormente pierde el CD34 y expresa CD11b, CD14 y el CD64 entre otros.

• *Progenitores eritroides:*

Los progenitores eritroides más primitivos son denominados unidades formadoras de colonias eritroides (BFU-E), las cuales mantienen una alta tasa de proliferación en respuesta a citocinas, mientras que los progenitores eritroides más maduros, denominados unidades formadoras de colonias eritroides (CFU-E) tienen un limitado potencial de proliferación. Estos progenitores dan lugar a precursores eritroides, dentro de los que se incluyen proeritroblastos, eritroblastos basófilos, eritroblastos policromatófilos, eritroblastos ortocromáticos y reticulocitos; estos últimos, a su vez, dan origen a los eritrocitos.

Los progenitores eritroides más inmaduros expresan CD34, CD38, CD71, CD45. En estadios más avanzados presentan glicoforina C y glicoforina A, disminuyen los antígenos CD34, CD38, CD71, CD45 y pierden el HLA-DR.

• *Progenitores megacariocíticos:*

Los progenitores más tempranos son definidos como células formadoras de brotes megacariocíticos (meg-BFC). Estos meg-BFC dan lugar a células formadoras de colonias de megacariocitos (meg-CFC) que representan a los progenitores tardíos. Los meg-CFC conducen a la formación de precursores poliploides denominados megacariocitos inmaduros, quienes una vez que desarrollan un citoplasma maduro dan lugar a megacariocitos maduros, que finalmente darán lugar a las plaquetas.

Los progenitores megacariocíticos expresan CD34, CD33, CD61, CD41 y CD42. Los marcadores CD41, CD42 y CD61 persisten a lo largo de la maduración megacariocítica y son específicos de esta línea.

• *Progenitores linfoides:*

Los ELPs (*early lymphoid progenitors*) dan origen a los progenitores linfoides comunes o CLPs, que son reconocidos como los más eficientes precursores de linfocitos B y células NK en la médula ósea. Además, estos progenitores tempranos constituyen uno de los candidatos más probables para la colonización del timo y la iniciación de la linfopoyesis de linfocitos T.

Los progenitores de la línea B expresan CD34, CD38, CD19, HLA-DR y la enzima TdT. En una fase posterior adquieren CD10, CD20, CD21, CD22 y CD24. A medida que la maduración progresa, se pierden el CD10, CD34 y la enzima TdT.

Los progenitores de la línea T expresan CD34, CD117, HLA-DR, CD7, CD45, CD44 y la enzima TdT. En una fase posterior adquieren CD1, CD2 y CD5. Los linfocitos T maduros en sangre periférica expresan CD7, CD2, CD5, CD3 y CD4/CD8.

REGULACIÓN DE LA HEMATOPOYESIS

La hematopoyesis está regulada tanto por el microambiente medular como por los factores de crecimiento.

En el adulto la hematopoyesis está regulada tanto por el microambiente medular como por los factores de crecimiento. El microambiente de la médula ósea está constituido por un conjunto de sustancias químicas y hormonales, y diversos tipos celulares tales como fibroblastos, adipocitos, células endoteliales sinusoidales, osteoblastos, macrófagos, mastocitos y células dendríticas. Para que las células madre se desarrollen y diferencien hacia células maduras se necesita un microambiente adecuado. Por lo tanto, el microambiente desempeña un papel fundamental en la regulación de la hemopoyesis.

Factores de crecimiento

Los factores de crecimiento son indispensables en el proceso de formación de células sanguíneas.

Los factores de crecimiento son indispensables en el proceso de formación de células sanguíneas y pueden actuar sobre la proliferación, maduración y función de las mismas.

Los factores de crecimiento ejercen su acción a través de receptores de membrana de la célula diana específicos para cada uno de ellos, cuya expresión puede desempeñar un papel importante en la regulación celular.

Hasta la actualidad se han identificado más de 25 tipos de factores de crecimiento. Se ha podido comprobar que la mayoría de los factores actúan de forma sinérgica entre sí. Las características generales de estas citocinas incluyen: estructura glucoproteica, actividad *in vitro* e *in vivo* a bajas concentraciones, ser producidos por diferentes tipos de células y regular más de una línea celular (figura 1).

CLASIFICACIÓN:

Teniendo presente que algunos factores pueden tener más de un tipo de acción o incluso acciones antagónicas, se puede clasificar a los factores reguladores de la hematopoyesis en tres grupos: factores estimuladores, factores potenciadores y factores inhibidores.

Factores reguladores de la hematopoyesis:
- estimuladores
- potenciadores
- inhibidores

a) *Factores estimuladores:* son capaces de inducir por si mismos la proliferación de determinados progenitores hematopoyéticos.

b) *Factores potenciadores:* no tienen actividad estimuladora propia, pero aumentan considerablemente la acción de los factores estimuladores.

c) *Factores inhibidores:* poseen una acción de control sobre la normal producción celular.

FACTORES ESTIMULADORES:

Factores Estimulantes de Colonias (CSFs):

Factores estimuladores:
- GM-CSF
- G-CSF
- M-CSF

- GM-CSF: *(Granulocyte-Macrophage Colony Stimulating Factor),* factor estimulante de colonias granulomonocíticas.
- G-CSF: *(Granulocyte Colony Stimulating Factor),* factor estimulante de colonias granulocíticas.
- M-CSF: *Macrophage Colony Stimulating Factor* (CSF-1), factor estimulante de colonias macrofágicas.

Los CSFs son citocinas que estimulan la proliferación de células madres pluripotenciales específicas de la médula ósea en adultos.

GM-CSF:

El factor granulocito-macrófago-CFS (GM-CSF) tiene efectos proliferativos en las células del linaje de granulocitos y las células del linaje de macrófagos. Actúa fundamentalmente sobre el crecimiento y diferenciación de progenitores hematopoyéticos. Se le han atribuido acciones sobre células maduras, participando en la regulación de la respuesta inmune. Tiene acción tumoricida y bactericida, ya que aumenta la función de los neutrófilos induciendo fagocitosis, actuando como inhibidor de la migración y estimulando la presentación de antígeno. Además incrementa la citotoxicidad de eosinófilos y monocitos y la producción de citocinas. La acción de GM-CSF tiene carácter local, no habiéndose detectado niveles séricos de esta proteína.

G-CSF:

El factor de crecimiento de granulocitos-CFS (G-CSF) está producido por células endoteliales, monocitos, macrófagos y fibroblastos, que lo liberan ante estímulos infecciosos o bajo la inducción de otras citocinas (IL-1T, NF). Actúa como factor de crecimiento específico de línea, estimulando la proliferación, diferenciación y maduración de la serie neutrófila (CFU-G). Sobre las células maduras se ha descrito una acción similar a la de GM-CSF.

M-CSF:

El factor de crecimiento macrófago-CFS (M-CSF) es específico para las células del linaje del macrófago. M-CSF es sintetizado por fibroblastos, células endoteliales, monocitos y macrófagos. Tiene una actividad proliferativa muy escasa, tratándose más bien de un factor de supervivencia o de activación de monocitos y macrófagos.

IL-5: Interleukina 5 (Eos-CSF)

Su principal fuente de producción son los linfocitos Th2 y mastocitos. Su efecto fundamental es la de estimular la proliferación de colonias de eosinófilos a nivel de médula ósea. También actúa sobre linfocitos B induciendo la formación de IgA y sobre linfocitos T aumentando su capacidad citotóxica.

IL-3: Interleukina 3 (Multi-CSF)

Su producción está restringida a los linfocitos T, monocitos y células natural killer. Su acción parece radicar sobre células relativamente primitivas, con capacidad multipotencial, mediante la proliferación y la estimulación del crecimiento. También se ha demostrado actividad sobre la linfopoyesis, estimulando la proliferación y diferenciación de células T y B, pero no afectando las NK.

Eritropoyetina (Epo)

La Epo es el regulador más importante de la eritropoyesis. La Epo estimula la proliferación y la diferenciación de eritrocitos no maduros, estimula el crecimiento de células progenitoras eritroides e induce la diferenciación de las unidades formadoras de colonias de eritrocitos en proeritroblastos. También se ha demostrado un efecto estimulante sobre la megacariopoyesis. La acción sobre la línea megacariocítica parece efectuarse sobre los progenitores más maduros. El órgano responsable de la producción de Epo es el riñón y las células productoras se localizan en el intersticio peritubular proximal, fundamentalmente a nivel de la capa interna de la corteza renal. Se calcula que un 5-10% de la Epo circulante es de origen extrarrenal, producida por hepatocitos y células de Kupffer. Además, el hígado es el principal órgano de síntesis de Epo durante la vida fetal. También se ha implicado al sistema macrofágico (bazo y macrófagos medulares) en la pro-

La Epo estimula la proliferación y la diferenciación de eritrocitos no maduros, estimula el crecimiento de células progenitoras eritroides e induce la diferenciación de las unidades formadoras de colonias de eritrocitos en proeritroblastos.

ducción de Epo. El estímulo fundamental que regula la síntesis y secreción de Epo es la hipoxia.

Trombopoyetina (Tpo)

La trombopoyetina es sintetizada en forma constante en el hígado, los riñones y el músculo esquelético, y eliminada de la circulación por las plaquetas y los megacariocitos. Es la hormona que constituye el principal estímulo de la megacariopoyesis, estimula la proliferación de megacariocitos y la liberación de plaquetas a partir de los mismos.

FACTORES POTENCIADORES:

IL-1 : Interleukina 1

La IL-1 es una de las interleucinas más importantes en la modulación de la respuesta inmune. La función predominante de la IL-1 es incrementar la activación de las células T en respuesta al antígeno. La activación de las células T, por la IL-1 lleva a un incremento en la producción de IL-2 y del receptor de IL-2. La IL-1 también induce la expresión del interferón-γ (IFN-γ) por las células T. Las IL-1 son secretadas principalmente por los macrófagos pero también por los neutrófilos, células endoteliales, células musculares lisas, células gliales, los astrocitos, células B y T, fibroblastos y queratinocitos. Además de sus efectos sobre las células T, la IL-1 puede inducir la proliferación en células no linfoides.

Factores potenciadores:
- IL-1
- IL-2
- IL-4
- IL-6
- IL-7
- IL-8
- IL-9
- IL-10
- IL-11
- SCF

IL-2: Interleukina 2

La IL-2, producida y secretada por células T activadas, es la interleucina principal responsable de la proliferación clonal de las células T. La IL-2 también ejerce efectos sobre las células B, macrófagos, y células natural killer (NK). La producción de IL-2 ocurre sobre todo por acción de las células T helper CD4+. La expresión de IL-2 y del receptor de IL-2 por las células T es inducida por la IL-1. De hecho, el receptor de la IL-2 no se expresa en la superficie de las células T que no están estimuladas y está presente solamente en forma transitoria en la superficie de las células T, desapareciendo en el plazo de 6-10 días tras la presentación de antígenos. A diferencia de las células T helper, las células NK expresan receptores de IL-2 y secretarán TNF-α, IFN-γ y GM-CSF en respuesta a la IL-2, que luego activarán a los macrófagos.

IL-4: Interleukina 4

La producción fundamental de IL-4 está a cargo de los linfocitos Th2, que también sintetizan IL-3, IL-5, IL-6 y GM-CSF, y de los mastocitos. Los efectos de la IL-4 se producen fundamentalmente sobre células de estirpe linfoide. Actúa sobre los linfocitos B en reposo favoreciendo su proliferación, así como el crecimiento de eosinófilos y mastocitos, y dirigiendo la producción de IgE e IgG1. Sobre linfocitos T y células mastoides tiene también acción activadora. A nivel de la hematopoyesis tiene un efecto inhibitorio sobre la proliferación de GM-CFU, incluso en presencia de IL-3.

IL-6: Interleukina 6

La producción de IL-6 está a cargo de los linfocitos T, pero también la sintetizan otras células, como linfocitos B, monocitos, fibroblastos, queratinocitos, células endoteliales, astrocitos, células del estroma medular y células mesangiales. La IL-6 actúa en sinergia con la IL-1, IL-2 y el TNF-α en la activación de células T. La IL-6 es el principal inductor de la respuesta de fase aguda en el hígado, induciendo la síntesis de reactantes de fase aguda, también interviene en la diferenciación final de los linfocitos B a plasmocitos, siendo uno de los factores principales en la producción de inmunoglobulinas y la síntesis de glucocorticoides. Además, aumenta el número de células progenitoras megacariocíticas, el tamaño de los megacariocitos y el número de plaquetas circulantes. A diferencia de la IL-1, IL-2 y TNF-α, la IL-6 no induce la expresión de citocinas; sus efectos principales, por lo tanto, son aumentar las respuestas de células inmunes a otras citocinas. Existen distintos factores que incrementan su producción, como son la IL-1, INF-beta y otros como los glucocorticoides, que la disminuyen. La IL-6 se ha demostrado tener interés como factor pronóstico en el mieloma múltiple.

IL-7: Interleukina 7

La interleukina 7 tiene su fuente en células del estroma del timo y de la médula ósea. Actúa en la linfopoyesis como factor regulador de la diferenciación de las células B y T, aunque también se le atribuye un papel en la megacariocitopoyesis.

IL-8: Interleukina 8

La IL-8 es un interleukina que pertenece a una familia de proteínas llamada quimocinas. La IL-8 es producida fundamentalmente por monocitos, neutrófilos y células NK, pero también por macrófagos alveolares, células endoteliales y fibroblastos, en respuesta a lipopolisacárido bacteriano, IL-1 y TNF. La IL-8 tiene capacidad de activar la degranulación de neutrófilos y favorecer la quimiotaxis.

IL-9: Interleukina 9

Las interleukinas 9, 10 y 11 son, probablemente, de menor importancia hematopoyética. La interleukina 9 es producida por células T. Actúa sobre progenitores primitivos de la línea eritroide y megacariocítica.

IL-10: Interleukina 10

La interleukina 10 se origina a partir de las células Th2 activadas, CD8+, células T y B, y macrófagos. Inhibe la producción de citocinas, promueve la proliferación de células B y la producción de anticuerpos, suprime la inmunidad celular y el crecimiento de mastocitos.

IL-11: Interleukina 11

La IL-11 es producida por células del estroma de la médula ósea. Se atribuye a la IL-11 un papel semejante al asignado a la IL-6, es decir, posee efectos sinérgicos hematopoyéticos y trombopoyéticos.

SCF: *Stem cell factor, Factor steel* o *Factor de crecimiento mastocitario* (MGF). Su actividad biológica hematopoyética radica en que aumenta la capacidad proliferativa de progenitores primitivos que responden a otras citocinas. También se le ha atribuido acción fundamentalmente eritropoyética, con incremento de producción de Hb fetal.

FACTORES INHIBIDORES

IFN: Interferón alfa, beta, gama

El IFN-α y el IFN-β se conocen como interferones tipo I: éstos son los responsables principales de la acción antiviral de los interferones. En cambio, el IFN-γ es un tipo II o interferón inmunológico. El IFN-γ es secretado sobre todo por las células T CD8+. Casi todas las células expresan receptores para el IFN-γ y responden a éste aumentando la expresión de las proteínas MHC-I en la superficie celular, de tal modo que promueven la presentación de antígenos. El IFN-γ también aumenta la expresión de las proteínas MHC-II incrementando más aún la capacidad de células para presentar antígenos a las células T.

TNF: Factor de necrosis tumoral alfa y beta

Este término engloba a una familia de proteínas producidas por células del sistema monocito-macrófago y en menor medida por linfocitos T, timocitos, linfocitos B, células de la musculatura lisa y fibroblastos transformados.

- *El TNF-α* (también llamado *caquectina*) modifica la respuesta inmune y es producido principalmente por macrófagos activados. Como la IL-1, el TNF-α induce la expresión de otros factores de crecimiento de forma autocrina, aumenta la sensibilidad celular a factores de crecimiento e induce la proliferación celular. El TNF-α actúa de forma sinérgica con EGF y PDGF en algunos tipos de células. Como otros factores de crecimiento, el TNF-α induce la expresión de varias interleucinas.

- *El TNF-β* (también llamado *linfotoxina*) se caracteriza por su capacidad de producir la muerte a diversos tipos de células, así como por su capacidad de inducir la diferenciación terminal de otras células. El lugar predominante de la síntesis de TNF-β es el linfocito T citotóxico.

MIP: Macrophage Inflammatory Protein

Son proteínas secretadas por los macrófagos. Poseen acción potenciadora sobre el desarrollo de los progenitores hematopoyéticos maduros, aunque se cree que el subtipo MIP 1-alfa tiene acción supresora sobre la proliferación de progenitores hematopoyéticos primitivos.

TGF: Transforming growth factor

- *TGF-β:* Los TGFs-β son proteínas que tienen efectos proliferativos en muchos tipos de células mesenquimatosas y epiteliales. Bajo ciertas condiciones los TGFs-β tendrán efectos antiproliferativos sobre células endoteliales, macrófagos, y linfocitos T y B. Tales efectos incluyen la disminución de la secreción de inmunoglobulinas y la supresión de hematopoyesis.
- *TGF-α:* Las fuentes predominantes de TGF-α son los carcinomas, pero los macrófagos activados y los queratinocitos (y posiblemente otras células epiteliales) también secretan TGF-α. En poblaciones normales de células, el TGF-α es un factor de crecimiento potente de queratinocitos; formando un ciclo de crecimiento autócrino en virtud de la proteína que activa las mismas células que la producen.

Factores inhibidores:
- IFN
- TNF
- MIP
- TGF
- LF
- HF
- PGE
- LIF

LF: Lactoferrina

La acción inhibitoria de la lactoferrina es indirecta, mediante la supresión de la liberación de CSF o IL-1. Esta acción es neutralizada por IL-6 o lipopolisacárido bacteriano.

HF: Ferritina H

La subunidad H de la ferritina (ácida) es capaz de inhibir la formación de colonias de progenitores maduros e inmaduros. Esta inhibición afecta a los progenitores que se encuentran en ciclo, es dosis-dependiente y parece estar ligada a la actividad ferrooxidasa de la ferritina.

PGE: Prostaglandina E-1, E-2

La PGE-1 y la PGE-2 pueden mostrar acción inhibidora sobre los progenitores monocitarios y en menor medida sobre los progenitores de la línea granulocítica (CFU-G).

LIF: Leukemic inhibitory factor

El factor inhibidor de leucemia es un polipéptido capaz de inducir la diferenciación mieloide y de promover la proliferación e inhibir la diferenciación de las células pluripotentes embrionarias.

Tabla 1. Clasificación de los factores reguladores de la hematopoyesis.

FACTORES ESTIMULADORES	FACTORES POTENCIADORES	FACTORES INHIBIDORES
GM-CSF: Granulocyte-macrophage colony stimulating factor	IL-1: Interleukina 1	IFN: Interferón alfa, beta y gamma
G-CSF: Granulocyte colony stimulating factor	IL-2: Interleukina 2	TNF: Factor de necrosis tumoral alfa y beta
M-CSF: Macrophage colony stimulating factor	IL-4: Interleukina 4	MIP: Macrophage inflammatory protein
IL-5: Interleukina 5	IL-6: Interleukina 6	TGF: Transforming growth factor
IL-3: Interleukina 3	IL-7: Interleukina 7	Lactoferrina
Epo: Eritropoyetina	IL-8: Interleukina 8	Ferritina H
Tpo: Trombopoyetina	IL-9: Interleukina 9	Transferrina
PIXY 321: Proteína de fusión GM-CSFIIL-3	IL-10: Interleukina 10	Inhibina
	IL-11: Interleukina 11	PGE: Prostaglandina E-1, E-2
	SCF: Factor Steel, Factor de crecimiento mastocitario (MGF)	LIF: Leukemic inhibitory factor

BIBLIOGRAFÍA

VERFAILLIE C. *Anatomy and Physiology of hematopoiesis.* En: Hoffman R, Benz EJ Jr, Shattil SJ, Furie B, Cohen HJ, Siberstein LE, McGlave P, eds. Hematology: basic principles and practice. New York: Churchill Livingstone, 2000; 13: 139-154.

RUSCETTI FW, KELLER JR, LONGO DL. *Hematopoyesis.* En: Fauci AS, Braunwald E, Isselbacher KJ,Wilson JD, Martin JB, Kasper DL, et al, eds. Harrison. Principios de medicina Interna. New YorK: McGraw-Hill, 2000; 724-729.

PAPAYANNOPOULOU I. *Biology of erythropoiesis, Erythroid Differentiation and maduration.* En: Hoffman R, Benz EJ. Jr, Shattil SJ, Furie B, Cohen HJ, Siberstein LE, McGlave P, eds. Hematology: basic principles and practice. New York: Churchill Livingstone, 2000; 15: 202-219.

SEGEL GB. *Hematology of the newborn.* En: Beutler E, Marshall A, Lichtman MA, Goller BS, Kipps TS, eds. Williams Hematology. New York: McGraw Hill, 1995;8:57-85.

WOESSNER S, FLORENSA L. *Hematopoyesis: mielopoyesis y linfopoyesis.* En: Woesner S, Florensa L, eds. La citología óptica en el diagnóstico hematológico. Madrid: Acción Médica FEHH, 2000; 1: 1-61.

GROVER C, BAGBY J, HEINRICH MC. *Growth factors, cytokines, and the control of hematopoiesis.* En: Hoffman R, Benz EJ. Jr, Shattil SJ, Furie B, Cohen HJ, Siberstein LE, McGlave P, eds. Hematology: basic principles and practice. New York: Churchill Livingstone, 2000; 14: 154-155.

GABRILOVE J. *Overview: Erythropoiesis, anemia and the impact of erythropoietin.* Semin Hematol 2000; 37 (suppl 6): 1-3.

WILLIAMS *Hematology.* McGraw-Hill Medical. 7ª edición, 2006.

HILLMAN RS, AULT KA. *Hematology in clinical practice.* (2nd. Ed.) Nueva York: McGraw Hill, 1998; 13-16.

GOODNOUGH LT, MONK TG, ANDRIOLE GL. *Erythropoietin therapy.* N Eng J Med 1997; 336: 933-938. SANS Sabrafén J et al. Hematología clínica. 3ª ed. 1994.

Tema 2. Principales parámetros sanguíneos en hematología clínica. Interpretación de la hematimetría

María del Carmen Porrino Herrera, Irene Gámez Gómez y Ana Mª Jiménez Gila

INTRODUCCIÓN

El hemograma es una de las pruebas más solicitadas y empleadas en el laboratorio. Actualmente disponemos de contadores automatizados que determinan, de manera rápida y fiable, múltiples parámetros hematológicos básicos de gran utilidad para la detección de alteraciones cuantitativas y cualitativas de las células sanguíneas. Estos analizadores automáticos tienen tal precisión que superan, en general, a las técnicas manuales de recuento y medición del tamaño celular. La mayoría de los contadores hematológicos basan su funcionamiento en uno de estos dos principios: la impedancia eléctrica y la dispersión de un haz de luz (halógena o láser) dándonos información sobre el recuento, tamaño, distribución y clasificación celular. La hemoglobina se determina mediante espectrofotometría. Otros parámetros son calculados a partir de los medidos. Sin embargo, hasta los equipos más recientes tienen limitaciones y pueden generar resultados erróneos, debidos a la patología especial del paciente o, incluso, a características peculiares de la muestra, generando una serie de alarmas que dependerán de la tecnología usada.

La mayoría de los contadores hematológicos basan su funcionamiento en uno de estos dos principios: la impedancia eléctrica y la dispersión de un haz de luz.

Este capítulo presenta una aproximación a la interpretación de los resultados de los principales parámetros sanguíneos en hematología clínica. Se trata de un enfoque general a la hora de interpretar valores anormales y de las causas más frecuentes de estos resultados, así como las fuentes de error, para que el lector posea una base para interpretar los resultados anómalos, y posteriormente profundizar en el resto de capítulos de este libro.

La leucocitosis es el incremento del recuento leucocitario por encima del límite superior del valor de referencia según el sexo y la edad.

ALTERACIONES DE LA SERIE BLANCA

1. Leucocitosis

Definición: La leucocitosis es el incremento del recuento leucocitario por encima del límite superior del valor de referencia según el sexo y la edad (tabla 1). Puede deberse a un aumento de cualquiera de las subpoblaciones leucocitarias (es decir, neutrofilia, basofilia, eosinofilia, linfocitosis o monocitosis). A la hora de interpretar el recuento leucocitario, deben tenerse en cuenta no sólo los porcentajes sino también las concentraciones absolutas de estas células.

Tabla 1. Límites de normalidad del recuento leucocitario total y diferencial

	Leucocitos X 10^9/L	**Neutrófilos X 10^9/L**	**Eosinófilos X 10^9/L**	**Basófilos X 10^9/L**	**Monocitos X 10^9/L**	**Linfocitos X 10^9/L**
Adultos	4,5 – 11,0	1,8 – 7,7	0,05 – 0,45	0,01 – 0,20	0,05 – 0,8	1,0 – 4,8
Niños 12 meses	6,0 – 17,5	1,5 – 8,5	0,05 – 0,7	0,01 – 0,20	0,05 – 1,1	4,0 – 10,5
Niños 4 años	5,5 – 15,5	1,5 – 8,5	0,02 – 0,65	0,01 – 0,20	0,05 – 0,8	2,0 – 8,0
Niños 6 años	5,0 – 14,5	1,5 – 8,0	0,05 – 0,65	0,01 – 0,20	0,05 – 0,8	1,5 – 7,0
Niños 10 años	4,5 – 13,5	1,8 – 8,0	0,05 – 0,6	0,01 – 0,20	0,05 – 0,8	1,5 – 6,5

Tabla modificada de Henry JB. El Laboratorio en el diagnóstico clínico. Ed Marbán, 2005, Madrid.

Causas más frecuentes:

- Procesos infecciosos bacterianos y fúngicos. Generalmente, encontraremos leucocitosis con neutrofilia, aunque hay excepciones, como en la tuberculosis o la brucelosis, donde encontraremos leucocitosis con linfocitosis, o en la infección por *Listeria monocytogenes,* donde predomina la leucocitosis con monocitosis.
- Procesos infecciosos víricos como la mononucleosis infecciosa (leucocitosis con linfocitosis).
- Procesos reactivos e inflamatorios agudos y crónicos como la artritis reumatoide, traumatismos o cirugía (leucocitosis con neutrofilia).
- Fármacos, como los glucocorticoides (leucocitosis con neutrofilia).
- Leucemias agudas, donde la leucocitosis se suele acompañar de trombopenia y/o anemia.

- Síndromes mieloproliferativos crónicos, donde la leucocitosis se suele acompañar de poliglobulia y/o trombocitosis.
- Neoplasias hematológicas, como el mieloma múltiple o el linfoma de Hodgkin.
- Neoplasias no hematológicas, como los carcinomas epiteliales.

Variaciones fisiológicas del recuento leucocitario: La cifra de leucocitos es mayor por la tarde. El ejercicio físico intenso o el estrés producen leucocitosis, aumentando la concentración de neutrófilos. Los fumadores tienen un recuento de leucocitos mayor que los no fumadores, afectando a neutrófilos, linfocitos y monocitos. Las mujeres en edad fértil tienen un recuento leucocitario mayor al de los hombres, situación que se invierte tras la menopausia. Los niños también tienen habitualmente una cifra de leucocitos mayor que los adultos, aunque en ellos suelen predominar los linfocitos.

Causas de error: Para realizar el recuento leucocitario, la mayoría de los contadores hematológicos lisan previamente los hematíes. Las muestras con eritroblastos (particularmente las muestras de neonatos) pueden elevar falsamente el recuento leucocitario debido a la interferencia producida por los núcleos liberados, de tal forma que se precisa observación microscópica para corregirlo. Actualmente, ya existen autoanalizadores capaces de discriminar los eritrocitos nucleados de los leucocitos.

De igual forma, en determinadas situaciones (como por ejemplo, determinadas hemoglobinopatías, uremia, quimioterapia), los hematíes pueden no ser lisados, siendo considerados como leucocitos. La existencia de micromegacariocitos circulantes, plaquetas grandes o agregados plaquetares también puede ser interpretada por el analizador como presencia de leucocitos (generalmente como monocitos, elevando su porcentaje).

2. Reacción leucemoide y leucoeritroblástica

Definición: Una *reacción leucemoide* es una leucocitosis por encima de 50x109/L con neutrofilia (neutrófilos de características reactivas) y desviación izquierda y/o mielemia (presencia en sangre periférica de formas jóvenes, como metamielocitos, mielocitos, promielocitos y algún elemento blástico). Una *reacción leucoeritroblástica* puede alcanzar el rango de reacción leucemoide, si bien suele cursar con presencia de eritroblastos en sangre periférica. El tipo más frecuente de reacción leucemoide

La leucemoide es una leucocitosis por encima de 50x109/L con neutrofilia y desviación izquierda y/o mielemia.

es la neutrofílica en el contexto de cuadros infecciosos o inflamatorios.

Causas más frecuentes: Infecciones bacterianas severas, como neumonía o meningitis; hemorragia; quemaduras graves.

Diagnóstico diferencial: Leucemia mieloide crónica. A diferencia de ésta, la leucocitosis de la reacción leucemoide es reversible. En los casos dudosos deberá recurrirse a los estudios genéticos.

3. Aumento de una subpoblación leucocitaria

Un aumento en la concentración absoluta es un *aumento absoluto,* mientras que un aumento sólo en el porcentaje es un *aumento relativo.* Con un recuento leucocitario alto, por ejemplo, el recuento de monocitos puede ser *relativamente* normal (porcentaje normal) pero aumentado en valores absolutos. Es importante tener esto en cuenta a la hora de interpretar los resultados.

> La neutrofilia es el aumento de la concentración absoluta de neutrófilos por encima del límite normal según edad y raza en determinadas situaciones patológicas.

Neutrofilia: Es el aumento de la concentración absoluta de neutrófilos por encima del límite normal según edad y raza (tabla 1) en determinadas situaciones patológicas, tales como infecciones bacterianas, tóxicos metabólicos (cetoacidosis diabética, uremia, etc.) fármacos y químicos (glucocorticoides, factores de crecimiento mieloides, etc.), necrosis hística (cardiopatía isquémica, quemaduras, enfermedad neoplásica, etc.) hemorragia, síndromes mieloproliferativos crónicos (leucemia mieloide crónica o policitemia vera) enfermedades autoinmunes y postesplenectomía. Durante los primeros 5–7 días tras el nacimiento el valor medio de neutrófilos es de $11x10^9/L$ y posteriormente se iguala progresivamente al de los adultos.

> La eosinofilia se refiere a una cifra total de eosinófilos en sangre periférica superior a $0,5x10^9/L$ y puede ser debida a enfermedades alérgicas o atópicas.

Eosinofilia: Se refiere a una cifra total de eosinófilos en sangre periférica superior a $0,5x10^9/L$ y puede ser debida a enfermedades alérgicas o atópicas, enfermedades de la piel (psoriasis, dermatitis atópica, etc.) parasitosis, síndrome de Löffler, ingesta de determinados fármacos (digital, pilocarpina, etc.) neoplasias (linfoma de Hodgkin) síndromes mieloproliferativos crónicos (leucemia mieloide crónica, policitemia vera), síndrome hipereosinofílico primario, etc.

> Existe basofilia cuando la cifra de basófilos en sangre periférica es superior a $0,20x10^9/L$, y se observa frecuentemente en síndromes mieloproliferativos.

Basofilia: Existe basofilia cuando la cifra de basófilos en sangre periférica es superior a $0,20x10^9/L$ y se observa frecuentemente en síndromes mieloproliferativos como la leucemia mieloide crónica o la policitemia vera. Puede aparecer en el hipotiroidismo y tras la esplenectomía.

Linfocitosis: Es el aumento de la cifra de linfocitos totales por encima de $5{,}0x10^9/L$ en el adulto y de $8{,}0x10^9/L$ en el niño. Es fisiológica en la infancia. Podemos observarla en infecciones víricas (mononucleosis infecciosa, infección por citomegalovirus, toxoplasmosis, hepatitis viral, tuberculosis, tos ferina, etc.) y en la leucemia linfoide crónica. Se ha descrito en adultos fumadores y tras la esplenectomía una linfocitosis persistente policlonal.

La *linfocitosis* es el aumento de la cifra de linfocitos totales por encima de $5{,}0x10^9/L$ en el adulto y de $8{,}0x10^9/L$ en el niño.

Monocitosis: Ocurre cuando la cifra de monocitos en sangre periférica supera el límite superior de referencia ($0{,}9x10^9/L$). Es fisiológica en el recién nacido. Aparece en la recuperación de una infección aguda y tras el tratamiento con quimioterapia. También puede ser debida a infecciones bacterianas crónicas (si aparece en la tuberculosis se considera un signo de mal pronóstico), leucemia mielomonocítica crónica (bien con características de síndrome mieloproliferativo, bien de síndrome mielodisplásico, pero con cifras de monocitos por encima de $1{,}0x10^9/L$), Linfoma de Hodgkin, mieloma múltiple y enfermedades del tejido conectivo.

La *monocitosis* ocurre cuando la cifra de monocitos en sangre periférica supera el límite superior de referencia ($0{,}9x10^9/L$).

4. Leucopenia

Definición: La leucopenia es la disminución de número de leucocitos por debajo del límite inferior del valor de referencia según el sexo, la edad y la raza (tabla 1) y puede ser global o centrarse en un solo tipo celular. Las más relevantes clínicamente son la neutropenia, que se clasifica según el contaje total de neutrófilos en leve (entre 1 y $1{,}5x10^9/L$) moderada (entre 0,5 y $1x10^9/L$) y grave (menor de $0{,}5x10^9/L$) y la linfopenia (menos de $1x10^9/L$ en adultos y menos de $3{,}0x10^9/L$ en niños). La eosinopenia, la basofilopenia y la monocitopenia no suelen tener relevancia clínica y se suelen asociar a situaciones de estrés agudo o tras la administración de glucocorticoides.

La *leucopenia* es la disminución de número de leucocitos por debajo del límite inferior del valor de referencia según el sexo, la edad y la raza.

Causas más frecuentes:

- Procesos infecciosos bacterianos severos, generalmente por microorganismos gramnegativos, por insuficiencia medular o por aumento del consumo.
- Infecciones virales, como la hepatitis viral.
- Aplasia medular, idiopática o secundaria (drogas, síndromes mielodisplásicos, leucemia aguda, etc.) que, cuando es severa, se suele acompañar de anemia y trombopenia.
- Fármacos, como el metamizol y quimioterápicos.
- Radioterapia.

- Inmunodeficiencias congénitas y adquiridas (SIDA) principalmente producen linfopenia.

Variaciones fisiológicas: La concentración de neutrófilos en la raza negra es menor que en la blanca, aspecto a tener en cuenta a la hora de valorar la neutropenia (<1,2x10^9/L).

Causas de error: Muestras diluidas o coaguladas pueden infraestimar el recuento leucocitario, afectándose también las series roja y plaquetar. Los leucocitos de ciertos pacientes con leucemia pueden ser frágiles y romperse, por lo que puede haber un recuento erróneamente bajo, al igual que ocurre en la uremia y tras quimioterapia.

5. Células atípicas

Mediante una serie de alarmas, son capaces de detectar la existencia de células atípicas en sangre periférica.

Los contadores hematológicos, mediante una serie de alarmas, son capaces de detectar la existencia de células atípicas en sangre periférica. Hay autoanalizadores que utilizan la tinción de la peroxidasa leucocitaria para distinguir las células sanguíneas. Así, los leucocitos se clasifican, además de por su tamaño y la presencia de lobularidad de su núcleo, por la actividad peroxidasa de sus gránulos, que se tiñen cuando se tratan con colorantes citoquímicos. Los neutrófilos y los eosinófilos normales presentan un nivel significativo de actividad peroxidasa, que se corresponde con la maduración celular. Los monocitos contienen cantidades menores de peroxidasa. Los linfocitos y los basófilos no contienen gránulos con actividad de enzima peroxidasa. Para distinguirlos, el analizador se basa en la medida de la lobularidad celular y la particular resistencia de los basófilos a la lisis celular. Por tanto, aquellas células atípicas, de gran tamaño y negativas para la tinción de la peroxidasa, son catalogadas en algunos contadores como células LUC (*large unstained cells*). Aquí habitualmente están incluidos los linfocitos activados, las células plasmáticas y los blastos peroxidasa-negativos. Ante valores aumentados de LUC junto con alguna citopenia o leucocitosis con anemia y/o trombopenia debemos descartar que estemos ante una hemopatía.

Causas de error: Hay casos en los que las células sanguíneas presentan un *déficit parcial o total de mieloperoxidasa,* heredado o adquirido (de origen medicamentoso, secundario a hemopatías, etc.), por lo que el autoanalizador no es capaz de distinguirlas, clasificándolas como LUC (también pueden ser clasificadas como monocitos cuando el déficit es parcial). En estos casos, se precisa la observación microscópica de la muestra para realizar la fórmula leucocitaria, comprobándose que no se trata de células atípicas.

La concentración de hemoglobina en sangre es el parámetro que nos va a definir la presencia de anemia.

ALTERACIONES DE LA SERIE ROJA

1. Hemoglobina (Hb)

La concentración de hemoglobina en sangre es el parámetro que nos va a definir la presencia de anemia. Se considera que existe algún tipo de anemia cuando la cifra de hemoglobina está por debajo del límite inferior de referencia según edad, sexo y localización geográfica (altitud) (tabla 2). La clasificación de las anemias y sus causas se verán más adelante. Un aumento en la concentración de hemoglobina por encima del límite superior del valor de referencia según edad y sexo en las poliglobulias.

Tabla 2. Límites de normalidad (Media ± 2 DE) de los principales parámetros eritrocitarios

	Hemoglobina (g/dl)	**Hematocrito (%)**	**Hematíes (x 10^{12}/L)**	**VCM (fl)**	**HCM (pg)**	**CHCM (g/dl)**
Neonato (a término)	16 ± 3	54 ± 10	5,6 ± 1,0	107	34 ± 5	33 ± 2,5
7 días a 3 meses	15 ± 2	38 ± 6	4,0 ± 0,8	92 ± 6	30 ± 4	33 ± 3
Hasta 1 año	12 ± 1	40 ± 4	4,4 ± 0,8	78 ± 8	26 ± 4	33 ± 2,5
1 a 12 años	13 ± 1	40 ± 4	4,8 ± 0,7	85 ± 8	27 ± 3	33 ± 2,5
Mujeres no gestantes	14 ± 2	40 ± 5	4,8 ± 1,0	89 ± 9	30 ± 3	34 ± 2,5
Varones	15 ± 2	50 ± 7	5,5 ± 1,0	90 ± 9	30 ± 3	34 ± 2,5

Tabla modificada de Sans-Sabrafen J, Besses Raebel C, Vives Corrons JL. Hematología Clínica. 5ª Edición. Ed Elsevier.

El método recomendado por el *Comité Internacional de Estandarización en Hematología* (ICSH) para la determinación de la concentración de hemoglobina es la modificación del método manual de la cianmetahemoglobina, siendo así como la determinan la mayoría de los analizadores. En primer lugar, los hematíes son lisados para que liberen la hemoglobina. Posteriormente, es convertida en cianmetahemoglobina para poder medir su concentración mediante espectrofotometría.

Causas de error: La lipemia es una interferencia conocida en los métodos colorimétricos, como lo es el de la hemoglobina, y puede elevar falsamente el resultado de la misma. Asimismo, toda circunstancia que cause excesiva turbidez en la muestra (recuento leucocitario extremo, proteínas plasmáticas anormales, etc.) puede sobrevalorar la concentración de hemoglobina. La hemoglobina también puede estar subestimada en muestras diluidas, donde también se afectará el recuento leucocitario y plaquetar.

2. Recuento de hematíes

No es un buen marcador para el diagnóstico de anemia pese a que, en la mayoría de los casos, una disminución en la concentración de hemoglobina se traduce en una reducción del número de eritrocitos.

La *poliglobulia* o *eritrocitosis* es el aumento de la masa eritrocitaria, que se traduce en un aumento del hematocrito y/o la hemoglobina y/o el número de hematíes.

La *poliglobulia* o *eritrocitosis* es el aumento de la masa eritrocitaria, que se traduce en un aumento del hematocrito y/o la hemoglobina y/o el número de hematíes. Puede ser por un incremento real (poliglobulia absoluta) o por un descenso del volumen plasmático (poliglobulia relativa) como por ejemplo, en la deshidratación. A su vez, las poliglobulias absolutas pueden ser primarias (como la policitemia vera, que se suele acompañar de leucocitosis y trombocitosis) o secundarias (hipoxia, poliglobulia del fumador, hemoglobinopatías, etc.).

Causas de error: Cuando existe aglutinación de hematíes, como por ejemplo las muestras con crioaglutininas, pasan varios hematíes a la vez por el sistema de lectura del autoanalizador y éste ofrece un recuento erróneamente bajo de hematíes y un aumento del volumen corpuscular medio. Incubando la muestra durante 15 minutos a 37ºC, eliminaremos la interferencia (figura 1).

3. Volumen corpuscular medio (VCM)

VCM es el valor medio del volumen de los hematíes.

Definición: Es el valor medio del volumen de los hematíes. Clásicamente, se calculaba a partir del cociente entre hematocrito y el número de hematíes, pero actualmente, la mayoría de los analizadores hematológicos determinan el tamaño de cada hematíe, uno a uno. El VCM constituye un parámetro fundamental, junto a la hemoglobina corpuscular media, para la clasificación morfológica de las anemias (microcíticas, normocíticas y macrocíticas) y orientar hacia sus posibles causas. Otras situaciones en las que podemos observar *macrocitosis* son el alcoholismo y las muestras neonatales (por la presencia de reticulocitos). La *microcitosis* es característica del déficit de hierro y los rasgos talasémicos, aunque también se puede asociar a ciertas hemoglobinopatías, sin necesidad de presentar anemia.

Causas de error: Hay contadores automáticos que, para realizar el recuento de hematíes y valorar el VCM, realizan previamente una esferocitosis isovolumétrica de los mismos. Algunas células falciformes de la anemia drepanocítica pueden no esferocitarse completamente en el sistema, lo cual provoca una subestimación del VCM. Por otro lado, la presencia de agregados eritrocitarios, como en la presencia de crioaglutininas, puede producir una falsa elevación del VCM.

4. Hematocrito (Hto)

Definición: El hematocrito es el volumen que ocupan los hematíes en el volumen sanguíneo total. Suele expresarse en porcentaje (%). Se puede determinar directamente por centrifugación con macro y micrométodos o indirectamente multiplicando el VCM por el recuento de hematíes, siendo así como lo determinan la mayoría de los analizadores automatizados.

Hto es el volumen que ocupan los hematíes en el volumen sanguíneo total.

Una disminución del hematocrito suele reflejar una disminución de la masa eritrocitaria, aunque no se correlaciona tan bien con la presencia o no de anemia como la concentración de hemoglobina. El hto aumentado suele corresponder a la presencia de poliglobulia, excepto en aquellas situaciones de disminución del volumen plasmático (poliglobulias relativas).

Causas de error: El hematocrito se verá afectado cuando se altera la medición del VCM o el recuento de hematíes, puesto que es un cálculo derivado de estos parámetros medidos.

5. Hemoglobina corpuscular media (HCM)

Definición: Es el valor medio del contenido de hemoglobina que tiene cada hematíe. Los contadores automáticos la calculan a partir del cociente entre la hemoglobina y el número de hematíes. La HCM, al igual que el VCM, contribuye al diagnóstico y clasificación de las anemias (hipocromas, normocromas e hipercromas). Situaciones en las que podemos observar *hipercromía* son la esferocitosis hereditaria y el síndrome hemolítico urémico. La *hipocromía* también se puede asociar a ciertas hemoglobinopatías, como la talasemia.

HCN es el valor medio del contenido de hemoglobina que tiene cada hematíe.

Causas de error: La HCM, ya que se calcula a partir de la hemoglobina y el recuento de hematíes, se verá afectada en todas aquellas situaciones en las que se vean interferidos estos parámetros medidos.

CHCM es la concentración media de hemoglobina en un volumen determinado de hematíes.

6. Concentración de hemoglobina corpuscular media (CHCM)

Definición: Es la concentración media de hemoglobina en un volumen determinado de hematíes. Los autoanalizadores la calculan a partir del cociente entre la concentración de hemoglobina y el hematocrito. Hay analizadores que también son capaces de hacer una medida directa de este parámetro (MCHC). La esferocitosis hereditaria se caracteriza por un VCM generalmente normal o bajo con un aumento de la HCM y, por tanto, de la CHCM. También podemos observar una elevación de la CHCM en otras membranopatías, como la xerocitosis congénita, y determinadas hemoglobinopatías, como la presencia de hemoglobina C.

Causas de error: La presencia de aglutinación eritrocitaria subestima erróneamente el recuento de hematíes (y como consecuencia disminuye el hematocrito) observándose una elevación muy marcada de la CHCM.

La lipemia, como se ha comentado anteriormente, interfiere en la medición de la hemoglobina, aumentándola falsamente, por lo que el valor de la CHCM también aumenta erróneamente. Sin embargo, la MCHC no resulta afectada por la lipemia, siendo un valor más próximo a la realidad, y con el cual podemos calcular la hemoglobina real del paciente mediante la fórmula:

CHCM = (Hb/Hto)x100 o CHCM = (Hb/[HEMxVCM]) x1000

Hb = (CHCMxHEMxVCM)/1000

Hb calculada = (MCHCxHEMxVCM)/1000

ADE es la medida del grado de dispersión de la distribución de los hematíes

7. Amplitud de distribución eritrocitaria (ADE, IDE o RDW)

Definición: Es la medida del grado de dispersión de la distribución de los hematíes, es decir, informa de la homogeneidad o heterogeneidad del tamaño de los eritrocitos. Por tanto, es un índice de la *anisocitosis.*

El VCM es un valor medio, por lo que no indica si la población eritrocitaria analizada es homogénea o no, es decir, si coexisten poblaciones con diferentes tamaños (*anisocitosis*) o formas (*poiquilocitosis*). Para minimizar este inconveniente, la mayoría de los analizadores hematológicos informan del valor de ADE, usado como complemento en la clasificación de las anemias. Sin embargo, aún sigue siendo imprescindible el análisis microscópico de la morfología eritrocitaria para detectar la existencia de poiquilocitosis.

8. Amplitud de la distribución de la hemoglobina (ADH o HDW)

Definición: Es la medida del grado de dispersión de la hemoglobina de los hematíes, es decir, informa de la cantidad de hematíes hipocromos, normocromos e hipercromos que existe en la muestra. Se trata de un parámetro de reciente incorporación, que ofrecen aquellos equipos que son capaces de determinar, de manera directa, la concentración de hemoglobina en cada hematíe individualmente. Además, combinan las curvas de distribución de concentración de hemoglobina y de volumen, pudiendo obtener los valores, tanto en porcentaje como en valores absolutos, de la cantidad de hematíes microcíticos, por ejemplo, que son simultáneamente hipercromos (figura 2).

ADH es la medida del grado de dispersión de la hemoglobina de los hematíes

ALTERACIONES DE LA SERIE PLAQUETAR

1. Trombocitosis

Es el incremento del número de plaquetas por encima de 450x109/L. Puede ser de carácter reactivo (secundario a ferropenia, pérdida aguda de sangre, cirugía, infecciones, etc.) o bien como manifestación de un síndrome mieloproliferativo (Trombocitemia esencial, policitemia vera, leucemia mieloide crónica, etc.).

La trombocitosis es el incremento del número de plaquetas por encima de 450x109/L.

Causas de error: Las muestras de pacientes con nutrición parenteral rica en lípidos pueden tener recuentos plaquetares erróneamente elevados, debido a que las gotas de lípidos pueden ser contadas como plaquetas. Asimismo, los fragmentos de hematíes (esquistocitos) de leucocitos y microorganismos pueden ser contados como plaquetas, salvo en aquellos analizadores con medición óptica bidimensional, ya que miden la luz dispersada en dos intervalos angulares distintos, determinando así el tamaño celular en un ángulo y el índice de refracción en el otro. Así eliminan, en gran parte, del recuento plaquetar aquellas partículas de tamaño similar, pero con índice de refracción diferente al de las plaquetas.

2. Trombopenia

Definición: Es el descenso en el recuento de plaquetas por debajo de 130x109/L bien por defecto en la producción en la médula ósea o bien por exceso de destrucción periférica. Ésta a su vez puede producirse por mecanismos inmunes (como en la púrpura trombocitopénica idiopática o en la trombocitopenia inducida por heparina) o no inmunes (como en la coagulación in-

La trombopenia es el descenso en el recuento de plaquetas por debajo de 130x109/L travascular diseminada, sepsis, púrpura trombocitopénica trombótica, etc.). Sus mecanismos fisiopatológicos se verán más adelante en este libro.

Causas de error: El tubo en el que se realiza generalmente el hemograma, contiene un anticoagulante (EDTA), que puede producir una agregación plaquetar y, por tanto, el analizador ofrece un recuento falsamente disminuido. En este caso, se requiere repetir el hemograma en un tubo con otro tipo de anticoagulante, como el citrato sódico, en el que se obtiene un recuento plaquetar normal. Otra causa de trombocitopenia ficticia es la presencia de macrotrombocitos, los cuales no son detectados por el analizador como plaquetas, sino como leucocitos (generalmente como monocitos, elevando su porcentaje, al igual que los agregados plaquetares). En ambos casos se recomienda la confirmación de estos agregados plaquetares mediante microscopía óptica, donde también nos podemos encontrar plaquetas rodeando a los neutrófilos, lo que se llama *satelitismo plaquetario,* de significado clínico desconocido.

BIBLIOGRAFÍA

HENRY JB. *El Laboratorio en el diagnóstico clínico.* Ed Marbán, 2005, Madrid.

MERINO A. *Manual de citología de sangre periférica.* Ed Grupo Acción Médica. 2005.

SANS-SABRAFEN J, BESSES RAEBEL C, VIVES CORRONS JL. *Hematología Clínica.* 5ª Edición. Ed Elsevier. 2006.

ZANDECKI M, GENEVIEVE F, GERARD J, GODON A. *Spurious counts and spurious results on haematology analysers: a review.* Part I: platelets. Int J Lab Hem 2007; 29:4-20.

ZANDECKI M, GENEVIEVE F, GERARD J, GODON A. *Spurious counts and spurious results on haematology analysers: a review.* Part II: white blood cells, red blood cells, haemoglobin, red cell indices and reticulocytes. Int J Lab Hem 2007; 29:21-41.

Tema 3. Examen morfológico de la sangre periférica

María del Carmen Porrino Herrera, Irene Gámez Gómez y Águeda Ibáñez Moya

INTRODUCCIÓN

Pese a la gran cantidad de parámetros que van incorporando los contadores hematológicos actuales y que permiten un análisis cada vez más detallado de las células sanguíneas, algunos de los resultados que ofrecen deben ser revisados, bien porque pueden ser resultados erróneos (presencia de agregados plaquetares, discrepancia entre CHCM/MCHC, etc.) o bien porque generen alarmas que requieran una observación morfológica (alarma por sospecha de presencia de blastos, granulocitos inmaduros, etc.). Además, los analizadores pueden detectar en mayor o menor medida la presencia de anisocitosis, pero no son tan precisos respecto a otros signos como la poiquilocitos. Es por todo esto por lo que aún sigue siendo imprescindible la observación del frotis de sangre periférica mediante microscopía óptica. Existen diversas técnicas de tinción de muestras de sangre para su observación microscópica, si bien su descripción escapa al objeto de este capítulo. La más habitualmente empleada en la práctica hematológica diaria es la de May-Grünwald-Giemsa, y a ella se refieren las descripciones incluidas en este capítulo.

MORFOLOGÍA DE LA SERIE BLANCA

1. Neutrófilos

El núcleo de los neutrófilos está dividido en 2-5 lóbulos unidos por finos puentes de cromatina, la cual es madura y condensada. El citoplasma es de color rosa pálido y contiene gránulos de color rosa-violeta (captan tanto el colorante ácido como el básico de la tinción). Pueden presentar alteraciones morfológicas

> El núcleo de los neutrófilos está dividido en 2-5 lóbulos unidos por finos puentes de cromatina madura y condensada.

Alteraciones de los neutrófilos:
a) Cromatina de Barr.
b) Anomalía de Pelger-Hüet.
c) Hiposegmentación.
d) Hipersegmentación.
e) Granulación tóxica.
f) Disgranularidad.
g) Síndrome de Chédiak-Higashi
h) Anomalía de Alder-Reilly.
i) Vacuolización.
j) Cuerpos de Döhle.
k) Pigmento malárico de Maurer.
l) Bastones de Auer.
m) Anomalía de May-Hegglin.

adquiridas (desaparecen cuando desaparece la causa que la provoca) o hereditarias, con o sin alteración funcional.

a. Apéndices nucleares en palillo de tambor (cromatina de Barr)

Se trata del cromosoma X. Es una pequeña masa de cromatina redondeada que se une a uno de los lóbulos del núcleo (figura 1).

b. Anomalía de Pelger-Hüet

Se trata de un trastorno hereditario en el que hay un fallo en la segmentación del núcleo de los granulocitos, adoptando una forma similar a los cayados o bilobulada, pero a diferencia de éstos, la cromatina está bastante condensada. Estos granulocitos son funcionalmente normales. Hay que sospechar esta anomalía cuando observemos gran cantidad de cayados en un paciente sin infección u otra causa que lo justifique.

c. Hiposegmentación o pseudo-Pelger

Se trata de un fallo adquirido en la segmentación del núcleo de los granulocitos. Podemos observar granulocitos hiposegmentados en algunas infecciones, síndromes mielodisplásicos y mieloproliferativos, etc. En estos casos, y a diferencia de la anomalía de Pelger-Hüet, también podemos encontrar formas maduras con núcleo redondo, en anillo o con otras anomalías, y con un citoplasma, generalmente, hipogranular (figura 1).

d. Hipersegmentación

Los neutrófilos hipersegmentados son aquéllos con más de 5 lóbulos en su núcleo. Se relacionan con el déficit de vitamina B_{12} y ácido fólico. Si además de la hipersegmentación nuclear se asocia a gigantismo celular, se denomina pleocariocito, que se observa en las anemias megaloblásticas (figura 1).

e. Granulación tóxica

Se denomina granulación tóxica al refuerzo de la granulación que normalmente presentan los neutrófilos, la cual se tiñe intensamente. Suele estar relacionada con infecciones (habitualmente asociada a la presencia de vacuolización) quemaduras o carcinomatosis generalizada. También se puede observar de manera fisiológica en la gestación (figura 2).

f. Disgranularidad

La disgranularidad se refiere a la presencia de neutrófilos hipogranulares, agranulares o con granulación citoplasmática irregular (parte del citoplasma contiene gránulos mientras que otra no). El neutrófilo tiene una apariencia azulada. Puede ser

La disgranularidad se refiere a la presencia de neutrófilos hipogranulares, agranulares o con granulación citoplasmática irregular.

indicativo de hemopatía (leucemias agudas mieloides, síndromes mieloproliferativos crónicos, síndromes mielodisplásicos, etc.).

g. Síndrome de Chédiak-Higashi

Este síndrome se caracteriza por albinismo parcial, fotofobia, infecciones piógenas frecuentes y gránulos gigantes de color azul oscuro en el citoplasma de los neutrófilos y otras células granuladas (figura 2).

h. Anomalía de Alder-Reilly

Se trata de una granulación azurófila (violeta) gruesa en el citoplasma de todos los leucocitos (no sólo en los neutrófilos, sino también en los eosinófilos, basófilos, monocitos y linfocitos). Suele asociarse a mucopolisacaridosis.

i. Vacuolización

La presencia de vacuolas citoplasmáticas en los neutrófilos suele indicar infección. Otras causas mucho menos frecuentes de vacuolización son la ingestión de etanol y la anomalía de Jordans, donde se observa la presencia de vacuolas de contenido lipídico en el citoplasma de los granulocitos, monocitos y, a veces, los linfocitos (figura 2).

j. Cuerpos de Döhle

Se trata de inclusiones pequeñas, ovaladas-rectangulares y violetas en el citoplasma de los neutrófilos. Se asocia a procesos infecciosos, inflamatorios, quemaduras y anemia aplásica. Están presentes durante la gestación de forma fisiológica y en pacientes que reciben factores de crecimiento de células hematopoyéticas (figura 2).

k. Pigmento malárico de Maurer

La infección por *Plasmodium* puede ocasionar la formación de unas inclusiones basófilas en el citoplasma de los neutrófilos y los monocitos formadas por el parásito a partir de la hemoglobina de los hematíes destruidos (figura 3).

l. Bastones de Auer

Son unas inclusiones citoplasmáticas en forma de varillas formadas por la fusión de la granulación azurófila. Se pueden observar en las células blásticas de la leucemia mieloide aguda y en la agudización de la leucemia mieloide crónica. Pueden presentarse aislados o agrupados *en empalizada*, como en la leucemia aguda promielocítica (LAM-M3).

m. Anomalía de May-Hegglin

Es un raro trastorno hereditario que se caracteriza por unas inclusiones citoplasmáticas basófilas y rectangulares en los leucocitos similares a los cuerpos de Döhle. Se suele acompañar de trombopenia y presencia de macrotrombocitos (figura 3).

2. Eosinófilos

Los eosinófilos son de tamaño similar a los neutrófilos y su núcleo suele ser bilobulado, de cromatina madura y condensada.

Los eosinófilos son de tamaño similar a los neutrófilos y su núcleo suele ser bilobulado, de cromatina madura y condensada. El citoplasma contiene gránulos acidófilos (de color naranja o marrón anaranjado) y refringentes que ocupan todo el citoplasma, pero no se colocan sobre el núcleo. Los eosinófilos, al igual que los neutrófilos, pueden presentar un núcleo hipersegmentado o hiposegmentado (pseudopelger) como por ejemplo en el síndrome hipereosinofílico primario, así como disgranularidad y vacuolización citoplasmáticas, como en los síndromes mielodisplásicos y síndromes mieloproliferativos (figura 4).

3. Basófilos

El núcleo de los basófilos es lobulado y su citoplasma contiene gránulos.

El núcleo de los basófilos es lobulado (2-3 lóbulos unidos por puentes cromatínicos) y su citoplasma contiene gránulos de color púrpura que ocupan casi por completo el citoplasma y característicamente se disponen por encima del núcleo. La alteración más frecuente detectada en los basófilos es la desgranulación, y lo podemos observar en los síndromes mielodisplásicos, síndromes mieloproliferativos y en las reacciones alérgicas agudas.

4. Monocitos

Son células de mayor tamaño que los linfocitos y algo menores que los granulocitos.

Son células de mayor tamaño que los linfocitos y algo menores que los granulocitos, de núcleo no segmentado, que habitualmente es ovalado, lobulado o arriñonado. El citoplasma es amplio, de color azul claro o grisáceo y granulación fina azurófila (aspecto de arena fina). La cromatina es de aspecto menos condensado que la de los linfocitos y los granulocitos. Suelen presentar vacuolas citoplásmicas. En los tejidos se diferencian hacia macrófagos. Actúan en la defensa contra infecciones bacterianas o fúngicas pero pueden fagocitar restos celulares (*hemofagocitosis*) fenómeno relacionado con procesos infecciosos y algunas hemopatías (figura 5).

5. Linfocitos

Los linfocitos son más pequeños que el resto de los leucocitos y su núcleo es redondeado, con cromatina madura y condensada. El citoplasma es agranular, escaso y azul claro (ligeramente basófilo). La relación núcleo-citoplasma es elevada (figura 5).

> Los linfocitos son más pequeños que el resto de los leucocitos y su núcleo es redondeado, con cromatina madura y condensada.

a. Linfocitos de aspecto activado

Son linfocitos habitualmente reactivos, de tamaño aumentado, cromatina más o menos condensada y se puede observar la presencia de nucleolos. El citoplasma suele ser hiperbasófilo y la relación núcleo-citoplasma está disminuida. Pueden encontrarse en determinadas infecciones virales (mononucleosis infecciosa, hepatitis viral, infección por citomegalovirus, etc.) y como reacción de hipersensibilidad a fármacos. También aparecen fisiológicamente en recién nacidos y en los primeros años de la vida (figura 6).

b. Linfocitos granulares

Son de mayor tamaño que los linfocitos, de relación núcleo-citoplasma menor, cromatina nuclear menos densa y con presencia de granulación citoplásmica. Son linfocitos T citotóxicos o NK. Pueden verse aumentados en sangre periférica, por ejemplo, en procesos víricos crónicos (figura 7).

c. Células plasmáticas

Son células que derivan de la maduración de los linfocitos B. Son de tamaño mediano, mayores que los linfocitos, con núcleo redondeado y excéntrico, y citoplasma hiperbasófilo con una zona más pálida cerca del núcleo llamada *arcoplasma.* La relación núcleo-citoplasma es menor que la del linfocito. No se observan en sangre periférica salvo en caso de leucemización de mielomas múltiples, generalmente en fases avanzadas (leucemia de células plasmáticas).

d. Sombras de Gümprecht

Son restos nucleares de linfocitos frágiles y que se rompen fácilmente al extender la muestra. Se observan con frecuencia en la leucemia linfoide crónica (figura 7).

MORFOLOGÍA DE LA SERIE ROJA

1. Alteraciones en el tamaño

a. Anisocitosis

Indica desigualdad en el tamaño de los hematíes. Es un hallazgo inespecífico (figura 8).

> Alteraciones en el tamaño:
> - Anisocitosis.
> - Microcitosis.
> - Macrocitosis.
> - Megalocitosis.

b. Microcitosis

Se refiere a la presencia predominante de hematíes de diámetro <6 μm y Volumen Corpuscular Medio (VCM) <80 fl. Las causas más frecuentes son la anemia ferropénica y las talasemias, aunque también se asocia a la anemia de enfermedades crónicas y al hipertiroidismo.

c. Macrocitosis

Indica que existe un predominio de hematíes de diámetro entre 8-11 µm y VCM >100 fl. Entre las causas más frecuentes se encuentran el déficit de vitamina B12 y/o ácido fólico, las hepatopatías crónicas, la anemia aplásica, etc.

d. Megalocitosis

Se refiere a la observación predominante de hematíes de diámetro >12 µm y VCM >100 fl. La causa más frecuente es la anemia megaloblástica.

Alteraciones de la forma:
- Esferocitos
- Eliptocitos
- Estomatocitos
- Ovalocitos
- Dacriocitos
- Dianocitos
- Esquistocitos
- Hematíes espiculados
- Depranocitos
- Excentrocitos

2. Alteraciones de la forma

Poiquilocitosis es la desigualdad en la forma de los hematíes. Las *formas* eritrocitarias más frecuentes son las siguientes (figura 8):

a. Esferocitos

Los esferocitos son hematíes esféricos que carecen del aclaramiento central que poseen normalmente los eritrocitos. Son típicos de la esferocitosis hereditaria, y también los podemos observar en la postesplenectomía, en la anemia hemolítica autoinmune, en quemaduras graves, etc. (figura 8).

b. Eliptocitos

Son hematíes con forma elíptica y los podemos ver en la eliptocitosis hereditaria y en la anemia ferropénica, fundamentalmente (figura 8).

c. Estomatocitos

En la región central de estos hematíes se observa una hendidura en forma de boca, debido a un exceso de agua. Se observan en la estomatocitosis hereditaria, cirrosis hepática, hepatopatía alcohólica, anemia hemolítica autoinmune, etc. (figura 8).

d. Ovalocitos

Son hematíes en forma de óvalo, observados habitualmente en la anemia megaloblástica (figura 9).

e. Dacriocitos

Los dacriocitos son eritrocitos que presentan una elongación de uno de sus polos que les da una apariencia de lágrima o pera. Son un hallazgo inespecífico, pueden observarse en anemias graves, en situaciones de intensa regeneración medular y en la mielofibrosis idiopática (figura 9).

f. Dianocitos o codocitos

Estos hematíes presentan en su zona central un mayor contenido de hemoglobina, por lo que adopta un aspecto de diana. Se observan asociadas con mayor frecuencia a la talasemia, hemoglobinopatía C, postesplenectomía, anemia ferropénica severa y hepatopatías crónicas (por aumento de colesterol y lípidos en la membrana del hematíe) (figura 9).

g. Esquistocitos

Son hematíes fragmentados, generalmente de tamaño pequeño, de 2-3 μm. Podemos verlos en la anemia hemolítica microangiopática, presencia de prótesis valvulares, hemoglobinuria de la marcha, quemaduras graves, hemangiomas, carcinomas, coagulación intravascular diseminada, etc. (figura 9).

h. Hematíes espiculados: Equinocitos y Acantocitos

Los *Equinocitos* son hematíes con espículas cortas distribuidas simétricamente por toda su superficie. Aparecen en la insuficiencia renal, hepatopatías neonatales, carcinomas gástricos, uremia, déficit de piruvatocinasa, sangre conservada, etc. (figura 10).

Los *acantocitos* son hematíes con espículas más alargadas que las de los equinocitos y distribuidas asimétricamente. Se asocian a hepatopatías severas, abetalipoproteinemia congénita, postesplenectomía, administración de heparina, anemia severa, etc. (figura 10)

i. Drepanocitos

Son hematíes alargados con forma de semiluna. Se denominan hematíes *falciformes* y son típicos de la anemia falciforme. Adoptan esta forma porque contienen una hemoglobina anormal (hemoglobina S) (figura 10).

j. Excentrocitos

En estos hematíes, la hemoglobina se distribuye anormalmente en los extremos del hematíe o preferentemente en uno de sus polos. Se observan principalmente en el déficit de glucosa-6-fosfato-deshidrogenasa, xerocitosis congénita y estomatocitosis congénita (figura 10).

3. Alteraciones en la concentración de hemoglobina

a. Hipocromía

Son hematíes que se tiñen más débilmente por su menor contenido en hemoglobina, siendo su área central pálida mayor. Son típicos de la anemia ferropénica (figura 11).

b. Hipercromía

Son hematíes que se tiñen más intensamente por su mayor contenido en hemoglobina. Son hematíes hipercromos, por ejemplo, los esferocitos.

Alteraciones en la concentración de hemoglobina:
- Hipocromía
- Hipercromía
- Policromasia

c. Policromasia

Se refiere a la presencia importante de hematíes de color azul grisáceo. Normalmente corresponden a eritrocitos jóvenes o con alteración de la maduración normal, que conservan parte del material basófilo del eritroblasto y se tiñen de color gris por su alto contenido en ribosomas. Son de tamaño algo mayor que los hematíes maduros y su presencia diseritropoyesis o actividad regenerativa medular aumentada. Para demostrar la presencia de un aumento de hematíes jóvenes es preciso utilizar una tinción con un colorante vital (azul de cresil). La cifra normal de reticulocitos en sangre periférica oscila entre 0,5-2% del total de hematíes, pero se encuentran elevados en la hemorragia severa, las anemias hemolíticas, la esplenectomía, etc. (figura 11).

Inclusiones citoplasmáticas:
- Punteado basófilo
- Cuerpos de Pappenheimer
- Cuerpos de Howell-Jolly
- Anillos de Cabot
- Parásitos
- Cuerpos de Heinz
- Eritrocitos nucleados.

4. Inclusiones citoplasmáticas

a. Punteado basófilo

Se trata de agregados de gránulos ribosómicos que se observan como puntos eritrocitarios de color azul grisáceo. Tiene un significado semejante a la presencia de policromasia. Suelen estar presentes en anemias hemolíticas, síndromes mielodisplásicos, etc. En la intoxicación por plomo (saturnismo) el punteado basófilo es grosero, por degradación anómala del ARN ribosómico (figura 12).

b. Cuerpos de Pappenheimer

Son gránulos de pequeño tamaño y color azul negruzco que contienen partículas de hierro, visibles en los eritrocitos. Se observan en situaciones de gran sobrecarga férrica, en la postesplenectomía, etc.

c. Cuerpos de Howell-Jolly

Son corpúsculos redondeados de aproximadamente 1 µm de diámetro de color púrpura. Son restos del núcleo del eritroblasto y se observan en la postesplenectomía, atrofia esplénica, saturnismo, anemia hemolítica, etc. (figura 12).

d. Anillos de Cabot

Es una línea fina en forma de anillo rosado que se dispone generalmente en la periferia del hematíe. Es un hallazgo inespecífico pero suele indicar diseritropoyesis.

e. Parásitos

El parásito intraeritrocitario más frecuente es el *Plasmodium,* causante del paludismo o malaria. Pueden observarse formas parasitarias en diferentes momentos del ciclo vital, tanto intra como extraeritrocitarias. La morfología del parásito varía de unas especies a otras, lo que puede ser útil en la identificación precoz (figura 12).

f. Cuerpos de Heinz

Para su visualización es preciso utilizar una tinción vital. Aparecen en forma de inclusiones redondeadas de color azulado y son características de las hemoglobinas inestables, de la alfa-talasemia y enzimopatías eritrocitarias.

5. Eritrocitos nucleados

Los eritrocitos maduros carecen de núcleo. Los eritrocitos nucleados, eritroblastos o normoblastos son los precursores de los hematíes maduros que aparecen en sangre periférica. En el adulto sano sólo están en médula ósea. En sangre periférica los podemos observar en recién nacidos y en determinadas enfermedades donde haya alta demanda medular (figura 12).

6. Anormalidades en el ordenamiento eritrocitario:

a. Fenómeno de Rouleaux

Los hematíes se alinean unos sobre otros adoptando una apariencia de *pilas de monedas*. El aumento de inmunoglobulinas plasmáticas suele ser el responsable de este fenómeno, que es típico de la paraproteinemia observada en el mieloma múltiple (figura 13).

> Anormalidades en el ordenamiento eritrocitario:
> - Fenómeno de Rouleaux
> - Autoaglutinación

b. Autoaglutinación

En este caso los hematíes no se apilan unos sobre otros sino que tienden a agruparse en forma de grumos irregulares y redondeados. La causa más frecuente de este fenómeno es la presencia de anticuerpos fríos (crioaglutininas), y desaparece tras la incubación de la muestra a 37ºC durante 20 minutos aproximadamente (figura 13).

MORFOLOGÍA DE LAS PLAQUETAS

Las plaquetas o trombocitos se originan a partir de la fragmentación del citoplasma del *megacariocito.* Son los elementos formes sanguíneos más pequeños (1-3 µm). Carecen de núcleo, puesto que en realidad son fragmentos celulares o corpúsculos. Contienen una fina granulación azurófila que se sitúa en la zona central, llamada *granulómero.* Esta zona central está rodeada por una zona de citoplasma pálido, llamada *hialómero.*

> Las plaquetas son los elementos formes sanguíneos más pequeños.

1. Macrotrombocitos

Son plaquetas grandes, de tamaño superior a 15 µm. Esta alteración puede ser de causa adquirida, como por ejemplo en los síndromes mieloproliferativos crónicos (leucemia mieloide crónica, mielofibrosis idiopática, trombocitemia esencial y la policitemia vera), o de causa congénita (síndrome de Bernard-Soulier, anomalía de May-Hegglin, etc.) (figura 14).

2. Plaquetas displásicas

Este término hace referencia a la dismorfia plaquetar, por ejemplo, plaquetas sin su granulación típica (que aparecen de color azulado) o con presencia de seudópodos (prolongaciones citoplasmáticas) (figura 14).

3. Agregados plaquetares

Al realizar la extensión de sangre periférica, las plaquetas se observan separadas unas de otras. Sin embargo, en ocasiones se produce agregación plaquetar espontánea o inducida por el anticoagulante EDTA, disminuyendo erróneamente la cifra de plaquetas. En estos casos es conveniente realizar un frotis de sangre periférica para confirmar la presencia de estos agregados plaquetares y realizar el recuento de plaquetas con un tubo que contenga citrato sódico como anticoagulante para precisar el número de plaquetas de la muestra (figura 14).

BIBLIOGRAFÍA

HENRY JB. *El Laboratorio en el diagnóstico clínico.* Ed Marbán, 2005, Madrid.

MERINO A. *Manual de citología de sangre periférica.* Ed Grupo Acción Médica, 2005, Madrid.

SANS-SABRAFEN J, BESSES RAEBEL C, VIVES CORRONS JL. *Hematología Clínica.* 5ª Edición. Ed Elsevier, 2006, Madrid.

ZANDECKI M, GENEVIEVE F, GERARD J, GODON A. *Spurious counts and spurious results on haematology analysers: a review.* Part I: platelets. Int J Lab Hem 2007; 29:4-20.

ZANDECKI M, GENEVIEVE F, GERARD J, GODON A. *Spurious counts and spurious results on haematology analysers: a review.* Part II: white blood cells, red blood cells, haemoglobin, red cell indices and reticulocytes. Int J Lab Hem 2007; 29:21-41.

Tema 4. Anemia. Aspectos generales

María Angustias Molina Arrebola, Carmen Marrero Santos y Cristóbal Avivar Oyonarte

Los hematíes tienen una vida media de 100-120 días y aproximadamente el 1% se destruyen y son reemplazados diariamente. Una vez que los hematíes envejecen, son eliminados por los macrófagos del bazo, hígado y médula ósea. La anemia puede definirse como la disminución de la concentración de hemoglobina que conlleva una reducción en la capacidad transportadora de oxígeno a las células. Su rango de normalidad depende de la edad, sexo, raza y estados fisiológicos, como el embarazo.

La anemia puede definirse como la disminución de la concentración de hemoglobina que conlleva una reducción en la capacidad transportadora de oxígeno a las células.

Según la OMS (1997) los criterios de anemia dependen de la cifra de hemoglobina, edad y sexo y se resumen en la siguiente tabla.

Tabla 1. Criterios de anemia

O.M.S.	Hemoglobina (g/dl)		VCM (fl)		CHM (pg)	
Edad (años)	Media	Límite inferior	Media	Límite inferior	Media	Límite Inferior
Recién nacidos	16,0	13,5	108	98	34	31
0,5-2	12	10,5	78	70	27	23
2-6	12,5	11	81	75	27	24
7-12	13,5	11,5	86	77	28	25
13-18	14	12,5	89	78	28	25
Adultos						
Hombres	14	13	90	80	30	27
Mujeres	13	12				

Teniendo en cuenta estas cifras, se estima que más de 2.000 millones de personas tienen anemia en el mundo, y se calcula que aproximadamente el 50% se debe a ferropenia. La anemia es más prevalente en niños, mujeres adolescentes, mujeres jóvenes y ancianos, y, probablemente, es más frecuente de lo que se sospecha.

La anemia debe considerarse como un signo, no como una enfermedad en sí. Cuando se acompaña de descenso de otra serie celular se habla de bicitopenia o pancitopenia y, en ese caso, el enfoque diagnóstico es diferente.

La prevalencia de anemia asociada con la enfermedad ha sido estudiada en profundidad. Por ejemplo, la anemia de la enfermedad crónica ha sido identificada en el 30-70% de los pacientes con hepatopatía, en 27% de pacientes con artritis reumatoide, en 28-55% de pacientes con VIH, 30-60% de pacientes con carcinoma de células pequeñas pulmonar, 55-100% de pacientes que reciben quimioterapia, etc.

La anemia puede producirse por nutrición deficiente, pérdidas sanguíneas, hemólisis o enfermedad crónica. Una vez que se detecta, es mandatoria la búsqueda de la causa y su tratamiento.

La anemia puede producirse por nutrición deficiente, pérdidas sanguíneas, hemólisis o enfermedad crónica.

Las tasas más altas de mortalidad se dan en los pacientes con anemia, considerándose incluso un factor predictor de muerte en pacientes con insuficiencia cardíaca congestiva o tras cirugía general. Por otro lado, la anemia también influye sobre la morbilidad, empeorando de forma significativa la calidad de vida del paciente (*la anemia no es un testigo inocente*).

CLASIFICACIÓN DE LAS ANEMIAS

Las anemias se clasifican siguiendo dos criterios: fisiopatológico y morfológico.

Clasificación fisiopatológica. Según este enfoque (funcional o cinético) una anemia se produce por disminución de la producción de hematíes o bien por una destrucción acelerada. Esta distinción etiopatogénica permite clasificar las anemias en (tabla 2):

- **Arregenerativas o centrales:** la médula ósea es *insuficiente* y puede ser consecuencia de alteraciones de las células precursoras –aplasia medular- síndromes mielodisplásicos, infiltración medular o falta de nutrientes, y

- **Regenerativas o periféricas:** la médula responde al descenso de la masa eritrocitaria aumentando la producción de eritrocitos. Sería el caso de la anemia post-hemorrágica y de las anemias hemolíticas, bien congénitas (membranopatías, enzimopatías, hemoglobinopatías) bien adquiridas (agentes químicos –plomo- infecciones, anemias hemolíticas autoinmunes, etc.).

El recuento de *reticulocitos* permite diferenciar las ane-

Tabla 2. Clasificación etiopatogénica de las anemias

Anemias regenerativas o *periféricas*

Hemorragia aguda.

Anemias hemolíticas:

Congénitas: membranopatías, enzimopatías, hemoglobinopatías..

Adquiridas: agentes químicos –plomo- infecciones, hemólisis inmune, causas mecánicas (prótesis cardíacas) microangiopatías.

Anemias arregenerativas o *centrales*

Insuficiencia medular por alteraciones de las células precursoras.

Trastorno cuantitativo:

- Selectivo: eritroblastopenias (aplasia pura de células rojas).
- Global: aplasias medulares (anemia aplásica).

Trastorno cualitativo (dismielopoyesis):

- Congénito: diseritropoyesis congénitas.
- Adquirido: síndromes mielodisplásicos.

Infiltración de médula ósea: leucemias, linfomas, mieloma, tumores sólidos.

Mielofibrosis.

Deficiencia de factores eritropoyéticos:

- Hierro
- Anemia de trastornos crónicos.
- Cobalamina y ácido fólico.
- Hormonas: eritropoyetina, hormonas tiroideas, andrógenos, corticoides.

mias en las que existe una respuesta medular adecuada (regenerativas) de aquellas otras en las que existe una disminución en la producción de eritrocitos (arregenerativas). El recuento de reticulocitos se expresa como proporción de eritrocitos (bien en tanto por ciento (%) bien en tanto por mil (‰) y debe corregirse en función de la anemia y de la mayor permanencia de los reticulocitos en sangre periférica en situaciones de anemia (se acorta el período de maduración medular y se prolonga el período de tiempo que permanecen en la circulación). En una persona sana, el índice de producción reticulocitaria (IPR) es de 1, mientras que el IPR superior a 3 indica la existencia de reticulocitosis periférica, y por tanto de una respuesta medular adecuada. La alternativa más utilizada es la expresión de los reticulocitos en número absoluto (valor normal de 35-75x10^9/L). Morfológicamente se observan mediante tinción vital o cresil brillante, poniendo de manifiesto un característico reticulado, debido a la precipitación de RNA. Actualmente, los autoanalizadores ofrecen el número de reticulocitos circulantes, así como información sobre el grado de madurez, indicativo de la capacidad regenerativa o de respuesta de la médula ósea tras tratamiento o frente a citostáticos o radiaciones.

Clasificación morfológica. Con ella, se valoran los índices hematimétricos, resultando muy útil para el enfoque etiológico. Básicamente, se evalúa el tamaño del hematíe mediante su Volumen Corpuscular Medio (VCM) y se habla de normocíticas (VCM normal, entre 80 y 98 fl) microcíticas (VCM bajo, < 80 fl) y macrocíticas (VCM alto, > 98 fl) (tabla 3).

1. **Anemia microcítica.** Ante una anemia microcítica, las tres posibilidades diagnósticas principales son: anemia ferropénica, talasemia y anemia de trastornos crónicos. Una cuarta posibilidad, la anemia sideroblástica, es muy infrecuente, y no se considera en el proceso diagnóstico inicial. Otros datos interesantes que nos ofrecen los autoanalizadores hematológicos son el análisis del histograma de frecuencias o imagen de la distribución de los eritrocitos según tamaño y la ADE (*amplitud de distribución del tamaño eritrocitario*) o RDW (*Red cell Distribution Width*) que representa una medida de la dispersión del histograma y, por tanto, de la anisocitosis. Por ejemplo, en una microcitosis, un ADE normal es sugerente de talasemia, mientras que si es >15% orienta más hacia ferropenia.
2. **Anemia normocítica.** El punto crítico en la evaluación de cualquier forma de anemia es el reconocimiento precoz de las causas tratables, y esto adquiere especial importancia en la anemia normocítica, donde las anemias carenciales, anemia de insuficiencia renal y anemia hemolítica deben ser identificadas inicialmente. Ante la sospecha de hemólisis se debe solicitar lactatodeshidrogenasa (LDH), aumento de la destrucción celular), bilirrubina indirecta (aumento del catabolismo de la hemoglobina), haptoglobina (proteína que aclara la hemoglobina libre) y recuento reticulocitario (hiperplasia eritroide). Cuando no es posible demostrar en el estudio de una anemia normocítica la deficiencia carencial o la hemólisis nos encontramos ante un trastorno primario de la médula ósea o anemia de trastornos crónicos. En esta situación, la historia clínica es fundamental. Las principales causas encontradas

en pacientes de Atención Primaria son las neoplasias y la insuficiencia renal crónica, mientras que en las series hospitalarias predominan las infecciones.

3. **Anemia macrocítica.** El primer paso es descartar la toma de fármacos como hidroxiurea, metotrexato o trimetoprim, sin olvidar la ingesta habitual de alcohol. También es muy frecuente la macrocitosis, sin anemia, del fumador. Cuando el VCM presenta valores muy altos, superiores incluso a 130 fl, es muy probable que se trate de un déficit de vitamina B12 y/o folatos. La probabilidad de deficiencia carencial es inferior con VCM de 100 a 110 fl, por lo que el estudio de una anemia macrocítica se inicia con la petición de los niveles de vitamina B12, ácido fólico y/o homocisteína. La extensión de sangre periférica puede orientar el estudio etiológico. Así, la presencia de hipersegmentación de los neutrófilos y macroovalocitos es característica de la deficiencia de vitamina B12 y folatos, la macrocitosis uniforme se asocia al consumo de alcohol, los dianocitos a hepatopatía y la policromasia a hemólisis. La existencia de macrocitosis marcada no secundaria a fármacos ni carencial casi siempre se asocia con un problema primario de la médula ósea (síndrome mielodisplásico, aplasia medular).

Tabla 3. Clasificación morfológica de las anemias

Microcíticas y/o hipocrómicas (VCM < 83 fl y/o CHM < 27 pg)
Anemia ferropénica
Talasemias
Algunos casos de anemia sideroblástica
Intoxicación por plomo (en ocasiones)
Intoxicación por aluminio (infrecuente)
A veces en enfermedades crónicas
Normocíticas (VCM = 83-97 fl)
Enfermedades crónicas (la mayoría)
Hemolíticas (salvo reticulocitosis)
Aplasia medular (la mayoría)
Síndromes mielodisplásicos
Pérdidas agudas (salvo infrecuente reticulocitosis)
Invasión medular
Macrocíticas (VCM > 97 fl)
Anemias megaloblásticas
Alcoholismo

Insuficiencia hepática
Síndromes mielodisplásicos
Reticulocitosis
Hipotiroidismo
Aplasia medular (algunos casos)

FISIOPATOLOGÍA: MECANISMOS DE COMPENSACIÓN

El principal mecanismo de compensación es la disminución de la afinidad de la hemoglobina por el oxígeno.

El segundo mecanismo de compensación más importante consiste en la redistribución del flujo sanguíneo.

El mecanismo de compensación más adecuado es el estímulo de la eritropoyesis por un aumento de la síntesis de eritropoyetina renal.

La mayoría de los mecanismos de compensación inducidos por la hipoxia tisular son iniciados por un complejo proteico denominado HIF-1 (*hypoxia-inducible transcription factor*).

El principal mecanismo de compensación es la disminución de la afinidad de la hemoglobina por el oxígeno, lo que se traduce en una mayor capacidad de la hemoglobina para ceder oxígeno a los tejidos. El aumento de la síntesis de 2,3 difosfoglicerato (2,3-DPG) es el mecanismo más efectivo para disminuir la afinidad de la hemoglobina por el oxígeno (desplazamiento de la curva de disociación de la hemoglobina hacia la derecha).

El segundo mecanismo de compensación más importante consiste en la redistribución del flujo sanguíneo, desde la piel, el riñón y el área esplácnica hacia el cerebro y el miocardio. Cuando la hemoglobina es inferior a 7 g/dl aumenta el gasto cardíaco, fundamentalmente por una disminución de la poscarga debida a la disminución de las resistencias vasculares periféricas y de la viscosidad sanguínea, puesto que el volumen plasmático se conserva a pesar de la disminución de la masa eritrocitaria.

De forma teórica, el mecanismo de compensación más adecuado es el estímulo de la eritropoyesis por un aumento de la síntesis de eritropoyetina renal, cuya función es la de la formación y maduración de eritroblastos en médula ósea. De esta forma, la eritropoyesis aumenta entre 6 y 8 veces sobre su nivel basal y la duración de la maduración eritrocitaria se reduce en 3 o 4 días.

MANIFESTACIONES CLÍNICAS DEL SÍNDROME ANÉMICO

Los signos y síntomas de la anemia dependen tanto del grado de la anemia como de la rapidez de instauración de la misma, y ponen de manifiesto la disminución de la concentración de hemoglobina así como el desarrollo de mecanismos de compensación ante la hipoxia tisular. El desarrollo lento de la anemia, como ocurre en los casos de ferropenia o anemia perniciosa, es mejor tolerado y no aparecen síntomas hasta que la concentración de hemoglobina es muy baja. Cuando se desarrolla rápidamente, como en los casos de hemorragia aguda, la sintomatología es secundaria más a la hipovolemia que a la anemia. Otros factores que determinan la clínica de la anemia son la edad y el estado de salud previo del enfermo.

Cuadro clínico

El síntoma más frecuente que presentan los pacientes con anemia es la astenia. En la exploración, el signo característico es la palidez mucocutánea, signo, tanto de la disminución de la concentración de hemoglobina, como de la vasoconstricción periférica-cutánea. Cuando se valora este signo debe tenerse en cuenta aspectos como la coloración de la piel y la constitución del paciente. El color de los pliegues de la mano es un signo útil; cuando están tan pálidos como la piel circundante la hemoglobina es inferior a 7 g/dl. En general, donde mejor se valora la palidez es en la conjuntiva ocular, mucosas (velo del paladar), región subungueal y labios. Es también característica la pérdida de elasticidad de la piel y la fragilidad del cabello y de las uñas.

El síntoma más frecuente que presentan los pacientes con anemia es la astenia.

En casos de anemia moderada o intensa, es característica la aparición de un soplo sistólico funcional de grado I-II/VI, más intenso en punta o foco pulmonar, no irradiado, así como taquicardia, palpitaciones y aumento de la tensión diferencial. Cuando la hemoglobina es inferior a 5 g/dl, se observan cambios en el electrocardiograma, como la depresión del segmento ST y el aplanamiento o inversión de la onda T. Estas manifestaciones ceden al corregirse la anemia. En ocasiones, puede aparecer fibrilación auricular, que suele revertir a ritmo sinusal cuando desaparece la anemia, aunque siempre hay que descartar una cardiopatía asociada. En pacientes de edad avanzada o con cardiopatía previa puede aparecer dolor tipo anginoso cuando la hemoglobina desciende por debajo de 8 g/dl, o precipitar la descompensación y provocar una insuficiencia cardíaca congestiva; en este sentido, la aparición de disnea es un signo de mal pronóstico. En pacientes con patología vascular previa, la anemia puede desencadenar accidentes cerebrales agudos o signos de claudicación intermitente.

En casos de anemia moderada o intensa, es característica la aparición de un soplo sistólico, así como taquicardia, palpitaciones y aumento de la tensión diferencial.

La aparición de trastornos neurológicos se debe fundamentalmente a la hipoxia cerebral, y consisten principalmente en cefalea, sensación vertiginosa y acúfenos. También son frecuentes los cambios de humor, irritabilidad, falta de concentración y memoria e insomnio, que contribuyen a aumentar la sensación de cansancio. La hipófisis es una glándula muy sensible a la falta de oxígeno, y puede condicionar la aparición de amenorrea. La vasoconstricción renal estimula la secreción de aldosterona y favorece la retención acuosa, con aparición de edemas en las extremidades. Las manifestaciones digestivas consisten fundamentalmente en anorexia, náuseas, dispepsia y, de forma ocasional, estreñimiento. La glositis atrófica ocurre frecuentemente en la anemia perniciosa y más raramente en la anemia ferropénica.

Cuando la anemia es grave puede aparecer fiebre sin causa evidente.

Cuando la anemia es grave puede aparecer fiebre sin causa evidente. No obstante, la presencia de fiebre, excepto en situaciones de hemólisis aguda, obliga a descartar la existencia de infección subyacente o proceso tumoral.

ANEMIA POSTHEMORRÁGICA

Etiología. Las principales causas de hemorragia aguda son los grandes traumatismos (fracturas múltiples, rotura de órganos) y las de origen digestivo (rotura de varices esofágicas, úlceras gástricas o duodenales, divertículos colónicos) aunque cualquier hemorragia intensa puede causar una anemia aguda.

Cuadro clínico. Se caracteriza por la hemorragia (cuando ésta se exterioriza) las manifestaciones debidas a la hipovolemia, con shock o sin él, y signos específicos del órgano afecto. Debe tenerse en cuenta que a veces no resulta fácil demostrar la hemorragia: fracturas cerradas de grandes huesos, como fémur, cadera, o múltiples, suelen originar pérdidas importantes de sangre sin que sea objetivable. Asimismo, en la rotura de bazo o de hígado puede existir shock hipovolémico sin que sea visible la hemorragia, teniendo que recurrir a la paracentesis para demostrar el hemoperitoneo.

La anemia posthemorrágica se caracteriza por la hemorragia.

En este tipo de anemia, las manifestaciones propias de la hipovolemia son las predominantes, mientras que las de la hipoxia suelen desempeñar un papel secundario. Por tanto, se caracteriza por sudor frío, bradicardia, náuseas, vómitos y sensación de desvanecimiento; un característico ronquido e incluso la pérdida del conocimiento, son consecuencia de la reacción vasovagal ante una hipovolemia brusca, aunque ésta sea poco notable. No obstante, estas manifestaciones van a depender del estado clínico previo, la rapidez de instauración de la hemorragia, y sobre todo, de su cuantía. Cuando la pérdida sanguínea representa el 20-30% de la volemia (1.000-1.500 ml) suelen ser constantes la hipotensión y la taquicardia. Las pérdidas de más del 30% de la volemia provocan shock hipovolémico. Cuando se pierde más del 40% de la volemia, la mortalidad llega al 50% de los casos si no se instaura rápidamente el tratamiento adecuado. Se define la pérdida masiva de sangre a la pérdida de un volumen sanguíneo en un período de 24 horas, siendo en un adulto el volumen correspondiente al 7% del peso ideal del adulto y del 8-9% del niño. Más útiles pueden ser definiciones alternativas como pérdida del 50% del volumen en 3 horas o una tasa de hemorragia de 150 ml/min.

Se define la pérdida masiva de sangre a la pérdida de un volumen sanguíneo en un período de 24 horas, siendo en un adulto el volumen correspondiente al 7% del peso ideal del adulto y del 8-9%

Si la hemorragia ocurre en un paciente anciano y/o previamente enfermo, las manifestaciones descritas pueden aparecer con pérdidas sanguíneas menores.

Por otro lado, el cuadro clínico también dependerá del órgano afecto, de forma que habrá dolor intenso en caso de fracturas, cólico nefrítico secundario a coágulos en uréteres y cólicos abdominales y tránsito acelerado en hemorragias digestivas. La hemorragia en cavidades cerradas (tórax, abdomen) puede provocar fiebre.

Datos de laboratorio. Destaca el descenso de la cifra de Hb y del hematocrito, pero debe tenerse presente que, al principio, estos parámetros no disminuyen en relación directa con la cuantía de la hemorragia, ya que se requiere cierto tiempo para el paso del líquido intersticial al torrente circulatorio.

Posteriormente, habrá un descenso de la cifra de Hb sin que exista hemorragia activa. Si la médula ósea es normal, se producirá un aumento de los reticulocitos, con un pico máximo a los 7-10 días de la hemorragia. Puede observarse una trombocitosis reactiva y la presencia de eritroblastos en sangre periférica. En las hemorragias digestivas suele existir un aumento del nitrógeno ureico (BUN).

Si la médula ósea es normal, se producirá un aumento de los reticulocitos, con un pico máximo a los 7-10 días de la hemorragia.

Tratamiento. Los *objetivos terapéuticos* son:

- Mantener la perfusión sanguínea y la oxigenación mediante la restauración del volumen sanguíneo y la hemoglobina.
- Impedir el sangrado con el tratamiento necesario traumatológico, quirúrgico u obstétrico.
- Uso de hemoderivados, de forma juiciosa, para corregir la coagulopatía.

Por tanto, es fundamental tratar la causa de la hemorragia (fundamentalmente, quirúrgico) e imperativo conocer si ha habido pérdida masiva de sangre para adoptar las medidas necesarias con urgencia e intentar evitar la situación de shock.

Es fundamental tratar la causa de la hemorragia.

Si las pérdidas no han sido graves y no requieren transfusión sanguínea, la hipovolemia puede tratarse con suero salino y/o expansores del plasma. Es de tener en cuenta que grandes cantidades de cristaloides inducen un estado de hipercoagulabilidad, además de provocar un efecto dilucional.

Si la hemorragia es grave y se produce shock, será necesaria la administración de concentrados de hematíes.

Si la hemorragia es grave y se produce shock, será necesaria la administración de concentrados de hematíes; con ello, se provocará una coagulopatía dilucional, que junto a la coagulopatía de consumo, hará necesario la administración de plasma fresco congelado que aporte los factores de coagulación deficitarios. Teniendo en cuenta que la administración de 4 litros o más de sangre conservada produce una trombocitopenia dilucional, deberán transfundirse unidades de plaquetas. La coagulopatía secundaria a pérdidas agudas de sangre y a transfusión masiva sigue siendo un problema terapéutico importante, y es motivo de revisiones recientes: en situaciones de politraumatismos, el tejido dañado, la anoxia tisular, la acidosis y la hipotermia, contribuyen al desarrollo de una coagulación intravascular diseminada y a un sangrado microvascular. Con todo ello, se deduce que la administración proactiva de plasma fresco congelado y plaquetas junto a la transfusión de hematíes puede mejorar la coagulación, disminuir la hemorragia y mejorar la supervivencia en estas situaciones (esquema de transfusión 1:1:1). Si no es posible administrar plasma por sobrecarga de volumen, se puede valorar el uso de concentrados de complejo protrombínico (25-30 U/Kg), así como el uso del factor VIIa recombinante en hemorragias incoercibles. La hipofibrinogenemia y la trombopenia ($< 50x10^6/l$) se han demostrado como de mal pronóstico en situaciones de pérdidas sanguíneas agudas.

ANEMIA HEMOLÍTICA

La hemólisis se define como la disminución de la supervivencia eritrocitaria en la circulación.

La supervivencia media de los hematíes es aproximadamente de unos 120 días, tras los cuales son eliminados por los macrófagos del sistema mononuclear fagocítico (SMF) principalmente de médula ósea y bazo. La hemólisis (*destrucción de la sangre*) se define como la disminución de la supervivencia eritrocitaria en la circulación. Consecuencia de la disminución de Hb es el estímulo de la eritropoyesis secundaria, de forma que la intensidad de la anemia variará según el grado de hemólisis y de la respuesta eritropoyética: si ésta es suficiente para mantener una cifra de Hb normal puede existir un estado de compensación sin anemia (hemólisis compensada).

Las causas de hemólisis pueden ser muy diversas, y para su estudio se suelen clasificar en corpusculares (intrínsecas, o debidas a un defecto eritrocitario metabólico o estructural) y extracorpusculares (extrínsecas, o secundarias a alteraciones del medio que rodea a los hematíes, plasmáticas o vasculares). Con excepción de la hemoglobinuria paroxística nocturna (HPN) todas las hemólisis corpusculares son de origen congénito, mientras que las extracorpusculares siempre son adquiridas. Desde el punto de vista fisiopatológico, la hemólisis puede también clasificarse en extravascular cuando la destrucción eritrocitaria se realiza preferentemente en el SMF, o intravascular cuando sucede en el territorio vascular (tabla 4).

Tabla 4. Causas de anemia hemolítica

ANEMIA HEMOLÍTICA CONGÉNITA
- **Membranopatías**
  - Esferocitosis hereditaria
  - Eliptocitosis congénita
  - Trastornos de la permeabilidad iónica
  - Abetalipoproteinemia
  - Déficit de lecitincolesterolacintransferasa (LCAT)
  - Síndrome Rh_0
  - Fenotipo Mcleod
- **Enzimopatías**
  - Déficit de glucosa-6-fosfato-deshidrogenasa (G6PDH)
  - Déficit de piruvato-cinasa
- **Hemoglobinopatías**
  - Hemoglobinopatías estructurales
  - Talasemias

ANEMIAS HEMOLÍTICAS ADQUIRIDAS
- **Anemias hemolíticas inmunes**
  - Anemia hemolítica autoinmune (AHAI)
    - Por anticuerpos fríos
    - Por anticuerpos calientes
    - Por anticuerpos de Donald-Landsteiner
  - Anemia hemolítica por incompatilidad (transfusional)
  - Enfermedad hemolítica del recién nacido (EHRN)
  - Anemia hemolítica por medicamentos
  - Hemoglobinuria paroxística nocturna (HPN)
- **Anemias hemolíticas mecánicas**
  - Microangiopáticas
    - Síndrome hemolítico urémico (SHU)
    - Púrpura trombopénica trombopática (PTT)

Prótesis valvulares
Traumáticas (hemoglobinuria de la marcha)
Anemias hemolíticas infecciosas
Por parásitos (paludismo, toxoplasma, *Leishmania, Babesia*)
Por bacterias (*Bartonella, Clostridium,* cólera)
Anemias hemolíticas por agentes físicos o químicos
Agentes oxidantes
Sustancias químicas
Hemodiálisis
Venenos
Anemias hemolíticas metabólicas
Hepatopatía (síndrome de Zieve)
Insuficiencia renal (uremia)
Hipofosfatemia

Cinco signos de la hemolisis:
1) Reticulosis.
2) Hiperregeneración eritroblástica.
3) Hiperbilirrubinemia no conjugada.
4) Incremento de LDH sérica.
5) Descenso de haptoglobina.

Cinco signos biológicos característicos de la hemólisis son: reticulocitosis, hiperregeneración eritroblástica, hiperbilirrubinemia no conjugada, incremento de la lácticodeshidrogenasa (LDH) sérica y descenso de haptoglobina. Los dos primeros pueden observarse también en la hemorragia, pero los tres restantes son indicativos de destrucción eritrocitaria.

En cuanto al *enfoque etiológico* de una anemia hemolítica, son aspectos importantes a tener en cuenta:

- Si predomina el mecanismo extravascular, aumenta el hierro en el SMF y la concentración plasmática de bilirrubina, pigmento resultante de la degradación del grupo hemo, sobre todo a expensas de su fracción prehepática o indirecta, lo que conlleva la aparición de ictericia;
- La hemólisis intravascular da lugar a la aparición de hemoglobina libre en el plasma, que es fijada por la haptoglobina, de síntesis hepática; se produce un descenso en su nivel plasmático o incluso su desaparición; si la hemólisis es muy intensa, la Hb libre se elimina por el riñón, donde es captada por las células tubulares que la degradan y acumulan el hierro en forma de hemosiderina (hemosiderinuria, visible en el sedimento urinario mediante la tinción de Perls). Cuando la hemólisis es muy intensa y aguda, la hemoglobina se elimina por la orina (hemoglobinuria) aportando un color oscuro a la orina, que no debe ser confundido con coluria, eliminación urinaria de pigmentos biliares, propia de hepatopatías.

Anemia hemolítica aguda

Aparece bruscamente en una persona previamente asintomática. La clínica es muy llamativa: fiebre, malestar general, mareo, dolor lumbar y/o abdominal, ictericia o palidez intensa, fatiga muscular, taquicardia, palpitaciones y orina oscura. Si la anemia es muy intensa, puede provocar síncope, insuficiencia renal y shock hipovolémico, con riesgo vital. Si se trata de un niño o adulto joven, el antecedente de ingesta medicamentosa sugiere déficit de G6PD, anemia hemolítica medicamentosa o hemoglobinopatía inestable. Si es adulto, es más probable la anemia de origen inmune (autoinmune o inmunomedicamentosa) microangiopatía (hemólisis mecánica) o HPN.

Anemia hemolítica crónica

De aparición lenta e insidiosa, puede tener expresión clínica muy variable. El examen físico demostrará palidez o ictericia y esplenomegalia. Nunca se asocia coluria ni prurito excepto si hay enfermedad hepatobiliar asociada. Dependiendo del grado de hemólisis, las complicaciones clínicas se resumen en la tabla 5.

Tabla 5. Complicaciones del síndrome hemolítico crónico

ANEMIA HEMOLÍTICA INTENSA
Por la hipoxia crónica
Retraso del desarrollo óseo y gonadal
Úlceras maleolares
Por exceso de eritropoyesis
Deformaciones cráneo-faciales
Expansiones óseas (compresión medular)
Hiperconsumo de ácido fólico (crisis de anemia megaloblástica)
Sobrecarga férrica
ANEMIA HEMOLÍTICA MODERADA
Por hipercatabolismo hemoglobínico
Litiasis biliar
Por hiperesplenismo
Leucopenia
Trombopenia
Crisis hemolíticas
Infecciosas (parvovirus B19)
Crisis de aplasia o eritroblastopenia

DIAGNÓSTICO DEL SÍNDROME HEMOLÍTICO

Diagnóstico de síndrome hemolítico:
- Historia clínica.
- Pruebas de laboratorio.
- Pruebas específicas.
- Pruebas diagnóstico.

Historia clínica. A destacar los siguientes aspectos:

- *Antecedentes personales y/o familiares.* En anemias congénitas es frecuente que estos enfermos refieran la existencia previa, en ellos mismos o en familiares, de episodios de ictericia, muchas veces catalogados de *hepatitis* o de dolores abdominales casi siempre secundarios a una litiasis biliar.
- *Antecedentes étnicos.* En los individuos de raza negra son frecuentes el déficit de G6PD y la anemia falciforme, mientras que en el área mediterránea destacan talasemias, esferocitosis y también déficit de G6PD (favismo) hereditario. En muchos de estos casos la existencia del antecedente de ingestión medicamentosa tiene gran valor clínico (déficit de G6PD). Así, ante un cuadro de hemólisis aguda, debe interrogarse siempre si su aparición ha sido espontánea o después del consumo de habas o de algún fármaco (analgésicos, antibióticos o sulfamidas).

Historia clínica:
- Antecedentes personales-familiares.
- Antecedentes étnicos.

Pruebas de laboratorio

- *Hemograma.* El VCM suele ser normal o ligeramente elevado (98-105 fl) por la reticulocitosis. Si el VCM está disminuido, debe sospecharse microangiopatía, talasemia o hemoglobinopatía. La CHCM suele descender, puesto que los reticulocitos tienen un contenido hemoglobínico inferior a los hematíes maduros. Si la CHCM es > 35 g/dl, pensar en hiperconcentración hemoglobínica (esferocitosis hereditaria, xerocitosis congénita, hemoglobinopatía C, anemia hemolítica autoinmune).
- *Reticulocitos.* Obligada su determinación, puesto que en la hemólisis es característica el aumento de su concentración en sangre, excepto si hay infección por parvovirus B19. Son de mayor tamaño que el hematíe, de tonalidad azulada (macrocito policromático) y pueden presentar un fino punteado basófilo, reflejo de su alto contenido en RNA.
- *Examen morfológico de la serie roja.* Prueba obligada en el enfoque inicial de una hemólisis. En algunos casos es un criterio fundamental: en la anemia microangiopática es necesaria la observación de esquistocitos (hematíes fragmentados); se observa punteado basófilo en déficit de pirimidina 5'nucleotidasa, acantocitosis en la abeta-lipoproteinemia y hepatopatías graves, dacriocitosis en esple-

Pruebas de laboratorio:
- Hemgrama.
- Reticulocitos.
- Examen morfológico de la serie roja.
- Indicadores bioquímicos de hemólisis.

nomegalia o síndromes mieloproliferativos, dianocitos en talasemia, y resulta decisivo en esferocitosis, eliptocitosis, déficit de G6PD (excentrocitos) drepanocitosis, etc.

- *Indicadores bioquímicos de hemólisis.* Los más usados son: hiperbilirrubinemia a expensas de la fracción indirecta o prehepática (por hipercatabolismo de la hemoglobina); aumento de la LDH (por su elevada concentración intraeritrocitaria) que también ocurre en anemia megaloblástica por eritropoyesis ineficaz, IAM, miopatías, neoplasias, insuficiencia renal, hemopatías malignas, etc.; y disminución de haptoglobina (por fijarse a la hemoglobina libre) cuyo descenso se mantiene unas 48 horas desde la hemólisis. Otros parámetros menos utilizados son: descenso de hemopexina plasmática (valor similar a la haptoglobina, pero sólo en hemólisis intravasculares intensas) descenso de la glicohemoglobina HbA1C hasta valores del 2-5%, no útil si coexiste diabetes mellitus) o aumento del estercobilinógeno fecal.

Pruebas específicas

1. *Vida media eritrocitaria.* Mediante cromo radioactivo (51Cr T/2) es el método más directo y específico de hemólisis, pero poco usado por las dificultades técnicas que conlleva; consiste en marcar hematíes del paciente con cromo, reinyectarlos y realizar extracciones seriadas cada 3-4 días durante 20 días, con el fin de medir la radiactividad residual.

2. *Examen morfológico de la médula ósea.* Generalmente no es útil, puesto que en una hemólisis siempre va a existir una hiperregeneración medular con gran aumento de eritroblastos, sobre todo ortocromáticos, excepto cuando existe eritroblastopenia aguda por parvovirus B19; en este caso, desaparecen prácticamente todos los precursores eritroides, y suele observarse algún proeritroblasto gigante. En el déficit de ácido fólico o vitamina B12 se observará megaloblastosis.

Pruebas específicas:
- Vida media eritrocitaria.
- Examen morfológico de la médula ósea.

Pruebas diagnósticas. En resumen, las *pautas* a seguir (cada una de ellas descrita en sus propias entidades) serían:

- Morfología eritrocitaria.
- Recuento de reticulocitos.
- Prueba de la antiglobulina directa (Coombs Directo) en anemia hemolítica autoinmune, medicamentosa de origen inmune.
- Prueba de hemólisis en medio ácido (Ham-Dacie) en la HPN.

- Fragilidad osmótica eritrocitaria en esferocitosis, estomatocitosis, xerocitosis.
- Electroforesis de hemoglobinas en hemoglobinopatías estructurales, talasemias.
- Pruebas de estabilidad molecular de la hemoglobina en hemoglobinopatías inestables.
- Determinación de enzimas eritrocitarias en déficit de G6PD, déficit de PK, etc.
- Estudio de proteínas de membrana eritrocitaria.
- Estudio familiar en cualquier anemia hemolítica congénita.

BIBLIOGRAFÍA

DEMAEYER E, ADIELS-TEGMAN M. *The prevalence of anaemia in the world.* World Health Stat Q 1985;38(3):302-16.

CANALES MA. Conceptos básicos, aproximación diagnóstica y manejo extrahospitalario de la patología eritrocitaria. Medicine 2008; 10(20):1305-10.

VIVES CORRONS JL. *La anemia. Aspectos generales del diagnóstico.* En: Sans-Sabrafen J, Besses Raebel C, Vives Corrons JL. Hematología clínica. Barcelona: Elsevier España, S.A; 2006: 1107-126.

HERNÁNDEZ L, HERNÁNDEZ MT, PINTADO T, JUNCÁ J, VIVES JL, MARTÍN C. *Enfermedades del sistema eritrocitario: Anemias.* En: Farreras Rozman. Medicina Interna. Ed. Doyma. 14ª ed: 1646-1648.

NISSENSON AR, GOODNOUGH LT, DUBOIS RW. *Anemia: not just an innocent bystander?* Arch Intern Med 2003;163(12):1400-4.

LECUMBERRI R, PÁRAMO JA, HIDALGO F, FELIU J, IGLESIAS R, ROCHA E. *Reducción de las necesidades transfusionales en hemorragias adquiridas graves mediante factor VII activo recombinante.* Med Clin 2005;125(7):252-3.

BRITISH COMMITTEE FOR STANDARDS IN HAEMATOLOGY, STAINSBY D, MACLENNAN S, THOMAS D, ISAAC J, HAMILTON PJ. Guidelines on the management of massive blood loss. Br J Haematol 2006;135(5):634-41.

Tema 5. Anemia ferropénica, anemias megaloblásticas y otras anemias carenciales

María Angustias Molina Arrebola, Jesús A. García Bautista y Rosario Pérez Moyano

ANEMIA FERROPÉNICA

Introducción

La anemia ferropénica se debe a eritropoyesis deficiente por falta o disminución del Fe en el organismo. Según la OMS, más de 2.000 millones de personas en el mundo presentan este tipo de anemia, que se considera un importante problema de salud pública al estar relacionado con mala nutrición y pobreza. En España la prevalencia de anemia ferropénica en lactantes y preescolares es de 7-12%, en varones adultos y escolares inferiores al 1%, mientras que en mujeres adultas llega al 4%.

> La anemia ferropénica se debe a la disminución del Fe en el organismo.

El Fe (Fe) es muy abundante en la naturaleza, pero muy escaso en los sistemas biológicos. Ingresa en el organismo exclusivamente por los alimentos; interviene en el transporte de oxígeno (hemoglobina) y electrones (citocromos) y es necesario en reacciones enzimáticas, metabolismo oxidativo y crecimiento celular. En estado libre es tóxico, por lo que se regula por un importante mecanismo de homeostasis, que se mantiene mediante la comunicación entre las células que lo consumen (precursores hematopoyéticos) lo almacenan (hepatocitos y macrófagos tisulares) y lo absorben (enterocitos duodenales). En el control de reservas intervienen mecanismos de transporte (transferrina) de depósito (ferritina) y utilización del mismo por las células (receptor de la transferrina). La homeostasis del Fe, al contrario de lo que sucede con la mayoría de los minerales, es prácticamente cerrada y está regulada sólo por su absorción, que aumenta en situaciones de déficit, y no cuenta con un mecanismo excretor capaz de eliminar el exceso acumulado.

En la cara apical de los enterocitos duodenales se produce la reducción del Fe de la dieta por el citocromo-b, para posteriormente penetrar en la célula por el transportador de metales divalentes-1 (DMT-1). Una vez dentro de la célula, se deposita en forma de ferritina y es liberado al plasma mediante la ferroportina, transportada a su vez por la transferrina. Además del aporte dietético, los macrófagos reutilizan el Fe procedente de los eritrocitos seniles. La hepcidina, descrita por primera vez como LEAP-1 (*liver-expressed antimicrobial peptide 1*) en el año 2.000, se considera actualmente como un elemento regulador fundamental del metabolismo del Fe. La principal fuente de hepcidina es el hígado, aunque también se sintetiza en neutrófilos y macrófagos activados, adipocitos y miocardiocitos. La hepcidina se une a la ferroportina, única proteína transmembrana conocida que exporta el Fe a la circulación, y que está presente en macrófagos, enterocitos y hepatocitos. Se ha demostrado in vitro que la hepcidina provoca la internalización y la degradación de la ferroportina, y de esta forma suprime la absorción y liberación del Fe. Cuando los depósitos de Fe están bajos, la producción de hepcidina se suprime, permitiendo que la ferroportina esté presente en la membrana de los enterocitos y así el Fe pueda ser transportado desde su citoplasma hasta la circulación. Además del Fe, se han descrito diferentes factores que controlan la producción de hepcidina: en la infección e inflamación se induce su síntesis mediada por citocinas como interleucina 6 (IL-6) o interleucina 1 (IL-1), reteniendo el Fe en los depósitos.

> La cantidad de Fe total del organismo es de 3,5 g, unido a hemoglobina (65%, 2,3 g), apoferritina (22%, 0,8 g) y mioglobina (10%, 0,3 g).

> Gran parte del Fe necesario para la eritropoyesis procede de los macrófagos y sólo el 2-5% de la absorción intestinal.

La cantidad de Fe total del organismo es de 3,5 g, unido a hemoglobina (65%, 2,3 g), apoferritina (22%, 0,8 g) y mioglobina (10%, 0,3 g). El 3% restante se encuentra unido a transferrina, citocromos, etc. Este último compartimento es muy dinámico, puesto que la transferrina transporta el Fe desde los macrófagos a los eritroblastos para la síntesis de hemoglobina. Para la formación de 1 ml de hematíes se precisa 1 mg de Fe, de modo que la eritropoyesis consume al día unos 20-25 mg de Fe. La dieta normal diaria aporta 1-1,5 mg de Fe, que equivale a la misma cantidad que se pierde por descamación cutánea e intestinal, caída de cabello, recambio ungueal, sudoración, saliva y bilis. Cuando existe una disminución en los depósitos, la absorción sube hasta 4 mg; en anemias hemolíticas puede aumentar hasta un 40%; en hemocromatosis se absorben hasta 30 mg al día. Gran parte del Fe necesario para la eritropoyesis procede de los macrófagos y sólo el 2-5% de la absorción intestinal.

El Fe liberado de alimentos animales (carne de vaca, pollo, pescado, vísceras, embutidos con sangre animal, yema de huevo, moluscos) es soluble y se absorbe muy fácilmente, mientras que el Fe no hemínico, procedente de vegetales como verduras, hortalizas, legumbres, cereales, pan y frutos secos, se absorbe en forma ferrosa (Fe2+) y en menor proporción. Además, sustancias como oxalatos, calcio y fósforo (productos lácteos) tanatos (té, café), bebidas carbonatadas y ciertos medicamentos (antiácidos, DOPA, tetraciclinas) disminuyen la absorción del Fe. Por el contrario, la vitamina C, aminoácidos, lactato, piruvato, fructosa y sorbitol, favorecen su absorción.

Etiología

Pérdida excesiva. La causa más frecuente de anemia ferropénica del adulto en los países occidentales es la pérdida crónica de pequeñas cantidades de sangre (3 a 4 ml/d, correspondientes a 1,5-2 mg de Fe). El origen de la hemorragia suele ser digestivo, a menudo por hemorroides, esofagitis por reflujo, úlcera péptica, neoplasias (carcinoma de colon, de intestino delgado; con menos frecuencia, carcinoma gástrico) parásitos intestinales, varices esofágicas secundarias a cirrosis y, con menor frecuencia, pólipos, divertículos, malformaciones y tumoraciones vasculares (angiodisplasias, enfermedad de Rendu-Osler). Es de destacar que la ingesta crónica de antiinflamatorios no esteroideos puede provocar lesiones en la mucosa gástrica (por ejemplo 1 g de ácido acetil salicílico diario durante una semana puede ocasionar una gastritis con pérdida de 1-1,5 ml de sangre al día). La hernia de hiato, en su forma gigante, puede producir pérdidas de hasta 15 ml/d. En la mujer, el aumento de las pérdidas menstruales es la causa más importante de anemia ferropénica. Otras causas de pérdidas sanguíneas de menor incidencia son la hemodonación demasiado frecuente y las pérdidas yatrógenas por análisis de sangre durante la hospitalización. Algunos corredores de fondo presentan anemia ferropénica debida a la pérdida de sangre por hemólisis mecánica en la planta de los pies. La hemosiderosis pulmonar idiopática o autoinmune (*síndrome de Goodpasture*) puede producir ferropenia por hemorragias pulmonares crónicas. Algunos pacientes con trastornos psiquiátricos se autolesionan y, con el tiempo, pueden desarrollar anemia ferropénica (*síndrome de Lasthénie de Ferjal, síndrome de Münchausen*). También puede producirse una ferropenia en la hemoglobinuria paroxística nocturna por las pérdidas de hemosiderina por la orina.

La causa más frecuente de anemia ferropénica del adulto en los países occidentales es la pérdida crónica de pequeñas cantidades de sangre.

Disminución del aporte. En adultos de países desarrollados, esta causa es menos frecuente que las anteriores. Se debe a insuficiente ingestión en clases sociales deprimidas o por dietas muy desequilibradas en pacientes anoréxicos. A ello pueden asociarse otros factores como la hipermenorrea. Por el contrario, sí es causa frecuente de anemia ferropénica en niños de 6 a 24 meses.

Aumento de las necesidades. Aunque constantes durante todo el período de crecimiento, son más intensas en el 2º trimestre de vida intrauterina y a lo largo de la infancia y adolescencia. Puede ocurrir en los niños, generalmente entre los 6 y 24 meses, en la adolescencia (etapa en la que además coincide con el inicio de la menstruación) y en el embarazo.

Disminución de la absorción. Puede observarse tras gastrectomía, por aceleración del tránsito intestinal, y porque el tipo de intervención excluya una porción variable del duodeno, donde mayoritariamente se absorbe el Fe. Puede coexistir ferropenia en pacientes con anemia perniciosa (gastritis atrófica). También puede producirse un déficit de absorción férrica en el síndrome de malabsorción, especialmente cuando se afecta la mucosa duodenal y la parte superior del yeyuno. El uso de inhibidores de la bomba de protones, que reduce la secreción ácida gástrica, no ha sido relacionado con déficit de Fe. Recientemente, se están estudiando en profundidad entidades que cursan con ferropenia sin síntomas gastrointestinales y para los cuales se disponen de *técnicas diagnósticas no invasivas,* como son:

- Gastritis por *Helicobacter pylori* (serología, test de ureasa –del aliento-): estudios recientes demuestran que la erradicación de Helicobacter se acompaña de la resolución de la anemia ferropénica sin tratamiento específico con Fe; se postula que el mecanismo es doble: sangrado gastrointestinal oculto y competencia por la obtención del Fe de la dieta por parte de la bacteria.
- Gastritis atrófica autoinmune (gastrina sérica, anticuerpos anti-células parietales): se considera responsable de hasta el 20% de anemias ferropénicas sin pérdidas digestivas; se debe a que la correcta absorción del Fe es dependiente de una secreción gástrica normal y de la acidez para solubilizar y reducir el Fe de la dieta.
- Enfermedad celíaca (anticuerpos anti-transglutaminasa): el 50% de estos pacientes presentan anemia ferropénica sin sintomatología digestiva; se considera la responsable

Técnicas diagnósticas ferropénicas:
- Gastritis por Helicobacter pylori.
- Gastritis atrófica autoinmune.
- Enfermedad celíaca.

del 5-6% de casos de anemia ferropénica inexplicada.

Por tanto, estas tres entidades deberían considerarse en pacientes con ferropenia sin causa aparente, especialmente si son refractarios a la ferroterapia oral (100% de refractariedad en los casos en celiaquía, 70% en los otros dos supuestos).

Otra entidad recientemente descrita es el síndrome hereditario de ferropenia refractaria al Fe (IRIDA -*Iron-Refractory Iron Deficiency Anemia*-) debido a mutaciones de la serín proteasa matriptasa-2 (TMPRSS6) regulador proteolítico de la homeostasis del Fe a nivel transmembrana.

Alteración del transporte. La atransferrinemia congénita, de herencia autosómica recesiva, es una entidad rara (sólo 8 casos descritos en el mundo) y cursa con transferrina indetectable o muy disminuida, anemia intensa microcítica hipocroma, hiposideremia y aumento de ferritina sérica, con hemosiderosis hepática. Debido a la falta de transferrina, el Fe no puede ser transportado a los eritroblastos.

Manifestaciones clínicas

La anemia producida por eritropoyesis ferropénica suele ser de instauración lenta y progresiva, con buena tolerancia clínica, de forma que pueden encontrarse niveles de Hb de hasta 4 g/dl casi sin expresividad manifiesta. Por ello, es muchas veces un hallazgo casual, como al consultar por caída del cabello, en cuyo caso la depleción de Fe suele ser muy intensa. Típica es también la anemia tras un embarazo, consecuencia de un estado ferropénico previo no tratado y agravado por la propia gestación.

> La anemia producida por eritropoyesis ferropénica suele ser de instauración lenta y progresiva.

La ferropenia latente suele preceder a la anemia durante años, con aparición de síntomas muy inespecíficos: cansancio, fatiga muscular, irritabilidad, pérdida de concentración y de memoria, parestesias, síndrome de las piernas inquietas, acatisia, estados depresivos, palpitaciones, disnea, cefalea, retraso ponderal en los niños, etc. En un 10% de los casos, se acompaña de esplenomegalia.

> La ferropenia latente suele preceder a la anemia durante años.

Existen otros síntomas que generalmente sólo aparecen ante un proceso muy prolongado: alteraciones del apetito, pica (consistente en la ingesta de hielo –pagofagia- granos de café, almidón, zanahorias, tierra –geofagia- piedrecitas, pintura, cal, etc.) trastornos tróficos epiteliales (caída del cabello, coiloniquia, glositis atrófica, estomatitis angular) disfagia (*síndrome de Plummer-Vinson o de Paterson-Kelly*) escleróticas azules (por adelgazamiento de la coroides) e infecciones de repetición, típico de ferropenia intensa y prolongada, por alteración en las funciones bactericidas de los neutrófilos y linfocitos.

Diagnóstico

En primer lugar, se confirmará la depleción férrica y, posteriormente, se deberán investigar sus *causas:*

- *Hemograma.* El grado de anemia varía ampliamente. En la mayoría de los casos hay microcitosis e hipocromía. La amplitud de la distribución eritrocitaria *RDW (Red cell Distribution Width,* o ADE, amplitud de la curva de distribución eritrocitaria) suele estar aumentada (anisocitosis) mientras que es normal en otras microcitosis (β-talasemia minor y anemia de las enfermedades crónicas). El examen morfológico de los hematíes en la extensión de sangre periférica revela hipocromía, microcitosis, anisocitosis y poiquilocitosis; en ferropenias crónicas y severas se observan anulocitos (hematíes muy hipocromos) (figura 1). El recuento de reticulocitos puede ser bajo o normal, si bien cuando se utiliza el IPR, se obtienen invariablemente cifras bajas (anemia arregenerativa). Puede haber trombocitosis de grado moderado que casi nunca supera las 700 x 106/l plaquetas, sobre todo en caso de hemorragia activa. Los neutrófilos pueden presentar hipersegmentación del núcleo en ferropenias severas. Puede haber leucocitosis que se corrige con la ferroterapia.
- *Estudio del Fe* (tabla 1). Cuando no existen otras causas concomitantes de anemia y no se ha tratado previamente al enfermo, el patrón característico consiste en sideremia baja, capacidad total de fijación del Fe alta y, por tanto, índice de saturación de transferrina (IST) bajo. El valor de IST es el indicador más fiable de un estado de ferropenia. A su vez, una ferritina sérica inferior a 12 ng/ml confirma la existencia de ferropenia, si bien una cifra normal o alta no la descarta en procesos infecciosos, neoplásicos, inflamatorios, insuficiencia renal (disminución del aclaramiento) etc., por ser un reactante de fase aguda. El aumento en plasma del receptor soluble de la transferrina también traduce la situación de ferropenia.
- *Otros estudios.* Rara vez está indicada la realización del aspirado medular: con la tinción de Perls se observa una disminución del Fe macrofágico y de los sideroblastos. El estudio ferrocinético tiene escaso valor diagnóstico y demuestra la rapidez en el aclaramiento plasmático del Fe y

en su incorporación a los hematíes. La protoporfirina eritrocitaria libre está aumentada, aunque no es un método disponible en todos los laboratorios. La determinación de zinc-protoporfirina (ZPP) eritrocitaria es un índice de disponibilidad del Fe por parte del eritroblasto, encontrándose aumentado en la ferropenia, ya que ante la ausencia de Fe la protopofirina IX se une al zinc, si bien éste, al igual que la ferritina, puede estar aumentado en otros procesos, especialmente en la intoxicación por plomo. Hay que tener en cuenta que la Hb glicosilada (HbA1c) puede aumentar en la anemia ferropénica y, por consiguiente, inducir a error en el seguimiento de pacientes diabéticos.

La determinación de zinc-protoporfirina (ZPP) eritrocitaria es un índice de disponibilidad del Fe por parte del eritroblasto

Tabla 1. Pruebas de laboratorio útiles para el diagnóstico de diferentes etapas de ferropenia

	Normal	Disminución de reservas	Depleción férrica	Eritropoyesis ferropénica	Anemia ferropénica
Fe medular	2-3+	1+	Trazas	0	0
Sideroblastos (%)	40-60	40-60	40-60	<10	<10
Sideremia (µg/dl)	115 ± 50	<115	<115	<60	<40
Transferrina (mg/dl)	300-330	330-350	330-350	350-400	>400
IST (%)	35 ± 15	30-35	<30	<16	<10
Ferritina (ng/ml)	100 ± 60	<25	<20	10-20	<10

Diagnóstico etiológico

La ferropenia puede ser el primer signo de una enfermedad grave, por lo que, tras su diagnóstico, deben realizarse pruebas que orienten a su etiología, así como valorar el estado nutricional del paciente. No bastaría con corregir el estado ferropénico mediante la administración de suplementos de Fe.

La ferropenia puede ser el primer signo de una enfermedad grave.

Entre las pruebas etiológicas se encuentran: sangre oculta en heces, gastroscopia, enema opaco y/o colonoscopia, examen del sedimento urinario, examen radiológico (tórax, vías digestivas altas) cistoscopia y/o pielografía, estudio ginecológico, búsqueda de parásitos en heces, angiografía intestinal y estudio de malabsorción.

Diagnóstico Diferencial

El diagnóstico diferencial se establecerá con los trastornos que puedan acompañarse de microcitosis, hipocromía o comportamiento clínico similar al de la anemia ferropénica. *Los más frecuentes son:*

La talasemia minor es la causa de microcitosis no ferropénica.

- *Talasemia minor*. Es la causa de microcitosis no ferropénica más frecuente en nuestro medio. En la talasemia heterocigota (α, β y δβ) la microcitosis predomina sobre la hipocromía, y suele presentarse sobrecarga de Fe en lugar de ferropenia. La reticulocitosis, policromatofilia y punteado basófilo son más típicos que en la ferropenia. Se confirma mediante la electroforesis de hemoglobinas (aumento de HbA2 en β-talasemia; aumento de HbF en δβ -talasemia). Es importante recordar que ante la sospecha de talasemia, si coexiste un estado de ferropenia, deberá corregirse previamente, ya que la fracción HbA2 suele estar disminuida en estos casos. En la α-talasemia el VCM se encuentra moderadamente disminuido y el patrón electroforético es normal, por lo que, para su diagnóstico, se requieren técnicas de biología molecular.
- *Anemia de trastornos crónicos o anemia inflamatoria.* La anemia suele ser normocítica y normocrómica, con sideremia baja, ferritina normal o aumentada y un IST normal o ligeramente disminuido. Suelen acompañarse de elevación de otras proteínas reactantes de fase aguda (haptoglobina, fibrinógeno, PCR, etc.). El estudio de la médula ósea es útil, ya que la tinción de Fe mostrará un patrón normal o aumentado en este caso, al contrario que en la anemia ferropénica.
- *Anemia sideroblástica adquirida.* Los hallazgos sanguíneos suelen simular a los que aparecen en la ferropenia, y los reticulocitos también están disminuidos, pero el Fe sérico suele normal o alto. La confirmación del diagnóstico exige la realización del aspirado de médula ósea, donde los depósitos de Fe y los sideroblastos estarán aumentados.
- *Anemias congénitas por trastornos en la utilización del Fe* (aceruloplasminemia, atransferrinemia, anemia sideroblástica congénita o deficiencia congénita de ferroportina). La sideremia ser suele estar normal o aumentada, pero se observa un aumento de los depósitos de Fe.
- *Anemia por enfermedades hematológicas.* La anemia aplásica presenta una morfología eritrocitaria similar a la

ferropénica, pero el recuento de reticulocitos es menor. En los síndromes mieloproliferativos, y, en particular en la Policitemia Vera, los depósitos de Fe en médula ósea y el Fe sérico suelen estar disminuidos, con hematíes pequeños e hipocromos.

- *Intoxicación por algunos tóxicos como plomo o isoniazida* puede producir anemia microcítica por bloqueo de la síntesis del grupo hemo.

- *Diversas anemias por deficiencias nutricionales* suelen ser microcíticas, por lo que deben tenerse en cuenta en el diagnóstico diferencial (ver último apartado).

Tratamiento

Consiste en la administración de suplementos de Fe, si bien es fundamental el tratamiento etiológico. Debido a su instauración lenta, raramente se requiere la transfusión de hematíes.

El tratamiento consiste en la administración de suplementos de Fe.

Administración de Fe por vía oral. Existen varios tipos de preparados, pero preferentemente se utilizarán sales ferrosas por su mejor absorción intestinal (tabla 2). La dosis adecuada es de 100-200 mg de Fe elemental al día, que permite el aporte diario de 20-40 mg de Fe. La respuesta al tratamiento se manifiesta con el aumento de reticulocitos (aproximadamente al cuarto día) y el aumento de hemoglobina que alcanza valores normales a las 4-10 semanas de iniciar el tratamiento. Deberá asegurarse la restauración completa de los depósitos continuando el tratamiento al menos durante otros tres meses (vida media de los hematíes, 120 días). Es importante tener en cuenta la posibilidad de intolerancia al tratamiento, que es la causa más frecuente de resistencia al mismo (son frecuentes los efectos adversos gastrointestinales –diarrea, estreñimiento, epigastralgia, etc.-; en estos casos, puede asociarse un protector gástrico). La absorción del Fe puede estar facilitada o entorpecida por la ingesta simultánea de algunos productos. Aunque, en general, se absorbe mejor si se ingiere en ayunas, la aparición de efectos adversos gastrointestinales provoca el abandono del tratamiento en muchos casos. La vitamina C y los tejidos animales (carnes y pescados) potencian la absorción intestinal del Fe, mientras que los fosfatos, fitatos, oxalatos, polifenoles, taninos (té), cafeína en gran cantidad, yemas de huevo (fosfoproteínas) antiácidos y tetraciclinas la inhiben. Se recomienda la toma en 1-2 veces al día, con vitamina C, y sin ingerir leche o cualquier producto que dificulte su absorción en el intervalo de una hora antes o después (es muy bien tolerado a media mañana y a media tarde). Debe advertirse al paciente que las heces serán de color negro mientras esté tomando el Fe. Se contraindica en úlceras gástricas activas y en la enfermedad inflamatoria intestinal.

Si al cabo de un mes no hay respuesta terapéutica adecuada debe pensarse: que el paciente no hace correctamente el tratamiento, que las pérdidas continúan e igualan o superan a los aportes, que existe una malabsorción del Fe, o que el diagnóstico de anemia ferropénica no fue correcto o coexiste otro tipo de anemia.

Administración de Fe por vía parenteral. En casos de malabsorción, intolerancia a la ferroterapia oral o cuando se requiera corregir la anemia de forma rápida (previo a cirugía) puede administrarse el Fe vía intravenosa. Hasta hace unos años, la opción era la administración intramuscular de Fe sorbitol, actualmente fuera del mercado español, y la intravenosa de Fe dextrano, con reacciones adversas frecuentes del tipo de dolor en la zona de inyección y tromboflebitis, efectos sistémicos como artralgias y fiebre (hasta en 1/3 de los pacientes) y otros menos frecuentes como hipotensión, cefalea, náuseas y vómitos; la complicación más grave y temida era la reacción anafiláctica (<1% de los casos).

Actualmente se dispone en el mercado de Fe sacarosa, cuya administración es por infusión lenta (1-2 h) a dosis de 100-200 mg/d con un máximo de 600 mg/semana.

Actualmente se dispone en el mercado de Fe sacarosa, cuya administración es por infusión lenta (1-2 h) a dosis de 100-200 mg/d con un máximo de 600 mg/semana. La *dosis total* se calcula en base al cálculo del déficit total de Fe:

Déficit total de Fe [mg] = peso [kg] x (Hb objetivo - Hb real) [g/l] x 0,24* + depósito de Fe [mg].
* Factor = 0,0034 x 0,07 x 1.000 (Contenido de Fe de Hb = 0,34%; volumen de sangre = 7% del peso; factor 1.000 = conversión de g a mg).

Entre sus *reacciones adversas* se encuentran: alteraciones transitorias del gusto, hipotensión, fiebre, temblores, reacciones en el punto de inyección, náuseas, etc. La reacción anafiláctica es muy poco frecuente, pero se recomienda iniciar el tratamiento con una dosis de prueba (mitad de dosis). Está contraindicado en historia de hipersensibilidad a las preparaciones parenterales de Fe, asma, eczema o alergia atópica, cirrosis o hepatitis o elevación de transaminasas séricas 3 veces por encima de valores normales, infección aguda o crónica (la administración endovenosa puede exacerbar una infección bacteriana o vírica) y en el primer trimestre de embarazo.

El Fe carboximaltosa, de reciente desarrollo, es un complejo macromolecular polinuclear de Fe férrico con una cubierta de carbohidratos. Esta conformación especial le permite el acceso directo a los macrófagos, uniéndose a la apoferritina para formar ferritina que libera el Fe conforme a las necesidades. Su peso molecular es de 150.000 d y contiene unos 1.000 átomos de Fe: es soluble en agua y muy estable, no generando Fe lábil. Su ventaja es que puede administrarse en una única dosis en infusión intravenosa de hasta 1.000 mg en 15 minutos. Presenta baja inmunogenicidad, por lo que no se necesita dosis de prueba. Varios estudios han demostrado su eficacia con un perfil de seguridad adecuado. Podría estar indicado en situaciones que requieran Fe intravenoso (intolerancia o malabsorción del Fe oral o recuperación rápida de la Hb) y que, por circunstancias sociales o comorbilidad, requieran reducir el número de administraciones intravenosas. No obstante, no se conocen aún los efectos a largo plazo de infusiones con tan elevada cantidad de Fe.

> El Fe carboximaltosa es un complejo macromolecular polinuclear de Fe férrico con una cubierta de carbohidratos.

Tratamiento profiláctico. Las embarazadas con ferritinemia inferior a 50 ng/dl al inicio de la gestación deben recibir suplementos de Fe. Sin embargo, la profilaxis a todas las embarazadas sanas, independientemente de la ferritinemia, es una práctica común y, a pesar de algunos estudios controvertidos, no se ha demostrado que sea perjudicial. Los niños nacidos con bajo peso deben recibir aproximadamente el doble de Fe que los nacidos con peso normal. Después de la cirugía gástrica, especialmente cuando hay anastomosis tipo Billroth II, debe suministrarse Fe, ya que se observa anemia ferropénica en el 60% de los casos. Los donantes de médula ósea o los individuos en los que se practican citaféresis muy repetidas o extracciones por autotransfusión, y aquéllos con anemia por insuficiencia renal tratados con eritropoyetina, deben recibir suplementos de Fe.

> Las embarazadas con ferritinemia inferior a 50 ng/dl al inicio de la gestación deben recibir suplementos de Fe.

Tabla 2. Tipos de preparaciones de Fe más usadas para el tratamiento de la anemia ferropénica

	Compuesto	Nombre comercial	Presentación	Fe elemental (mg/U)
Compuestos ferrosos (vía oral)	Ferroglicina, sulfato	Ferbisol®	Cápsulas gastrorresistentes 567,66 mg	100 mg
		Ferro Sanol®	Idem	100 mg
	Glucoheptato	Normovite Antianémico®	grageas	33 mg
	Gluconato	Losferron®	Comprimidos efervescente 695 mg	80 mg
	Lactato	Cromatonbic Ferro®	Vial bebible 300 mg	37,5 mg
	Ferrocolinato	Podertonic®	Solución oral 1 g Solución oral 500 mg	1 g/10 ml 500 mg/5 ml
	Sulfato	Fer In Sol®	Gotas 125,1 mg/ml	25 mg/ml
		Fero Gradumet®	Comprimidos liberación lenta 525 mg	106 mg
		Tardyferon®	Grageas 256 mg	80 mg
Compuestos férricos (vía oral)	Ferromanitol ovoalbúmina	Ferroprotina®	Sobre 300 mg ampolla bebible 100 mg	40 mg
		Kylor®	Sobre 300 mg	40 mg
		Profer®	Sobre 300 mg	40 mg
	Succinilcaseína	Ferplex®	Vial bebible 800 mg	40 mg
		Lactoferrina®	Idem	40 mg
Fe parenteral	Fe férrico, sacarosa	Venofer®	Ampolla 100 mg/5 ml	100 mg
		Feriv®	Ampolla 100 mg/5 ml	100 mg
	Fe carboximaltosa	Ferinject®	Ampolla de 100 mg o de 500 mg	100 - 500 mg

ANEMIAS MEGALOBLÁSTICAS

Se habla de macrocitosis cuando el VCM eritrocitario es > 98 fl. Si se acompaña de anemia, suele existir un trastorno madurativo eritropoyético (megaloblastosis) debido, casi siempre, a déficit de vitamina B12 (cobalamina) o folatos, necesarios en la síntesis de DNA (anemia carencial). En estos casos, se observan macroovalocitos y el VCM suele ser >110 fl. Además, suele afectarse toda la hematopoyesis, con cuerpos de Howell-Jolly, anillos de Cabot y punteado basófilo en hematíes, hipersegmentación de granulocitos y anisotrombia con trombopenia. En macrocitosis de otras etiologías no suele haber anemia y el VCM es ligeramente superior a 100 fl (tabla 3).

La fisiología de la anemia megaloblástica es doble.

En médula ósea se observan megaloblastos (eritroblastos de gran tamaño) término introducido por Ehrlich, que describe la disociación entre núcleo y citoplasma por un retraso en la fase S de la mitosis. La fisiopatología de esta anemia es doble: el trastorno madurativo produce un aborto medular o eritropoyesis ineficaz, y, por otro lado, las alteraciones eritrocitarias conllevan una supervivencia menor. De ahí que sea típica la presencia de datos biológicos de hemólisis. Puede aparecer macrocitosis antes de la anemia: la determinación de los factores vitamínicos o de la homocisteína (HCY) plasmática permiten el diagnóstico precoz y aplicar el tratamiento antes de que la anemia aparezca. El 10% de los pacientes con déficit de cobalamina presentan trastornos neurológicos debidos a la desmielinización de los cordones laterales y posteriores de la médula espinal (degeneración combinada lateroposterior o mielosis funicular). En el déficit de folato la afectación sistémica es más rara; puede facilitar la aparición de defectos en el desarrollo (espina bífida) cambios tróficos en epitelios y lesiones preneoplásicas en aparato digestivo y sistema pulmonar.

Tabla 3. Causas de macrocitosis no megaloblástica

1. Aumento de eritropoyesis normal
    a. Anemia hemolítica
    b. Anemia posthemorrágica
2. Aumento de la superficie eritrocitaria
    a. Hepatopatía crónica
    b. Ictericia obstructiva
    c. Postesplenectomía
3. Aplasia medular
4. Diseritropoyesis

a. Síndrome 5q- b. Anemia sideroblástica adquirida c. Anemia diseritropoyética congénita tipo I 5. Hábitos tóxicos a. Alcoholismo b. Tabaquismo 6. Hipotiroidismo 7. Mieloptisis 8. Enfermedad Pulmonar Obstructiva Crónica 9. Artefactos de recuento electrónico a. Crioaglutininas b. Hiperglucemia c. Sangre conservada d. Hiponatremia 10. Idiopática

Metabolismo de cobalamina y folatos

En la tabla 4 se resumen sus *características diferenciales:*

Tabla 4. Características diferenciales del metabolismo de Cobalamina y Folatos

	Cobalamina	**Folatos**
Fuentes de obtención	Alimentos de origen animal: hígado, riñón, productos lácteos, carne (estable a cocción). Suplementos dietéticos	Vegetales (lábil a la cocción), frutas. Hígado, riñón Suplementos dietéticos
Requerimientos diarios	2-5 μg	50-200 μg
Aporte diario en dieta	7-30 μg	1.000-1.600 μg
Depósitos corporales	2-4 mg	10-15 mg
Tiempo para la aparición del déficit	4-5 años	3-4 meses
Lugar de absorción	Íleon	Duodeno y yeyuno
Lugar de depósito	Hígado	Hígado y hematíes
Formas fisiológicas	Metilcobalamina Adenosilcobalamina	Formas reducidas de poliglutamato
Formas terapéuticas	Cianocobalamina Hidroxicobalamina	Ácido fólico (pteroilglutamato)

Mecanismo de absorción	Unión al factor intrínseco de Catleman	Enzimas intestinales
Concentración plasmática	200-900 pg/ml	2-15 ng/ml

Vitamina B12. Su estructura química es un anillo corrínico con un átomo de cobalto, un nucléotido y distintos radicales que originan las cuatro formas químicas de la vitamina. La cobalamina ingerida se conjuga de forma muy estable en el estómago con una proteína de alta afinidad (factor intrínseco –FI- de Castleman) sintetizado por las células parietales del fundus gástrico. Los complejos cobalamina-FI son transportados hasta el íleon terminal, donde se absorben gracias a receptores específicos. Una vez absorbida, pasa a la circulación portal y la cobalamina es transportada por las transcobalaminas, principalmente la transcobalamina II (TC-II) proteína de síntesis hepática. La vida media del complejo TC-II-cobalamina es muy corta debido a su rápida incorporación a los tejidos. Esto explica que la mayor parte de la cobalamina circulante se encuentre ligada a otro transportador, la transcobalamina I (TC-I) sintetizada en los leucocitos, con muy poca importancia funcional. La concentración plasmática de cobalamina oscila entre 200 y 900 pg/ml.

La estructura química de la Vitamina B12 es un anillo corrínico con un átomo de cobalto, un nucléotido y distintos radicales que originan las cuatro formas químicas de la vitamina.

En contraste con las profundas anomalías que derivan de su déficit, la cobalamina interviene como cofactor en sólo en dos reacciones bioquímicas mediante sus dos *formas metabólicamente activas:*

1. *Metil-cobalamina,* cofactor esencial en la síntesis de metionina, a partir de la metilación de la HCY, acoplada al metabolismo de folatos ya que interviene en la transformación de metiltetrahidrofolato a tetrahidrofolato (THF).

2. *Adenosil-cobalamina,* que interviene en la isomerización de la metilmalonil-coA para obtener succinil-coA (que posteriormente se incorpora al ciclo de Krebs) en la oxidación de los ácidos grasos. Así, en caso de deficiencia de cobalamina se producen tres *trastornos básicos:*

- Disminución del THF intracelular, que explica la alteración de la síntesis de ADN y la megaloblastosis (*trampa del metilo*);
- Acumulación de metilmalonil-coA y de su precursor el propionil-coA, por lo que se elimina ácido metilmalónico por la orina y se sintetizan ácidos grasos no fisiológicos,

que se incorporan a los lípidos neurales y contribuyen a las complicaciones neurológicas;

- Trastorno en la metilación de HCY a metionina, lo que provoca la deficiencia de 5-adenosil-metionina (metabolito responsable de la conservación de mielina) dando lugar a desmielinización, parcialmente responsable de la clínica neurológica.

Los folatos se encuentran en la naturaleza en forma de poliglutamatos y se ingieren como tales, pero se convierten en monoglutamatos gracias a enzimas intestinales.

Ácido fólico. Los folatos se encuentran en la naturaleza en forma de poliglutamatos y se ingieren como tales, pero se convierten en monoglutamatos gracias a enzimas intestinales. Tras su absorción en el duodeno y las primeras porciones yeyunales, se transforman en metiltetrahidrofolatos por las células intestinales y pasan al torrente sanguíneo. Los folatos se almacenan en el hígado y en los hematíes como poliglutamatos. La concentración plasmática de folatos es de 2-15 ng/ml, y la eritrocitaria, 160-700 ng/L. La principal acción bioquímica de los folatos es la transferencia de grupos metilo y formilo. Los folatos intervienen en la transformación de uridinmonofosfato (UMP) en timidinmonofosfato (TMP) un nucleótido esencial para la síntesis de DNA. Como ya se ha indicado, la cobalamina es esencial para que se produzca esta transformación, ya que cataliza la desmetilación del ácido metiltetrahidrofólico, que se convierte en su forma activa, THF. Esta interacción de la cobalamina con el ácido fólico, que afecta finalmente a la síntesis de DNA, explica que la alteración citológica de la anemia debida a un déficit de cualquiera de estas dos vitaminas sea la misma, es decir, la aparición de megaloblastosis.

Anemia por déficit de vitamina B12

Las causas más frecuentes son las adquiridas, y casi siempre son por malabsorción (alteraciones gástricas o de intestino delgado) o hiperconsumo (proliferación bacteriana o parasitosis intestinales) (tabla 5):

Tabla 5. Principales causas del déficit de vitamina B12

-Alteraciones gástricas
o Anemia perniciosa, causa más frecuente
o Gastrectomía / cirugía bariátrica
o Gastritis
o Gastritis atrófica metaplásica autoinmune
- Enfermedades de intestino delgado
o Síndrome de malabsorción

o Resección ileal o derivaciones
o Enfermedad de Crohn
o Enfermedad celíaca
o Sprue tropical
o Síndrome del asa ciega
o Parasitación por *Diphylobotrium latum* o *Ankilostoma duodenale*

- Pancreatitis: insuficiencia pancreática, inactivación enzimática (*síndrome de Zollinger-Ellison*)
- Dieta: vegetarianos estrictos o desnutrición extrema, dieta vegetariana en embarazo, recién nacidos de madres deficitarias, ancianos desnutridos (se suele asociar a déficit de fólico y Fe –anemia carencial-).
- Agentes que bloquean su absorción
  o Neomicina, colchicina, AZT, azatioprina, metotrexate, 5-fluoruracilo, difenilhidantoína
  o Anticonceptivos orales
  o Biguanidas (metformina)
  o Inhibidores de la bomba de protones (omeprazol)
  o Anestesia con óxido nítrico (inhibe metionin-sintetasa)
- Déficit hereditario de transcobalamina II (megaloblastosis neonatal con pancitopenia, puede confundirse con leucemia aguda)
- Déficit del receptor ileal, cubilina (*Síndrome de Immerslund-Gräsbeck*)
- Hemodiálisis
- Pérdidas urinarias (insuficiencia cardíaca congestiva)

Anemia perniciosa. Se produce por la falta de FI en la gastritis atrófica. Descrita por Adison y Biermer en 1.855, es de base autoinmune, y se caracteriza por inflamación y ulterior atrofia de la mucosa gástrica (cuerpo y antro) cuya progresión se realiza en tres fases: gastritis superficial, gastritis atrófica y atrofia gástrica, provocando un descenso en la secreción de ácido clorhídrico, pepsina y FI. Los anticuerpos anti-células parietales se detectan en un 85% de anemias perniciosas; los anticuerpos anti-FI se observan en menos casos (50%) pero son más específicos. Pueden coexistir otras enfermedades autoinmunes: tiroiditis, vitíligo, enfermedad de Addison, colitis ulcerosa, LES, colagenosis, citopenias inmunes, DMID, etc. Existe, además, predisposición genética, ya que se ha establecido una asociación con los antígenos del sistema HLA A2, A3, B7, B12; se ha observado mayor prevalencia en poblaciones del norte de Europa, africanos americanos, familiares de los pacientes afectos y portadores del grupo sanguíneo A.

Los anticuerpos anti-células parietales se detectan en un 85% de anemias perniciosas; los anticuerpos anti-FI se observan en menos casos (50%) pero son más específicos.

Existe una forma hereditaria, rara, autonómica recesiva (anemia perniciosa congénita) con ausencia de FI y mucosa gástrica normal.

Anemia por déficit de folatos. Las causas más frecuentes son las adquiridas, destacando la malnutrición y el hiperconsumo: el consumo de folatos es diez veces superior al de cobalamina y las reservas son escasas (tabla 6).

Tabla 6. Principales causas del déficit de folatos

- Déficit nutricional
  - o Dieta inadecuada o pobre en folatos
  - o Sobrecocción de los alimentos
  - o Desnutrición (frecuente en ancianos) y caquexia (indigencia)
  - o Alcoholismo crónico y cirrosis hepática
- Hiperconsumo
  - o Embarazo
  - o Prematuridad, lactancia inadecuada
  - o Síndromes hemolíticos crónicos, SMPc
  - o Dermatitis exfoliativa
  - o Procesos inflamatorios crónicos o neoplasias
  - o Hipertiroidismo
- Malabsorción
  - o Sprue tropical
  - o Enfermedad de Crohn
  - o Enfermedad celíaca
  - o Síndrome de intestino corto, resección amplia de intestino delgado
  - o Ingesta de alcohol
- Medicamentos (varios mecanismos)
  - o Bloqueo de la absorción: difenilhidantoína, barbitúricos, anticonceptivos orales, sulfasalacina, colestiramina.
  - o Antagonistas del folato: metotrexate, trimetropim, pirimetamina, triamtereno
  - o Antagonistas de la purina: 6-mercaptopurina, tioguanina
  - o Antagonistas de la pirimetamina: citarabina, 5-fluoruracilo

Las formas hereditarias son más infrecuentes, como son la malabsorción hereditaria del folato, el déficit de conjugasa intestinal o el déficit de cistationina-beta-sintasa (CBS) causante de homocisteinuria. Sí es más frecuente el déficit de la metilentetrahidrofolatoreductasa (MTHFR) enzima necesaria en el metabolismo de la metionina, y cuyo déficit da lugar a hiperhomocisteinemia (HiHCY) factor de riesgo vascular.

Manifestaciones clínicas

La sintomatología es similar en ambos déficits, insidiosa y progresiva, debido a la adaptación fisiológica al lento agotamiento de las reservas hepáticas. En las formas clásicas, el cuadro es de anemia severa de tipo macrocítico, pudiendo coexistir trombopenia y/o leucopenia. El déficit de cobalamina suele asociarse con manifestaciones neurológicas, desde alteraciones de la sensibilidad a un síndrome cordonal posterior o demencia. El déficit de folato puede asociarse a neuropatía periférica. Es de destacar que en pacientes diagnosticados de déficit de B12 se detecta anemia sólo en un 30% de los casos y macrocitosis en un 36%, de forma que se trataría de formas atípicas del déficit, quizá por diagnóstico clínico precoz antes del desarrollo completo del cuadro hematimétrico. Las formas mixtas se caracterizan por la coexistencia de otros procesos que enmascaran el cuadro: por ejemplo, un 10% de las anemias megaloblásticas, un 60% de pacientes con déficit de folatos y un 40% de los deficitarios en cobalamina, se acompañan de ferropenia, lo que puede enmascarar la macrocitosis.

> La sintomatología es insidiosa y progresiva.

> En pacientes diagnosticados de déficit de B12 se detecta anemia sólo en un 30% de los casos y macrocitosis en un 36%

Como resumen, los *síntomas más frecuentes* son:

- *Sistémicos:* Anorexia, pérdida de peso importante, fiebre de origen desconocido (signo raro que responde rápido al tratamiento con B12) astenia, taquicardia, palidez mucocutánea, ictericia;
- *Digestivos:* Estreñimiento y diarrea intermitentes, esplenomegalia, dispepsia gástrica, flatulencia, dolor abdominal, gingivorragia, glositis de Hunter en la anemia perniciosa (atrofia de lengua, lisa, roja, brillante, con sensación de ardor, dolor y pérdida del sentido del gusto);
- *Neurológicos* (sobre todo en el déficit de cobalamina): Neuropatía periférica, degeneración de cordones medulares (mielosis funicular) parestesias, ataxia, paresia, espasticidad, hiperreflexia, alteración de los esfínteres, Romberg y Babinski positivos. Signo neurológico más precoz: disminución de la sensibilidad vibratoria en las extremidades inferiores;
- *Psiquiátricos:* Irritabilidad, depresión, falta de concentración, demencia. En casos avanzados puede surgir paranoia (locura megaloblástica) delirio, confusión;
- El déficit de ácido fólico provoca *alteraciones del cierre del tubo neural del feto,* de ahí la profilaxis con ácido fólico en toda embarazada, aconsejado incluso antes de la concepción.

> Síntomas:
> - Sistémicos.
> - Digestivos.
> - Neurológicos.
> - Psiquiátricos.
> - Alteraciones tubo neural.

Diagnóstico:
1. Hemograma.
2. Examen morfológico de sangre periférica.
3. Examen morfológico de la médula ósea.
4. Datos bioquímicos.
5. Determinación sérica de B12 y fólico.
6. Determinación de HCY y AMN
7. Diagnóstico etiológico.

Diagnóstico

Debe sospecharse déficit de cobalamina y/o ácido fólico ante:

- Un cuadro de anemia macrocítica (VCM>100 fl, y más típicamente, >110 fl).
- Signos neurológicos inexplicados, especialmente, demencia o debilidad, ataxia sensorial y parestesias.
- En alcohólicos, ancianos y pacientes malnutridos.
- Presencia de neutrófilos hipersegmentados en el frotis sanguíneo (>5% de neutrófilos con >5 lóbulos, o >1% de neutrófilos con >6 lóbulos) (figura 2).

1. *Hemograma.* Primer paso diagnóstico al mostrar macrocitosis y anisocitosis, aunque pueden preceder en meses a la anemia. La macrocitosis puede verse enmascarada si coexiste un estado de ferropenia o talasemia, y presentar, en ese caso, normocitosis; sin embargo, si el VCM es <80 fl, no es probable el déficit vitamínico. Puede haber trombopenia y/o leucopenia que confunda con una aplasia medular o leucemia. La cifra de reticulocitos puede ser normal o baja; en los síndromes hemolíticos, habrá reticulocitosis, pudiendo presentar un VCM elevado por el mayor tamaño de los reticulocitos.

2. *Examen morfológico de sangre periférica.* Se observarán macroovalocitos, dacriocitosis (poiquilocitosis), cuerpos de inclusión (Howell-Jolly, punteado basófilo, anillos de Cabot) y, de forma típica, neutrófilos grandes e hipersegmentados (pleocariocitos).

3. *Examen morfológico de la médula ósea.* Generalmente no es necesaria para el diagnóstico de anemia megaloblástica, pero, dado que algunos síndromes mielodisplásicos tienen un comportamiento similar, puede resultar imprescindible. Existirá un aumento de precursores eritroides, mostrando signos morfológicos de bloqueo madurativo en todos sus estadios. Pueden observarse mielocitos y metamielocitos gigantes (macroblastosis) y megacariocitos de aspecto hiperploide.

4. *Datos bioquímicos.* Por la eritropoyesis ineficaz, pueden observarse signos biológicos de hemólisis intra y extramedular, como hiperbilirrubinemia indirecta, aumento de LDH y descenso de haptoglobina.

5. *Determinación sérica de B12 y fólico.* Es fundamental para saber qué vitamina es la deficiente. Debe hacerse en ayunas o antes de una transfusión, puesto que una sola comida o una única transfusión pueden normalizar las cifras en pacientes

deficientes. Siempre se realizarán ambas determinaciones. Si el nivel de cobalamina es <200 pg/dl, o la folatemia es <5 µg/l, es indudable el diagnóstico de cada déficit respectivamente. Un nivel de folato intraeritrocitario <100 ng/ml también sería diagnóstico; teóricamente es de mayor valor que el folato sérico para el diagnóstico de déficit, puesto que refleja mejor su disponibilidad y no está sujeto a fluctuaciones; sin embargo, esta determinación es posible sólo en determinados laboratorios. La B12 sérica suele disminuir durante el embarazo, sin que ello refleje evidencia de déficit. Existe una gran variabilidad intraindividual en la determinación de la B12 sérica, de hasta un 23%. En general, puede interpretarse que con B12 >300 pg/ml sea improbable el déficit (95-99% de probabilidad); entre 200 y 300 pg/ml es un resultado border-line y el déficit es posible; <200 pg/ml es compatible con déficit, con especificidad del 95-100%.

6. *Determinación de momocisteína* (HCY) y ácido metilmalónico (AMM). La elevación de los niveles de estos metabolitos dependientes de la vitamina B12 reflejan la mayoría de las veces un déficit funcional tisular de cobalamina, y aproximadamente el 98% de los pacientes con carencia vitamínica demostrada que responden al tratamiento tienen concentraciones elevadas de AMM en sangre y alrededor de un 96%, también de HCY; es decir, su determinación parece ser más sensible en el diagnóstico de este déficit. Si existe una sospecha clínica o analítica de déficit de vitamina B12, y su dosificación muestra valores en rango de normalidad, e incluso elevados, la determinación de los niveles de AMM y HCY determinarán, conjuntamente, casi en el 100% de los casos si realmente se trata de un déficit vitamínico. La HiHCY también podrá ser reflejo de déficit de ácido fólico; no así el AMM puesto que el folato no participa en su metabolismo. Por otro lado, el AMM puede elevarse en la insuficiencia renal, desciende con la administración de antibióticos, muestra una gran variabilidad intraindividual y no está disponible para todos los laboratorios. Por tanto, y, según un grupo de expertos europeos (2004), se recomienda, por seguridad y coste, iniciar el estudio de un posible déficit de B12 y/o fólico con la determinación de HCY, y en caso de elevación, determinar secuencialmente los niveles vitamínicos. A destacar que la HiHCY es un factor de riesgo cardiovascular, facilitando la aparición de trastornos tromboembólicos.

7. *Diagnóstico etiológico.* Una vez demostrada la existencia de déficit, debemos investigar su etiología. En el déficit de

ácido fólico la valoración suele ser más sencilla: historia dietética, ingesta de alcohol, medicamentos, etc. En cuanto al déficit de B12, la *causa* más frecuente es la anemia perniciosa (déficit de FI) y destacamos:

- El *test de Schilling* ha sido utilizado durante años para demostrar una malabsorción de cobalamina: consiste en la administración oral de cobalamina marcada isotópicamente con cobalto-58 y la cuantificación posterior de la excreción urinaria de cianocobalamina, previa saturación del transportador (TC-II) mediante inyección intramuscular de 1.000 µg de cianobalamina no marcada. La orina emitida durante las 24 horas siguientes contiene más del 5% de la dosis administrada, mientras que en pacientes con mala absorción apenas se elimina el 2%. Tras esto, vuelve a administrarse B12 marcada junto a FI, y se valora la diferencia con la primera fase, lo que permite conocer si el defecto de malabsorción tiene origen en la falta de FI (se normaliza la excreción) o bien se trata de un defecto intestinal (continúa el defecto de excreción). Esta técnica isotópica es, por sí misma, poco asequible al diagnóstico general.
- Se ha demostrado que la *presencia de anticuerpos anti-FI* es altamente confirmatoria para el diagnóstico de anemia perniciosa (sensibilidad 50-70% y especificidad cercana al 100%). La gastrina sérica puede a veces ayudar por su alta sensibilidad para el diagnóstico (90%-92%) aunque no tiene gran especificidad; de igual valor son los anticuerpos frente a la mucosa gástrica (antiparietales) con alta sensibilidad, pero escasa especificidad, puesto que suelen aparecer en otras enfermedades autoinmunes. Por tanto, la combinación de estas técnicas, en la mayoría de los casos, hará innecesario el test de Schilling.
- *Endoscopia digestiva alta:* Puesto que la anemia perniciosa se asocia a cáncer gástrico, es conveniente su realización para la detección precoz de lesiones tratables. La biopsia pondrá de manifiesto las lesiones atróficas de la mucosa gástrica, con ausencia de células principales y parietales, siendo de gran valor diagnóstico.
- *Biopsia duodenal:* será de gran utilidad en la sospecha de enfermedad celíaca.

Tratamiento

Como *normas generales:*

- No debe administrarse solamente ácido fólico: un posible

déficit de B12 asociado agravaría o facilitaría la aparición de clínica neurológica;

- La HiHCY aislada debe tratarse siempre, aún sin anemia ni macrocitosis;
- El tratamiento se adaptará a la vitamina deficiente, aunque debe implantarse un régimen de mantenimiento según la causa subyacente.

Déficit de folato. Se tratará con ácido fólico (1-5 mg/d) durante 1-4 meses o hasta que se haya recuperado por completo el cuadro hematológico. La dosis de prevención (mantenimiento en adultos, alcohólicos, ancianos, síndromes hemolíticos crónicos, prevención de defectos del tubo neural y sucesos trombóticos placentarios en embarazadas) es de unos 0,2-0,4 mg/d. En pacientes sometidos a citostáticos antifolatos, es preferible la administración parenteral de ácido folínico (3-15 mg/d). Dada la importancia de mantener unos niveles adecuados de fólico con el fin de evitar la HiHCY, en países como en EEUU y Canadá, desde 1.998, se ha regulado la fortificación universal de la harina con ácido fólico. Desde su implantación, y a fecha de 2.004, se había reducido el nivel medio de HCY de 9,6 a 8,3 mmol/l, y se habrían evitado unas 31.000 muertes asociadas a sucesos trombóticos cerebrales (10-15% menos que los 3 años previos) y 17.000 muertes con cardiopatías isquémicas.

Déficit de cobalamina. Al tratarse de una entidad de instauración lenta, raramente requiere de un tratamiento urgente; sin embargo, debe iniciarse en cuanto se realice el diagnóstico por la posible irreversibilidad de las alteraciones neurológicas (defectos en la marcha, sensoriales, cambios mentales, etc.) Suelen tolerarse cifras de Hb incluso <5 g/dl; si provocan síntomas vasculares alarmantes, debe plantearse la transfusión, puesto que la suplementación de B12 no dará lugar a una respuesta hematológica inmediata.

Hasta hace una década, el tratamiento del déficit de B12 se hacía, exclusivamente, por vía intramuscular, en base a la malabsorción subyacente, tanto por falta de FI, como a nivel intestinal (en EEUU, cianocobalamina; en Europa, hidroxicobalamina). La dosis era de 1.000 μg/d 2-3 veces/semana la primera semana, 1 dosis semanal las siguientes 4-6 semanas, y mantenimiento de 1 dosis cada 3 meses. Sin embargo, la administración parenteral presenta algunos inconvenientes: poca aceptación por el paciente (administración dolorosa), con el consiguiente riesgo de abandonar el tratamiento, necesidad de personal entrenado, riesgo hemorrágico local en pacientes anticoagulados, reacciones alérgicas, posible aparición de autoanticuerpos anti-TC-II con la administración depot, alto coste, etc. Ya en 1.957, Doscherholmen demostró que en la anemia perniciosa se absorbía una cantidad significativa de cianocobalamina radioactiva: tras administrar 50-300 µg oral, a las 24 h la concentración plasmática de cobalamina era de un 45,4%, mientras que en sujetos control era de un 71,6%, y describe un mecanismo dual de absorción de la cobalamina, una en íleo terminal dependiendo del FI secretado por el estómago, y otra independiente. Nyholm, en 1.999 describe que, en la anemia perniciosa, tras la administración de grandes dosis de cobalamina (100.000 µg, 1.000 mg), se absorbe un 1-2% directamente, lo que significa unos 1.000 µg, más que suficiente para aportar las necesidades diarias de B12, demostrando la misma respuesta hematológica y neurológica que la administración intramuscular. Por tanto, es necesario replantear el tratamiento intramuscular clásico que se había basado en la malabsorción de B12, por un tratamiento oral, con las ventajas añadidas de mejor cumplimiento, menor coste, menores efectos adversos y, todo ello, con una eficacia totalmente demostrada.

La respuesta reticulocitaria, así como neurológica, se inicia a los 4-7 días de tratamiento; la hemoglobina empieza a subir a los 10 días; los neutrófilos hipersegmentados desaparecen a los 10-14 días, y la respuesta hematológica completa se observa tras 8 semanas de tratamiento. La respuesta neurológica es más lenta, hasta de 3-12 meses. Es importante replantear el diagnóstico si existe empeoramiento progresivo a pesar del tratamiento. La duración del tratamiento dependerá de la causa subyacente, y, en la mayoría de situaciones, se mantendrá de por vida. Deben hacerse controles periódicos de hemograma, puesto que, una vez corregido el déficit vitamínico, es posible que se detecte ferropenia, en el contexto de un déficit carencial.

OTRAS ANEMIAS CARENCIALES

La mayoría de estos casos presentan deficiencias vitamínicas combinadas. Se dan en personas malnutridas, alcohólicos o con dietas especiales muy restrictivas como los vegetarianos estrictos, dietas muy hipocalóricas o hipoproteicas.

Déficit de vitamina A. El cuadro clínico del déficit de vitamina A, frecuente en países subdesarrollados y en niños malnutridos, es el de un niño con problemas visuales (xeroftalmia que evoluciona a la ceguera, inicialmente nocturna, posteriormente total) malnutrición severa y alteraciones cutáneas (piel seca con hiperqueratosis folicular). Los pacientes presentan anemia microcítica hipocroma, similar a la ferropénica, pero que no se resuelve con Fe.

Déficit de vitaminas del grupo B. Son: tiamina (B1) riboflavina (B2) niacina (B3) piridoxina (B6) y ácido pantoténico. Las deficiencias aisladas de las diferentes vitaminas del grupo B son excepcionales en los humanos salvo en el caso de la vitamina B12. El déficit de vitamina B1 (tiamina) es el ***beri-beri,*** que se observa habitualmente en alcohólicos y cursa con afectación neurológica (neuropatía, *encefalopatía de Wernicke* y *síndrome de Korsakoff*) e insuficiencia cardiaca que no se asocia a anemia. La ***pelagra*** (déficit de niacina, vitamina B3) cursa con dermatitis, demencia y diarrea, pero tampoco presenta anemia entre sus datos clínicos. Se han descrito casos de anemia en pacientes que tomaban isoniazida, que interfiere con la piridoxina (B6) y que respondieron con el aporte de B6.

Anemias carenciales:
- Déficit Vitamina A.
- Déficit Vitaminas del grupo B
- Déficit Vitamina C.
- Déficit Vitamina E.
- Deficiencia de cobre.
- Anemia del hambre.
- Anemia de la malnutrición proteica.
- Anemia inducida por el alcohol.

Déficit de vitamina C. La deficiencia de vitamina C provoca el ***escorbuto,*** caracterizado por hemorragias cutáneas (petequias, equimosis y hemorragias perifoliculares) encías inflamadas y fácilmente sangrantes y hemorragias en articulaciones, peritoneo o pericardio. Se observa en alcohólicos y ancianos malnutridos. La anemia (80% de casos) suele deberse a un déficit concomitante de ácido fólico o de Fe (la ausencia de vitamina C interfiere con el metabolismo del fólico y disminuye la absorción de Fe intestinal). Por ello, la anemia puede ser microcítica, normocítica o incluso megaloblástica, y deben recibir aporte de Fe y fólico.

Déficit de vitamina E. El déficit de vitamina E (alfa-tocoferol) es excepcional en humanos por la amplia distribución de esta vitamina en los alimentos. Es una vitamina liposoluble que funciona como antioxidante. En humanos este déficit se restringe a recién nacidos con importante malabsorción de grasas. Presentan anemia hemolítica asociada a trombocitosis y edema en dorso de pies que se resuelve administrando vitamina E.

Deficiencia de cobre. Es una causa de anemia poco frecuente, pero habitualmente infradiagnosticada. Produce anemia microcítica hipocroma y, en ocasiones, se confunde con un síndrome mielodisplásico por la ausencia de precursores de la serie mieloide o presencia de sideroblastos en anillo en médula ósea. Suele darse en pacientes intervenidos de cirugía bariátrica, resección gástrica, síndromes de malabsorción o aporte deficiente en la dieta (nutrición parenteral). El mecanismo no está claro, pero el cobre parece ser necesario para la absorción y utilización del Fe. Además de la anemia, pueden observarse alteraciones neurológicas (neuropatías) pancitopenia, osteoporosis, fracturas espontáneas de costillas y alteraciones en las metáfisis de huesos largos y metacarpianos. Al diagnóstico se llega demostrando niveles bajos de ceruloplasmina (menores de 15 mg/dl) y disminución de la cupremia (menor de 40 μ/dl). La administración de cobre (0.2 mg/Kg) resolverá el problema.

Anemia del hambre. Estudios en prisioneros durante la II Guerra Mundial y en sujetos en huelga de hambre, han demostrado una anemia normocítica normocrómica a las 24 semanas de un semi-ayuno. La causa es una hemodilución y una disminución de la celularidad medular como respuesta al estado hipometabólico. Éste es el tipo de anemia que suelen presentar las pacientes con anorexia nerviosa y que se observa en el 39% de las mismas.

Anemia de la malnutrición proteica. La disminución de la eritropoyetina y de los niveles de T3 y T4 secundarios a la malnutrición proteica producen anemia normocrómica normocítica. La médula ósea es hipocelular con bloqueo de la maduración a nivel de eritroblastos. Muchos pacientes pueden tener asociados deficiencias multivitamínicas y minerales por lo que es necesario reponerlas además de aportar Fe y una dieta rica en proteínas.

Anemia inducida por el alcohol. El alcoholismo frecuentemente produce anemia de origen multifactorial, debida a déficit nutricional, hemorragias gastrointestinales, disfunción hepática y efecto tóxico directo del alcohol sobre la médula ósea. Es común la macrocitosis con VCM de 100 a 110 fl. La presencia de anemia megaloblástica casi siempre es debida a déficit concomitante de ácido fólico. La disminución del VCM puede tardar en desaparecer hasta 4 meses tras la abstinencia alcohólica. Ocasionalmente el paciente puede tener asociado un déficit de vitamina C o de Fe, pudiendo entonces presentarse con normocitosis e, incluso, microcitosis.

BIBLIOGRAFÍA

VIVES JL, ALTÈS A. *Anemia ferropénica y trastornos del metabolismo del Fe.* En: Sans-Sabrafen J, Besses Raebel C, Vives Corrons JL. Hematología clínica. Barcelona: Elsevier España, S.A; 2006: 127-62.

MUÑOZ I, REINOSO FL, LÓPEZ DE LA GUÍAA, HERNÁNDEZ F. *Trastornos del metabolismo del Fe.* Medicine 2008;10(20):1318-25.

HERNÁNDEZ NIETO ET AL. *Enfermedades del sistema eritrocitario: anemias.* En: Farreras-Rozman. Medicina Interna. Doyma. 14ª ed. 2002.

HERSHKO C, SKIKNE B. *Pathogenesis and management of iron deficiency anemia: emerging role of celiac disease, helicobacter pylori, and autoimmune gastritis.* Semin Hematol 2009;46(4):339-50.

HALFDANARSON TR, LITZOW MR, MURRAY JA. *Hematologic manifestations of celiac disease.* Blood 2007;15;109(2):412-21.

FINBERG KE, HEENEY MM, CAMPAGNA DR, AYDINOK Y, PEARSON HA, HARTMAN KR, MAYO MM, SAMUEL SM, STROUSE JJ, MARKIANOS K, ANDREWS NC, FLEMING MD. *Mutations in TMPRSS6 cause iron-refractory iron deficiency anemia (IRIDA).* Nat Genet 2008;40(5):569-71.

PHATAK PD, JANAS JS, KOUIDES PA, SHAM RL, MARDER VJ. *Unusual anemias.* Am J Hematol 1997;54(3):249-52.

LYSENG-WILLIAMSON KA, KEATING GM. *Ferric carboxymaltose: a review of its use in iron-deficiency anaemia.* Drugs 2009;69(6):739-56.

PRUTHI RK, TEFFERI A. *Pernicious anemia revisited.* Mayo Clin Proc 1994;69(2):144-50.

LINDENBAUM J, SAVAGE DG, STABLER SP, ALLEN RH. *Diagnosis of cobalamin deficiency: II. Relative sensitivities of serum cobalamin, methylmalonic acid, and total homocysteine concentrations.* Am J Hematol 1990;34(2):99-107.

KLEE GG. *Cobalamin and folate evaluation: measurement of methylmalonic acid and homocysteine vs vitamina B12 and folate.* Clin Chem 2000;46(8B):1277-1283.

REFSUM H, SMITH AD, UELAND PM, NEXO E, CLARK R, MCPARTLIN J ET AL. *Facts and Recommendations about*

Total Homocysteine Determinations: An Expert Opinion. Clin Chem 2004;50(1):3-32.

CARMEL R. *How I treat cobalamin (vitamin B12) deficiency.* Blood 2008;112:2214-2221).

CATTANEO M. *Is hyperhomocysteinemia an important risk factor of cardiovascular disease?* Pathophysiol Haemost Thromb 2003;33(5-6):345-7.

YANG Q, BOTTO LD, ERICKSON JD, BERRY RJ, SAMBELL C, JOHANSEN H, FRIEDMAN JM. *Improvement in stroke mortality in Canada and the United States, 1990 to 2002.* Circulation 2006 Mar 14;113(10):1335-43.

DOSCHERHOLMEN A, HAGEN PS. *A dual mechanism of vitamin B12 plasma absorption.* J Clin Invest 1957;36:1551–7.

LEDERLE F. *Oral cobalamin for pernicious anaemia. Medicine's best kept secret?* JAMA 1991;265:94–5.

NYHOLM ES. *Oral or parenteral therapy for vitamin B12 deficiency.* Lancet 1999; 353(9150):411.

NYHOLM E, TURPIN P, SWAIN D, CUNNINGHAM B, DALY S, NIGHTINGALE P, FEGAN C. *Oral vitamin B12 can change our practice.* Postgrad Med J. 2003;79(930):218-20

SCHRIER SL. *Diagnosis and treatment of vitamin B12 and folic acid deficiency.* Uptodate. 2009.

BILBAO J. *Anemias carenciales II: anemia megaloblástica y otras anemias carenciales.* Inf Ter Sist Nac Salud 2006;30: 67-75.

Tema 6. Anemias hemolíticas hereditarias: membranopatías y enzimopatías

María Angustias Molina Arrebola, María José Giménez López, María del Carmen Porrino Herrera y Cristóbal Avivar Oyonarte

MEMBRANOPATÍAS

Los hematíes se caracterizan morfológicamente por su forma discoide, y por su capacidad para someterse a grandes deformaciones en los pasos repetidos a través de los estrechos capilares, sobre todo en los sinus esplénicos, durante los 120 días de su vida en la circulación. La pérdida de la deformabilidad, dependiente de la estructura de su membrana, no sólo compromete la capacidad del hematíe de conducir de forma óptima el oxígeno a los tejidos, sino que también conlleva su prematura eliminación de la circulación por el bazo. La membrana eritrocitaria es muy elástica, responde rápidamente al stress y es capaz de sufrir grandes extensiones sin fragmentarse. Está formada por una capa bilipídica de colesterol y fosfolípidos, anclada por una red de proteínas de membrana y del citoesqueleto. Se ha propuesto un modelo según el cual estas proteínas presentan dos *tipos de interacciones:*

> La pérdida de la deformabilidad de los hematíes compromete la capacidad del éste de conducir el oxígeno a los tejidos y su prematura eliminación de la circulación.

- Horizontales, responsables de la estabilidad mecánica global del esqueleto, entre α y β espectrina, proteína 4.1 y actina, y
- Verticales, entre la espectrina y las proteínas que la unen a la bicapa lipídica (anquirina, proteína 4.2, banda 3 y complejo Rh) responsables de la cohesión de la membrana.

Las alteraciones en las proteínas de membrana y del citoesqueleto darán lugar a una disminución de la cohesión de membrana o de su estabilidad mecánica, lo que provocará una pérdida de su área de superficie y una disminución de la vida media del hematíe.

Como resultado de la selección natural llevada a cabo por la malaria, 1 de cada 6 personas en el mundo (aproximadamente 1.000 millones de personas) presentan una alteración en la membrana eritrocitaria, lo que las convierte en las enfermedades hereditarias más frecuentes.

ESFEROCITOSIS HEREDITARIA

La EH es la anemia hemolítica hereditaria más frecuente.

La esferocitosis hereditaria (EH) o *enfermedad de Minkowski-Chauffard* es la anemia hemolítica hereditaria más frecuente en la raza blanca, aunque se ha descrito en todos los grupos étnicos. Su incidencia en el área mediterránea es de 1 por cada 2.000 nacidos vivos. Su patrón de herencia es autosómico dominante en el 80% de los casos, siendo variable en el resto (autosómico recesiva, dominante con penetrancia variable, etc.); también se describen mutaciones de novo. Los defectos de membrana en la EH se deben a la deficiencia de cualquiera de las proteínas implicadas en las interacciones verticales que anclan el esqueleto de membrana a la bicapa lipídica, y que son, en orden de frecuencia, déficit de anquirina (50-60%) de espectrina (20%) de banda 3 (15-20%) de proteína 4.2 (<5%) y del complejo Rh (< 1%). En un 10% de casos aún no se ha definido el déficit.

Las manifestaciones clínicas dependerán de la proteína deficitaria y del grado de déficit y, varían ampliamente, desde portadores asintomáticos a cuadros de anemia hemolítica grave dependiente de transfusiones. La EH *típica* se caracteriza por hemólisis crónica con anemia, reticulocitosis, ictericia, litiasis biliar, esplenomegalia y la presencia de esferocitos en sangre periférica. La EH se clasifica en *3 grupos,* dependiendo de las cifras de hemoglobina (Hb) reticulocitos y bilirrubina:

- *Forma leve* (20-30% de los casos). Se caracteriza por hemólisis compensada, sin anemia, leve reticulocitosis (<6%) esferocitos aislados y puede haber moderada esplenomegalia. Muchos no se diagnostican hasta que aparecen complicaciones de la hemólisis crónica como la litiasis biliar.
- *Forma moderada.* Es la forma clínica más frecuente (60-75%). Cursa con cifras de Hb de 8-12 g/dl, reticulocitosis (>8%) ligera esplenomegalia e ictericia intermitente.
- *Forma grave.* Es la menos frecuente (5%) y suele ser autosómico recesiva. Se caracteriza por anemia hemolítica intensa (Hb 6-8 g/dl) con requerimiento transfusional intermitente, reticulocitosis (>15%) ictericia y esplenome-

galia palpable. Pueden aparecer alteraciones del desarrollo óseo por hiperplasia eritroide compensatoria, litiasis biliar y crisis aplásica en relación con infección por parvovirus B19.

Un hecho común a toda EH es la disminución del área de superficie de la membrana eritrocitaria, provocando un cambio de forma secuencial discocito-estomatocito-esferocito. Son osmóticamente más frágiles, y pierden la propiedad de atravesar los capilares de los sinusoides esplénicos, por lo que son eliminados de la circulación en el bazo. De ahí que, en situaciones graves, la esplenectomía reduce la severidad de la anemia al incrementar la vida media eritrocitaria.

En cuanto a las proteínas deficitarias, las mutaciones de la anquirina causan EH tanto dominante como recesiva, con esferocitosis prominente y severidad clínica, de moderada a severa, dependiendo de la pérdida de membrana (la anquirina une la β-espectrina a la banda-3); el déficit de β-espectrina aislado conlleva anemia moderada a grave, mientras que de α-espectrina sufren de EH severa; las mutaciones de la banda-3 producen anemia moderada a grave, con algunos casos severos, son de herencia autosómica dominante y, pueden presentar, junto a esferocitos, hematíes *en forma de champiñón* o *pinzados* (pincered red cells); el déficit de proteína 4.2 supone menos de un 5% de los casos, aunque es más común en Japón que en otras poblaciones y suelen observarse ovalocitos y estomatocitos más que esferocitos; el déficit del complejo Rh se asocia a anemia leve a moderada, con presencia de estomatocitos y esferocitos.

La historia clínica y antecedentes familiares son fundamentales.

Diagnóstico. La historia clínica y antecedentes familiares son fundamentales, presentes en más del 75% de los casos. Suele hallarse anemia normo o microcítica, aunque la Hb puede ser normal en formas leves; es característica la hipercromía, con aumento del índice de distribución eritrocitaria y CHCM >35 g/dl; los autoanalizadores suelen mostrar un porcentaje de hematíes con CHCM >40 g/dl e hipercromos >2%. En el frotis, se observarán típicamente esferocitos (hematíes de menor tamaño y con desaparición del halo claro central) que pueden suponer un 3-5% en las formas leves hasta un 25-30% en las formas moderadas; también se pueden encontrar estomatocitos, ovalocitos e incluso dacriocitos y acantocitos en las formas graves (figura 1-a). Las pruebas de fragilidad osmótica ponen de manifiesto la escasa resistencia que ofrecen los esferocitos a la entrada de agua, de forma que hemolizan de forma precoz al someterse a medios hipotónicos. La prueba más usada es la resistencia globular osmótica (RGO) o fragilidad osmótica eritrocitaria. Consiste en someter a los hematíes a un gradiente de soluciones salinas (ClNa) hipotónicas y medir la hemólisis que se produce, tanto en lectura inmediata, como tras incubación a 37ºC 24 horas. En hematíes normales, la hemólisis comienza a concentración de 5 g/dl de ClNa y es total a 3,5 g/dl. En la EH, estos valores pueden ser de 6 y 4 respectivamente. Es importante destacar que la reticulocitosis intensa y la hipocromía por ferropenia pueden influir en la fragilidad osmótica. Otras pruebas con el mismo fundamento que la RGO son la de la autohemólisis, la lisis en glicerol acidificado (PGLA) y la criohemólisis hipertónica (PCHH) aunque son técnicamente dificultosas y de uso limitado en el momento actual. La electroforesis de las proteínas de membrana en gel de poliacrilamida y en presencia de dodecil-sulfato sódico (SDS-PAGE) permite detectar el defecto de membrana en el 60% de las EH, sobre todo en déficits de banda 3 y proteína 4.2, aunque también su uso está limitado a pocos laboratorios. El mejor procedimiento diagnóstico para el estudio de las membranopatías es el estudio de la deformabilidad eritrocitaria mediante el ektacitómetro con gradiente de osmolaridad, aunque de tecnología compleja y de uso exclusivo en investigación. Recientemente se está estudiando la medida, mediante citometría de flujo, de la fluorescencia de los hematíes marcados con eosin-5'-maleimide (EMA) que se une covalentemente a la Lys-430 de la proteína banda 3, como ayuda para el diagnóstico de screening de EH.

> El mejor procedimiento diagnóstico para el estudio de las membranopatías es el estudio de la deformabilidad eritrocitaria mediante el ektacitómetro con gradiente de osmolaridad

Tratamiento. La esplenectomía es el tratamiento de elección en las formas graves (intensa anemia, esplenomegalia y complicaciones de la hemólisis crónica). Cuando existe litiasis biliar se recomienda practicar la colecistectomía con esplenectomía en la misma intervención. Por el riesgo de sepsis post-esplenectomía, se aconseja realizar la intervención después de los 5 años de edad y nunca antes de los 3. Tras la esplenectomía, deben recibir vacuna anti-neumocócica y profilaxis con penicilina o eritromicina ante cualquier episodio febril. En los casos menos graves, la actitud será vigilar la cifra de Hb por el posible requerimiento transfusional. Siempre deben administrarse suplementos de fólico. Aunque no parece existir riesgo de trombosis, hay autores que creen que podría recomendarse la administración de AAS a dosis bajas a partir de la cuarta o quinta décadas de la vida.

> La esplenectomía es el tratamiento de elección en las formas graves.

ELIPTOCITOSIS HEREDITARIA (ElH)

Es un trastorno hereditario heterogéneo clínica y genéticamente, que se caracteriza por la presencia de hematíes de forma elíptica en el frotis de sangre periférica. En general se transmite con herencia autosómica dominante, con una frecuencia global de 1 caso por cada 5.000 nacimientos, aunque en África ecuatorial supone el 0,6-1% de la población y en el sudeste asiático el 30%.

La EIH es un trastorno hereditario heterogéneo clínica y genéticamente, que se caracteriza por la presencia de hematíes de forma elíptica en el frotis de sangre periférica.

Se debe a una inestabilidad del esqueleto de membrana por defectos de α-espectrina (65% de casos) β-espectrina (30%) o proteína 4.1 (< 5%, que suele ir con déficit de glicoforina C –GPC-) impidiendo que la espectrina forme tetrámeros (defectos tipo horizontal); así, el hematíe pierde su capacidad para recuperar su forma después de una deformación longitudinal al pasar por los capilares. En las formas severas puede haber fragmentación de la membrana, dando lugar a hematíes con superficie reducida y morfología anormal.

Al igual que en la EH, la presentación clínica es muy heterogénea, aunque la mayoría de casos son portadores asintomáticos y la anemia moderada severa se presenta sólo en un 10%; se han descrito pocos casos de hydrops fetalis. En las formas heterocigotas, el diagnóstico se basa en la observación de eliptocitos en sangre periférica y suelen tener escasa significación clínica, puesto que la vida media eritrocitaria suele ser normal (figura 1-b). En situaciones como infecciones intercurrentes, CID, embarazo, postparto o cuando se compromete la microcirculación, como en esplenomegalia o PTT, pueden producirse crisis de hemólisis esporádicas. En las formas moderadas-graves, se aprecia un síndrome hemolítico con intensa anemia, reticulocitosis y esplenomegalia. Estos casos, que suelen ser homocigotos o compuestos heterocigotos, muestran marcadas alteraciones morfológicas eritrocitarias, con la aparición de poiquilocitos (*hematíes en lágrima* o dacriocitos) ovalocitos y esquistocitos, coexistiendo con eliptocitos. Destacar que eliptocitos pueden encontrarse en estados de ferropenia, anemia megaloblástica, mielodisplasias o mielofibrosis.

El déficit completo de GPC o ***fenotipo Leach*** (hematíes sin antígeno Gerbich) se caracteriza por una anemia hemolítica moderada con eliptocitosis y suele ser autosómica recesiva.

La piropoiquilocitosis congénita es una forma poco frecuente de herencia autosómica recesiva.

La **piropoiquilocitosis congénita** es una forma poco frecuente, con más predisposición por la raza negra, y de herencia autosómica recesiva. Se debe a mutaciones homocigotas o compuestas heterocigotas de la espectrina que dificulta la asociación entre sus dímeros, provocando una alteración de las uniones horizontales y un fallo de uniones verticales. Se caracteriza por una intensa anemia, de inicio neonatal, destacando las intensas alteraciones morfológicas eritrocitarias similares a las observadas en los grandes quemados: microesferocitos, esquistocitos, dacriocitos, eliptocitos y ovalocitos. Además, la membrana eritrocitaria presenta una intensa inestabilidad al calor (de ahí su nombre) que se puede poner de manifiesto incubando los hematíes a 46°C, cuando los hematíes normales inician su deformación a 49 °C.

La eliptocitosis estomatocítica es la herencia autosómica dominante.

La **ovalocitosis del sudeste asiático (OSEA)** o **eliptocitosis estomatocítica,** de herencia autosómica dominante, es muy común en zonas endémicas de malaria en Melanesia, Malasia, Filipinas, Indonesia y Tailandia, en las que afecta al 5-25% de la población. Se caracteriza por la presencia de hematíes con palidez central alargada en forma de boca (estomatocitos) y de membrana rígida, aunque con escasa hemólisis. Hasta la fecha sólo se ha encontrado una mutación responsable que codifica el límite citoplásmico y el primer dominio transmembrana de la banda 3. Solamente se han descrito formas heterocigotas, por lo que se supone que las formas homocigotas son incompatibles con la vida.

ESTOMATOCITOSIS HEREDITARIA Y TRASTORNOS RELACIONADOS

La estomatocitosis hereditaria es una anemia hemolítca rara.

La estomatocitosis hereditaria es una anemia hemolítica rara, de herencia autosómica dominante, caracterizada por estomatocitos en sangre periférica y un aumento de flujo de cationes a través de la membrana celular. En la mayoría de los casos hay un aumento de sodio y una disminución del potasio intracelulares.

Se pueden clasificar en *4 tipos:*

1. Estomatocitosis hereditaria, variante hiperhidratada.
2. Xerocitosis hereditaria o estomatocitosis hereditaria, variante deshidratada.
3. Pseudohipercaliemia familiar.
4. Criohidrocitosis.

Para el diagnóstico, el frotis de sangre periférica es el punto fundamental, aunque puede ser difícil reconocer ciertos casos. Se ha indicado que es muy importante ver el frotis en fresco. Se pueden diagnosticar de *esferocitosis hereditaria atípica* pero esto es peligroso por las potenciales complicaciones trombóticas tras la esplenectomía en hidrocitosis y xerocitosis. La hipercaliemia variable, que puede ser marcada en muchos casos, puede ser el punto guía de la existencia de células *porosas* (*leaky cells*) pero no siempre está presente. Una vez que se sospecha el diagnóstico, la mejor aproximación es medir las tasas de Na y K en las células lavadas con una solución fría isotónica de cloruro magnésico, que será anormal en los casos hemolíticos.

Estomatocitosis hiperhidratada *(Overhydrated Hereditary Stomatocytosis).* Se trata de un raro defecto que lleva a la formación de células estomatocíticas hiperhidratadas. Una denominación alternativa es estomatocitosis hereditaria, variante hiperhidratada, o ***hidrocitosis***. En algunos casos, el defecto está en la banda 7.2 mientras que en otros está en la 4.2 o en la banda 3, llevando a una unión alterada entre bandas 3 y 4.2. Existe un muy marcado aumento del flujo catiónico.

La estomacitosis hiperhidratada es un raro defecto que lleva a la formación de células estomatocíticas hiperhidratadas.

La hemólisis es a veces severa y los pacientes presentan ictericia crónica. Sin embargo, la esplenectomía está totalmente contraindicada, puesto que pueden presentarse sucesos tromboembólicos severos, incluso mortales. Otras veces, la hemólisis puede estar compensada o existir anemia leve, moderada o severa. Se caracteriza por una importante sobrecarga férrica, que puede hacer necesaria la quelación del hierro para evitar complicaciones por hemosiderosis.

El frotis muestra un número variable de estomatocitos, hematíes con una hendidura o estoma, entre 10-30% (figura 1-c). En algunas variantes también hay dianocitos. Presentan un aumento del VCM y disminución del CHCM. Los citogramas eritrocitarios muestran incremento de macrocitos normocrómicos y, en particular, hipocrómicos. La HDW está aumentada. La fragilidad osmótica se encuentra aumentada. Puede haber pseudohipercaliemia consecuente con la fuga de potasio desde las células si hay retraso en procesar el espécimen sanguíneo. Vistos al microscopio electrónico o en extensiones húmedas con las células suspendidas en el plasma, muestran una forma en copa o bowl. Pueden formarse *in vitro,* en respuesta a un pH bajo o tras exposición a drogas catiónicas liposolubles como la clorpromazina: el cambio de forma en este caso es reversible. El estadio final de una transformación discocito-estomatocito es un esfero-estomatocito.

El diagnóstico diferencial debe establecerse con otros trastornos frecuentes de estomatocitosis adquirida. La causa más común es el exceso de alcohol y la hepatopatía alcohólica, en los que suele asociarse macrocitosis y, en fases muy avanzadas, verse células tricóncavas. La combinación estomatocitos- macrocitosis también se ve tras la ingesta de hidroxiurea y, ocasionalmente, en los síndromes mielodisplásicos. En la OSEA pueden verse estomatocitos. En el síndrome Rh null pueden observarse estomatocitos, esferocitos y flujo de cationes anomal; existe una anemia moderada o una hemólisis bien compensada; la demostración de la ausencia total de antígenos del sistema Rh lleva al diagnóstico. La analfalipoproteinemia (*enfermedad de Tangier*) y la hipoalfalipoproteinemia se asocian con estomatocitos. También en la hipobetalipoproteinemia familiar, donde se observan estomatocitos y dianocitos, al igual que en el déficit de LCAT. En la EH y en la AHAI, la pérdida progresiva de la membrana lleva a la formación de estomatocitos, esfero-estomatocitos y esferocitos. Por último, se ha observado una alta incidencia de estomatocitosis en mediterráneos sanos (griegos e italianos) en Australia. Algunos de estos sujetos presentan anemia y existe asociación con megatrombocitos en la mitad de los casos. La tendencia familiar sugiere una condición hereditaria.

***Xerocitosis hereditaria** (Dehydrated Hereditary Stomatocytosis)*

La xerocitosis hereditaria es una anemia hemolítica rara.

También referida como la variante deshidratada de la estomatocitosis hereditaria, es una anemia hemolítica hereditaria rara caracterizada por un incremento en el flujo de cationes, incremento en el contenido catiónico intracelular y pérdida del agua celular. La herencia es autosómica dominante con penetrancia variable. El gen responsable parece situarse en el 16q. Puede ocurrir pseudohipercaliemia. Esta condición es ahora reconocida como la misma que inicialmente se describía bajo la designación de *anemia hemolítica con elevación de fosfatidilcolina*. Es más común y moderada que la variante hiperhidratada de la estomatocitosis hereditaria.

Se ha descrito ascitis fetal y neonatal, así como edema periférico. Algunos pacientes presentan anemia y, otros, hemólisis compensada. También se han provocado cuadros trombóticos cuando se ha realizado esplenectomía.

El frotis muestra dianocitos, algunas veces un pequeño número de estomatocitos, equinocitos, células contraídas irregularmente y células con Hb aparentemente situadas en la periferia o en uno o dos bordes celulares. Hay policromasia y reticulocitosis. Los estomatocitos pueden ser más prominentes en las preparaciones húmedas. El VCM es normal o bajo y la CHCM puede estar ligera o moderadamente elevada. La RDW y HDW están aumentadas. Los citogramas ofrecidos por los analizadores de Bayer tipo H1 pueden mostrar una población de células hiperdensas. La fragilidad osmótica está disminuida, aunque puede haber una pequeña cola de células frágiles. La demostración de una población de células con un aumento de CHCM es útil para el diagnóstico. Puede haber también pseudohipercaliemia si se retrasa su determinación, lo que orienta hacia un escape de potasio desde las células.

Criohidrocitosis: Hay pocos casos descritos. Se caracteriza por niveles moderados de Hb, con reticulocitosis de un 5%. Si los hematíes se examinan en fresco, muestran moderada deshidratación con alto CHCM, pero si se dejan a temperatura ambiente, empiezan a perder K, ganan Na y se hiperhidratan, bajando el CHCM. Si se mantienen en frío, los cambios son más marcados y, si se dejan durante 24 horas en EDTA o heparina, la hemólisis es muy acusada, aumenta el VCM y se lisan. La pérdida de K provoca una pseudohipercaliemia ficticia debido al efecto de la temperatura. Estos pacientes acuden urgentemente al hospital al detectarse niveles de hasta 6 ±10 mM de K. Un análisis urgente revelará cifras normales.

La criohidrocitosis tiene niveles moderados de Hb, con reticulocitosis de un 5%.

Pseudohipercaliemia familiar: se refiere a un muy raro grupo de transtornos con aumento del flujo catiónico, pérdida de potasio desde los hematíes y hemólisis a temperaturas bajas. Cuando se mantienen en frío, los hematíes se hiperhidratan, de forma que aumenta el VCM y el CHCM disminuye. La proteína de banda 7.2, estomatina, se pierde en algunos casos, pero no en todos. Se presenta como anemia hemolítica o hemólisis compensada. El frotis muestra estomatocitosis. El CHCM está elevado, cuando se mide rápidamente, pero disminuye con la conservación. Estos efectos son mayores si es en frío más que a temperatura ambiente. El diagnóstico diferencial se hará con otras situaciones que presentan estomatocitosis y pseudohipercaliemia.

Pseudohipercaliemia familiar: se refiere a un muy raro grupo de transtornos con aumento del flujo catiónico, pérdida de potasio desde los hematíes y hemólisis a temperaturas bajas.

ENZIMOPATÍAS

Las enzimopatías son el conjunto de anemias hemolíticas que suceden como consecuencia de la alteración de cualquiera de las enzimas que intervienen en el metabolismo energético del eritrocito. Éste se compone de tres grandes *vías:*

- La glucólisis anaerobia (*vía de Embden-Meyerhof*).
- El metabolismo óxido-reductor.
- El metabolismo nucleotídico.

Las enzimopatías son el conjunto de anemias hemolíticas que suceden como consecuencia de la alteración de cualquiera de las enzimas que intervienen en el metabolismo energético del eritrocito.

Son las vías metabólicas imprescindibles para mantener el aporte de energía y la defensa frente a agentes oxidantes.

Las mutaciones genéticas causantes de enzimopatías (tabla 1) suelen ir asociadas a tres fenotipos fundamentales: síndrome hemolítico, cianosis con metahemoglobinemia o eritrocitosis. Otras, más raras, pueden presentar afectación sistémica, como trastornos neurológicos, asociados o no a retraso mental, miopatía e infecciones.

Los *déficits enzimáticos más frecuentes* son:

- Déficit de piruvatocinasa (PK) de la vía de la glucolisis anaerobia.
- Déficit de glucosa-6-fosfato deshidrogenasa (G6PD) del metabolismo óxido-reductor.
- Déficit de pirimidina-5'nucleotidasa (P5N) del metabolismo nucleotídico.
- Déficit de citocromo b5-reductasa o Diaforasa, representativa del sistema protector de la Hb.

DÉFICIT DE PIRUVATOCINASA (PK)

La PK cataliza la segunda vía de la glucolisis anaerobia.

La PK cataliza la segunda vía de la glucolisis anaerobia, de gran importancia en la producción de energía, suponiendo la generación de casi el 50% del ATP total. El déficit de PK tiene una prevalencia de 1:20.000 en la población mundial, la herencia es autosómica recesiva y se da con más frecuencia en la raza blanca. Se estima que es la anemia hemolítica crónica hereditaria más frecuente después de la EH. Se han descrito hasta 180 mutaciones asociadas. Aunque experimentalmente se ha demostrado que el déficit de PK protege contra la malaria, ello no ha sido posible en humanos, por lo que, a diferencia del déficit de G6PD, no muestra predilección por aquellas zonas geográficas con paludismo endémico. En cultivos de progenitores hematopoyéticos, parece ser que la enzimopatía no sólo disminuye la vida de los hematíes, sino también la de los eritroblastos, lo que presupone la inducción de una apoptosis prematura. Si esto ocurre realmente en la médula ósea, podría explicar el elevado polimorfismo clínico presente en estos pacientes.

Los portadores heterocigotos suelen ser asintomáticos.

Los portadores heterocigotos suelen ser asintomáticos, aunque se han visto casos con antecedentes de hemólisis neonatal o esporádica en el curso de infecciones, alteraciones metabólicas o embarazo. Los medicamentos parecen no influir en la clínica, aunque se han referido agudizaciones de hemólisis con la toma de anticonceptivos orales. Los individuos homocigotos o dobles heterocigotos suelen presentar un cuadro de anemia hemolítica crónica moderada, ya presente desde el período neonatal. Las características son similares a la EH, pero sin la presencia de esferocitos y con fragilidad osmótica normal; de ahí que se haya llamado *anemia hemolítica no esferocítica*. No obstante, el cuadro es algo más severo que la EH, no siendo raras las complicaciones de la hemólisis crónica, como ictericia evidente, esplenomegalia, litiasis biliar y úlceras maleolares. Además, al igual que otros síndromes hemolíticos crónicos, son frecuentes las infecciones respiratorias que pueden desencadenar la hemólisis o la infección por parvovirus B19, que facilitaría una crisis de eritroblastopenia aguda. Otra circunstancia que se ha descrito con cierta frecuencia es la trombosis de la arteria carótida. Por otro lado, son raros los casos de hemólisis severas en recién nacidos que han requerido exanguinotransfusión, hydrops fetalis o muerte intraútero.

Los individuos homocigotos o dobles heterocigotos suelen presentar un cuadro de anemia hemolítica crónica moderada, ya presente desde el período neonatal.

El diagnóstico requiere la medición de la actividad enzimática PK, hecho que puede resultar complicado puesto que los reticulocitos tienen una actividad PK muy superior a la normal, pudiendo pasar desapercibido el déficit en casos de alta reticulocitosis; además, la contaminación del hemolizado con leucocitos, también con alta actividad enzimática, puede ejercer un efecto similar a los reticulocitos. Morfológicamente se encuentran equinocitos, aunque no es un hallazgo específico. Suele haber reticulocitosis, VCM discretamente elevado y moderada trombocitosis.

No existe tratamiento específico; en casos de anemia moderada-grave puede haber respuesta parcial a la esplenectomía, con el aumento de 1-2 g en la cifra de Hb, lo que puede ser suficiente para disminuir las necesidades transfusionales. A veces es necesaria la quelación del hierro incluso en pacientes no transfundidos. Como en todas las hemólisis crónicas, es recomendable el aporte de ácido fólico profiláctico.

DÉFICIT DE GLUCOSA-6-FOSFATO DESHIDROGENASA (G6PD)

La G6PD cataliza la primera reacción de la vía metabólica de las pentosas-fosfato, o metabolismo óxido-reductor, y su función es la de proteger al eritrocito frente a la oxidación.

El déficit de la G6PD es de herencia ligada al cromosoma X.

Su déficit es de herencia ligada al cromosoma X; mientras que los varones homocigotos padecen la enfermedad, en las mujeres pueden existir dos situaciones diferentes: 1) afectación de ambos cromosomas (homocigotas o dobles heterocigotas) y 2) afectación de un solo cromosoma (heterocigotas, portadoras).

En el primer caso, el comportamiento clínico es superponible al comportamiento hemicigoto de los varones. En el segundo, el comportamiento depende del tipo de inactivación cromosómica producida durante el desarrollo embrionario o *fenómeno de Lyon:* si se inactiva el cromosoma X normal, la actividad de G6PD será nula, y el comportamiento clínico superponible al estado hemicigoto; si se inactiva el cromosoma portador del déficit, la actividad G6PD será normal y prácticamente imposible detectar la enzimopatía. Existe un gran polimorfismo genético (más de 400 variables moleculares, 180 mutaciones descritas).

Es la enzimopatía más frecuente (400 millones de personas afectas en el mundo) y se ha descrito en todos los grupos étnicos, aunque es más frecuente en la raza negra, y en la caucasiana del área mediterránea y asiática (prevalencia en España, aproximadamente del 1%); se relaciona con la presión genética positiva por el paludismo.

De acuerdo con sus características moleculares y su expresión clínica, se dividen en 5 categorías según la OMS (tabla 1).

Tabla 1. Categorías del déficit de G6PD según la OMS

Grupo	Actividad en eritrocitos (%)	Actividad en leucocitos (%)	Expresividad clínica	Ejemplos
I	0	0	Anemia hemolítica crónica Infecciones de repetición	Variantes raras G9PD Barcelona
II	0-5	20-60	Asintomáticas o anemia aguda medicamentosa Favismo	Variantes mediterráneas G6PD Mediterránea Variantes asiáticas G6PD Cantón
III	5-15	60-80	Asintomáticas o anemia aguda medicamentosa Favismo	Variantes africanas G6PD A- G6PD Bética (A-)
IV	100	100	Asintomáticas	Enzimas normales G6PD B+ y G6PD A+
V	130	150	Asintomáticas	Variantes hiperactivas G6PD Hecktoen

Las variantes I son muy raras, y se caracterizan por un cuadro hemolítico crónico similar al del déficit de PK. La ausencia de la enzima en leucocitos provoca un síndrome similar a la enfermedad granulomatosa crónica. Las variantes II y III son las más frecuentes y se caracterizan por ser asintomáticas hasta que se produce una crisis hemolítica aguda tras la exposición a agentes oxidantes. La variante II es típica del área mediterránea y se caracteriza por un nivel muy bajo de actividad enzimática (0-5%). Un cuadro típico es el favismo, crisis hemolítica desencadenada por la ingesta de habas, incluso por aspiración del polen (debido a la acción oxidante de la divicina e isouramilo, también presentes en los berros). Puede darse a cualquier edad, aunque es más frecuente en niños menores de 5 años e incluso en sujetos que pueden haber tenido contactos previos sin repercusión. Las variantes III son más frecuentes en la raza negra (G6PD A-) y asiática (G6PD Cantón), y se caracterizan por una actividad enzimática algo mayor (5-15%). Las variantes del grupo IV presentan una actividad normal, son asintomáticos, pero presentan una enzima con mayor movilidad electroforética que la normal. Las variantes V (G6PD Hecktoen) se caracterizan por un aumento de la actividad enzimática.

Las variantes I son muy raras.

Las variantes II y III son las más frecuentes y se caracterizan por ser asintomáticas

Las variantes del grupo IV presentan una actividad normal, son asintomáticos.

Las variantes V se caracterizan por un aumento de la actividad enzimática.

En general, las manifestaciones clínicas se producen exclusivamente cuando los hematíes son sometidos a un agente oxidante y consisten en una anemia hemolítica intensa, de aparición brusca, acompañada de fiebre, cefalea, ictericia y orinas oscuras (hemoglobinuria) a las 24-48 h de la exposición al agente (habas o ciertos medicamentos). Otros factores desencadenantes descritos son las infecciones bacterianas (neumonía, fiebre tifoidea) hepatitis, cetoacidosis diabética, infarto de miocardio o ejercicio extremo. Si la hemoglobinuria es muy intensa puede provocarse un cuadro de insuficiencia renal. Una vez pasada la crisis y si ha desaparecido el agente desencadenante, la recuperación en la cifra de Hb comienza a los 2-4 días. Las crisis hemolíticas suelen autolimitarse por la eliminación de los eritrocitos más viejos (con menor actividad enzimática) y la entrada masiva en la sangre de reticulocitos, cuya actividad G6PD es varias veces superior a la de los eritrocitos maduros.

Un cuadro relativamente frecuente es la ictericia neonatal, a veces grave sobre todo en las variantes más deficientes (hasta 1/3 de los nacidos con ictericia). Se caracteriza por ictericia a los 1-4 días de edad, igual que la ictericia fisiológica; aunque es raro, puede ocasionar kernicterus, con afectación neurológica permanente si no se actúa con rapidez. No se sabe el mecanismo, pero se ha implicado la ingesta de sustancias oxidantes por parte de la madre (incluso el efecto de las bolas de alcanfor en la ropa del niño). Es más frecuente en prematuros con déficit de G6PD que en los deficitarios que nacen a término.

El diagnóstico requiere la medición de la actividad enzimática de la G6PD. Debe tenerse muy en cuenta el contaje de reticulocitos, puesto que su elevada actividad G6PD puede enmascarar el resultado (falso negativo); en ese caso, debe confirmarse la medición una vez pasado el episodio agudo. Es obligado preguntar sobre antecedentes en la toma de medicamentos o ingesta de habas ante una crisis hemolítica brusca con hemoglobinuria. Durante la crisis, la morfología eritrocitaria muestra poiquilocitosis, punteado basófilo, macrocitosis y policromasia; además, en las fases muy iniciales del proceso, aparecen unos hematíes de morfología característica, con desplazamiento hemoglobínico hacia la periferia, denominados excentrocitos o *hemighosts*, que desaparecen poco después de iniciada la crisis (figura 3). Una proporción de excentrocitos superior al 30% supone un daño oxidativo muy severo. Es de gran valor diagnóstico la aparición *in vitro* de los cuerpos de Heinz: se trata de inclusiones globulosas únicas o múltiples, de color azul oscuro, constituidas por precipitación de Hb desnaturalizada, y detectados con la tinción de azul cresil. En la bioquímica, destacarán signos claros de hemólisis, con aumento de LDH y bilirrubina indirecta y descenso de haptoglobina (figura 2).

El tratamiento durante la crisis será paliativo, transfusión cuando la anemia sea severa, antibioterapia en caso de infección concomitante, hidratación y aporte de ácido fólico. Si la insuficiencia renal es grave, lo que es raro en niños, puede necesitarse hemodiálisis. Una vez hecho el diagnóstico, el tratamiento profiláctico es fundamental, debiéndose evitar la exposición a medicamentos oxidativos (tabla 2) y el consumo de habas.

Tabla 2. Medicamentos con actividad oxidante y efecto hemolítico en el déficit de G6PD

Grupos de medicamentos	**Efecto hemolítico bien demostrado**	**Efecto hemolítico no bien demostrado**
Antipiréticos **Analgésicos**	Acetanilida	Fenacetina Acetaminofen Aminopirina Antipirina Acetilsalicílico (AAS) Fenilbutazona

Sulfamidas	Sulfanilamida Sulfacetamida Sulfametoxazol Sulfapiridina	Sulfacitidina Sulfadiacina Sulfaguanidina Sulfameracina Sulfisoxazol
Sulfonas	Tiazolsulfona	Sulfoxona Diaminodifenil-sulfona
Antipalúdicos	Primaquina Pamaquina Pentaquina	Cloroquina Quinina Quinidina
Nitrofuranos	Nitrofurantoína Nitrofurazona	
Otros	Azul de metileno Ácido nalidíxico Naftaleno Niridazol Fenilhidrazina Azul de toluidina PAS	Anilina Antazolina Vitamina C Vitamina K Cloranfenicol Difenilhidramina Isoniazida L-DOPA Menadiona Menaftona Fentoina Probenecid Clorhidrato de procaína Pirimetamina Estreptomicina Trimetroprim Colchicina
Recomendaciones especiales: - *Primaquina:* Los pacientes con la variante africana pueden tomarlo a dosis reducida (15 mg/d o bien 45 mg 2 veces a la semana bajo supervisión médica). - *Cloroquina:* puede darse en el tratamiento y profilaxis de la malaria, bajo supervisión médica. - *AAS:* se pueden usar dosis moderadas. Una alternativa adecuada es el Paracetamol. - *Vitamina K*: 1 g puede usarse en los niños.		

DÉFICIT DE PIRIMIDINA-5'NUCLEOTIDASA (P5N)

La enzima P5N interviene en los UMP y CMP.

Esta enzima interviene en el metabolismo de los nucleótidos pirimidínicos (UMP y CMP). Su déficit condiciona un bloqueo en la degradación propia del RNA y su acumulación intraeritrocitaria. Se transmite con carácter autosómico recesivo (se han descrito 16 mutaciones) de frecuencia rara y se caracteriza por una anemia hemolítica de carácter crónico. Por la incompleta degradación del RNA, se observa un característico punteado basófilo intenso, dato muy útil en el diagnóstico. Junto al mecanismo congénito, se ha descrito también una disminución adquirida de la actividad P5N en *situaciones diversas,* entre las que destacan:

- *Saturnismo,* o intoxicación por plomo, en la que el déficit se atribuye a un efecto inhibidor del metal sobre la actividad de la enzima; se trata de una forma de porfiria adquirida, puesto que el plomo inhibe tres enzimas del metabolismo de síntesis del grupo hemo. Un dato constante del saturnismo es, por tanto, el punteado basófilo intenso, útil para detectar la exposición laboral a este metal.
- Otra situación en la que el punteado basófilo se debe a un déficit adquirido de P5N es en la talasemia: ocurre por el exceso de peróxidos generados por la membrana eritrocitaria y el desequilibrio en la síntesis de cadenas de globina con acúmulo de pirimidinas durante la fase de maduración eritroblástica.

DÉFICIT DE CITOCROMO B5 REDUCTASA (B5R)

La *diaforasa* mantiene la concentración de metahemoglobina eritrocitaria por debajo del 1%.

La enzima b5R, conocida también como *diaforasa,* mantiene la concentración de metahemoglobina eritrocitaria por debajo del 1%. La metahemoglobina es un derivado de la Hb por oxidación del hierro hemínico, situación en la que éste no puede unirse al oxígeno y ser transportado a los tejidos. El aumento de la concentración de metahemoglobina por encima del 1% se conoce como metahemoglobinemia y cursa con cianosis; la b5R evita su aparición gracias a un sistema enzimático que utiliza NADPH. La diaforasa es codificada por un único gen cuyas mutaciones pueden dar lugar a dos formas de expresividad clínica, cianosis (tipo I) y cianosis con neuropatía grave (tipo II). El tipo I se observa en un 85% de los casos y se atribuye a la síntesis de una enzima inestable cuya expresividad es exclusivamente eritrocitaria (metahemoglobinemia) mientras que el tipo II, observado en el 15% restante, se atribuye a una pérdida de la actividad enzimática con afectación generalizada, especialmente del tejido nervioso (metahemoglobinemia y neuropatía). En el déficit tipo I, el paciente homocigoto (o doble heterocigoto) presenta, como única manifestación clínica, cianosis y metahemoglobinemia del 10 al 30%. Cuando la metahemoglobinemia supera el 40% la cianosis es muy intensa y puede asociarse a una moderada eritrocitosis compensatoria. En los portadores heterocigotos, la actividad b5R es de un 50% aproximadamente de la normal y no existe cianosis excepto tras situaciones de estrés. En el déficit tipo II existe retraso mental y neuropatía progresiva grave con muerte del paciente por insuficiencia cardíaca antes de la pubertad. En ambas situaciones la cianosis puede tratarse mediante administración de azul de metileno o ácido ascórbico.

La cianosis puede tratarse mediante administración de azul de metileno o ácido ascórbico.

OTROS DÉFICITS ENZIMÁTICOS

Otros déficits, descritos en pocos casos (algunos españoles) y a los que se suelen sumar alteraciones sistémicas a la anemia hemolítica crónica, *son:*

- ***Déficit de glucosa fosfato isomerasa (GPI):*** 50 casos descritos; cursa con anemia hemolítica y neuropatía.
- ***Déficit de hexocinasa (HK):*** de características similares a la anterior.
- ***Déficit de fosfofructocinasa (PFK):*** de herencia autosómica recesiva, se han descrito 18 pacientes, muchos de ellos de origen judío; cursa con anemia crónica, y si se afecta la subunidad muscular de la enzima, se añade un cuadro de miopatía (dolor muscular a pequeños esfuerzos) con mioglobinuria (orinas oscuras).
- ***Déficit de fosfoglicerato cinasa (PGK1):*** se asocia al cromosoma X y cursa con anemia hemolítica crónica, neuropatía y afectación muscular generalizada. Se ha descrito en 14 pacientes con diferente tipo de mutación genética.
- ***Déficit de triosafosfato isomerasa (TPI):*** se hereda con carácter autosómico dominante y hasta la actualidad se ha descrito en 40 casos. Es la eritroenzimopatía más grave, ya que la anemia hemolítica, generalmente intensa e inicio neonatal, se acompaña de neuropatía y cardiomiopatía progresivas que terminan con la vida del paciente antes de alcanzar la pubertad. Como dato excepcional, se han descrito dos hermanos de origen húngaro con idéntica mutación en el gen de la TPI y, mientras uno de ellos presen-

taba un síndrome hemolítico moderado, el otro sufría un trastorno neurológico grave.

- ***Déficit de adenilato cinasa (AK):*** se han descrito sólo 6 casos y cursa con anemia hemolítica crónica, neuropatía y/o retraso mental.
- ***Déficit de glutation (GSH):*** de herencia autosómico recesiva, cursa con anemia hemolítica crónica, acidosis metabólica, neuropatía grave y eliminación de 5-oxoprolina por la orina (oxoprolinuria).
- ***Déficit de glutamato cisteína ligasa (GCS):*** de herencia autosómico dominante, cursa con anemia hemolítica crónica asociada a degeneración espino celular grave. Hasta el momento, se han descrito sólo 4 casos.
- ***Déficit de monofosfoglicerato mutasa (MPGM):*** interviene en el metabolismo del 2,3 DPG, cuya función es regular la afinidad de la Hb por el oxígeno. El déficit de MPGM, descrito en sólo 2 pacientes, disminuye la concentración de 2,3 DPG y estimula la formación compensadora de hematíes con aparición de eritrocitosis.

BIBLIOGRAFÍA

GARCÍA MJ, SALVATIERRA MG, MORADO M, HERNÁNDEZ F. *Anemias hemolíticas congénitas.* Medicine 2008;10(20):1344-53.

MOHANDAS N, GALLAGHER PG. *Red cell membrane: past, present, and future.* Blood 2008;112(10):3939-48.

An X, Mohandas N. *Disorders of red cell membrane.* Br J Haematol 2008;141(3):367-75.

VIVES CORRONS JL. *Anemias hemolíticas. Aspectos generales. Anemias hemolíticas hereditarias.* En: Sans-Sabrafen J, Besses Raebel C, Vives Corrons JL. Hematología clínica. Barcelona: Elsevier España, S.A; 2006. p. 187-222.

PERROTTA S, GALLAGHER PG, MOHANDAS N. *Hereditary spherocytosis.* Lancet 2008;372(9647):1411-26.

BOLTON-MAGGS PH, STEVENS RF, DODD NJ, LAMONT G, TITTENSOR P, KING MJ; *General Haematology Task Force of the British Committee for Standards in Haematology. Guidelines for the diagnosis and management of hereditary spherocytosis.* Br JHaematol 2004;126(4):455-74.

BAIN BJ. *Disorders if red cells and platelets.* In: Blood cells. A practical guide. Oxford. Blackwall Science Ltd; 2002: 241-337.

SYFUSS PY, CIUPEA A, BRAHIMI S, CYNOBER T, STEWART GW, GRANDCHAMP B, BEAUMONT C, TCHERNIA G, DELAUNAY J, WAGNER JC. Mild dehydrated hereditary stomatocytosis revealed by marked hepatosiderosis. Clin Lab Haematol 2006;28(4):270-4.

VIVES JL. *Eritroenzimopatías hereditarias. Haematologica* (ed. española) 2007;92(extra1):81-91,

ZANELLA A, BIANCHI P, FERMO E. *Pyruvate kinase deficiency.* Haematologica 2007;92(6):721-3.

CAPPELLINI MD, FIORELLI G. *Glucose-6-phosphate dehydrogenase deficiency.* Lancet 2008;371(9606):64-74.

WOESSNER S, FLORENSA L. ANEMIAS. En: *La citología óptica en el diagnóstico hematológico.* Acción Médica, FEHH. Madrid. 5ª ed:2006:207-256.

Disorders of the Red Blood Cell Membrane: Hereditary Spherocytosis, Elliptocytosis, and Related Disorders. Williams Hematology. 2007. 7th ed. McGraw-Hill. Access Medicine.com.

VIVES I CORRONS JL. *Chronic non-spherocytic haemolytic*

anaemia due to congenital pyrimidine 5' nucleotidase deficiency: 25 years later. Baillieres Best Pract Res Clin Haematol 2000;13(1):103-18.

Tema 7. Hemoglobinopatías estructurales. Síndromes talasémicos

María Angustias Molina Arrebola, Carmen Marrero Santos y Jesús A. García Bautista

La hemoglobina (Hb) es el componente fundamental del hematíe maduro y su función principal es la oxigenación de los tejidos. Está formada por cuatro subunidades proteicas o globinas, iguales dos a dos, con un grupo prostético denominado hemo en cada una de ellas. Existen seis tipos de cadenas globínicas: alfa (α) beta (β) gamma (γ) delta (δ) epsilon (ε) y zeta (ζ). La Hb humana adulta es una mezcla de tres subtipos: HbA1 ($\alpha 2$ $\beta 2$) que representa más del 90% del total, HbA2 ($\alpha 2 \delta 2$) hasta el 3,5% y HbF ($\alpha 2 \gamma 2$) hasta el 1% en la edad adulta. La HbF en el recién nacido supone un 60-85%, a los 2 meses un 50%, a los 4 meses un 15%, a los 6 meses un 5%, entre 6 meses y 2 años <5% y en > 2 años <2%.

La Hb es el componente fundamental del hematíe maduro y su función principal es la oxigenación de los tejidos.

Las hemoglobinopatías constituyen un grupo heterogéneo de enfermedades hereditarias autosómicas recesivas que se producen por alteraciones de la molécula de hemoglobina y que constituyen los trastornos monogénicos más frecuentes en el hombre. Los individuos heterocigotos pueden mostrar alteraciones hematimétricas, pero raramente manifestaciones clínicas, las cuales sí se presentan en los individuos homocigotos. Se producen por mutaciones puntuales, deleciones o inserciones en los genes que codifican las cadenas de globina. La cadena que con más frecuencia se ve afectada es la β. *Se dividen en:*

- *Hemoglobinopatías estructurales,* por síntesis de una hemoglobina anómala;
- *Talasemias,* por disminución o ausencia en la síntesis de una cadena normal;

Las hemoglobinopatías constituyen un grupo heterogéneo de enfermedades hereditarias autosómicas recesivas que se producen por alteraciones de la molécula de hemoglobina y que constituyen los trastornos monogénicos más frecuentes en el hombre.

- *Hemoglobinopatías talasémicas,* que presentan ambos defectos simultáneamente;
- *Persistencia Hereditaria de Hemoglobina Fetal* (PHHF).

Las hemoglobinopatías son de distribución mundial, aunque se presentan con más frecuencia en razas y zonas geográficas con mayor incidencia de paludismo endémico, por la protección natural que confieren respecto a la parasitación por *Plasmodium falciparum.*

HEMOGLOBINOPATÍAS ESTRUCTURALES

Se describen más de 1.000 variantes de hemoglobinopatías estructurales, que afectan aproximadamente al 7% de la población mundial. La HbS y la HbC tienen especial predilección por la raza negra, la HbE es típica del sudeste asiático, la HbD Punjab de India y la HbO-Arab de Extremo Oriente. La HbS y HbC también pueden presentarse en individuos de raza blanca, sobre todo en países del área mediterránea, siendo especialmente frecuentes en Andalucía y Extremadura.

Se transmiten con carácter autosómico recesivo, por lo que en estado heterocigoto coexisten la hemoglobina normal y la anómala. Suelen deberse a mutaciones puntuales y, dependiendo de la localización del aminoácido sustituido, se producirán cambios en la estabilidad, solubilidad y afinidad por el oxígeno de la molécula de hemoglobina, lo que provocará las manifestaciones clínicas. No obstante, la mayoría de las alteraciones estructurales no condicionan ningún cambio significativo, por lo que cursan de forma silente o asintomática.

HEMOGLOBINOPATÍA S (ANEMIA FALCIFORME O DREPANOCITOSIS)

La hemoglobinopatía S es la más frecuente en el mundo.

Es la hemoglobinopatía más frecuente en el mundo y la de mayor impacto clínico. Es de alta incidencia en la raza negra, de forma que más del 45% de la población del África tropical es portadora y hasta el 10% de la población negra americana. Causa la muerte de más del 15% de los niños africanos menores de 5 años en su estado homocigoto; también puede encontrarse con mucha menor frecuencia en el sur de España, Italia y Grecia, en puntos del Magreb, península Arábiga y en algunas zonas del subcontinente indio.

Se produce por la presencia de HbS, resultado de la sustitución de la base timina por adenina, provocando el cambio del aminoácido ácido glutámico por valina en posición 6 del cromosoma 11 de la cadena β de la globina (Mutaciónβ6[A3]Glu → Val). Esta simple modificación es capaz de inducir una profunda alteración de la cadena de globina, de forma que polimeriza a baja tensión de oxígeno, formándose, de forma irreversible, estructuras cilíndricas, rígidas e insolubles, denominadas cuerpos tactoides, que distorsionan totalmente la estructura del hematíe, el cual adopta forma de hoz (drepanocito o *sickle cell*). Estos hematíes falciformes aumentan la viscosidad sanguínea por disminución de su deformabilidad, bloquean la circulación capilar en diferentes áreas del organismo produciendo microinfartos y son destruidos prematuramente. La hemólisis que se produce es de tipo mixto: extravascular por eliminación de los drepanocitos por el sistema mononuclear fagocítico e intravascular por la alteración de la membrana de estos drepanocitos. La membrana alterada favorece su adherencia al endotelio vascular, provocando la obstrucción al flujo sanguíneo por agregación plaquetaria (uno de los factores desencadenantes de las crisis vasooclusivas propias de la enfermedad) y la lisis intravascular como consecuencia de la mayor sensibilidad al sistema del complemento. A ello se suma la acción mecánica producida por las fuerzas de cizallamiento en relación con la disminución del diámetro vascular.

Clínica. Los síntomas varían dependiendo de si la HbS se presenta en estado heterocigoto u homocigoto, así como por la presencia de factores favorecedores (descenso de la presión parcial de oxígeno, deshidratación, acidosis, infecciones) o de moduladores clínicos, como la interacción de la HbS con otras hemoglobinopatías (HbC, HbE, HbO, α o β-talasemia) lo que conlleva una clínica más moderada; si la interacción es con la HbF en lugar de con la HbA (por ej. en la PHHF) la polimerización va a ser casi inexistente, lo cual tendrá interés desde el punto de vista terapéutico.

1. *HbS heterocigota* (HbAS) o rasgo drepanocítico. Se caracteriza por la práctica ausencia de signos clínicos de la enfermedad, a menos que las condiciones externas sean extremas de deshidratación o hipoxia. La alteración clínica más frecuente es la renal (hipostenuria o hematuria indolora). Se han descrito algunos casos de rabdomiolisis tras el ejercicio intenso. Los datos hematimétricos son normales y sólo puede ponerse de manifiesto mediante técnicas de laboratorio.

2. *HbS homocigota* (anemia de células falciformes o drepanocitosis). Se presenta con una elevada heterogeneidad clínica, variando desde formas muy graves a otras que permiten

A partir de los 4 años (fase de expresividad aguda) el cuadro anémico se agrava y las crisis vasooclusivas se hacen frecuentes, en relación con factores desencadenantes.

llevar una vida casi normal. Se caracteriza por episodios agudos (crisis drepanocíticas) consecuencia de dos mecanismos: hemólisis y crisis vasooclusivas. La expresividad clínica varía con la edad: en el período neonatal la HbS no produce sintomatología, debido al efecto protector de la HbF. En los primeros años de vida (1-4 años) la hemólisis es moderada o intensa, junto con hiperesplenismo por secuestro eritrocitario, pudiendo complicarse con autoesplenectomía por infartos esplénicos de repetición. A partir de los 4 años (fase de expresividad aguda) el cuadro anémico se agrava y las crisis vasooclusivas se hacen frecuentes, en relación con factores desencadenantes. Durante la adolescencia y la edad adulta (fase de expresividad crónica) se observarán complicaciones hematológicas y extrahematológicas dependiendo de la gravedad y frecuencia de las crisis. Como consecuencia de la anemia crónica (suele oscilar entre 7 y 9 g/dl, bastante bien tolerada por la baja afinidad de la HbS por el oxígeno, lo que desplaza la curva de disociación a la derecha) se produce un retraso del crecimiento y psicomotor, destrucción progresiva de huesos y articulaciones por hiperplasia eritroide compensatoria, así como litiasis biliar. Pueden aparecer crisis aplásicas por eritroblastopenia por parvovirus B19. Las crisis vasooclusivas provocan las crisis dolorosas e infartos tisulares que explican la asplenia por autoesplenectomía, necrosis papilar, insuficiencia respiratoria crónica con hipertensión pulmonar (síndrome torácico agudo) accidentes cerebro-vasculares, síndrome del flanco derecho, priapismo e impotencia, retinopatía, alteraciones óseas (síndrome mano-pie de los niños) etc. Dado que las crisis suelen ser repetidas, los órganos van claudicando y provocan insuficiencia que afecta a pulmón, riñón, hígado y sistema nervioso central (síndrome de fracaso multiorgánico). La sobrecarga férrica secundaria a la mala utilización del hierro y a las transfusiones periódicas produce hemosiderosis secundaria que cursa con insuficiencia cardíaca, endocrina y gonadal. Estos pacientes son más susceptibles a infecciones por bacterias encapsuladas (por la autoesplenectomía) como la osteomielitis (especialmente debida a *Salmonella*) infecciones por *Streptotoccus pneumoniae* o *Haemophilus influenzae.* Otro aspecto clínico de especial relevancia son las graves crisis de secuestro debido al atrapamiento agudo de grandes cantidades de sangre en un órgano y que constituye una urgencia médica puesto que puede llevar al colapso circulatorio y la muerte en poco tiempo. Las más frecuentes son las esplénicas y se suelen dar en niños, siendo más raras en adultos por la autoesplenectomía.

Diagnóstico

1. *Hemograma:* en el estado homocigoto, destaca la anemia intensa, que suele ser normocítica normocrómica, con reticulocitosis; puede haber leucocitosis con neutrofilia y trombocitosis. En el estado heterocigoto no se observan alteraciones hematimétricas, aunque puede detectarse microcitosis, que puede explicarse, en parte, por la alta incidencia de α-talasemia en pacientes con el rasgo drepanocítico.

2. *Observación de la morfología eritrocitaria:* en homocigotos, el frotis muestra anisocitosis, anisocromía, más de un 10% de hematíes falciformes (figuras 1 y 2) sobre todo cuando disminuye su oxigenación, dianocitos, policromasia, punteado basófilo, eritroblastos circulantes y, ocasionalmente, células de contornos irregulares o esferocitos. Una vez pasada la infancia, se observan datos sugerentes de hipoesplenismo, como los cuerpos de Howell-Jolly, cuerpos de Pappenheimer y numerosos dianocitos. En heterocigotos, puede observarse algún dianocito y drepanocito aislados (figura 3).

3. *Pruebas de falciformación y solubilidad.* Con la prueba de falciformación se induce la formación de drepanocitos sometiendo a los hematíes a un agente reductor: para ello, se coloca una suspensión de hematíes sobre un portaobjetos y se añade un agente desoxigenante como es el metabisulfito o ditionito sódico al 2% y se cubre con un cubreobjetos. La aparición de drepanocitos es casi inmediata en el caso de sujetos homocigotos, lo que es de gran valor para el diagnóstico de pacientes no conocidos en caso de crisis agudas (figura 4). En pacientes heterocigotos, la prueba resulta positiva tras varias horas (se recomienda la lectura a las 24 horas). La prueba de solubilidad consiste en observar la precipitación de la HbS cuando el hemolizado se incuba en presencia de ditionito sódico como agente reductor.

4. *Electroforesis de hemoglobinas.* Tradicionalmente, ha sido el método de elección para la identificación y cuantificación de las variantes de Hb, tanto a pH alcalino (8,4) como ácido (6,2). Los individuos homocigotos muestran una fracción de HbS mayoritaria que migra algo por detrás de la HbF y ausencia total de HbA. En portadores heterocigotos se aprecian dos fracciones hemoglobínicas, HbS y HbA, siendo la HbS raramente superior al 45% debido a la presencia de un gen β normal, lo que es suficiente para mantener el fenotipo; cuando la HbS se acerca al 20%

Diagnóstico de la hemoglobinopatía S:
1. Hemograma.
2. Observación de la morfología eritrocitaria.
3. Pruebas de falciformación y solubilidad.
4. Electroforesis de hemoglobinas.
5. Cromatografía líquida de Alta Resolución.

es probable que coexista una α-talasemia. Puede observarse un aumento moderado de HbF y de A2 sin que signifique que haya una β-talasemia asociada.

5. *Cromatografía líquida de alta resolución* o *High Performance Liquid Chromatography* (HPLC). Es el método de elección actual para el cribado inicial de las hemoglobinopatías (figura 5).

Tratamiento:
1. Medidas preventivas.
2. Tratamiento de la crisis vaso-oclusiva.
3. Tratamiento transfusional.
4. Trasplante de progenitores hematopoyéticos.
5. Quelación del hierro.

Tratamiento. Las *medidas básicas* empleadas se clasifican en:

1. *Medidas preventivas.* Incluye vacunación frente a *Streptococcus pneumoniae,* antibioterapia de amplio espectro ante cualquier síndrome febril, suplementos con ácido fólico indefinido, y tratar de evitar los factores desencadenantes (deshidratación, hipoxia, estasis, acidosis, bajas temperaturas y estrés físico). Se ha comprobado que la hidroxiurea aumenta la concentración de HbF, impidiendo la formación de polímeros de HbS y previene la aparición de crisis vasooclusivas, incluso en niños. La dosis más ampliamente aceptada es de 500 mg/día, aunque debe vigilarse la posible pancitopenia por mielotoxicidad. La decitabina también aumenta la HbF y puede emplearse de forma subcutánea en pacientes en los que el tratamiento con hidroxiurea no haya sido efectivo, en dosis de 0,2 mg/kg 1-3 veces a la semana.

2. *Tratamiento de la crisis vaso-oclusiva.* Consiste en administrar analgesia intensa, siendo necesaria a veces la perfusión de cloruro mórfico. Se administrará cobertura antibiótica de amplio espectro, oxigenoterapia para evitar el estado de desoxigenación de la HbS y sueroterapia para evitar la deshidratación y la aparición de complicaciones renales. El soporte transfusional dependerá de la situación clínica del paciente, aunque está demostrado que puede espaciar el tiempo entre las crisis.

3. *Tratamiento transfusional.* El objetivo es aumentar la saturación de oxígeno y disminuir la viscosidad mediante dilución de la concentración de HbS y retrasar la lesión vascular al disminuir la hemólisis y la inflamación. La anemia suele ser muy bien tolerada; sin embargo, ante anemia aguda, debe transfundirse si hay datos de insuficiencia cardíaca, disnea, hipotensión o astenia intensa (lo que suele ocurrir cuando Hb <5 g/dl). Nunca se deben sobrepasar los 10 g/dl por los problemas de viscosidad. Está indicada la transfusión, además, en el secuestro esplénico y hepático, ACV, síndrome torácico agudo, antes de la cirugía con anestesia general (para conseguir una Hb de 10 g/dl) en gestaciones complicadas, en insuficiencia renal crónica que no responda

a eritropoyetina y en insuficiencia cardíaca crónica. Existe cierta controversia e, incluso, contraindicación, en determinados casos como son: episodios de dolor frecuentes, porque pueden empeorar si el nivel de hemoglobina es más alto; priapismo, por la posible aparición del síndrome de ASPEN (cefalea, convulsión y obnubilación que puede precisar soporte ventilatorio); en gestación no complicada; presencia de úlceras tórpidas en miembros inferiores; necrosis aséptica de cadera u hombro o infección grave. Los pacientes drepanocíticos deben tener realizado un fenotipo eritrocitario basal, puesto que desarrollan anticuerpos antieritrocitarios con mayor frecuencia que la población normal, entre el 19 y el 43%. Se deben buscar unidades lo más idénticas posibles, librando, al menos, los antígenos más inmunogénicos (Rh, Kell y Kidd). Es de tener en cuenta que las personas de raza negra son con frecuencia Duffy (a-b-) como presión genética positiva por el *Plasmodium vivax* y en la raza caucasiana este fenotipo es muy infrecuente, por lo que es casi imposible encontrar unidades idénticas. La exanguinotransfusión puede estar indicada para resolver de forma rápida el problema de viscosidad (ACV, síndrome torácico agudo grave, fallo multiorgánico agudo, síndrome del cuadrante superior derecho, con grave colestasis, bilirrubina de hasta 50 mg/dl y altos niveles de GOT por destrucción hepática). En ningún caso está indicada la autotransfusión.

4. *Trasplante de progenitores hematopoyéticos.* Es el único tratamiento curativo de la drepanocitosis, y la decisión de realizar el procedimiento dependerá de la edad del paciente, su estado clínico y la disponibilidad de un hermano HLA compatible. Aunque los resultados globales son satisfactorios, comporta un riesgo alto de morbimortalidad, siendo el fallo del injerto y la EICH las complicaciones principales. Además, la toxicidad puede ser muy grave en pacientes con formas avanzadas de la enfermedad. Está indicado en niños menores de 16 años con hermano HLA-idéntico que presenten complicaciones importantes (ACV de más de 24 horas de duración, síndrome torácico agudo recurrente o que haya requerido exanguinotransfusión, crisis vasooclusivas recurrentes, aloinmunización con más de 2 anticuerpos antieritrocitarios durante el tratamiento transfusional, disfunción neuropsicológica con RMN craneal normal, enfermedad pulmonar falciforme avanzada, nefropatía falciforme con un filtrado glomerular del 30-50% del valor normal, retinopatía proliferativa bilateral con disfunción visual u osteonecrosis de múltiples articulaciones). La fuente estándar de progenitores he-

El trasplante de progenitores hematopoyéticos es el único tratamiento curativo de la depranocitosis.

matopoyéticos es la médula ósea de un hermano HLA idéntico. Recientemente, la sangre de cordón umbilical de hermano HLA idéntico ha demostrado ser una fuente válida. No se considera a la sangre periférica fuente de progenitores por el mayor riesgo de EICH crónica. La experiencia con el trasplante de donante no emparentado es muy escasa y con resultados muy pobres por la altísima incidencia del fallo del injerto y de EICH.

La sobrecarga de hierro por las múltiples transfusiones afecta a la morbimortalidad.

5. *Quelación del hierro.* Se acepta que la sobrecarga de hierro por las múltiples transfusiones afecta a la morbimortalidad. Se considera indicado su inicio cuando la ferritina sea >1.000 ng/ml. Actualmente existen varios quelantes orales que están demostrando su eficacia como son Deferoxamina (DFO), Deferiprona (DFP) y Deferasirox (ICL 670). La DFO ha demostrado ser eficaz, pero presenta efectos adversos importantes, como son problemas locales de administración subcutánea (40% de casos) pérdida de audición (18%) trastornos visuales (6%) trastornos del crecimiento (3%) reacciones alérgicas (2%) síntomas gastrointestinales (2%) e infecciones graves por *Yersinia enterocolítica* (1%). La DFP es algo menos eficaz que la DFO a nivel de hierro hepático, pero más eficaz a nivel de hierro cardíaco. En Europa solamente tiene indicación en la talasemia major y mayores de 10 años. Con el Deferasirox, la experiencia en la clínica diaria cada día está más consolidada. Está indicada en talasemia major mayor de 6 años y en aquellas patologías dependientes de transfusión cuando la DFO esté contraindicada o sea inadecuado usarla. Es eficaz el hierro a nivel hepático y parece que también a nivel cardíaco. Su administración es muy cómoda, con una única toma oral diaria y exige control de la función renal (aumenta la creatinina en 33% de los casos); produce trastornos gastrointestinales en el 26%, rash cutáneo en 7% y aumento de transaminasas en el 2%. Antes del inicio de la quelación se aconseja estudio oftalmológico y audiometría y, posteriormente, controles anuales.

La hemoglobinopatía C se produce por la sustitución del aminoácido glutámico por lisina en posición 6 del cromosoma 11 de la cadena ß de la globina.

HEMOGLOBINOPATÍA C

Se produce por la sustitución del aminoácido glutámico por lisina en posición 6 del cromosoma 11 de la cadena β de la globina, idéntico lugar de la mutación de la HbS (Mutación β 6[A3]Glu→Lys). Es propia del África occidental (Ghana, Burkina-Fasso, Mali) aunque también puede encontrarse en España, en zonas de Andalucía y Extremadura. Su presencia es protectora frente a la parasitación por *Plasmodium falciparum.*

Al igual que la HbS, da lugar a una alteración en la carga

superficial de la Hb, provocando cristalizaciones, sobre todo, en estados de hipoxia, aunque no produce las crisis vasooclusivas de la HbS.

El estado heterocigoto (HbAC) no se acompaña de síntoma alguno y en el hemograma destaca cierta tendencia a la microcitosis e hipercromía, sin anemia, incluso sin la coexistencia de rasgo talasémico. El frotis puede ser normal o mostrar aislados dianocitos y ocasionales células de contornos irregulares.

En el estado homocigoto (HbCC) sí existe cierto grado de hemólisis, con anemia moderada normocítica hipercrómica y reticulocitosis. En ocasiones puede cursar con litiasis biliar, esplenomegalia y crisis aplásicas por infección por parvovirus B19. Morfológicamente, destacan numerosos dianocitos y células de contornos irregulares por la típica cristalización de la HbC, muchas veces en forma de barra gruesa; a veces pueden recordar a esferocitos, pero una inspección más detallada demostrará que realmente son irregulares en su forma (figura 6). Puede verse policromasia y algunos eritroblastos. Suele haber microcitosis, con CHM descendida, y, típicamente, elevación de CHCM (figura 7).

La fragilidad osmótica está marcadamente reducida y la supervivencia eritrocitaria media se reduce un tercio de lo normal.

El diagnóstico se hace por electroforesis de Hb aunque el método de screening aconsejado es la HPLC. En el estado heterocigoto se encontrará un porcentaje de HbA ligeramente superior al 50% y de HbC algo inferior, sobre el 40%, que será menor si coexiste α-talasemia. Cuando se realiza la determinación por columna, la dosificación de HbC interfiere sobre la de la HbA2, y en ocasiones, se puede encontrar un ligero aumento en esta última fracción, sin que ello signifique que coexiste β-talasemia. En el estado homocigoto, sobre el 95% es HbC, siendo el resto HbA2 y HbF e inexistente la HbA.

HEMOGLOBINOPATÍA SC

Es un síndrome drepanocítico doble heterocigoto, resultado de la co-herencia de dos genes β^S y β^C. No hay gen β normal, por lo que no hay HbA. Conlleva clínica drepanocítica, aunque menos severa que en la anemia falciforme. Existe menor grado de anemia hemolítica, con una vida media del hematíe de unos 27 días, en comparación con los 17 días de la anemia falciforme. En cuanto a la clínica, también menos severa que en la drepanocitosis, son más frecuentes la necrosis aséptica de la cabeza de

La hemoglobinopatía SC es un síndrome drepanocítico doble heterocigoto.

fémur, infartos óseos con embolismo pulmonares de médula ósea necrótica, hematuria de origen renal recidivante, complicaciones al final de embarazo y puerperio, y sobre todo, lesiones oculares (retinopatía proliferativa, hemorragias del vítreo y desprendimiento de retina). En este sentido, la exploración oftalmológica debe hacerse en todos los pacientes con síndromes drepanocíticos, con vista a la prevención de trastornos oculares mediante fotocoagulación con láser o criorretinopexia.

La exploración oftalmológica debe hacerse en todos los pacientes con síndromes drepanocíticos, con vista a la prevención de trastornos oculares mediante fotocoagulación con láser o criorretinopexia.

En el diagnóstico, presentan anemia, aunque con cifras superiores a 8 g/dl de Hb, normocítica o ligeramente microcítica, y con la CHCM ligeramente elevada por presentar mayor porcentaje de células hiperdensas. La cifra reticulocitaria varía entre 3 y 6%. En el examen morfológico de los hematíes, no se suelen observar los clásicos drepanocitos, y sí dianocitos junto a unas células de bordes agudos, poiquilocitos, que se describen como en forma de quilla de barco (*boat-shaped cells*) (figura 8). En la electroforesis de Hb, las HbS y HbC están presentes en similares proporciones, siendo la HbF normal o ligeramente elevada (hasta el 3,3%). La prueba de falciformación y de solubilidad son positivas.

El tratamiento es superponible al de la anemia falciforme, habiendo demostrado el tratamiento con hidroxiurea una menor incidencia de sucesos vasooclusivos.

OTRAS HEMOGLOBINOPATÍAS CON ALTERACIÓN DE CARGA SUPERFICIAL

Se incluyen la HbD (D-Los Ángeles, D-Punjab) la HbE, la HbO Arab y la HbG. Dan lugar a alteraciones de la carga superficial, pero no de la solubilidad. Se identifican igualmente con procedimientos de HPLC como screening y electroforesis de Hb utilizando diferentes soportes o pH como caracterización definitiva.

Otras hemoglobinopatías con alteración de carga superficial son:
- HbD
- HbE
- HbO-Arab

La **HbD** presenta una movilidad electroforética idéntica a la HbS y requiere de electroforesis en medio ácido para su diferenciación. En estado heterocigoto es asintomática y solamente el estado homocigoto conlleva discreta anemia hemolítica y moderada esplenomegalia. La asociación de HbD Punjab (la más frecuente) y HbS puede provocar un cuadro de anemia falciforme moderada.

La **HbE** es frecuente en el sudeste asiático. En su forma homocigota cursa con intensa microcitosis, hipocromía y dianocitos, y muy poca anemia, por lo que, aparentemente, es indistinguible de un síndrome talasémico (por lo que podría denominarse como *hemoglobinopatía talasémica*). Se caracteriza con electroforesis de Hb a pH alcalino, mostrando una migración algo más rápida que la HbC. La asociación con β-talasemia provoca un cuadro de talasemia major. La forma heterocigota es asintomática, y puede cursar con microcitosis, moderada poliglobulia y presencia de abundantes dianocitos circulantes; en la electroforesis, la HbE supondrá un 30-35%.

La **HbO-Arab** es poco frecuente. El estado heterocigoto es asintomático, con cifras normales de Hb, VCM en valores ligeramente descendidos, y con presencia de discreta anisocitosis, poiquilocitosis, hipocromía y algunos dianocitos en el frotis. Tiene una movilidad electroforética similar a la HbC. La forma homocigota puede ser asintomática con hemólisis compensada o presentar períodos de ictericia y anemia. Puede destacar la esplenomegalia. En el frotis se observan abundantes dianocitos.

HEMOGLOBINOPATÍAS INESTABLES

Se producen por mutaciones que afectan a aminoácidos cerca de la cavidad del grupo hemo o en la zona de unión globina-hemo, y condicionan una disminución de la solubilidad de la Hb, lo que provoca su precipitación y desnaturalización, con la aparición de cuerpos de inclusión intraeritrocitarios o cuerpos de Heinz. Éstos, junto con la alteración de la morfología eritrocitaria que producen, son los responsables de la disminución de la deformabilidad del hematíe, que será destruido a su paso por el bazo.

> Las hemoglobinopatías se producen por mutaciones que afectan a aminoácidos cerca de la cavidad del grupo hemo.

Existen más de 150 tipos descritos que se transmiten con herencia autosómica dominante y se manifiestan en estado heterocigoto, siendo las formas homocigotas incompatibles con la vida.

La más frecuente, dentro de este grupo, es la Hb Köln; otras son: Hb Hammersmith, Hb Duarte, Hb Bristol, Hb Philly, etc. Se caracterizan por una anemia hemolítica crónica, y a veces presentan crisis hemolíticas en relación con determinados factores desencadenantes, como infecciones o ingesta de fármacos oxidantes, especialmente las sulfamidas (cuadro similar al déficit de G6PD). Hay casos que cursan con cianosis (HbM Saskatoon, HbM Hyde Park, HbM Boston) con poliglobulia (HbM Bethesda) y otras asociadas a fenotipo de α-talasemia (Hb Suan Dok, Hb Ann Arbor) o β-talasemia (Hb Houston).

El diagnóstico se basa en la demostración de los cuerpos de Heinz mediante tinción vital de azul cresil brillante.

El diagnóstico se basa en la demostración de los cuerpos de Heinz mediante tinción vital de azul cresil brillante (incubación a 37 ºC durante 24 horas) y con pruebas de estabilidad al calor o a isopropanolol. Dado que no producen alteraciones en la carga eléctrica, la electroforesis de Hb no es muy útil, aunque en el caso de la Hb Köln puede aparecer un arrastre difuso detrás de la HbA.

El tratamiento se basa en evitar los factores desencadenantes descritos y en aporte de suplementos de ácido fólico. La esplenectomía, en casos de hemólisis grave, sólo ha demostrado eficacia en el 50% de los casos.

HEMOGLOBINOPATÍAS CON ALTERACIÓN DE LA AFINIDAD POR EL OXÍGENO

Las hemoglobinopatías con alteración de la afinidad por el oxígeno originan por sustitución de un aminoácido en el punto de contacto entre las cadenas α y β.

Se originan por sustitución de un aminoácido en el punto de contacto entre las cadenas α y β, donde se regula la fijación reversible del oxígeno molecular, lo que se traduce por una mayor afinidad por el oxígeno, que no se liberará de forma óptima en condiciones de hipoxia tisular. Como consecuencia, se produce un aumento de la síntesis de eritropoyetina y eritrocitosis secundaria. La herencia es también autosómica dominante, por lo que se presenta solamente en estado heterocigoto, siendo el estado homocigoto incompatible con la vida. Son muy poco frecuentes, y deben sospecharse ante un joven con poliglobulia aislada, y sobre todo, si hay más miembros de la familia con poliglobulia; en pacientes más adultos, el diagnóstico más plausible será la policitemia vera. En algunos casos la carga eléctrica de la molécula de Hb se altera y aparece una banda anómala en la electroforesis. El estudio de la curva de disociación de la Hb del oxígeno revelará la anomalía. Los portadores de estas hemoglobinopatías no requieren tratamiento, aunque, si presentan síntomas por hiperviscosidad, o coexisten problemas cardiovasculares, pueden realizarse flebotomías periódicas.

HEMOGLOBINOPATÍAS M

Las hemoglobinopatías M no tienen tratamiento específico.

La mutación por HbM puede afectar a las cadenas α o β y se caracteriza por mantener el hierro en estado férrico en dos de los cuatro grupos hemo. Por ello, la Hb presenta una oxigenación parcial, y una parte importante se encuentra siempre en estado desoxigenado. Cuando esta Hb supera los 5 g/dl, la sangre adquiere un tono azulado manifestándose como cianosis, que además, es irreversible. El diagnóstico diferencial debe hacerse con otras causas de metahemoglobinemia congénita, por ejemplo, el déficit de NADH-diaforasa, de carácter autosómico recesivo y que cursa con cianosis que desaparece con la administración de sustancias reductoras, como el azul de metileno, lo que no ocurre en las hemoglobinopatías M. Existen cuadros de metahemoglobinopatias tóxicas por la exposición a determinados medicamentos o agentes medioambientales oxidantes. El característico color achocolatado de la metahemoglobina facilita el diagnóstico, que se realizará mediante electroforesis a pH neutro. No existe tratamiento específico.

TALASEMIAS

Las talasemias son un grupo heterogéneo de enfermedades debidas a alteraciones en la síntesis de las cadenas α y β globinas, lo que provoca un desequilibrio entre ambas, con la acumulación intraeritrocitaria de la cadena excedente. Cada tipo de talasemia recibe el nombre de la cadena que deja de sintetizarse: falta de síntesis de cadenas α o α-talasemia, de cadenas β o β-talasemia o falta de síntesis de más de una cadena, como la δβ-talasemia.

> Las talasemias son un grupo heterogéneo de enfermedades debidas a alteraciones en la síntesis de las cadenas α y β globinas.

Las talasemias, cuyo nombre deriva del griego *thalassa* = mar, son frecuentes en el área mediterránea, así como en población africana, el subcontinente indio y el sudeste asiático, superponiéndose a las áreas de frecuencia de la drepanocitosis y el déficit de G6PD, por lo que se piensa que, igualmente, supongan una protección frente al paludismo. En los países del área mediterránea la frecuencia oscila entre el 1 y el 30%, con un predominio de la β-talasemia. La α-talasemia es la alteración genética más frecuente en la población mundial, por lo que no es infrecuente la asociación en un mismo individuo de talasemia y hemoglobinopatía estructural.

Su expresividad clínica es muy variable, dependiente de la alteración molecular subyacente y puede variar desde la nula expresividad clínica a la muerte intrauterina por hidropesía fetal.

En general, y en menor o mayor medida, la deficiencia en la síntesis de las cadenas α y β tiene como *consecuencias:*

- Microcitosis e hipocromía, debido a una menor concentración de Hb intraeritrocitaria.
- Eritropoyesis ineficaz, por la precipitación en el interior de los eritroblastos de la globina en exceso y su posterior hemólisis.
- Disminución de la vida media eritrocitaria, por hemólisis de los hematíes alterados.

- Hiperplasia eritroide secundaria al aumento de la eritropoyetina, como compensación a la hemólisis.
- Estado de sobrecarga férrica, por la hemólisis clínica y agravado por las transfusiones en caso de ser necesarias.

El manejo terapéutico es común a los diferentes tipos de talasemias y dependerá de la *expresividad clínica:*

- Soporte transfusional para mantener las cifras de Hb por encima de 9-10 g/dl.
- Tratamiento hormonal sustitutivo para paliar el retraso del crecimiento y del desarrollo gonadal.
- Quelantes del hierro para disminuir la morbimortalidad ocasionada por la sobrecarga férrica: la deferoxamina parenteral ha sido el quelante más empleado, aunque se está extendiendo el uso quelantes orales, con muy buena aceptación, como la deferiprona y el deferasirox (ver Hbpatía S);
- Profilaxis de fenómenos trombóticos, sobre todo en situaciones de riesgo, ya que puede existir un estado de hipercoagulabilidad debido, entre otros factores, a la alteración de la membrana eritrocitaria, de los factores de la coagulación y sus inhibidores.
- Consejo genético a portadores de rasgo talasémico; es crucial sobre todo en el caso de la β-talasemia, puesto que, en caso de dos padres portadores, la posibilidad de tener un hijo afecto de talasemia major es del 25%.
- El trasplante de progenitores hematopoyéticos es el único tratamiento curativo, con una tasa de éxito superior al 80%.
- Diagnóstico genético preimplantacional; las Hbpatías graves son una de las indicaciones más frecuentes de selección embrionaria. La posibilidad de poder seleccionar embriones sanos, que no presentan la Hbpatía y que pueden servir de donantes HLA idénticos para un hermano afecto, amplía las posibilidades de trasplante.
- En el futuro, la terapia génica podría consistir en la inserción de un gen de globina β normal en las células madre o en el uso de métodos que reactiven los genes del paciente capaces de producir HbF.

ALFA-TALASEMIAS

Son las alteraciones de la Hb debidas a la falta de síntesis total (α^0) o parcial (α^+) de cadenas α. Cada cromosoma 16 tiene dos pares de genes que rigen la síntesis de cadenas α, por lo que la dotación genética normal es αα/αα. El principal mecanismo por el que se producen las α-talasemias es la deleción o pérdida de parte del material genético del gen. Las formas no delecionales son menos frecuentes y obedecen a mutaciones, alteraciones en la transcripción del RNA o producción de RNA anómalo. La deleción más frecuente en España, área mediterránea y población negra, es la que afecta a 3,7 kb de DNA. La delección de 4,2 kB es más propia del sudeste asiático. Estas deleciones cortas dan lugar a una ausencia parcial de la cadena α (α+). La recombinación no homóloga de dos segmentos puede generar un cromosoma portador de la deleción ($-\alpha^{3,7}$) y un cromosoma con la triplicación de genes (ααα). Las deleciones que afectan segmentos mucho más extensos de DNA (como las deleciones —SPAN o—MED, propia del área mediterránea) dan lugar a una ausencia de cadenas α (α^0). La mutación –SEA implica una pérdida de casi 20 kb y es la alteración de α^0 talasemia más frecuente en el sudeste asiático y sur de China (tener en cuenta en niños adoptados). En el adulto, el exceso de cadenas β produce una Hb formada por tetrámeros de dichas cadenas, la HbH (β4), que es inestable e induce lisis de los hematíes. En el feto, que aún no sintetiza las cadenas β, se producen tetrámeros de cadenas γ (Hb Bart, γ4) con elevada afinidad por el oxígeno.

Las alfa-talasemias son las alteraciones Hb debidas a la falta de síntesis total o parcial de cadenas α y β.

El *fenotipo eritrocitario* y la clínica dependerán de la gravedad de la alteración genética:

1. Deleción de 1 solo gen (α^+-talasemia, α-talasemia silente, 1-α-talasemia, genotipo -α/αα) es asintomática. Únicamente se observará una leve microcitosis con un discreto aumento en la cifra eritrocitaria.

2. Deleción de 2 genes (α^0-talasemia, rasgo α-talasémico, α-talasemia menor o 2-α-talasemia, con dos posibles genotipos, cis --/αα o trans -α/-α) es asintomática. En el hemograma, se detecta discreta anemia microcítica, con ligera poliglobulia. La prevalencia de estas dos formas de α-talasemia en España se cifra en 0,02-0,5%. El diagnóstico diferencial en ambos casos debe hacerse con la anemia ferropénica y con otros tipos de talasemia heterocigota.

3. Deleción de 3 genes (3-α-talasemia, genotipo --/-α): produce la enfermedad por HbH. Es frecuente en China e Indonesia y se han descrito también casos en Sudamérica, Italia y España. Cursan con anemia intensa, moderada o cifra de Hb normal (2,6-12,4 g/dl) acompañada de microcitosis e hipocromía, así como de hemólisis e ictericia moderada. La electroforesis a pH alcalino

muestra una fracción de migración rápida, de gran inestabilidad, por lo que muchas veces no puede detectarse con los métodos habituales. La incubación con azul de cresil brillante demuestra la presencia de precipitados hemoglobínicos o cuerpos de Heinz. La hemólisis es el aspecto más importante, apareciendo complicaciones como esplenomegalia con hiperesplenismo, infecciones, úlceras en extremidades inferiores, litiasis biliar, déficit de fólico y episodios hemolíticos exacerbados por infecciones o por la ingesta de algunos medicamentos oxidantes. Los casos graves pueden requerir transfusiones repetidas y/o esplenectomía.

4. Deleción de los 4 genes (4-α-talasemia, hidropesía fetal por alfatalasemia, genotipo --/--): incompatible con la vida y muy infrecuente. Produce en el feto un grave cuadro de hidropesía secundaria a la intensa anemia, con gran hepatoesplenomegalia, que causa la muerte fetal al final del embarazo o pocas horas después del parto. No se han descrito casos en España ni en Sudamérica.

El diagnóstico de sospecha se basa en la presencia de microcitosis familiar, debiendo descartar otros cuadros que cursen con microcitosis, como se ha comentado. La electroforesis de Hb es normal. La tinción supravital de los hematíes con azul de cresil brillante puede poner de manifiesto algunos hematíes con inclusiones hemoglobínicas de HbH, más evidentes en el rasgo talasémico que la α-talasemia silente (*pelotas de golf*). En la deleción de 3 genes o enfermedad de Bart, sí que existe una banda electroforética rápida de HbH y la tinción con azul de cresil brillante pone de manifiesto las inclusiones características de esta Hb en casi todos los hematíes. El estudio de la síntesis de cadenas de globina pondrá de manifiesto el desequilibrio alfa/beta, con índices inferiores a 1. Sin embargo, la confirmación diagnóstica sólo puede efectuarse mediante el estudio del DNA.

Aunque el portador silente y el rasgo talasémico no conlleve sintomatología, es importante su diagnóstico con vistas al consejo genético.

BETA-TALASEMIAS

Las β-talasemias son el resultado de la falta de síntesis de las cadenas β de globina.

Las β-talasemias son el resultado de la falta de síntesis de las cadenas β de globina. Los genes β se encuentran en el cromosoma 11, junto con los genes δ y γ (complejo genético no-α). Al contrario de las α-talasemias, suelen deberse a mutaciones puntuales que dan lugar a moléculas de RNA no funcionantes, y, en muy pocos casos, la alteración es debida a una deleción. Se han descrito más de 100 mutaciones que tienen cierta tendencia al agrupamiento geográfico. Así, en el Mediterráneo la alteración más frecuente es la que afecta al codón 39, seguida de la mutación IVS-1 NT 110.

En las β-talasemias, el exceso de cadenas α, insolubles, precipita en el interior de los eritroblastos y se conjuga con diversas proteínas del citosol y de la membrana, lesionándolas. Por otra parte, la liberación del hierro intracelular origina la formación de radicales libres que dañan las proteínas y los lípidos de la membrana. Por tanto, se produce una situación de eritropoyesis ineficaz en médula y de hemólisis periférica.

Al igual que las α-talasemias, su *expresividad clínica* dependerá de la alteración genética: algunas mutaciones provocan la ausencia total de síntesis de cadenas β (β0), mientras que otras se traducen en una reducción de su síntesis (β^+):

Beta-talasemia heterocigota.

- **β-talasemia heterocigota,** minor o rasgo β-talasémico: generalmente asintomática, si bien es importante su diagnóstico con vistas al consejo genético y a su distinción con la anemia ferropénica. En la infancia, durante el embarazo o en el curso de infecciones o estados inflamatorios, el descenso de la Hb puede ser más acusado, requiriendo aporte de ácido fólico. Cursa con cifras de Hb normal o ligeramente descendida, rara vez inferior a 10 g/dl, microcitosis que puede llegar a ser inferior a 60 fl, CHM baja y CHCM normal por la poliglobulia compensadora. En el frotis destaca la presencia de dianocitos y punteado basófilo. En la electroforesis de Hb o por HPLC, se objetivará un aumento de HbA2, >3,5%, pudiendo elevarse la HbF hasta en un 5%. En situaciones de ferropenia, la dosificación de HbA2 no es valorable, por lo que se recomienda su corrección previa en el estudio de un posible rasgo talasémico. Si se asocia α-talasemia heterocigota, el VCM puede ser prácticamente normal; el diagnóstico certero será a nivel molecular.

Beta-talasemia homocigota.

- **β-talasemia homocigota,** major o anemia de Cooley: dependiendo de las mutaciones genéticas (β^0 o β^+) se producirá una cantidad nula o muy escasa de cadenas β, y un mayor o menor número de cadenas α libres, que precipitarán en el interior de los eritroblastos. La clínica aparecerá a partir de los 4-5 meses de edad, cuando se produce el recambio de cadenas γ por β. La eritropoyesis ineficaz y la hemólisis dan lugar a una anemia intensa microcítica, que requerirá de transfusiones periódicas, a veces cada 2 semanas, para mantener una cifra de Hb superior a 8 g/dl. El desarrollo ponderal y psicomotor se verá afectado. La hiperplasia eritroide da lugar a hepatoesplenomegalia y a un aumento del espacio medular en el diploe y esponjosa de huesos planos, lo que confiere una facies mongoloide característica, con el hallazgo radiológico típico de *cráneo en cepillo*. La progresiva sobrecarga férrica por la propia hemólisis crónica, agravada por el régimen transfusional, hará insuficientes a los órganos, fundamentalmente, páncreas, hígado y corazón.

El frotis sanguíneo muestra una muy intensa anisopoiquilocitosis con dianocitos, dacriocitos, eliptocitos, esquistocitos y muchas células de morfología irregular. La hipocromía es muy evidente, pero la microcitosis no es siempre tan obvia puesto que las células son muy delgadas y el diámetro celular es, por ello, mayor de lo esperado. Es frecuente observar punteado basófilo, cuerpos de Pappenheimer y eritroblastos con signos diseritropoyéticos (figura 9). A veces existe leucocitosis con neutrofilia, y en niños, linfocitosis. En fases avanzadas de la enfermedad, con esplenomegalia marcada, las cifras empiezan a descender. La electroforesis de Hb demostrará que la Hb es HbF, con una pequeña cantidad de HbA2 y un porcentaje variable de HbA, dependiendo de si las mutaciones son β^0 o β^+. Habrá un marcado desequilibrio entre cadenas α y β y la caracterización genética definitiva se realizará con técnicas de DNA.

Hasta hace unos años, la supervivencia media de estos pacientes era inferior a los 20 años de edad. Actualmente, el trasplante de progenitores hematopoyéticos de hermano HLA-idéntico es la mejor opción curativa para estos pacientes. Por otro lado, los quelantes orales actuales, con una gran eficacia y efectos adversos aceptables, están aumentando la supervivencia en estos pacientes.

> Beta-talasemia intermedia es un síndrome talasémico de moderada intensidad, que condiciona la aparición de anemia hemolítica crónica

- **β-talasemia intermedia:** es un síndrome talasémico de moderada intensidad, que condiciona la aparición de anemia hemolítica crónica, con Hb de 7-10 g/dl, que rara vez requiere transfusión, y de alteraciones óseas y vísceromegalias menos intensas que la β-talasemia major. Puede deberse a la herencia homocigota de formas relativamente benignas de β^+ talasemia, a la herencia heterocigota de alguna mutación β^0 particularmente grave, a la coincidencia de una β-talasemia major con una α-talasemia, con lo cual se corrige el desequilibrio entre cadenas alfa y cadenas beta, al estado homocigoto para la δβ- talasemia o a una alteración β-homocigota pero contrarrestada por una síntesis relativamente alta de HbF.

- **δβ-talasemia:** se caracteriza por un defecto en la síntesis tanto de cadenas β como δ, generalmente por amplias deleciones del cromosoma 11. En los homocigotos, la única Hb que se formará es la HbF, mientras que en heterocigotos el estudio electroforético pondrá de manifiesto un aumento de la HbF (hasta un 16-18%) siendo normales las demás fracciones hemoglobínicas. La δβ-talasemia heterocigota, asintomática, es relativamente frecuente en la zona mediterránea de España, aunque menos que la β-talasemia. Las manifestaciones clínicas del homocigoto suelen ser las de una talasemia intermedia. Los hallazgos en el hemograma y en la morfología son superponibles a los encontrados en la β-talasemia.

PERSISTENCIA HEREDITARIA DE LA HEMOGLOBINA FETAL (PHHF)

La PHHF: pancelular, heterocelular.

La persistencia de la HbF durante la edad adulta, con valores en torno al 17-30%, carece de expresividad clínica debido a que el aumento de la síntesis de cadenas γ compensa el desequilibrio producido por el aumento de cadenas α, aunque puede acompañarse de una ligera microcitosis e hipocromía. La HbF puede aumentar ligeramente en situaciones de estrés medular, asociada a Hbpatías (HbSS, Hb Lepore) en alteraciones hereditarias del metabolismo, anemias diseritropoyéticas congénitas, anemia aplásica, osteopetrosis, etc.

Existen dos formas descritas, pancelular y heterocelular, dependiendo de la distribución de la HbF en el total de los eritrocitos. La PHHF de la raza negra (un tipo de PHHF pancelular) obedece casi siempre a una deleción total de los genes β y δ, aunque existe una forma no delecional. Es totalmente asintomática, tanto en su forma heterocigota como homocigota. Presentan valores elevados de HbF (17-30%) y disminución de la HbA2 (1,62,2%). El VCM y la CHM se hallan sólo muy ligeramente disminuidos y pueden observarse dianocitos circulantes. En el estado homocigoto (HbF 100%) se ha descrito algún caso con esplenomegalia, reticulocitosis y eliptocitosis, aunque en la mayoría existe moderada poliglobulia con disminución del VCM y CHM. La asociación, relativamente frecuente, con la HbS, puede confundirse fácilmente con la anemia falciforme, ya que no existe HbA y la fracción HbS es del 60-85%, siendo el resto (13-35%) de HbF. No obstante, no existe anemia ni drepanocitosis.

HEMOGLOBINOPATÍAS TALASÉMICAS

Las hemoglobinopatías se caracterizan por la mutación de los genes de la globina.

Se caracterizan por la mutación de los genes de la globina que produce simultáneamente la disminución de la síntesis y la alteración estructural de las cadenas globínicas. Presentan clínica superponible a la de la β-talasemia. Destaca la Hb Lepore, de cadena globínica con fragmentos δ β normales, pero de tamaño reducido.

BIBLIOGRAFÍA

VIVES JL. *Hemoglobinopatías estructurales.* En: Sans-Sabrafen J, Besses C, Vives JL. Hematología Clínica. Ed. Elsevier. 5ª ed. 2006: 223-246.

WOESSNER S, FLORENSA L. *La citología óptica en el diagnóstico hematológico.* Acción Médica S.A. Madrid. 2006. 5ª ed.

BAIN BJ. *Haemoglobinopathy Diagnosis.* Ed. Blackwell Publishing. 2th ed. 2.006.

RICARD MP, VILLEGAS A. *Grupo de Eritropatología de la Asociación Española de Hematología y Hemoterapia. Guía de manejo de las enfermedades falciformes.* 2009. Ed. Acción Médica S.A.

CANTALEJO LÓPEZ MA ET AL. *Protocolo de anemia de células falciformes o drepanocitosis.* Bol S Vasco-Nav Pediatr 2005;38:20-38.

OLD JM. *Screening and genetic diagnosis of haemoglobin disorders.* Blood Rev 2003;17(1):43-53.

VIVES JL. *Talasemias y Síndromes Talasémicos.* En: Sans-Sabrafen J, Besses C, Vives JL. Hematología Clínica. Ed. Elsevier. 5ª ed. 2006: 247-272.

MOLINA MA, ROMERO MJ, ABRIL E, DELGADO I, CANO RM, GARRIDO F, DE PABLOS JM, GARRIDO ML. *Frecuencia de las alteraciones moleculares de la β-talasemia heterocigota en el Sur de España y su relación con el fenotipo hematológico.* Sangre 1994;39(4):253-256.

A Database of Human Hemoglobin Variants and Thalassemias: http://globin.cse.psu.edu/globin/hbvar - Consultado 18/05/2010

Tema 8. Anemias hemolíticas adquiridas

María Angustias Molina Arrebola, Irene Gámez Gómez, M. Carmen Porrino Herrera y Cristóbal Avivar Ayonarte

Las anemias hemolíticas (AH) adquiridas se producen por la destrucción prematura de los hematíes por un agente agresor, que, frecuentemente, son anticuerpos (Acs) frente a antígenos (Ags) eritrocitarios. Son extracorpusculares, excepto en la hemoglobinuria paroxística nocturna, trastorno de la célula madre hematopoyética, en el que la hemólisis es consecuencia de un defecto intrínseco y adquirido de la membrana de todas las células sanguíneas y cuyo mecanismo de hemólisis es intracorpuscular.

Las AH adquiridas se producen por la destrucción prematura de los hematíes por un agente agresor.

Las AH se clasifican en dos grandes grupos: de mecanismo inmune y de mecanismo no inmune (tabla 1).

Tabla 1. Clasificación de las anemias hemolíticas adquiridas

a) Anemias hemolíticas de mecanismo inmune
Anemias hemolíticas autoinmunes (AHAI)
Por autoanticuerpos (AutoAc) calientes
Por autoAc fríos (crioaglutininas)
Por hemolisina bifásica (Donath-Landsteiner)
Enfermedad hemolítica del recién nacido (EHRN)
Anemias hemolíticas inmunomedicamentosas (AHIM)
Anemias hemolíticas postransfusionales
Hemoglobinuria paroxística nocturna (HPN)
b) Anemias hemolíticas de mecanismo no inmune
Anemias hemolíticas mecánicas
Anemias hemolíticas por acción de agentes naturales
Anemias hemolíticas por acción de agentes tóxicos y oxidantes
Anemias hemolíticas por acción de gérmenes o parásitos
Anemias hemolíticas por trastorno metabólico o endocrino
Hiperesplenismo

ANEMIAS HEMOLÍTICAS DE MECANISMO INMUNE

Se producen por la lesión irreversible de la membrana del hematíe por acción de componentes del sistema inmune: autoanticuerpos (autoAcs) complemento o fármacos inmunógenos. El rasgo morfológico común a todas ellas es la aparición de microesferocitos en el frotis sanguíneo.

La AHAI es la causa más frecuente de AH adquirida.

Anemia hemolítica autoinmune (AHAI)

Es la causa más frecuente de AH adquirida. Se produce por autoAcs dirigidos contra antígenos de la propia membrana eritrocitaria. La clínica va a depender del tipo de autoAc implicado, de su concentración y de su capacidad para fijar el complemento, así como de la temperatura a la que sea activo. La producción de dichos autoAcs parece deberse a la expansión de una clona anómala de linfocitos B que deja de ser frenada por los linfocitos T. La mayoría de los autoAc son de tipo IgG, seguidos de los de tipo M y son muy raros los IgA o IgD.

La AHAI por autoanticuerpos calientes es la forma más frecuente.

Anemia hemolítica autoinmune por autoanticuerpos calientes. Es la forma más frecuente (75% de los casos) con una incidencia de 0,2-1 casos por 100.000 habitantes y año. Se presenta a cualquier edad (aunque son más frecuentes en adultos) y predomina en el sexo femenino. En la mitad de los casos es secundaria a diversos procesos (AHAI secundaria) como enfermedades autoinmunes, síndromes linfoproliferativos, neoplasias no linfoides, infecciones, VIH, quiste ovárico, mioma uterino, síndrome de Guillain-Barré, cirrosis biliar primaria, síndromes mielodisplásicos o enfermedad del injerto contra el huésped; en algunos casos la AHAI puede aparecer antes de la enfermedad basal. El resto, aparece sin causa aparente (AHAI idiopática). El embarazo, aunque con mucha menor frecuencia, también puede favorecer la aparición de AHAI. En los niños es bastante rara y suele existir un antecedente de infección viral. Es importante recordar que la detección de autoAcs no significa necesariamente la aparición de AHAI.

El cuadro es producido, en la mayoría de los casos, por autoAc de tipo IgG, con actividad hemolítica exclusivamente a 37ºC: el 30-40% de los casos son de tipo IgG solamente, el 40-50% tipo IgG-complemento y el 10% de tipo complemento. Para actuar, el autoAc IgG se fija a la membrana del hematíe (opsonización) y facilita su eliminación por la unión, mediante el fragmento Fc, a los macrófagos de bazo, médula ósea e hígado que los fagocitan (hemólisis extravascular). La fagocitosis por parte de los macrófagos suele ser parcial, de forma que elimina fragmentos de membrana eritrocitaria, disminuyendo la relación entre la superficie y el volumen eritrocitario, lo que explica la presencia de esferocitos y microesferocitos circulantes, que serán rápidamente eliminados por el bazo. Los AutoAc IgG son de predominio IgG1 e IgG3, de carácter incompleto, y no provocan la aglutinación espontánea de los eritrocitos. Suelen ser de especificidad anti-Rh. En algunos casos raros, los autoAc detectados son de tipo IgM y actúan fijando el complemento.

La clínica, en la mayoría de los casos, suele ser de carácter crónico e inicio insidioso. En menor número de casos, la anemia se instaura bruscamente, con aparición de disnea, ansiedad e ictericia. En la exploración, destaca esplenomegalia (85% de los casos) hepatomegalia (45%) y puede haber adenopatías (34%). Hay que tener en cuenta que pueden coexistir los signos y síntomas de la enfermedad de base en el caso de AHAI secundarias.

En el frotis sanguíneo se observarán esferocitosis, policromasia, esquistocitos y, ocasionalmente, eritroblastos circulantes (figura 1). Pueden verse neutrófilos o monocitos con eritrofagocitosis. Junto a la anemia puede aparecer leucocitosis; la cifra de plaquetas es normal, excepto en el *síndrome de Evans,* en el que, junto a la AHAI, existe una trombopenia inmune. La bioquímica presenta los datos típicos de hemólisis, aunque en este caso es la hiperbilirrubinemia el elemento más constante.

Ante un cuadro de anemia con reticulocitosis, descenso de haptoglobina, elevación de LDH, hiperbilirrubinemia indirecta (dato más constante) e ictericia, la confirmación diagnóstica de una AHAI es la demostración serológica de la existencia de autoAc fijados a la membrana del hematíe, lo que se realiza mediante la prueba de la antiglobulina directa (PAD) o prueba de Coombs directo, utilizando sueros con antiglobulina humana poliespecífica. Si se emplean sueros antiglobulina humana monoespecíficos, los resultados son casi siempre positivos con el antisuero anti-IgG y, a veces, con el antisuero frente a la fracción C3 del complemento. Con la técnica de la elución (con calor, disolventes orgánicos) es posible separar el autoAc del hematíe y así poder caracterizarlo, buscando distinguir si existe un aloanticuerpo (aloAc) además de un autoAc. La positividad de la PAD es variable, dependiendo de la cantidad de IgG adherida al hematíe: con la técnica manual se detectan entre 300 y 500 moléculas de IgG (95% de los casos) pero si el número es menor, puede producirse hemólisis sin detectar positividad en la prueba

(5% de casos). En esta situación, pueden utilizarse técnicas más sensibles, pero no disponibles en laboratorios de rutina, como son técnicas de enzimoinmunoanálisis o la incubación de eritrocitos con anti-Ig marcada radiactivamente. En último término, si siguen si evidenciarse anticuerpos adheridos a la membrana, se catalogará el cuadro como *AHAI Coombs negativa.* La prueba de antiglobulina indirecta (PAI) o escrutinio de anticuerpos irregulares, detectará autoAc libre en el suero en el 57,4% de los pacientes con el screening de rutina, y en el 89% si se utilizan técnicas enzimáticas, habitualmente como un Ac que reaccionará con todos los hematíes del panel.

El tratamiento de la AHAI dependerá de la intensidad de la anemia y de si se asocia a una enfermedad de base.

El tratamiento de la AHAI dependerá de la intensidad de la anemia y de si se asocia a una enfermedad de base. Resulta fundamental suprimir la producción de anticuerpos. Los a*spectos terapéuticos* más importantes son:

Terapias:
- Corticoterapia.
- Esplenectomía.
- Inmunosupresores.
- AcMo.
- Transfusión.

- *Corticoterapia.* Es el tratamiento de elección, consiguiendo la remisión en el 80% de casos idiopáticos y en el 50% de los secundarios. No obstante, sólo el 20-35% de los pacientes mantienen la remisión. Su acción es bloquear la interacción macrófago-hematíe sensibilizado e impedir la fagocitosis. Al actuar sobre el sistema linfoide, también reduce la producción de autoAc. Los esquemas habituales emplean prednisona a dosis de 1-1,5 mg/kg/día, en cuanto se realiza el diagnóstico, esperándose la respuesta en 7-10 días. Si la cifra de Hb no se recupera, el tratamiento debe seguirse durante 3 semanas antes de decidir que ha sido ineficaz. Una vez obtenida la respuesta, la dosis se irá disminuyendo progresivamente hasta conseguir una dosis mínima de mantenimiento.
- *Esplenectomía.* Es el tratamiento de elección en los casos córtico-resistentes, y consigue la remisión en el 50% de los casos idiopáticos y 30% de los secundarios. Previamente puede demostrarse el secuestro esplénico mediante estudios isotópicos.
- *Inmunosupresores.* Son la alternativa a la corticoterapia y esplenectomía. Los de mayor uso son las tiopurinas (6-mercaptopurina, azatioprina), ciclosporina A, clorambucil y ciclofosfamida, siempre asociados a prednisona (1 mg/kg/d). Se buscará la dosis mínima de mantenimiento, teniendo en cuenta la mielotoxicidad y procurando que la cifra de leucocitos no baje de 2.000/mmc. Se ha utilizado *gammaglobulina iv,* a dosis de 400 g/kg/d durante 5 días,

aunque sin conseguir resultados tan buenos como en las trombopenias autoinmunes. Danazol muestra un escaso efecto terapéutico.

- *Anticuerpos monoclonales (AcMo).* Recientemente se han desarrollado varios estudios sobre AcMo en enfermedades hematológicas, incluidas los procesos autoinmunes. La mayor experiencia está siendo con *Rituximab,* anticuerpo monoclonal quimérico murino/humano, obtenido por ingeniería genética, que representa una inmunoglobulina glucosilada con las regiones constantes de la IgG1 humana y las secuencias de la región variable de las cadenas ligeras y cadenas pesadas murinas. Se une específicamente al Ag CD20, una fosfoproteína transmembrana no glucosilada, expresada en los linfocitos pre-B y B maduros. La deplección de los linfocitos B por Rituximab es resultado de citotoxicidad e inducción de la apoptosis, y, como se comentó, los linfocitos B parecen jugar un papel primordial en la AHAI. En varios estudios recientes, Rituximab se ha descrito como de gran utilidad en la AHAI, aunque todavía la experiencia se basa en la descripción de casos y de centros aislados, con un porcentaje de respuestas globales del 71% y de remisión completa del 29%. Otro Ac monoclonal es *Alemtuzumab,* IgG1 anti-CD52, que actúa frente a linfocitos, tanto B como T, habiéndose descrito solo un trabajo, con buena respuesta, aunque la toxicidad debida a una profunda inmunosupresión se supone mayor que con Rituximab.

- *Transfusión.* Es un tratamiento paliativo, y en la medida de lo posible, debe evitarse. Por otro lado, en la mayoría de los casos, la presencia de autoAcs circulantes dificultará las pruebas de compatibilidad, siendo por lo general imposible encontrar unidades compatibles con las técnicas inmunohematológicas habituales. Es posible que sea necesario trabajar con eluidos para intentar tipificar la especificidad del autoAc, lo que supone un consumo de tiempo importante. Por ello, es fundamental valorar adecuadamente la necesidad real de la transfusión, teniendo en cuenta la cifra de Hb (los adultos pueden soportar cifras de hasta 4 g/dl) y que la mayoría de pacientes responderán a la corticoterapia en el período de una semana. Si finalmente se decide transfundir, tendremos en cuenta que: en caso de que el autoAc muestre una especificidad clara, la

La transfusión es un tratamiento paliativo.

transfusión se hará con hematíes negativos para dicho Ag; si el autoAc es inespecífico, se hará con unidades del mismo fenotipo Rh y Kell, y si es posible, del fenotipo completo; si existe un AloAc, se seleccionarán hematíes siempre compatibles con el mismo y del mismo fenotipo que el paciente; solamente si la situación es extremadamente urgente y no hay tiempo para más estudios serológicos, se escogerán las unidades que muestren menor positividad en las pruebas de compatibilidad.

Anemia hemolítica autoinmune por anticuerpos fríos o crioaglutininas

AHAI por anticuerpos fríos está producida por AutoAcs tipo IgM que también se fijan a la membrana del hematíe.

Está producida por autoAcs tipo IgM que también se fijan a la membrana del hematíe, pero realizan su acción mediante un fragmento proteolítico del complemento (C3b). Se denominan autoAcs fríos porque son inactivos a la temperatura corporal de 37ºC y sólo se fijan a los hematíes a temperaturas bajas (4-20ºC), por lo que pueden activarse en las zonas acras del cuerpo donde la temperatura sanguínea es menor (nariz, orejas, manos y pies). Los autoAcs IgM son completos o regulares y producen la autoaglutinación de los hematíes. Éstos, una vez opsonizados por la IgM a través del complemento, son reconocidos por los macrófagos hepáticos mediante receptores específicos para la fracción C3b, desencadenándose hemólisis extravascular hepática por fagocitosis. Raramente la activación del complemento llega hasta la formación del complejo de ataque con hemólisis intravascular. Es de tener en cuenta que la existencia de anticuerpos fríos circulantes o crioaglutininas es un hecho común e inespecífico que puede observarse en personas sanas a título bajo, sin que se demuestre hemólisis.

La aparición de este tipo de autoAcs puede ser idiopática o secundaria, como se comentó en la AHAI por autoAcs calientes. Los casos secundarios suelen asociarse a síndromes linfoproliferativos crónicos, con presencia de IgM monoclonal en plasma, así como a infecciones (mononucleosis infecciosa por VEB, neumonías por *Mycoplasma pneumoniae,* virus de la gripe A, listeriosis) donde la IgM es policlonal. La especificidad del AutoAc suele ir dirigida contra los antígenos del sistema Ii.

Las manifestaciones clínicas pueden ser agudas o crónicas. Los casos secundarios a infecciones suelen presentarse en jóvenes, como un síndrome hemolítico agudo e intenso de carácter intravascular, con hemoglobinuria, fiebre, diarrea, vómitos, cefaleas, y, ocasionalmente, shock hipovolémico. Suele ser autolimitado. La forma crónica o enfermedad por crioaglutininas, suele aparecer después de los 70 años, y es idiopática, o secundaria, generalmente, a procesos linfoproliferativos o carcinomas. Se caracteriza por anemia moderada con ictericia y esplenomegalia que se mantiene estable durante tiempo. Ocasionalmente, y tras exposición al frío, puede aparecer una hemólisis aguda con hemoglobinuria y acrocianosis, con inflamación y dolor intensos, debido a la aglutinación de los hematíes en la luz de vasos pequeños.

El diagnóstico debe sospecharse ante datos típicos de hemólisis, aumento de VSG y autoaglutinación de los hematíes en el frotis (figura 2) (que desaparecerá incubando la sangre a 37ºC). Este fenómeno también es responsable de los errores de recuento en los autoanalizadores: falsa disminución del número de hematíes, con un gran aumento de VCM (> 110 fl) y, sobre todo, de CHCM (>46 g/dl), que desaparecen, igualmente, al incubar la muestra durante 5 minutos a 37ºC. El diagnóstico certero se realiza con la determinación del título de crioaglutininas en suero, que generalmente es >1:1000 y con la positividad del PAD con suero antiglobulina poliespecífica que se fija a la fracción C3d del complemento (el autoAc IgM desaparece de la superficie eritrocitaria con el lavado).

El tratamiento de la forma crónica, que raramente provoca una anemia intensa, es preventivo, evitando la exposición al frío. En el caso de que exista repercusión importante, se utilizarán inmunosupresores, como clorambucil o ciclofosfamida, junto con prednisona. La corticoterapia sola y la esplenectomía no suelen ser opciones terapéuticas válidas puesto que la hemólisis se produce en el hígado. Se ha ensayado Rituximab en algunos casos, con respuestas aceptables. En caso de requerir transfusión, existirán muchas dificultades técnicas para identificar unidades compatibles, puesto que las crioaglutininas son inespecíficas y aglutinarán con todos los hematíes a los que se enfrenten, tanto del escrutinio como de las unidades. Además, puede existir dificultad en el tipaje ABO y Rh debido a la autoaglutinación eritrocitaria. Por otro lado, pudieran existir aloAcs que pueden enmascararse por los autoAcs libres. Por tanto, de requerir transfusión, se hará con mucha precaución, en cantidades pequeñas, y siempre calentando la unidad a 37ºC.

En el caso de las formas agudas, el carácter autolimitado desaconseja tratamiento alguno. Pero en formas excepcionales, especialmente graves, con alto título de crioaglutininas, puede ensayarse la plasmaféresis, siempre con sangre precalentada a 37ºC.

Anemia hemolítica autoinmune por hemolisina bifásica (Donath-Landsteiner) o hemoglobinuria paroxística a frigore

La AHAI por hemofilia bifásica se da en niños tras un proceso infeccioso único o bacteriano.

Puede aparecer a cualquier edad, aunque clásicamente se le asoció a la sífilis terciaria. Actualmente, se observa en niños tras un proceso infeccioso vírico (gripe, rubéola, parotiditis, varicela, sarampión, mononucleosis) o bacteriano. Se inicia tras la exposición al frío o tras ingerir bebidas muy frías, y consiste en un cuadro muy agudo y autolimitado con síntomas constitucionales, como fiebre, dolor abdominal, dolor lumbar, cefalea o calambres musculares, debido a la hemólisis intravascular, con hemoglobinuria. El autoAc responsable es una IgG de especificidad anti-P1, que fija los dos primeros componentes del complemento a bajas temperaturas, completando la cascada al alcanzar los 37ºC, produciéndose entonces la hemólisis intravascular no mediada por el SMF. Se denomina hemolisina bifásica o de Donath-Landsteiner.

En el frotis sanguíneo se observará una intensa anisocitosis, con esferocitos, poiquilocitos, policromasia, eritroblastos y eritrofagocitosis neutrofílica.

El tratamiento usualmente es expectante, debido a que se trata de un proceso autolimitado. Los corticoides pueden ser útiles, y en los adultos, puede usarse ciclofosfamida. La esplenectomía no está indicada puesto que se trata de una hemólisis intravascular. En casos muy graves puede ensayarse la plasmaféresis.

Enfermedad hemolítica del recién nacido (EHRN)

La EHRN se produce por anticuerpos maternos de naturaleza IgG dirigidos contra antígenos de origen paterno presentes en la membrana eritrocitaria fetal.

Se produce por anticuerpos maternos de naturaleza IgG dirigidos contra antígenos de origen paterno presentes en la membrana eritrocitaria fetal. Para que la madre desarrolle dichos Anticuerpos debe haber sido previamente inmunizada (excepto en la incompatibilidad ABO) por transfusiones previas o durante embarazos anteriores. Los Anticuerpos tipo IgM, macroglobulinas, no atraviesan placenta. El Ag que más frecuentemente produce sensibilización es el D, pero teóricamente, cualquier Ag paterno ausente en la madre puede provocar la creación de anticuerpos. El Ag D es el más inmunogénico, de forma que es capaz de producir anticuerpos con un escaso volumen de hematíes (incluso <1 ml). Los demás son menos inmunogénicos (en orden: c > K > E > e > C) y se necesitan grandes volúmenes para provocar la aparición de anticuerpos; de ahí que, generalmente, se adviertan después de una transfusión y no tras un embarazo. Es interesante destacar que el anti-Kell puede producir una anemia severa no dependiente de la titulación del Ac, debido a que actúa sobre los progenitores eritropoyéticos, inhibiendo su proliferación. Cuando coexiste incompatibilidad ABO asociada, el pronóstico es mejor puesto que los eritrocitos fetales que consiguen pasar a la sangre materna son rápidamente destruidos por los anticuerpos naturales de la madre e impiden la inmunización.

En la isoinmunización ABO, los anticuerpos que pasan placenta son los anticuerpos naturales, pero de tipo IgG que presentan casi exclusivamente las personas de grupo O (el resto, son IgM). De ahí que no se necesite exposición antigénica previa y pueda desarrollarse ya en el primer embarazo. A pesar de la alta frecuencia de incompatibilidad ABO materno-fetal, la incidencia de EHRN por ABO que requiera tratamiento es muy baja: se requiere exanguinotransfusión en 1 de cada 3.000 recién nacidos. La escasa severidad puede deberse a que los antígenos A y B se encuentran ampliamente distribuidos, no sólo en los hematíes, lo que puede llevar a la neutralización de los anticuerpos. Además, los Antígenos A y B no están plenamente desarrollados al nacer.

La intensidad de la EHRN va a depender de la naturaleza del Ac materno y del grado de inmunización: en los casos graves de AH puede haber muerte intraútero o hydrops fetalis. En casos de cifras muy elevadas de bilirrubina indirecta y debido a su carácter liposoluble, ésta tiende a depositarse en tejidos como el nervioso, provocando trastornos neurológicos graves e irreversibles (ictericia nuclear o kernicterus). No obstante, el 50% de los recién nacidos con EHRN presentan una forma clínica leve que no requiere tratamiento. El diagnóstico será la positividad en la PAD en los hematíes del recién nacido, siendo necesaria la vigilancia en las cifras de hemoglobina, LDH y bilirrubina indirecta por la posible necesidad de fototerapia y/o exanguinotransfusión. Se realizará una PAI en la madre para determinar el Ac causante.

La mejor actitud clínica frente a la EHRN será la de evitar su aparición, realizando un screening de anticuerpos irregulares a toda embarazada. Dado que el Ac más implicado y más grave en la EHRN es el anti-D, desde los años 60 se procede a la profilaxis universal con gammaglobulina anti-D, basada en el fenómeno de la supresión inmune mediada por anticuerpos (*AMIS –Antibody-Mediated Immune Suppresion*) según la cual, la administración pasiva del Ac específico se sabe que previene la inmunización activa por el Ag correspondiente. Por tanto, se debe administrar RhIgD a mujeres Rh- en situaciones de hemorragia feto-materna, como son: nacimiento de un niño RhD+, aborto, diagnóstico prenatal invasivo (amniocentesis, biopsia de vellosidades coriónicas, toma de muestra de sangre fetal –cordocentesis-) hemorragia anteparto, versión externa del feto, traumatismo abdominal cerrado, embarazo ectópico, muerte intrauterina, etc. La administración de la gammaglobulina anti-D se realiza en el perído de 72 horas tras la posible hemorragia, en músculo deltoides y a dosis de 300 μg (1.500 UI). En el período posterior de hasta 6 meses, es posible detectar el anti-D en el suero mediante la PAI. Es de destacar que la gammaglobulina administrada durante el embarazo no produce ningún efecto sobre los hematíes del feto, que pueden mostrar una PAD positiva, pero sin anemia ni ictericia.

Anemias hemolíticas inmunomedicamentosas (AHIM)

Es una causa poco frecuente de AH y se ha asociado a fármacos empleados comúnmente como la penicilina o la alfametil dopa. Frecuentemente es confundida con la AHAI, ya que la PAD es positiva. Por otro lado, es frecuente que un fármaco pueda adsorberse a la membrana eritrocitaria, pudiendo aparecer una PAD positiva, pero sin provocar hemólisis.

Es una causa poco frecuente de AH y se ha asociado a fármacos empleados comúnmente como la penicilina o la alfa-metil dopa.

Un fármaco puede producir una reacción hemolítica por medio de tres *mecanismos:*

- *Mecanismo hapteno.* El fármaco o alguno de sus derivados se unen a Antígenos de la membrana eritrocitaria. Posteriormente, a él se une el Ac. El fármaco tipo es la penicilina cuando se administra en dosis muy altas o por largos períodos de tiempo. Los anticuerpos antipenicilina son de naturaleza IgG. Otros medicamentos implicados son: ampicilina, cefalotina, carbenicilina, cefalexina, eritromicina y tetraciclinas.
- *Mecanismo del neoantígeno.* El fármaco o alguno de sus derivados se unen a un Ag de la membrana eritrocitaria, formando un Ag nuevo contra el cual se generan AutoAcs. Éstos, ya sean de naturaleza IgG o IgM, actúan mediante la activación del complemento, por lo que dosis mínimas del fármaco pueden provocar una intensa hemólisis. Fármacos típicos son paracetamol, ácido acetilsalicílico, quinina, quinidina o rifampicina. Otros medicamentos implicados son: fenacetina, PAS, isoniazida, estreptomicina, tetraciclinas, tiazidas, triamtereno, clorpromacina y antihistamínicos.
- *Mecanismo autoinmune.* El fármaco o alguno de sus derivados actúa directamente sobre el sistema inmune,

Reacciones hemolíticas de los fármacos:
- Mecanismo hapteno
- Mecanismo del neoantígeno.
- Mecanismo autoinmune.

provocando la síntesis de anticuerpos dirigidos contra la membrana eritrocitaria, como sucede en la AHAI. El mecanismo íntimo por el que el fármaco y el sistema inmune interactúan se desconoce. El fármaco tipo es la alfa-metil dopa. Otros medicamentos implicados son: L-dopa, procainamida, cimetidina, diclofenaco, ibuprofeno y tioridazina.

Anemias hemolíticas postransfusionales

Se producen por anticuerpos del receptor que reaccionan contra antígenos eritrocitarios de un donante no compatible.

La *reacción hemolítica aguda* es debida a la administración de hematíes ABO incompatibles, de forma que los hematíes transfundidos son destruidos de forma aguda por anticuerpos presentes en el plasma del receptor. Es el efecto adverso asociado a la transfusión más grave, y ocurre con una frecuencia entre 1/6.000-20.000 unidades transfundidas, debido a errores de identificación en cualquiera de las fases de la cadena transfusional, como son: identificación no correcta del paciente en la solicitud, equivocación en la toma de la muestra, error de trascripción, error técnico en el banco de sangre, confusión en la distribución del componente sanguíneo o confusión en la administración del componente sanguíneo. Los síntomas iniciales son frecuentemente dolor torácico o lumbar, taquicardia, disnea, escalofríos, fiebre, sangrado e incluso shock. Esta sintomatología puede acompañarse de alteraciones analíticas como son: hemoglobinemia, hemoglobinuria, aumento de la bilirrubina sérica, PAD positiva y alteración de las pruebas de coagulación. En pacientes anestesiados los primeros signos pueden ser la hipotensión y los secundarios a la instauración de una coagulación intravascular diseminada (CID). Debe distinguirse de otras hemólisis no inmunes como: infusión de líquidos hipotónicos, ciertos fármacos o medicaciones administradas en la misma vía, toxinas bacterianas por contaminación del componente o temperatura anómala de los hematíes (sobrecalentamiento o congelación). Ante la sospecha de un episodio hemolítico agudo, la transfusión debe ser interrumpida inmediatamente y notificada al servicio de transfusión (remitiendo los equipos, documentación y muestras de sangre solicitadas para realizar analítica) comprobando a la vez que no existen más pacientes implicados en un probable error de identificación. La gravedad de la reacción suele ser proporcional al volumen de producto incompatible transfundido.

Anemias hemolíticas postransfusionales se producen por anticuerpos del receptor que reaccionan contra antígenos eritrocitarios de un donante no compatible.

El tratamiento debe instaurarse rápidamente y de manera agresiva con fluidoterapia (suero salino) que prevenga la hipotensión para intentar impedir el fracaso renal. La perfusión renal debe ser monitorizada con control de diuresis, que se mantendrá mínimo de 100 ml/hora las primeras 18-24 horas. Puede alcalinizarse la orina con 40-60 meq de bicarbonato sódico y utilizarse furosemida intravenosa a dosis de 1-2 mg/ kg de peso, que además de efecto diurético, aumenta el flujo al nivel de la corteza renal. Si no hay respuesta puede ser precisa la administración de dopamina a dosis bajas (5 mg/kg/minuto) para favorecer vasodilatación y aumento de la perfusión renal. Si en la primera hora no hay respuesta, evaluada por la diuresis, posiblemente se haya producido necrosis tubular y puede ser necesaria la diálisis. Si se desarrolla CID se tratará adecuadamente con plasma u otros derivados plasmáticos, y, si fuera preciso, transfusión de plaquetas.

La ***reacción hemolítica retardada*** se produce por la aparición de anticuerpos antieritrocitarios en pacientes que previamente tenían PAI negativa. Hay dos formas: por aloinmunización primaria con aparición de signos a los 7-10 días e incluso semanas después de la transfusión, o como respuesta anamnésica, con incremento rápido de anticuerpos y aparición de síntomas a los 3-7 días de la transfusión.

El riesgo aproximado de sensibilización a antígenos eritrocitarios (exceptuando el Ag RhD) por cada unidad transfundida es entre 1-2%. La reacción de estos anticuerpos con los hematíes recientemente transfundidos puede producir una hemólisis de carácter extravascular que rara vez compromete la vida del paciente. En caso de inmunización primaria, la hemólisis de los hematíes transfundidos es muy leve, y no se suele acompañar de sintomatología clínica; en caso de respuesta anamnésica a una inmunización previa, puede presentarse febrícula, malestar general y ligera ictericia a los 3 a 7 días de la transfusión, lo que hace difícil su asociación con la transfusión. Debe sospecharse cuando se produce un descenso inesperado de hemoglobina, con aumento de bilirrubina indirecta, aparición de PAD positiva y disminución de haptoglobina. No suele necesitarse tratamiento específico. Únicamente, vigilar la hipoxemia consiguiente a la caída de hemoglobina y monitorizar la función renal.

> La HPN es una enfermedad adquirida y clonal de los progenitores hematopoyéticos.

Hemoglobinuria paroxística nocturna

La HPN o *enfermedad de Marchiafava-Michelli* es una enfermedad adquirida y clonal de los progenitores hematopoyéticos, que se origina por una mutación adqurida del gen PIG-A (fosfatidilinositol-glicano de clase A), necesario para la formación del grupo de anclaje glucosil-fosfatidil-inositol (GPI). Como consecuencia, proteínas de membrana como DAF (*Decay Accelerating Factor,* factor acelerante de la degradación o CD55) y MIRL (*Membrane Inhibitor of Reactive Lysys,* inhibidor de la lisis de membrana o CD59) no se fijan a la superficie celular y hacen sensibles los eritrocitos a la acción hemolítica del complemento. Es característica la existencia de mosaicismo, con presencia de poblaciones eritrocitarias con diferente intensidad de déficit en un mismo paciente. En la fase clásica de la HPN, con hemólisis intravascular, se libera Hb al plasma, que se une a la haptoglobina y se liga irreversiblemente al óxido nítrico (NO) produciendo la deplección del mismo.

Se divide en 3 *grupos:*

- HPN clásica, con hemólisis intravascular, con un clon HPN superior al 50%.
- HPN asociada a otra patología medular (aplasia medular o síndrome mielodisplásico); el clon es inferior al 30%.
- HPN subclínica, sin evidencia de hemólisis y se suele asociar a otras patologías; el clon es inferior al 1%.

Es una enfermedad poco frecuente, con una prevalencia de 8-16 casos por millón de habitantes y año. Afecta a ambos sexos y predomina en la edad adulta (30-40 años), aunque están descritos casos en adolescentes y niños (10% de los pacientes son menores de 21 años).

La HPN es una enfermedad poco frecuente.

El curso evolutivo es variable según el grado de afectación de las líneas celulares y se caracteriza por la presencia de: 1) AH crónica de inicio insidioso y casi siempre sin esplenomegalia, con ocasionales episodios de agudización nocturna, coincidiendo con infecciones, administración de medicamentos o transfusiones, esfuerzo físico, intervención quirúrgica, vacunaciones, mens-truación o ingesta de AAS, 2) trombosis de territorios venosos, 3) un defecto hemopoyético que puede cursar con pancitopenia y 4) una posible asociación de un defecto inmune con infecciones de repetición. La AH se debe a la acción del complemento activado por el defecto de, al menos, las dos proteínas CD55 y CD59 de la membrana eritrocitaria. Puede aparecer de forma brusca, con dolor lumbar, ictericia y hemoglobinuria. Su intensidad depende de la proporción de eritrocitos alterados y de su grado de anormalidad (tradicionalmente se han descrito los hematíes tipo II y tipo III según la sensibilidad, intermedia o alta, a la lisis por el complemento medida por la prueba de Ham) y el grado de activación del complemento. Tan frecuente es la hemoglobinuria en el estado crónico, que casi siempre se acompaña de ferropenia, dato importante en el diagnóstico. Las trombosis son frecuentes y pueden ser causa de muerte. Representan el 30 y el 50% de las complicaciones a los 8 y 15 años del diagnóstico, respectivamente. Pueden desencadenarse por la presencia de partículas de hematíes y de plaquetas, por defecto de expresión de la molécula UPAR y por otros mecanismos no aclarados. La localización más típica y grave es el síndrome de Budd-Chiari (trombosis del sistema venoso hepático caracterizado por dolor abdominal brusco, hepatomegalia blanda, ascitis y una marcada alteración de la bioquímica hepática) pero también pueden afectar a la región mesentérica, esplénica, renal, cerebral y a cualquier otra zona venosa. Hay casos que se relacionan a leucopenia y/o trombopenia, de evolución prolongada. De hecho, hay una relación no bien entendida entre HPN y aplasia medular. Así, una HPN puede desembocar, tras años de evolución, hacia una insuficiencia medular de tipo aplásico.

En resumen, la HPN puede presentarse en forma hemolítica, pancitopénica o trombótica.

En el diagnóstico, el hemograma muestra anemia moderada, con ligera leucopenia y/o trombopenia. La anemia suele ser normocítica normocrómica, aunque puede existir microcitosis por ferropenia debida a la hemoglobinuria. Habrá reticulocitosis en las crisis hemolíticas y reticulocitopenia cuando existe hipoplasia. En la médula ósea se observará un patrón hipercelular en fase hemolítica; a diferencia de otros síndromes hemolíticos, el hierro macrofágico suele estar disminuido. La prueba de HAM (hemólisis eritrocitaria provocada en un medio acidificado) se considera la prueba diagnóstica cuando resulta positiva. Su eficacia es limitada (porcentaje de hematíes afectos, falsos negativos por el efecto de transfusiones previas, positividad en la diseritopoyesis congénita tipo II o HEMPAS). La prueba de la sacarosa (fijación del complemento disminuyendo la fuerza iónica del medio mediante la adición de sacarosa) es sensible pero poco específica. La identificación de los defectos proteicos de la membrana celular, mediante técnicas de citometría de flujo, es un método sensible y específico, aunque dependerá de la variabilidad de la expresión de la clona HPN y a la persistencia de hematopoyesis normal. Los AcMo habitualmente utilizados son CD55 y CD59 (serie roja) CD66/67 para los granulocitos y CD14, CD55 y CD59 para los monocitos. La anormalidad linfocitaria es menos detectable. También puede detectarse la población eritrocitaria anómala mediante técnicas en gel de agarosa, usando acMo anti-DAF y anti-MIRL con una simple y fácil técnica de aglutinación.

La esperanza de vida en la HPN es del 78, 66 y 58% de los pacientes a los 5, 10 y 15 años del diagnóstico, respectivamente. Las principales causas de muerte son las trombosis, infecciones y la aparición de neoplasias. El riesgo de desarrollar una leucemia aguda, generalmente de estirpe mieloide, varía entre el 1 y el 7% de las series y, en ocasiones, aparece sobre el clon anormal. Se han descrito casos de remisión espontánea de la enfermedad.

El *tratamiento* es inespecífico, dependiendo de la clínica. En los episodios agudos, se requerirá transfusión de hematíes, si es posible, lavados, junto con hiperhidratación. Pueden administrarse andrógenos (oximetolona, floximesterona) cuando predomina la aplasia o corticoides, si predomina la hemólisis. Una vez que ha aparecido un cuadro trombótico, deben usarse anticoagulantes o trombolíticos en casos agudos. El único tratamiento curativo es el trasplante de progenitores hematopoyéticos. Un gran avance en el tratamiento de la HPN ha sido la aparición de un AcMo que es capaz de inhibir la fracción C5 del complemento, bloqueando el complejo terminal de ataque a la membrana eritrocitaria (MAC). Se trata del *Eculizumab,* que, si bien es un tratamiento paliativo y no curativo, puesto que las células HPN persisten, con él parece disminuir considerablemente la hemólisis, mejorar la fatiga y otros síntomas derivados de la distonía del músculo liso, disminuyendo además los episodios trombóticos. Todos estos aspectos contribuirían a mejorar la calidad de vida de estos pacientes. Las guías basadas en la evidencia recomiendan que los pacientes con hemólisis y síntomas significativos (HPN clásica) que no se pueden mantener adecuadamente con transfusiones, deben ser tratados con Eculizumab (nivel de recomendación grado 1A).

El tratamiento es inespecífico, dependiendo de la clínica.

ANEMIAS HEMOLÍTICAS DE MECANISMO NO INMUNE

Son menos frecuentes que las de mecanismo inmune, aunque se diferencian fácilmente de ellas por la existencia de hemólisis con PAD negativa. Se debe a la agresión extrínseca de determinados factores a la membrana eritrocitaria.

Anemias hemolíticas mecánicas

Cuando los hematíes circulan por el interior de la luz vascular, se ven sometidos a fuerzas de cizallamiento que resisten

AH mecánicas son menos frecuentes que las de mecanismo inmune.

por su gran capacidad de deformabilidad. Sin embargo, cuando el endotelio vascular presenta alteraciones o existen depósitos en su interior, se puede producir su fragmentación.

Las alteraciones cardíacas más frecuentes que se acompañan de hemólisis eritrocitaria son las prótesis valvulares mecánicas, especialmente las aórticas, así como reparaciones quirúrgicas que utilizan Teflón (cierre del ostium primum interauricular) o tubo de Dacrón (tetralogía de Fallot). Otras alteraciones cardíacas y de grandes vasos que cursan con hemólisis mecánica son las valvulopatías no intervenidas, coartación aórtica, fístula arteriovenosa, *síndrome de Kasabach-Merrit,* hemangioendoteliomas, circulación extracorpórea, etc. En todas ellas, el hallazgo característico, junto a los típicos datos de hemólisis crónica, es la presencia de hematíes fragmentados o esquistocitos en el frotis sanguíneo.

AH Microangiopática es una enfermedad de baja incidencia, pero grave.

La lesión de pequeños vasos puede causar la conocida como **anemia hemolítica microangiopática.** Se debe a la fragmentación de los hematíes a su paso a través del endotelio vascular con depósitos de microtrombos en su interior, formados por agregación plaquetaria, depósitos de fibrina, células tumorales o alteraciones en la pared del vaso. Son enfermedades de baja incidencia (3-5 casos por millón de habitantes y año) pero graves. Las dos principales entidades son la púrpura trombótica trombocitopénica (PTT) y el síndrome hemolítico urémico (SHU).

La PTT suele afectar a adultos jóvenes y predomina en el sexo femenino.

La **púrpura trombótica trombocitopénica (PTT)** suele afectar a adultos jóvenes y predomina en el sexo femenino. Existen dos formas de presentación: familiar o congénita e idiopática o esporádica (en embarazo, ingesta de ciertos medicamentos, enfermedades inmunes, infecciones o carcinomatosis diseminadas).

El mecanismo fisiopatológico es la suboclusión de arteriolas y capilares de numerosos órganos vitales por agregación de las plaquetas debido al exceso de multímeros de alto peso molecular de factor von Willebrand (FVW). La interacción de los eritrocitos con estas lesiones provoca su fragmentación y la aparición de hemólisis intravascular intensa con esquistocitosis. El consumo de plaquetas secundario a la formación de microtrombos es la causa de la trombopenia.

Los multímeros de alto peso molecular del FVW, con intensa acción agregante plaquetaria, no aparecen habitualmente en la circulación plasmática, sino almacenados en plaquetas y células endoteliales. Normalmente, son transformados en multímeros de bajo peso molecular, ya con escasa acción agregante plaquetar, por una metaloproteasa plasmática, que pertenece a la familia de las ADAMTS (*A Desintegrin-like and Metalloprotease with Thrombospodin type 1*) y se denominada ADAMTS 13. La ausencia de esta metaloproteasa es el causante del cuadro. En los pacientes con PTT familiar o congénita, la actividad de la ADAMTS 13 es inferior al 5% debida a las mutaciones en el gen de la ADAMTS 13 situado en el cromosoma 9q23. En las formas adquiridas idiopáticas la deficiencia de ADAMTS 13 es muy variable, y se ha asociado a la presencia de anticuerpos inhibidores tipo IgG o IgM.

La PTT se caracteriza por la péntada de AH microangiopática: anemia hemolítica, trombopenia, fiebre, síntomas neurológicos fluctuantes e insuficiencia renal. En el momento actual y debido al diagnóstico precoz, los signos clínicos más frecuentes al inicio son la AH microangiopática, la trombopenia y la afectación neurológica. Si no se instaura un tratamiento de forma precoz el curso será fatal.

La PTT se caracteriza por la péntada de AH microangiopática.

El diagnóstico, tras la sospecha clínica, se basa en la observación de esquistocitos en el frotis sanguíneo, junto a datos bioquímicos de hemólisis intravascular, con una PAD negativa. La coagulación es normal, pero se detecta un aumento de Dímero D.

El tratamiento con plasmaféresis ha disminuido la mortalidad del proceso (desde 90 a 10-30%). Debe iniciarse preferentemente en las primeras 24 horas del diagnóstico y mantenerse hasta que se aprecie una recuperación del recuento de plaquetas superior a 150 x 106/l durante 3 días y la disminución de los datos clínicos de hemólisis. El recambio plasmático tiene una doble finalidad, el aporte de metaloproteasa y la eliminación de los posibles Anticuerpos inhibidores en el paciente. Junto a la plasmaféresis, se pueden administrar corticoides en altas dosis (600-1.500 mg al día) para inhibir la producción de anticuerpos frente a ADAMTS 13. Cuando existe refractariedad a la plasmaféresis (ausencia de respuesta tras tres semanas de tratamiento) se puede realizar una esplenectomía, aunque actualmente, el tratamiento con Rituximab ha demostrado ser eficaz en pacientes con PTT idiopática refractaria en pacientes con alto título de inhibidor. El uso de antiagregantes plaquetarios no ha demostrado una mayor tasa de respuestas, y por el contrario sí que aumenta el riesgo de sangrado, ya de por sí elevado por la trombopenia. El uso de inmunoglobulinas tampoco ha demostrado ser eficaz. Se han descrito respuestas anecdóticas a inmunosupresores.

El SHU afecta con más frecuencia a niños menores de 5 años y a sujetos de raza blanca. Es una enfermedad grave y es la causa más frecuente en Pediatría de insuficiencia renal aguda en el medio extrahospitalario.

El **síndrome hemolítico urémico (SHU)** afecta con más frecuencia a niños menores de 5 años y a sujetos de raza blanca. Es una enfermedad grave y es la causa más frecuente en Pediatría de insuficiencia renal aguda en el medio extrahospitalario. Se caracteriza por la tríada AH microangiopática, trombopenia e insuficiencia renal aguda. En más del 75% de los casos aparece después de una infección, casi siempre por *Escherichia coli* serotipo O157:H7; también se ha visto tras infección por *Streptococcus pneumoniae.* La presentación suele ser esporádica, con una incidencia aproximada de 2 casos por millón y medio de habitantes y año, aunque en un 20% de casos son de presentación familiar, con peor pronóstico.

La AH microangiopática, localizada preferentemente en el riñón, parece deberse a la lesión de las células del endotelio capilar glomerular y vasos por enterotoxinas y polisacáridos bacterianos. Esta lesión produce sustancias que favorecen la agregación plaquetaria, como son los multímeros de alto peso molecular del FVW, junto con una menor liberación por el endotelio lesionado de prostaciclina (PGI2) (antiagregante) y un aumento local del tromboxano A2 (potente agregante plaquetario liberado por las plaquetas activadas). Todo ello da lugar a la formación de microtrombos que obstruyen la luz de capilares y arteriolas renales. Por otro lado, se ha visto que existe una sobreactivación de la vía alternativa del complemento que influiría sobre el daño endotelial.

El cuadro clínico cursa típicamente en cuatro fases: pródromos, intervalo libre, fase aguda y fase crónica o secuelas.

El cuadro clínico cursa típicamente en cuatro fases: pródromos, intervalo libre, fase aguda y fase crónica o secuelas. La manifestación prodrómica es en un 90% gastrointestinal; puede ser respiratoria, aunque es raro, y casi siempre se da en niños mayores. Las vías de contagio son las propias del E. coli, aunque puede deberse a la ingestión de carne en mal estado. El intervalo libre oscila entre 1 y 15 días. En la fase aguda aparece bruscamente AH, trombopenia, dolor abdominal intenso, vómitos y orinas oscuras (hemoglobinuria) que rápidamente evolucionan hacia la anuria con fracaso renal agudo. La duración es variable, de días a meses. La anemia cursa en brotes y su intensidad no se correlaciona con la gravedad y el pronóstico. La diátesis hemorrágica suele ser rara y se produce por una trombopenia que dura unos 7 días; la normalización de la cifra de plaquetas indica el inicio de la recuperación. Las formas con diuresis conservada se dan en niños mayores, con pródromos respiratorio. En adultos, el SHU puede aparecer tras una infección enterohemorrágica por *E. coli* o asociada a carcinomas diseminados, ingesta de citostáticos, anticonceptivos orales, embarazo y postparto, enfermedades autoinmunes, sida o embarazo. También se ha descrito SHU adquirido en el 10% de los pacientes sometidos a trasplante de progenitores hematopoyéticos o renal. Puede ser una complicación grave del uso de cocaína. La mortalidad del cuadro es aproximadamente del 25% y la mitad de los casos progresan a insuficiencia renal.

El diagnóstico se basa en la demostración de hemólisis intravascular, trombopenia y signos de afectación renal, junto con la observación de esquistocitos en el frotis de sangre periférica. Los estudios de coagulación generalmente son normales y puede existir una disminución de las fracciones del complemento C3 y/o C4.

El diagnóstico se basa en la demostración de hemólisis intravascular, trombopenia y signos de afectación renal, junto con la observación de esquistocitos en el frotis de sangre periférica.

El tratamiento debe realizarse con urgencia dada la gravedad del cuadro. Consistirá en medidas de soporte para mantener el estado de hidratación, control de presión arterial, equilibrio ácido-base y quizá se requiera diálisis por la insuficiencia renal. Es importante tratar de evitar la transfusión de plaquetas puesto que puede agravar el cuadro. Puede realizarse plasmaféresis o infusión de plasma fresco, sobre todo, en adultos, con la finalidad de eliminar los factores plasmáticos que dañan el endotelio vascular o que favorecen la agregación plaquetar. En este sentido, pueden administrarse antiagregantes plaquetarios (AAS, dipiridamol). La combinación de plasmaféresis con el uso de inmunosupresores (corticoides, azatioprina) y el AcMo anti-CD20, Rituximab, parece haber elevado la supervivencia a largo plazo sin diálisis en el 60 a 70% de los pacientes.

Anemias hemolíticas por acción de agentes naturales

Puede observarse AH microangiopática en:

- Carcinomas diseminados, sobre todo adenocarcinomas (gástricos, mama, pulmón y pancreático). En ellos, suelen aparecer datos de hemólisis intravascular junto con signos de CID, debido a la liberación de factores hísticos procoagulantes y el depósito generalizado de fibrina en la microcirculación.
- Tras la administración de cistostáticos (mitomicina C, tamoxifeno, cisplatino) se supone que por acción directa sobre el endotelio o por la formación de inmunocomplejos circulantes.
- En el embarazo y puerperio puede darse PTT y SHU, junto a eclampsia y preeclampsia. La preeclampsia se ca-

AH microangiopática en:
- carcinomas diseminados
- tras administración de citostáticos
- embarazo y puerperio
- en quemaduras extensas
- en hemoglobinutia de la marcha,
- traumatismos intensos.

racteriza por hipertensión, proteinuria y edemas, denominándose eclampsia cuando se complica con convulsiones. Puede existir un síndrome de CID con trombopenia, aumento de Dímero D y disminución de AT-III. Una forma conocida de preeclampsia grave es el síndrome de hemólisis con hepatopatía (hipertransaminemia característica) y trombopenia conocido como HELLP (*HE: hemolysis; L: liver; LP: low platelets*) que puede complicarse con rotura hepática durante el parto.

- En quemaduras extensas se pueden ocasionar lesiones de la microvasculatura superficial de la piel, así como hemólisis por efecto directo del calor, apareciendo piropoiquilocitos en el frotis sanguíneo, junto con esquistocitos y esferocitos.
- En la hemoglobinuria de la marcha, los traumatismos intensos y prolongados y la presión cutánea sobre el hueso provocan una hemólisis en la circulación superficial de la planta del pie; el proceso desaparece con el reposo.

AH por acción de agentes tóxicos y oxidantes:
- Plomo
- Arsénico
- Oxígeno molecular
- Agua por vía respiratoria o parenteral
- Veneno de serpientes.

Anemias hemolíticas por acción de agentes tóxicos y oxidantes

Los mismos agentes que desencadenan la crisis hemolítica en el déficit de G6PD o en hemoglobinopatías inestables, pero administrados a dosis elevadas, pueden provocar un daño directo sobre la membrana eritrocitaria. En el frotis sanguíneo se podrán observar hematíes *mordidos* (*bitten-cells*) o con imágenes *en sacabocados*, resultado de la agresión oxidativa.

Otros agentes tóxicos que pueden provocar hemólisis son: plomo (saturnismo) arsénico (refinerías metálicas) oxígeno molecular en grandes concentraciones (hemólisis de los astronautas) agua cuando penetra por vía respiratoria o parenteral (choque osmótico en ahogamiento) o veneno de serpientes (enzima fosfolipasa A que descompone los fosfolípidos de membrana, con intensa hemólisis vascular e insuficiencia renal aguda).

AH por acción de gérmenes:
- Bartonella bacilliformis
- Plasmodium
- Babesia microti
- Leishmania donovati

Anemias hemolíticas por acción de gérmenes o parásitos

En infecciones agudas o crónicas la hemólisis es poco frecuente, aunque si aparece, agrava el cuadro. Es el caso de la septicemia por *Clostridium welchii, Clostridium perfringens,* estreptococos, neumococos, estafilococos, *Escherichia coli,* meningococo, *Haemophillus influenzae, Salmonella y Aspergillus.* Suele ser de tipo intravascular, con presencia de esferocitos en el frotis.

Bartonella bacilliformis es un bacilo gram-negativo, que se adhiere a la superficie del eritrocito sin penetrar en él. Su reservorio es un flebotomo de zonas de Sudamérica (Perú, Ecuador, Colombia) y el contagio humano se realiza por la picadura del insecto. El cuadro clínico es de intensa anemia, adenopatías y fiebre elevada (*fiebre de Oroya*). En el frotis existirá una intensa eritroblastosis y se observará el parásito fijado a la superficie del hematíe.

Plasmodium, en sus diferentes variedades (*falciparum, vivax, ovale* y *malariae*) causante del paludismo o la malaria, se caracteriza por penetrar en el interior del hematíe a través de la proteína banda 3 de la membana y multiplicarse en su interior, lo que provoca su rotura. La fase eritrocitaria forma parte del ciclo vital del parásito. Cualquier membranopatía, enzimopatía o hemoglobinopatía dificultará la entrada y multiplicación del parásito; de ahí la mayor frecuencia de estas alteraciones en zonas endémicas de paludismo, como consecuencia de la presión positiva en la selección natural. El cuadro anémico se puede agravar si se inhibe la eritropoyesis o aparecen Anticuerpos frente al parásito o contra el antipalúdico utilizado (AH inmunoalérgica). Si el paciente es portador de G6PD, la administración de antipalúdicos también puede provocar una crisis hemolítica. La intensidad del cuadro depende de la especie: *P. falciparum* provoca anemia más intensa puesto que el parásito invade todas los hematíes, incluso los más viejos; *P. vivax* y *P. ovale* invaden solamente los hematíes más jóvenes, mientras que *P. malariae* ataca sólo a los más viejos, por lo que el cuadro en estos casos será menos severo. Junto a la sintomatología anémica, aparecerán accesos de fiebre, precedidos de escalofríos, mialgias, cefalea, náuseas y sudoración profusa. El diagnóstico debe basarse en la observación del parásito en la extensión de sangre periférica (figuras 3 y 4).

El diagnóstico debe basarse en la observación del parásito en la extensión de sangre periférica.

Babesia microti es otro parásito que puede penetrar en los hematíes, aunque con menos frecuencia que *Plasmodium.* La rata es su reservorio natural. El cuadro clínico cursa con anemia y, a veces, con insuficiencia renal que puede causar la muerte.

Leishmania donovani puede provocar hemólisis por hiperreactividad del sistema mononuclear fagocítico, aunque se supone un mecanismo mediado por el complemento. La clínica es de un cuadro febril e intensa esplenomegalia. Es más frecuente en pacientes inmunodeprimidos y el diagnóstico se establece por la observación del parásito en macrófagos de la médula ósea (figura 5).

AH por trastornos metabólicos: se da en sujetos jóvenes y se acompaña de signos de hepatopatía e intensa reticulocitosis.

Anemias hemolíticas por trastornos metabólicos o endocrinos

En la enfermedad de Wilson, por déficit congénito de ceruloplasmina, el cobre aumenta de forma importante en suero y orina, y provoca un efecto oxidativo sobre los hematíes. Se da en sujetos jóvenes y se acompaña de signos de hepatopatía e intensa reticulocitosis. La sospecha diagnóstica viene dada por la observación de los *anillos de Kayser-Fleischer.* El tratamiento es la penicilamina, que disminuye la cupremia y detiene la hemólisis.

En la insuficiencia hepática grave por consumo crónico de alcohol se puede detectar anemia hemolítica intensa, con abundantes acantocitos (spurr cells) circulantes. Se produce por trastornos de los lípidos plasmáticos y por el propio efecto directo del hígado dañado sobre los hematíes cuando pasan por su vasculatura. El *síndrome de Zieve* se observa en individuos con degeneración grasa del hígado por efecto del alcohol. Se caracteriza por hiperlipemia y episodios de hemólisis aguda, con ictericia y dolor abdominal intensos después de una ingesta abundante de alcohol.

El *síndrome de Zieve* se observa en individuos con degeneración grasa del hígado por efecto del alcohol.

En la insuficiencia renal, ciertos derivados metabólicos (guanidínicos) pueden provocar hemólisis debido a su escasa eliminación. Se observarán equinocitos o *burr cells* en la extensión sanguínea.

Hiperesplenismo

La estructura vascular del bazo actúa como filtro que retiene los hematíes alterados o cuando acaba su ciclo vital (función *culling*); también elimina cuerpos de inclusión intraeritrocitarios, como restos de DNA (función *pitting*). Cuando el bazo aumenta de tamaño (esplenomegalia) atrapa y destruye, además, los hematíes normales (se incrementan el culling y el pitting). Pero no toda esplenomegalia cursa con hiperesplenismo. Con este término se designa el estado de hiperfunción esplénica *caracterizado por:* a) esplenomegalia; b) disminución más o menos pronunciada de las cifras de hematíes, leucocitos y plaquetas, en cualquier combinación; c) médula ósea normal o con hiperplasia compensadora; d) evidencia de un recambio celular aumentado de la línea celular disminuida (reticulocitos, aumento de cayados, plaquetas inmaduras circulantes) y e) normalización de los valores hemoperiféricos si se procede a la esplenectomía. Lo más probable es que en el hiperesplenismo no exista una auténtica hiperfunción esplénica, sino un secuestro o retención pasiva de los elementos formes en el interior del bazo hipertrofiado.

Aunque la anemia es la principal consecuencia, puede observarse, por ejemplo, una neutropenia aislada, aunque lo más común es que se acompañe de cierto grado de anemia y trombopenia. Un rasgo bastante orientador sobre el origen esplénico de una leucopenia es el mantenimiento de una distribución porcentual normal de la fórmula sanguínea, ya que la barrera mecánica que representa la pulpa roja del bazo hipertrófico secuestra en la misma proporción todas las poblaciones leucocitarias (neutrófilos, linfocitos y monocitos). Normalmente la neutropenia por hiperesplenismo no es lo bastante intensa para incrementar el riesgo infeccioso.

Aunque cuando se habla de esplenomegalia se hace hincapié en las de origen hematológico, ello no quiere decir que sean las más frecuentes. Las más comunes son, con mucho, las de origen hepáticoportal, y, en segundo lugar, las de causa infecciosa o parasitaria (tabla 2).

Hiperesplerismo: la anemia es la principal consecuencia.

El hiperesplenismo y con ello, la hemólisis, desaparecen al tratar el proceso de base. La esplenectomía puede estar indicada en algunos casos, si bien hay que valorar los perjuicios de la asplenia (ausencia del bazo) sobre todo en pacientes jóvenes, en forma de aumento de susceptibilidad a infecciones bacterianas, especialmente por gérmenes encapsulados.

Tabla 2. Clasificación de las esplenomegalias

Esplenomegalias hematológicas

- Síndromes hemolíticos: esferocitosis hereditaria, eliptocitosis congénita, β-talasemia major, drepanocitosis.
- Citopenias inmunes; AHAI, PTI, neutropenia inmune.
- Síndromes mieloproliferativos crónicos: leucemia mieloide crónica, policitemia vera, mielofibrosis idiopática,trombocitemia esencial.
- Síndromes linfoproliferativos: leucemia aguda linfoblástica, leucemia linfática crónica, enfermedad de Hodgkin, linfomas no hodgkinianos, leucemia prolinfocítica, tricoleucemia y macroglobulinemia.
- Afecciones del sistema mononuclear fagocítico:
  - Reactivas: histiocitosis hemofagocítica reactiva.
  - Proliferativas: histiocitosis X e histiocitosis malignas.
  - Tesaurismosis: enfermedad de Gaucher, enfermedad de Niemann-Pick, síndrome del histiocito azul marino.

Esplenomegalias infecciosas y parasitarias

Fiebre tifoidea, brucelosis, endocarditis bacteriana subaguda, sepsis bacteriana, mononucleosis infecciosa, hepatitis vírica, tuberculosis miliar, brucelosis, síndrome de inmunodeficiencia adquirida, viriasis citomegálica (síndrome posperfusión), kala-azar, paludismo, quiste hidatídico, tripanosomiasis, histoplasmosis diseminada

Esplenomegalias hepatógenas y por hipertensión portal

Trombosis de la vena esplénica, trombosis de la vena porta, malformaciones congénitas del área esplenoportal, trombosis de las venas suprahepáticas (síndrome de Budd-Chiari), cirrosis hepática, insuficiencia cardíaca congestiva, esquistosomiasis hepática.

Esplenomegalias de naturaleza variada

- Enfermedades sistémicas, síndromes de Felty y de Still.
- Linfadenopatía angioinmunoblástica.
- Esplenomegalia idiopática no tropical (síndrome de Dacie).
- Amiloidosis, sarcoidosis, LES.
- Quistes no parasitarios y hamartomas.
- Tumores vasculares (hemangiomas, linfangiomas, hemangio-endoteliomas, angiosarcomas).
- Tumores no linfoides (lipoma, histiocitoma fibroso, fibrosarcoma, leiomiosarcoma, teratoma maligno, metástasis epiteliales).
- Esplenomegalia inducida por silicona.

BIBLIOGRAFÍA

VIVES CORRONS JL. *Anemias hemolíticas adquiridas.* En: Sans-Sabrafen J, Besses Raebel C, Vives Corrons JL. Hematología clínica. Barcelona: Elsevier España, S.A; 2006: 273-306.

RODRIGO E, MORADO M, VIEJO A Y HERNÁNDEZ F. *Anemias hemolíticas adquiridas.* Medicine 2008;10(20):1334-43.

KELTON JG, CHAN H, HEDDLE N, WHITTAKER S: *Acquired hemolytic anemia, in Blood and Bone Marrow Pathology.* Edited by Wickramasinghe SN, McCullough J. New York, Churchill Livingstone, 2002: 185–202.

ZAMORA C. *Anemia hemolítica autoinmune: diagnóstico serológico y tratamiento transfusional.* Haematologica 2009;94(Supl.1):325-330.

DIERICKX D, DE RYCKE A, VANDERSCHUEREN S, DELANNOY A. *New treatment options for immune-mediated hematological disorders.* Eur J Intern Med 2008;19(8):579-86.

GERTZ MA. *Management of cold haemolytic syndrome.* Br J Haematol 2007;138(4):422-9.

JUDD WJ; *Scientific Section Coordinating Committee of the AABB.* Practice guidelines for prenatal and perinatal immunohematology, revisited. Transfusion 2001;41(11):1445-52.

Guía sobre la transfusión de componentes sanguíneos y derivados plasmáticos. Sociedad Española de Transfusión Sanguínea (SETS) 2006.

HASPEL RL, HILLMEN P. *Which patients with paroxysmal nocturnal hemoglobinuria (PNH) should be treated with eculizumab?* ASH evidence-based review 2008. Hematology Am Soc Hematol Educ Program 2008:35.

ELLIOTT MA, HEIT JA, PRUTHI RK, GASTINEAU DA, WINTERS JL, HOOK CC. *Rituximab for refractory and or relapsing thrombotic thrombocytopenic purpura related to immune-mediated severe ADAMTS13-deficiency: a report of four cases and a systematic review of the literature.* Eur J Haematol 2009;83(4):365-72.

NORIS M, REMUZZI G. *Atypical hemolytic-uremic syndrome.* N Engl J Med 2009;361(17):1676-87.

Tema 9. Aplasia medular

Jesús A. García Bautista, Mª Amparo Godoy Montijano y Humberto Pérez Martos

La primera descripción de anemia aplásica o aplasia medular corresponde a Ehrlich, en 1888, tras el hallazgo de una biopsia de médula ósea carente de precursores hematopoyéticos. El término *anemia aplásica* se introdujo en 1904, y sigue vigente en el mundo anglosajón, si bien, y dado que la enfermedad se caracteriza por citopenias en las tres líneas celulares hemoperiféricas y ausencia de precursores en médula ósea, se considera más apropiado el término a*Aplasia medular (AM).* Recientemente ha habido importantes avances en la comprensión de los mecanismos fisiopatológicos que conducen al fracaso medular en esta enfermedad.

La aplasia medular puede ser adquirida o congénita. Existen numerosos factores y causas capaces de producir aplasia o hipoplasia medular, y la distinción entre formas hereditarias y adquiridas por un lado, y formas idiopáticas y secundarias por otro, tiene importantes implicaciones pronósticas y terapéuticas.

EPIDEMIOLOGÍA

La AM es una enfermedad infrecuente. Los estudios que han empleado criterios diagnósticos restrictivos y confirmación histológica han estimado la incidencia de esta enfermedad en 2 casos por millón de habitantes/año, si bien otras fuentes la estiman en 3-4 casos por millón de habitantes/año. Se observan diferencias significativas en cuanto a su distribución geográfica, siendo más frecuente en Asia oriental. Esta asimetría parece atribuirse más a factores ambientales que a genéticos, si bien no se han podido identificar claramente estos factores.

La AM es una enfermedad infrecuente.

La incidencia de AM presenta una distribución bimodal, con un pico entre los 15-25 años y otro alrededor de los 60. No se ha encontrado predominio de incidencia de un género sobre otro.

ETIOLOGÍA

Etiología:
- Radiaciones ionizantes
- Fármacos y sustencias químicas
- Agentes infecciosos.

En la amplia mayoría de los casos es difícil atribuir a un único factor la aparición de AM en un paciente, y estos casos son catalogados como idiopáticos, si bien el pronóstico y el tratamiento se basan más en el curso clínico y la severidad del cuadro que en su etiología.

Radiaciones ionizantes. Se han descrito aumentos de incidencia de AM en poblaciones y zonas geográficas expuestas a radiaciones ionizantes tras explosiones nucleares, accidentes radiactivos o por causas ocupacionales. Tanto la radiación gamma como la alfa pueden causar lesiones en los precursores de la médula ósea. La radiación corporal total aguda causa aplasia/hipoplasia medular dependiente de dosis, una dosis a partir de 1 a 2.5 Gy ya puede causar depresión medular, la dosis mayor de 8 Gy se considera letal en un 100% de los casos sin rescate hematopoyético. Cuando la exposición es crónica también se observa aplasia inducida por la radiación, en general con dosis acumuladas a partir de 4 Gy. Respecto a los compuestos radioactivos, el dióxido de torio utilizado como marcador en el diagnóstico médico fue posteriormente asociado a la aparición de leucemias y aplasia medular. La intoxicación aguda por radio se asocia a aumento del riesgo de padecer leucemia u otras neoplasias.

Fármacos y sustancias químicas. Un gran número de sustancias químicas y medicamentos han sido implicados en la aparición de AM. En la lista adjunta (tabla 1) se muestran algunos de ellos, si bien se debe tener presente que una relación causa-efecto sólida se ha demostrado en muy pocos de ellos. Por lo tanto se debe ser cauto a la hora de atribuir la etiología de un caso de aplasia medular a la exposición a un fármaco o agente químico. En la tabla 1 se expone una lista de agentes capaces de causar aplasia/hipoplasia medular al ser usados en sus dosis habituales.

Los mecanismos de toxicidad medular química que pueden desencadenar AM son diversos y en muchos casos no bien

Tabla 1. Algunos fármacos y sustancias químicas asociadas a aplasia medular

Quimioterápicos y fármacos citostáticos/citotóxicos
Benceno
Cloranfenicol (en personas genéticamente predispuestas)
Insecticidas/Pesticidas
Antiparasitarios: quinacrina, cloroquina, quinidina
AINEs: fenilbutazona, indometacina, ibuprofeno, AAS
Anticonvulsivantes: carbamacepina, fenitoína
D-Penicilamina
Compuestos de oro y otros metales pesados (arsénico, mercurio)
Sulfonamidas, más raramente otros antibióticos: estreptomicina, tetraciclinas, meticilina, mebendazol, trimetoprim/sulfametoxazol
Antitiroideos (metiltiouracilo, propiltiouracilo, metimazol)
Antidiabéticos (tolbutamida, clorpropamida)
Inhibidores de la anhidrasa carbónica: acetazolamida
Estrógenos
Antihistamínicos: ranitidina, cimetidina, clorfeniramina
SNC: clorpromazina, clordiacepóxido, meprobamato, litio
Otros: alopurinol, metildopa, guanidina, tiocianato, carbimazol

conocidos. Los citostáticos/citotóxicos lesionan el ADN de las células en compartimentos altamente proliferativos y por tanto su acción es directa sobre los precursores medulares. En otras ocasiones se ha postulado la posible presencia de una predisposición genética o idiosincrásica, sobre todo en aquellos casos asociados a fármacos de uso común y que en una proporción mínima de casos producen AM.

Los mecanismos de toxicidad medular química que pueden desencadenar AM son diversos y en muchos casos no bien conocidos.

Agentes infecciosos: los episodios de pancitopenia/hipoplasia medular asociados a cuadros infecciosos son frecuentes en la práctica clínica y su gravedad es variable. Se han descritos casos de AM asociados a diversas infecciones por virus, si bien, al igual que con los fármacos en muchos casos los factores de confusión son múltiples y es difícil establecer relaciones causales sólidas. Se han propuesto diferentes hipótesis para los mecanismos por los que los agentes infecciosos podrían ser mielotóxicos: infección directa por virus de los precursores inmaduros, activación de poblaciones de linfocitos T citotóxicos, autoinmunidad cruzada por expresión de proteínas virales en la membrana celular, etc. También se ha apuntado a una posible afectación de las células estromales que conduciría a un compromiso del micromedioambiente medular con resultado de hematopoyesis frenada.

Virus de AM:
- Virus de la hepatitis
- Virus de Epstein-Barr
- Citomegalovirus
- VIH

Entre los *virus más comúnmente asociados a AM,* destacan:

Virus de las hepatitis: la tasa de aparición de AM siguiendo un cuadro de hepatitis aguda viral se ha estimado en 2-5% de los casos, sin que se haya podido demostrar un aumento de incidencia asociado a uno u otro de los virus causales. Esta asociación parece ser mucho más frecuente en pacientes sometidos a transplante hepático por fallo hepático fulminante. En el curso típico de la AM posthepatitis las citopenias aparecen de 8 a 10 semanas tras la instauración del cuadro. El pronóstico, sin tratamiento, es especialmente grave, en algunas series se ha informado de hasta un 90% de mortalidad en el primer año. Algunos casos puede responder a la administración de gammaglobulina antitimocito (ATG) o ser candidatos a transplante de precursores hematopoyéticos.

Virus de Epstein-Barr (VEB): en raros casos la mononucleosis infecciosa (MI) por VEB puede acabar dando lugar a AM. En un estudio reciente, el genoma del VEB se demostró en precursores hematopoyéticos de pacientes con AM, en todos los cuales se confirmó serológicamente la infección por el VEB, si bien sólo una minoría había pasado el cuadro clínico típico de la MI, lo que puede hacer pensar que exista un grado mayor de relación del que sugiere la mera asociación clínica. En cuanto al tratamiento, los casos de AM asociados a virus del tipo herpes pueden responder a aciclovir, casos aislados han respondido a ATG.

La infección citomegálica puede asociarse a fracaso medular, especialmente en pacientes inmunocomprometidos.

Citomegalovirus (CMV): la infección citomegálica puede asociarse a fracaso medular, especialmente en pacientes inmunocomprometidos. Este fenómeno puede deberse tanto a infección directa de los precursores hematopoyéticos, de las células del estroma, o por inversión del cociente Thelper/Tcitotóxicos.

Virus de la inmunodeficiencia humana (VIH): aunque el hallazgo histológico medular más frecuente en los pacientes con infección por el VIH es la displasia medular, se han descrito casos de AM asociados a este virus. La presencia de otras infecciones concomitantes o el uso de fármacos mielotóxicos pueden contribuir al cuadro. Igualmente se han postulado como mecanismos la toxicidad directa del virus sobre la stem-cell y los fenómenos autoinmunes.

FISIOPATOLOGÍA

La lesión fundamental en la AM estriba en la disminución o desaparición de células madre hematopoyéticas de la médula ósea. Actualmente se acepta que los mecanismos fisiopatogénicos que predominan en la AM congénita y en la AM adquirida son diferentes. En la AM congénita existe un defecto en los progenitores hematopoyéticos que lleva a su destrucción, mientras que en la AM adquirida se considera que el mecanismo patogénico está mediado por inmunidad T citotóxica, con producción de citoquinas capaces de inducir la apoptosis de células del compartimento CD34+ y dar como resultado el fracaso de la hematopoyesis.

La lesión fundamental en la AM estriba en la disminución o desaparición de células madre hematopoyéticas de la médula ósea.

A la insuficiencia del compartimento proliferativo y al subsiguiente fracaso hematopoyético se llega por diversos caminos, que se pueden esquematizar en tres *mecanismos fisiopatogénicos:* lesión directa sobre la célula madre, defectos en las células del estroma y desarrollo de una alteración molecular que condicione la presencia de una clona anómala. La hipótesis del daño directo sobre la stem cell está apoyada por casos en los que un transplante singénico ha sido curativo sin necesidad de tratamientos inmunodepresores. Sin embargo, un alto porcentaje de estos transplantes no son eficaces sin que previamente se administre un tratamiento inmunosupresor o inmunomodulador, lo que sugiere que jueguen un papel ciertas citoquinas capaces de inhibir la proliferación de la célula madre o de inducir su destrucción, o bien de alterar de alguna forma el micromedioambiente medular y el equilibrio de las células del estroma. Por otra parte se han descrito casos de AM y HPN con posterior evolución a síndromes mielodisplásicos o leucemias agudas, lo que sugiere la existencia de lesiones moleculares que podrían estar en el origen de la enfermedad o ser adquiridas en el curso de ésta.

Tres *mecanismos fisiopatogénicos:* lesión directa sobre la célula madre, defectos en las células del estroma y desarrollo de una alteración molecular que condicione la presencia de una clona anómala.

CLÍNICA

Las manifestaciones clínicas de la AM derivan de la incapacidad de la médula ósea para mantener las poblaciones hemoperiféricas en niveles adecuados y por lo tanto de garantizar su función. El sangrado por trombopenia es frecuente, en general en forma de púrpura equimótica o petequial, o como sangrado mucoso, gingivorragia o epistaxis. En mujeres jóvenes no es raro que el primer síntoma sea metrorragia o hipermenorrea. En los casos asociados a HPN pueden aparecer orinas oscuras. Las hemorragias graves son relativamente frecuentes en el curso de la

Las manifestaciones clínicas de la AM derivan de la incapacidad de la médula ósea para mantener las poblaciones hemoperiféricas en niveles adecuados y por lo tanto de garantizar su función.

enfermedad (asociadas a infecciones, fármacos o cirugía) pero no al diagnóstico. Secundariamente a la anemia, el paciente puede mostrar fatiga, disnea, debilidad, astenia o incluso angor, aunque en general la anemia es de instauración progresiva y bien tolerada. En niños la clínica suele ser insidiosa, con apatía, somnolencia o anorexia. La historia clínica debe enfocarse a procesos infecciosos, toma de fármacos o exposición a sustancias tóxicas en el ámbito laboral, antecedentes familiares de malformaciones congénitas o cáncer a edades tempranas.

La exploración física suele ser anodina, salvo que haya signos de sangrado mucocutáneo. No suelen existir organomegalias ni adenopatías. En caso de encontrar alteraciones fenotípicas (talla corta, deformidades óseas o anomalías en radio o pulgares) debe sospecharse la presencia de una mielopatía hereditaria (Fanconi, disqueratosis congénita).

DIAGNÓSTICO

La presencia de citopenias hemoperiféricas junto a médula ósea hipocelular, en ausencia de otro proceso que lo justifique, constituye la piedra angular del diagnóstico de la enfermedad.

El procedimiento diagnóstico en un paciente con citopenias/pancitopenia debe enfocarse, de inicio, a descartar otras posibles causas potencialmente tratables. La gravedad del pronóstico de esta enfermedad y la potencial toxicidad de sus tratamientos hacen imperativo el asentar el diagnóstico en tantas evidencias como sea posible, siempre que éstas no demoren innecesariamente o peligrosamente el inicio del tratamiento.

En la práctica, el *manejo diagnóstico* ante un caso de posible AM, debe incluir:

- Hemograma completo con examen morfológico de la morfología de sangre periférica y contaje de reticulocitos corregidos por hematocrito.
- Análisis bioquímico con perfiles hepático, renal, férrico y lipídico, proteinograma y cuantificación de inmunoglobulinas, niveles de B12 y fólico, screening de autoanticuerpos sistémicos.
- Mielograma y biopsia ósea, con cuantificación de la celularidad global y descripción de la arquitectura, debe descartarse la presencia de metástasis o enfermedades de depósito.
- Estudio citogenético de médula ósea y análisis de fragilidad cromosómica espontánea y provocada con diepoxibu-

Diagnóstico:
- Hemograma completo
- Análisis bioquímico
- Mielograma y biopsia ósea
- Estudio citogenético de médula ósea
- Análisis de antígenos vinculados a CPI
- Electroforesis de hemoglobinas
- Test de Coombs directo
- Serologías
- Radiologías, ECG
- Estudio de histocompatibilidad.

tano o mitomicina C en sangre periférica.
- Análisis de antígenos vinculados a GPI mediante citometría de flujo.
- Electroforesis de hemoglobinas con determinación de Hb fetal.
- Test de Coombs directo, datos bioquímicos de hemólisis.
- Serologías a virus hepatotropos (VHA, VHB, VHC), VIH, CMV y VEB.
- Radiología de tórax, ECG.
- Estudio de histocompatibilidad mediante tipaje HLA del paciente y de los posibles donantes (hermanos y padres) debe hacerse por técnicas moleculares y es indispensable para la búsqueda de donante no emparentado.

La anamnesis debe incluir exposición a tóxicos o medicamentos, infecciones recientes, antecedentes de patología hepática, antecedentes familiares de hemopatías.

Los parámetros morfológicos de serie roja suelen permanecer normales, salvo la disminución de los reticulocitos. Ocasionalmente puede observarse macrocitosis. Más raramente se encuentra disminución de las series linfoide y monocitaria.

En el examen histológico de la médula ósea es mandatorio el hallazgo de hipocelularidad, si bien en ocasiones existe infiltrados linfoides que pueden dar la apariencia de una celularidad relativamente conservada. En otras ocasiones pueden encontrarse zonas parcheadas de hematopoyesis residual reactiva. Es recomendable incluir una tinción de reticulina para evaluar el grado de fibrosis medular.

Con frecuencia se observa aumento de la hemoglobina fetal y de la expresión del antígeno eritrocitario fetal/embrionario i. Los niveles séricos de eritropoyetina suelen estar elevados. En caso de encontrar aumento de enzimas de citolisis hepática debe sospecharse AM asociada a hepatitis viral. Actualmente se recomienda realizar estudios de fragilidad cromosómica ante todo nuevo diagnóstico de AM. Igualmente debe descartarse una posible HPN mediante citometría de flujo. Una vez el diagnóstico está establecido, debe valorarse el realizar tipaje HLA al paciente y a los potenciales donantes de precursores en un eventual trasplante.

Actualmente se recomienda realizar estudios de fragilidad cromosómica ante todo nuevo diagnóstico de AM.

Criterios diagnósticos:

1) Disminución de la celularidad hemopoyética en la médula ósea (<25% de la normalidad).
2) Ausencia de:
- Mielodisplasia (morfología y citogenética de médula ósea).

- HPN (análisis por citometría de flujo).
- Enfermedad de Fanconi (ausencia de fragilidad cromosómica en muestra de sangre periférica).

En base a las cifras en sangre periférica la AM debe clasificarse en *grados de gravedad* (tabla 2).

SEVERIDAD DE LA AM		
AM moderada	Neutrófilos > 0.5 * 10^9/L	
AM severa	Dos de los siguientes:	Neutrófilos <0.5 * 10^9/L Plaquetas <20 * 10^9/L Reticulocitos (corregidos Hto) < 1%
AM muy severa	Neutrófilos <0.2 / 10^9/L	

Tabla 2. Severidad de la AM

Criterios: granulocitos totales en s.p. por debajo de 500/µl, contaje de plaquetas inferior a 20.000/µl y unos reticulocitos absolutos inferiores a 40.000/µl.

La clasificación de la AM en grados de gravedad tiene importantes implicaciones terapéuticas y pronósticas. El diagnóstico de *AM severa (o grave)* requiere la presencia de los siguientes criterios: granulocitos totales en s.p. por debajo de 500/µl, contaje de plaquetas inferior a 20.000/µl y unos reticulocitos absolutos inferiores a 40.000/µl. Además, la biopsia de médula ósea debe mostrar una celularidad igual o inferior al 25% de lo normal. La *AM muy severa* (o *muy grave*) requiere un contaje de neutrófilos circulantes inferior a 200/µl. Para catalogar un caso de AM como *moderado,* debe haber citopenias leves o moderadas, y la celularidad medular debe estar disminuida, aunque no alcance el rango del 25% de la normalidad.

DIAGNÓSTICO DIFERENCIAL

Como hemos señalado, es muy importante, por sus diferentes implicaciones terapéuticas y, sobre todo, pronósticas, el diagnóstico diferencial con dos entidades hematológicas: la HPN y los síndromes mielodisplásicos. En general, el cuadro clínico de un paciente en el que vamos a enfrentar un posible diagnóstico de AM va a estar dominado por la presencia de pancitopenia hemoperiférica, es decir, disminución cuantitativa de las tres series hematológicas. Esta situación puede provenir de múltiples causas, habitualmente clasificadas como centrales (disminución de la producción medular por infecciones, tóxicos, radiaciones, mielopatías, invasión tumoral, etc.) o periféricas (aumento de la destrucción por hiperesplenismo, autoinmunidad, etc.). La tabla

3 muestra algunas causas de pancitopenia que deben considerarse en el proceso diagnóstico de la AM.

Tabla 3. Diagnóstico diferencial de la pancitopenia

Médula ósea hipocelular	• Aplasia medular addquirida • Síndromes de insuficiencia medular congénita (p.ej., Anemia de Fanconi, disqueratosis congénita, trombopenia amegacariocítica, y síndrome de Schwachman-Diamond) • Síndromes mielodisplásicos con hipoplasia • Aplasia medular asociada a virus
Médula ósea normo/hipercelular	• Mielopatías primarias - Malignas/clonales - Mielodisplasia - Mielofibrosis - Hemoglobinuria paroxística nocturna - Leucemias agudas - Linfohistiocitosis hemofagocítica - Osteopetrosis • Secundarias a enfermedades sistémicas - Tumores sólidos metastásicos - Autoimmunes (lupus eritematoso sistémico, Sd de Sjögren) - Nutricionales/tóxicas - Déficit de vitamina B12, déficit de folatos - Alcoholismo - Infecciones, sepsis - Virus - Brucelosis - Micobacterias - Enfermedades de depósito - Gaucher - Niemann-Pick - Sarcoidosis - Hipersplenismo

TRATAMIENTO

En aquellos casos de aplasias secundarias o de causa claramente identificable, el tratamiento debe ir encaminado a la eliminación en lo posible de la causa. Sin embargo esto sólo es aplicable a una minoría de casos. La mayor parte de las AM son idiopáticas y la presentación más frecuente es en grado *grave* o *muy grave.* Para estos casos el tratamiento se fundamenta en dos pilares básicos, la inmunosupresión y el transplante alogénico de médula ósea. En todos los casos deben aplicarse medidas de soporte que palien los problemas clínicos derivados de la insuficiencia medular.

TRATAMIENTO DE LA APLASIA MEDULAR GRAVE O MUY GRAVE

Las opciones que se consideran válidas actualmente son el tratamiento inmunosupresor/inmunomodulador y el transplante alogénico de médula ósea (aloTPH). La elección por uno u otro esquema de tratamiento dependerá de la gravedad de la aplasia, de la disponibiliad de donante histocompatible y de la edad del paciente.

aloTPH:

Tratamiento: aloTPH se considera la primera opción terapéutica.

Se considera la primera opción terapéutica en pacientes con donante idéntico para antígenos HLA clase I y II, y que sean menores de 40 años con AM grave o muy grave, o menores de 50 años con AM muy grave. Se emplea como tratamiento de segunda línea en todos los pacientes que no respondan al tratamiento inmunosupresor, independientemente de la gravedad.

El aloTPH no relacionado se indica para pacientes jóvenes que no disponen de donante, con fracaso del tratamiento inmunosupresor. Se requiere compatibilidad de 6/6 antígenos HLA a nivel molecular. El aloTPH singénico, en los casos que disponen de hermano gemelo univitelino, es la primera opción en los casos en que sea posible. Sin empleo de acondicionamiento ni inmunosupresión previa, ofrece una tasa de curación del 50%.

Como fuente de precursores se sigue recomendando la médula ósea por encima de la aféresis de sangre periférica. Para el acondicionamiento en estos pacientes se emplea la ciclofosfamida, a dosis de 50 mgs/kg/día, y la gammaglobulina antitimocítica (ATG) de caballo o de conejo, ambas durante 4 días (-5 a -2 preinfusión). Tras la infusión deberá instaurarse tratamiento contra la enfermedad injerto contra huésped (EICH con metotrexate y ciclosporina (CsA).

Las tasas de supervivencia que se han informado en los estudios más relevantes sobre los resultados del aloTPH en AM varían entre el 68% y el 89% de supervivencia global.

Las tasas de supervivencia que se han informado en los estudios más relevantes sobre los resultados del aloTPH en AM varían entre el 68% y el 89% de supervivencia global. Las complicaciones asociadas a una mayor mortalidad son la EICH y el fallo de injerto. La edad del paciente, la duración de la aplasia antes del transplante, la historia de transfusiones previas y el estado clínico son variables que afectan al pronóstico y a la supervivencia global. No se ha demostrado que la severidad de la AM afecte a la supervivencia global.

La tasa de fallo de injerto del aloTPH es mayor en la AM que en otras hemopatías malignas, probablemente por la menor intensidad de los regímenes de acondicionamiento. El rechazo del implante se atribuye a la presencia de linfocitos residuales del receptor (quimera parcial). En los pacientes con quimera completa la tasa de fallo de implante baja hasta el 5%. Otro factor asociado a la probabilidad de rechazo del implante son los requerimientos transfusionales previos al transplante, habiéndose informado tasas de rechazo del 5% en pacientes no transfundidos frente al 25% en pacientes muy transfundidos. Esto ha llevado al ensayo de acondicionamientos más agresivos (con el coste de un ligero aumento en la tasa de EICH) y a la recomendación de restringir las transfusiones en pacientes potencialmente candidatos a aloTPH, con el fin de minimizar la exposición a antígenos alogénicos. Los protocolos actuales de acondicionamiento, basados en ATG + ciclofosfamida, ofrecen una tasa de implante cercana al 95%.

Como alternativas en pacientes que no disponen de hermanos HLA compatibles se consideran los transplantes haploidénticos (generalmente de un progenitor) los donantes parcialmente compatibles (mismatch, generalmente hermanos) o el transplante de donante no emparentado.

Tratamiento inmunosupresor:

Gammaglobulina antitimocito: El suero con gammaglobulina antilinfocitaria o antitimocito (ATG) aislado o en combinación con otros fármacos, es un tratamiento eficaz en muchos casos de AM no candidatos a TPH, especialmente en pacientes de edad avanzada. Actualmente están disponibles dos preparados: la gammaglobulina de caballo y la de conejo. La tasa de remisiones que induce varía según estudios entre el 40% y el 60%, siendo el criterio de respuesta más comúnmente aceptado el contaje de neutrófilos totales. Existe asociación entre la severidad de la aplasia y la tasa de respuestas al tratamiento con ATG. El mecanismo de acción de este fármaco (en realidad una mezcla heterogénea de anticuerpos frente a múltiples antígenos) no es totalmente conocido, si bien se ha demostrado que el efecto tóxico directo sobre los linfocitos T citotóxicos no es el único responsable, por lo que deben existir otros mecanismos adyuvantes.

Tratamiento inmunopresor:
- Gammaglobulina Antitimocito.
- Ciclosporina A.

Los efectos secundarios más importantes de este tratamiento son las reacciones inmediatas alérgicas o anafilactoides, la enfermedad del suero y los descensos transitorios de cifras hemoperiféricas. También es relativamente frecuente observar fiebre, rigidez y/o urticaria en las primeras administraciones. La enfermedad del suero generalmente aparece de 5 a 11 días tras el inicio del tratamiento, y suele cursar con fiebre, malestar general, exantema máculo-papular y artromialgias. Pueden observarse síntomas gastrointestinales y neurológicos y la aparición de un rash serpiginoso en la cara dorsal de las manos y pies se considera un signo patognomónico. En los casos severos puede haber fracaso renal, rabdomiolisis y miocarditis. La prevención de esta complicación se basa en la administración de dosis medias (1 mg/kg c/24 h) de corticosteroides durante las dos primeras semanas de tratamiento con ATG. Debido a que el ATG reacciona también con antígenos presentes en la membrana de granulocitos, plaquetas y hematíes, no es raro observar un ligero descenso transitorio de los contajes de cifras periféricas.

La ciclosporina A (CsA) es un fármaco inmunosupresor eficaz en múltiples cuadros autoinmunes.

Ciclosporina A: la ciclosporina A (CsA) es un fármaco inmunosupresor eficaz en múltiples cuadros autoinmunes. Su efecto primordial es la inhibición de la función de los linfocitos T. La tasa de respuestas completas es similar a la que se obtiene con ATG y, al igual que ocurre con ésta, pueden verse respuestas mantenidas incluso tras la retirada del tratamiento. En las ocasiones en que se observa recaída del cuadro puede haber respuesta a un segundo curso de CsA o precisar tratamiento prolongado de mantenimiento. La CsA se administra por vía oral a la dosis necesaria para mantener unos niveles sanguíneos entre 100 y 250 ng/ml. Ya que puede haber respuestas tardías, se recomienda un periodo inicial de 3 a 6 meses antes de evaluar la respuesta.

Es preciso monitorizar los niveles plasmáticos de este fármaco, para asegurar el efecto inmunosupresor y para evitar toxicidad. La toxicidad por CsA causa hipertensión fallo renal, hirsutismo e hipertrofia gingival. El aumento de creatinina sérica es indicación de reducción de dosis.

Tratamiento inmunopresor combinado ha demostrado ser superior.

Tratamiento inmunosupresor combinado: la combinación de CsA y ATG ha demostrado ser superior en cuanto a tasa de respuestas a cualquiera de los dos tratamientos por sí solo, alcanzando un 85% a los 6 meses, con mayor duración de la remisión y supervivencias globales cercanas al 90% en los respondedores. Los esquemas típicos se basan en la administración de un curso de ATG, generalmente de 4-5 días, a dosis de 15 mgs/kg/día, junto a un curso descendente de corticosteroides (metilprednisolona 15 días) seguido de CsA durante los siguientes 90 días, a dosis inicial de 5 mgs/kg/dia que se ajustará para mantener niveles séricos entre 150 y 250 ng/ml. En el día +90 se evaluará la respuesta (tabla 4).

Tabla 4. Valoración de la respuesta al tratamiento en la AM

	RESPUESTA COMPLETA	RESPUESTA PARCIAL	SIN RESPUESTA
Hemoglobina	>12 g/dl	>8 g/dl sin requerimientos transfusionales	Resto
Neutrófilos	>1.500/μl	>500/μl	Resto
Plaquetas	>100.000/μl	>20.000/μl sin requerimientos transfusionales	Resto

En caso de obtener respuesta completa (RC) se disminuirá progresivamente la dosis de CsA hasta su retirada. Si ésta es parcial, debe mantenerse la dosis de CsA al menos dos años, para ir disminuyendo tan pronto se observe RC. En todos los casos debe comprobarse la dependencia de la respuesta de la CsA, si el paciente recae al retirarla, debe mantenerse a largo plazo.

En los pacientes no respondedores la primera opción es el TPH, si existe un donante histocompatible y el paciente es menor de 50 años. En los que no son candidatos a este tratamiento, debe optarse por el cambio de formulación de gammaglobulina (generalmente a la de conejo) junto al uso de corticoides y factores de crecimiento granulocíticos, o plantear el uso de otros inmunosupresores, especialmente el micofenolato mofetilo.

> En los pacientes no respondedores la primera opción es el TPH, si existe un donante histocompatible y el paciente es menor de 50 años.

TRATAMIENTO DE LA APLASIA MEDULAR MODERADA

Se basa en el uso de CsA con o sin anabolizantes (según esquemas) la dosis es la estándar y deben buscarse niveles entre 150 y 250 ng/ml. Al observar RC debe iniciarse la retirada progresiva en los 9 meses siguientes. Si la respuesta es parcial o nula se recomienda añadir una pauta de ATG + corticoides. En caso de respuesta no satisfactoria con este esquema se planteará, igual que en la AM grave, el TPH, el cambio de preparado de gammglobulina, o el uso de micofenolato mofetilo.

> La aplasia medular moderada se trata con el uso de CsA con o sin anabolizantes.

Complicaciones del tratamiento inmunosupresor

> Los pacientes que reciben tratamiento inmunosupresor por periodos prolongados de tiempo tienen un riesgo aumentado de desarrollar neoplasias hematológicas o tumores sólidos

Los pacientes que reciben tratamiento inmunosupresor por periodos prolongados de tiempo tienen un riesgo aumentado de desarrollar neoplasias hematológicas o tumores sólidos, lo que se ha atribuido a la falta de un apropiado *control inmunológico* de las proliferaciones anómalas. La incidencia acumulada de neoplasias en estos pacientes se ha estimado en un 18% para los que reciben tratamiento inmunosupresor y en el 3% para los que reciebn un TPH.

Respecto a las infecciones, diversos aspectos hacen en cierta medida diferente el espectro de cuadros infecciosos oportunistas que se encuentra en estos pacientes al de aquéllos con neoplasias hematológicas. Por un lado, en la AM la función citotóxica celular se mantiene intacta, y no suelen presentar la mucositis que acompaña a los tratamientos quimioterápicos. Por otro, los pacientes reciben durante largos periodos de tiempo tratamiento inmunosupresor, además de corticosteroides, y la neutropenia suele ser de larga duración, lo que favorece la colonización y las infecciones bacterianas. Entre estas, las más frecuentes son: bacilos gram-negativos, como escherichia coli, klebsiella pneumoniae o pseudomonas aeruginosa y cocos gram-positivos como staphylococcus aureus, staphylococcus epidermidis o estreptococos. La inmunosupresión empleada en el acondicionamiento pre-TPH puede acarrear infecciones atípicas. No está demostrada la utilidad de la profilaxis antibiótica en el paciente afebril, si bien es generalizado el uso de profilaxis frente al pneumocystis carinii. En caso de neutropenia febril deberá actuarse precoz y agresivamente, con pautas de antibióticos de amplio espectro y antifúngicos conformes a los protocolos de cada centro.

Soporte hemoterápico en la aplasia medular

En líneas generales, y con el objetivo de minimizar la exposición a antígenos extraños, la política transfusional en pacientes con AM debe tender a ser restrictiva. Los hemoderivados nunca deben provenir de familiares y deben ser irradiados y leucodepleccionados. Si el paciente es CMV negativo o se desconoce su estado de inmunización frente al CMV, se recomienda que reciba hemoderivados CMV negativos o irradiados.

Las transfusiones de plaquetas se administrarán únicamente cuando el paciente presente sangrado asociado a trombopenia, o si presenta una cifra de plaquetas entre 5.000-10.000/μl, aunque la utilidad de la transfusión profiláctica es objeto de amplio debate. El objetivo primordial de la transfusión es prevenir las hemorragias graves, especialmente las intracraneales. Sin embargo, el umbral en el cual se indica la transfusión es variable y debe personalizarse para cada paciente teniendo en cuenta todas las circunstancias, como antecedentes o tendencia al sangrado, edad, patología intercurrente, fiebre, etc. En los centros en que sea posible, se recomienda el uso de plaquetas de aféresis por minimizar la exposición a antígenos. Una grave complicación de la transfusión múltiple es la refractariedad a las transfusiones de plaquetas, generalmente de causa aloinmune, si bien deben considerarse otras posibles causas (anfotericina B, coagulación intravascular, antibióticos, esplenomegalia, fiebre, sangrado activo...).

El objetivo primordial de la transfusión es prevenir las hemorragias graves, especialmente las intracraneales.

La transfusión de concentrados de hematíes debe basarse siempre en el estado clínico del paciente y no en la cifra de hemoglobina. Se recomienda fenotipar al paciente para los antígenos eritrocitarios más relevantes y usar sangre tan compatible como sea posible. Las transfusiones múltiples causan sobrecarga de hierro con daño tisular asociado, por lo que en pacientes en los que se puede prever esta complicación debe considerarse el uso de quelantes del hierro.

La transfusión de concentrados de hematíes debe basarse siempre en el estado clínico del paciente y no en la cifra de hemoglobina.

Otros tratamientos

Hay diversos tratamientos en distintas fases de investigación, que persiguen mejorar la tasa de respuestas y la supervivencia global en la AM. Como agente inmunosupresor de acción rápida y no mieloablativo se ensayó la ciclofosfamida, con diferentes dosis y pautas. A pesar de mostrar una buena tasa de respuestas iniciales, no ha demostrado mejorar la superviviencia global. Otros inmunosupresores/inmunomouladores que se encuentran en fase de investigación son el anticuerpo monoclonal daclizumab, el micofenolato mofetilo, el FK506 y la rapamicina.

BIBLIOGRAFÍA

GUINAN E, SHIMAMURA A. *Acquired and Inherited Aplastic Anemia Syndromes.* En Greer J, Foerster J, Lukens J, Wintrobe's Clinical Hematology, 11th Edition. Lippincott Williams & Wilkins Publishers; 11ª edición (Diciembre 2003).

BACIGALUPO A, BRAND R, ONETO R ET AL. *Treatment of Acquired Severe Aplastic Anemia: Bone marrow transplantation compared with Immunosuppressive Therapy-* The European Group for Blood and Marrow Transplantation Experience. Sem Hematol 2000; 37, 1: 69- 80.

BACIGALUPO A, PASSWEG J. *Diagnosis and Treatment of Acquired Aplastic Anemia.* Hematol Oncol Clin N Am 23 (2009) 159–170.

YOUNG NS, CALADO RT, SCHEINBERG P. *Current concepts in the pathophysiology and treatment of aplastic anemia.* Blood 2006;108:2509–19.

KOJIMA S, FRICKHOFEN N, DEEG HJ, ET AL. *Aplastic anemia.* Int J Hematol 2005;82: 408–11.

Tema 10. Insuficiencias medulares hereditarias. Aplasias selectivas. Anemias diseritropoyéticas congénitas

Jesús A. García Bautista, Mª José Giménez López, Esther Clavero López y Cristóbal Avivar Oyonarte

APLASIAS MEDULARES HEREDITARIAS

ANEMIA DE FANCONI

La anemia de Fanconi (AF) es un síndrome hereditario de presentación clínica variable, incluyendo anomalías congénitas, pancitopenia progresiva por fracaso medular y predisposición a la aparición de neoplasias. Su descripción inicial se remonta a Guido Fanconi en 1927 y se trata de la causa más frecuente de aplasia hereditaria.

AF es un síndrome hereditario de presentación clínica variable.

La patogenia de esta enfermedad radica en un aumento de la fragilidad cromosómica ante agentes capaces de dañar el ADN, como la mitomicina-C (MMC) o el diepoxibutano (DEB). Recientemente se han producido importantes avances en la comprensión de los mecanismos bioquímicos que están alterados en las células de pacientes con AF, lo que ha abierto amplias expectativas en cuanto al futuro del tratamiento y el pronóstico de esta enfermedad.

La AF se hereda según un patrón autosómico recesivo, se expresa por igual en ambos sexos y no se han encontrado diferencias respecto a grupos étnicos. La prevalencia del estado de portador heterocigoto se estima entre 1/300 y 1/600 personas. La edad media al diagnóstico es de 7-9 años.

Cuadro clínico

Debe sospecharse la posibilidad de AF ante pacientes con anomalías congénitas esqueléticas, aplasia medular (especialmente si hay historia familiar) o susceptibilidad anómala a neoplasias. La gravedad del cuadro puede variar entre miembros de la misma familia. Las anomalías congénitas descritas asociadas

Anomalías congénitas a la AF: pigmentación anómala de la piel, estatura corta o retardo del crecimiento y anomalías óseas en miembros superiores o pulgares

Las complicaciones hematológicas de la AF suelen aparecer a partir de la primera década de vida.

a la AF son múltiples: pigmentación anómala de la piel, estatura corta o retardo del crecimiento y anomalías óseas en miembros superiores o pulgares se cuentan entre las más frecuentes, aunque no son totalmente características y puede verse en otros síndromes de insuficiencia medular congénita. Con menor frecuencia se han descrito también anomalías esqueléticas, oculares, renales, genitales, gastrointestinales y del sistema nervioso central. También se han descrito alteraciones endocrinas como déficit de hormona del crecimiento, hipotiroidismo, intolerancia hidrocarbonada o diabetes.

Las complicaciones hematológicas de la AF suelen aparecer a partir de la primera década de vida, normalmente en forma de citopenias leves de una o dos líneas hematopoyéticas. El riesgo de desarrollar un síndrome mielodisplásico (SMD) o una leucemia aguda (LA) está muy aumentado, estimándose en un 10% de los pacientes/año para SMD y un 5% pacientes/año para LA. También está aumentado el riesgo de desarrollar tumores sólidos, especialmente carcinomas escamosos en cabeza y cuello, piel, tracto gastrointestinal y genitourinario. El manejo oncológico de estos procesos es especialmente complicado por la sensibilidad de estos pacientes a la toxicidad de los tratamientos quimio o radioterápicos. Respecto al pronóstico, la supervivencia global a los 10 años es del 80% y a los 20 años de más del 50%, con una supervivencia mediana de alrededor de 25 años.

Diagnóstico

El examen de la médula ósea puede mostrar celularidad normal o disminuida, y es frecuente observar fenómenos o rasgos sugerentes de displasia y de diseritropoyesis. La morfología de sangre periférica es habitualmente normal. Suelen observarse trombopenia y leucopenia precediendo a la anemia.

El diagnóstico de confirmación de la AF se basa en la demostración de aumento de roturas cromosómicas espontáneas que aumentan en presencia de agentes citostáticos como el DEB o la MMC. El DEB es el empleado en la mayor parte de los centros por su mayor reproductibilidad.

El TPH es el único tratamiento curativo para la AF.

Tratamiento

El TPH es el único tratamiento potencialmente curativo para esta enfermedad, y es el tratamiento de elección para aquellos pacientes con hermano histocompatible. Estos pacientes son muy sensibles a la toxicidad del acondicionamiento pretransplante, por lo que deben usarse dosis reducidas. El TPH no emparentado se considera aún una opción experimental y debe llevarse a cabo dentro de ensayos clínicos.

La disqueratosis congénita es un transtorno congénito hereditario ligado al cromosoma X.

DISQUERATOSIS CONGÉNITA

La disqueratosis congénita es un transtorno congénito hereditario ligado al cromosoma X, en el que se asocian aplasia medular y anomalías cutáneas y ungueales. La triada clásica de presentación del cuadro es alteraciones de la pigmentación de la piel, onicodistrofia y leucoplasia oral. La severidad de presentación de la enfermedad es variable, y pueden aparecer otros rasgos como: ataxia, retardo del crecimiento intrauterino, retraso psicomotor, hipogonadismo, microcefalia, etc. Hematológicamente suele observarse pancitopenia por insuficiencia medular o citopenias en una o más líneas. Está aumentada la susceptibilidad a leucemias agudas y a tumores sólidos. El diagnóstico se lleva a cabo con técnicas de biología molecular, por demostración del gen DKC1 o de mutaciones en el gen de la telomerasa. Con frecuencia puede plantear un problema diagnóstico especialmente en niños que debuten con fracaso medular y puedan ser catalogados como aplasias medulares. El único tratamiento curativo es el aloTPH, si bien el índice de complicaciones y mortalidad relacionada con el procedimiento son elevados. Como tratamiento de soporte en personas no candidatas a aloTPH son útiles la eritropoyetina y los factores de crecimiento granulocíticos.

APSR presenta anemia arregenerativa como consecuencia de un fracaso de la eritropoyesis.

APLASIA PURA DE SERIE ROJA

Bajo el término *eritroblastopenia* o *aplasia pura de serie roja (APSR)* se engloba a una serie de cuadros con el denominador común de presentar anemia arregenerativa como consecuencia de un fracaso de la eritropoyesis. Por lo tanto, los pacientes con eritroblastopenia van a presentar anemia, generalmente normo-macrocítica y normocroma, con conservación de las series leucocitaria y plaquetar, contaje de reticulocitos disminuido y ausencia de eritroblastos en la médula ósea. Se trata de cuadros en general infrecuentes. En la tabla 1 se expone una clasificación de las APSR.

Tabla 1. Clasificación de las aplasias puras de serie roja

APSR congénitas	• Anemia de Blackfan-Diamond
APSR adquiridas	• Primarias o Autoinmunes - Frente a eritroblastos - Células sensibles a la eritropoyetina - Inhibidores de la eritropoyetina o Mecanismo desconocido • Secundarias o Timoma o Infecciones (VEB, parvovirus B19, parotiditis) o Fármacos o sustancias químicas o Anemias hemolíticas (crisis aplásicas) o Lupus eritematoso sistémico y artritis reumatoide o Miastenia gravis o Hipogammaglobulinemia o Neoplasias hematológicas y no hematológicas (además del timoma)

ANEMIA DE BLACKFAN-DIAMOND

Se trata de un cuadro poco frecuente, que aparece en la infancia, y que cursa con anemia hiporregenerativa en ocasiones asociada a anomalías morfológicas. Su incidencia global se ha estimado en 5 casos por millón de nacimientos. Su patrón de herencia es autosómico dominante, si bien la mayoría de los casos son esporádicos. Su fisiopatología no está completamente aclarada, se ha implicado al gen RSP19 en el cromosoma 19, pero tan sólo un 25% de los pacientes muestran mutaciones en este gen.

La anemia de Black-fau-Diamond: dismorfias craneofaciales, baja estatura, deformidad de pulgares, anomalías en el tracto urinario, esqueleto y corazón.

Respecto al cuadro clínico, la mayoría de las veces el diagnóstico se hace al nacimiento o en las primeras semanas de vida. La gravedad del cuadro es muy variable, desde hydrops fetalis a muy leves anemias o situaciones compensadas en las que el diagnóstico no se evidencia hasta la aparición de anomalías fenotípicas asociadas. De éstas, las más frecuentes son dismorfias craneofaciales, baja estatura, deformidad de pulgares, o anomalías en el tracto urinario, esqueleto y corazón. El grado de anemia es muy variable. El VCM puede ser normal o estar aumentado. El contaje de neutrófilos suele ser normal, pero en el curso de la enfermedad no es raro que se desarrolle leucopenia, en ocasiones en rango de neutropenia severa.

Para su diagnóstico se requiere: anemia normo o ligeramente macrocítica, con contajes de leucocitos y plaquetas normales, reticulopenia y celularidad conservada en médula ósea excepto por la ausencia selectiva de presursores eritroides. Debe diferenciarse de la AF por estudios de fragilidad cromosómica y de la eritroblastopenia transitoria de la infancia.

El tratamiento se basa en el soporte transfusional y en el empleo de glucocorticoides. Respecto a las transfusiones, su objetivo es mantener una cifra de hemoglobina no inferior a 8-9 g/dl, para asegurar un adecuado desarrollo psicomotor y sexual. Se recomienda el uso de hematíes desleucocitados o irradiados, y de fenotipo lo más compatible posible para prevenir aloinmunizaciones. Debe usarse quelación de hierro para prevenir en lo posible la hemosiderosis secundaria. Los glucocorticoides son eficaces en gran número de pacientes. Una vez confirmado el diagnóstico, debe iniciarse prednisona a dosis de 2 mgs/kg/día, repartida en 3-4 tomas. En un plazo de 1 a 4 semanas suele observarse respuesta reticulocitaria, que debe seguirse de una disminución progresiva de la dosis de prednisona, hasta alcanzar la dosis de mantenimiento. La respuesta a los corticoides se asocia a una supervivencia más prolongada, y los pacientes que precisan dosis bajas para el manteniemiento o incluso toleran retirada pueden alcanzar una esperanza de vida normal. Como en otras mielopatías, el aloTPH puede ser curativo, si bien se considera una segunda opción tras el tratamiento médico. Esto ha llevado a que la mayoría de los pacientes en que se ha ensayado el TPH tuvieran ya enfermedades avanzadas con mayor morbididad y por lo tanto mayor tasa de complicaciones relacionadas con el procedimiento. La terapia génica está abriendo nuevas posibilidades en el manejo de estos cuadros.

> El tratamiento se basa en el soporte transfusional y en el empleo de glucocorticoides.

ERITROBLASTOPENIAS ADQUIRIDAS

La APSR adquirida es un raro transtorno de la eritropoyesis que puede observarse en adultos. El cuadro clínico es similar al observado en la anemia de Blackjan-Diamond: anemia hiporregenerativa y ausencia de precursores eritroides en la médula ósea.

> La APSR adquirida es un raro transtorno de la eritropoyesis que puede observarse en adultos.

Etiología

La APSR puede ser primaria o secundaria a una serie de condiciones neoplásicas, autoinmunes, tóxicas o infecciosas (tabla 4). Entre las neoplasias más comúnmente asociadas con APSR se cuenta el timoma, las neoplasias hematológicas (principalmente como fenómeno autoinmune en el contexto de síndromes linfoproliferativos) o los tumores sólidos como los adenocarcinomas de estómago, de mama, de pulmón, el carcinoma de células renales o el sarcoma de Kaposi. Entre las infecciones, la mayor frecuencia de APSR se asocia a la infección por el parvovirus B19. Este virus infecta y daña selectivamente a los precursores de línea eritroide, dando lugar a crisis de eritroblastopenia principalmente en inmunodeprimidos, en niños y en pacientes con hemólisis crónica. La mayoría de las APSR por parvovirus B19 habitualmente se autolimitan en 1-2 semanas.

Gran cantidad de fármacos han sido asociados a APSR, si bien en muchos casos la causalidad es difícil de demostrar. Entre los más frecuentemente implicados destacan la difenilhidantoína, sulfonamidas, azatioprina, alopurinol, isoniazida, procainamida y ticlopidina. Igualmente se ha descrito un aumento de incidencia de APSR en pacientes con enfermedades autoinmunes o del colágeno como el lupus eritematoso, la artritis reumatoide, etc. Se han descrito también casos de APSR en el contexto de la gestación, tras TPH ABO-incompatible y en el contexto de algunas endocrinopatías.

Diagnóstico

Se basa en la demostración de una médula en la que están ausentes los precursores de serie roja junto a mielopoyesis y trombopoyesis conservadas. En adultos es obligado descartar la presencia de otros cuadros que estén dando lugar a la APSR como fenómeno asociado. Debe descartarse la presencia de un timoma por técnicas de imagen. Es recomendable un examen morfológico y un inmunofenotipaje de la sangre periférica para valorar la posibilidad de un síndrome linfoproliferativo de base. La infección por parvovirus, cuando es crónica, puede ser de difícil diagnóstico. La presencia de pronormoblastos gigantes en el examen citológico de la médula ósea es característica.

Se basa en la demostración de una médula en la que están ausentes los precursores de serie roja junto a mielopoyesis y trombopoyesis conservadas.

Tratamiento

Terapia transfusional para mantener Hb>8 g/dl en pacientes por lo demás sanos y Hb >9 g/dl en pacientes con compromiso de la función cardica o pulmonar. Debe valorarse la quelación de hierro con desferoxiamina.

En los casos en que se sospecha un origen autoinmune del cuadro se emplean agentes inmunosupresores. Generalmente la primera opción es un curso de corticoides (prednisona 1-2 mg/

kg/día), con lo que responde aproximadamente la mitad de los pacientes. Se han ensayado también otros fármacos como la ciclosporina, la ciclofosfamida o la azatioprina. Ocasionalmente se han descrito respuestas a la gammaglobulina antitimocito y a los anticuerpos monoclonales antiCD20 (rituximab) y antiCD52 (alemtuzumab). En caso de objetivarse la presencia de un timoma, debe llevarse a cabo excisión quirúrgica. Los pacientes con infección crónica por el parvovirus B19 deben tratarse con infusiones de gammaglobulinas polivalentes, que contienen anticuerpos neutralizantes presentes en la población general.

ANEMIAS DISERITROPOYÉTICAS CONGÉNITAS

Las anemias diseritropoyéticas congénitas (ADC) son un grupo de enfermedades congénitas poco frecuentes, caracterizadas por la presencia de signos de diseritropoyesis y eritropoyesis ineficaz en médula ósea, anemia y tendencia a la sobrecarga de hierro. No suele haber afectación de las otras series. Estos transtornos se han clasificado en tres tipos: I, II y III, si bien esta clasificación no es totalmente exhaustiva y algunos pacientes no pueden clasificarse en ninguno de los tipos. Los tipos I y II se heredan de forma autosómica recesiva y el tipo III de forma autosómica dominante. Se trata de enfermedades muy infrecuentes.

> Las ADC son un grupo de enfermedades congénitas poco frecuentes.

Clínicamente cursan con anemia de grado variable, aunque en general es leve o moderada, tendencia a la sobrecarga férrica en tejidos por la eritropoyesis ineficaz y un cierto grado de hemólisis mantenida.

Su diagnóstico diferencial debe hacerse con las talasemias (poiquilocitosis, hipocromía, eritropoyesis ineficaz, etc.) mediante electroforesis de hemoglobinas, con los cuadros megaloblásticos (alteraciones del metabolismo de la vitamina B12, el ácido fólico y los ácidos nucleicos) y con las hemólisis crónicas.

ADC tipo I.

Es causada por mutaciones en el gen de la codanina-1, de función desconocida. Suele manifestarse en las primeras décadas de la vida y cursa con anemia leve-moderada, datos bioquímicos de hemólisis crónica y esplenomegalia. Morfológicamente se observa anisopoiquilocitosis con tendencia a la macrocitosis. La citología de médula ósea muestra rasgos megaloblastoides y eritroblastos con signos dismórficos que son característicos: células grandes con núcleos irregulares con dos segmentos que sugieren división incompleta, células con dos núcleos que muestran diferente tamaño y estructura, y parejas de eritroblastos conectados

> ADC tipo I es causada por mutaciones en el gen de la Codamina-1, de función desconocida.

por puentes de cromatina. No existe tratamiento eficaz aunque gran parte de los pacientes no tienen requerimientos transfusionales.

ADC tipo II o HEMPAS es más frecuente.

ADC tipo II, HEMPAS.

Este tipo es más conocido como HEMPAS (*hereditary erithroblastic multinuclearity with positive acidified medium test*). Este tipo es el más frecuente y abarca 2/3 de los casos de ADC. Afecta por igual a ambos sexos y suele ponerse de manifiesto entre los 5 y los 15 años. Las células de estos pacientes poseen característicamente complejos anómalos de carbohidratos de membrana, por lo que las proteínas de membrana de estos pacientes van a mostrar una movilidad electroforética sensiblemente diferente a los controles normales. El rasgo típico de esta enfermedad es la sensibilidad a la lisis que muestran los hematíes ante sueros acidificados de grupo compatible, de forma similar a lo que ocurre en la HPN. Aparentemente, las células HEMPAS son sensibles a una IgM natural, presente en el 30% de los sueros humanos que puede adsorberse con células HEMPAS pero no con células HPN. Además, los hematíes HEMPAS presentan fuerte reactividad con anti-i, como ocurre con los hematíes de neonato. No se ha podido identificar hasta la fecha un gen o genes responsables de esta enfermedad. Por algún mecanismo, la proteína banda 3 es anómala, lo que da lugar a una glicosilación defectuosa de los lípidos y proteínas de la membrana, favoreciendo así la lisis por complemento y la persistencia del antígeno i.

Clínicamente cursa con anemia que puede ser severa en los que se acompaña de deformidades óseas en cara y cráneo.

Clínicamente cursa con anemia que puede ser severa en algunos casos, en los que se acompaña de deformidades óseas en cara y cráneo. Puede aparecer hemocromatosis secundaria y son frecuentes las colelitiasis por hemólisis crónica. En médula, un 15 a 20% de los eritroblastos muestran multinuclearidad y cariorrexis. En sangre periférica se observa anisopoiquilocitosis y algunos excentrocitos. No hay tratamiento eficaz, algunos pacientes se han beneficiado de la esplenectomía.

Se caracteriza por la presencia de hematíes gigantes en sangre y eritroblastos gigantes en médula.

ADC tipo III.

Se caracteriza por la presencia de hematíes gigantes en sangre y eritroblastos gigantes en médula, que muestran punteado basófilo grosero y núcleos múltiples (hasta 12 en una célula). Estos pacientes suelen permanecer asintomáticos y la mayoría no muestran anemia.

BIBLIOGRAFÍA

BAGBY GC, ALTER BP. *Fanconi anemia.* Semin Hematol 2006;43(3):147–56, Review.

GREEN A, KUPFER G. *Fanconi Anemia.* Hematol Oncol Clin N Am 23 (2009) 193–214. Abril 2009.

SAVAGE S, ALTER B. *Dyskeratosis Congenita.* Hematol Oncol Clin N Am, 23 (2):215-31, Abril 2009.

DESSYPRIS EN. *Pure red cell aplasia.* Curr Opin Hematol. 1994 Mar;1(2):157-61. Revisión.

HEIMPEL H. *Congenital dyserythropoietic anemias: epidemiology, clinical significance, and progress in understanding their pathogenesis.* Ann Hematol 2004; 83:613.

Tema 11. Eritrocitosis. Clasificación y diagnóstico

Jesús A. García Bautista, Manuel Almagro Sánchez de la Puerta y Antonio Navarro Castro

La eritrocitosis se define, clásicamente, como el aumento de la masa eritrocitaria (MET) en 2 o más desviaciones estándar ajustando a edad, sexo y raza. Ante la dificultad técnica de la medición de la MET y su poca accesibilidad, para catalogar a un caso como poliglobulia suelen usarse los valores hematimétricos simples, la concentración de hemoglobina (Hb) y el hematocrito (Hto). Sin embargo, estos parámetros pueden verse fácilmente alterados por diversas circunstancias, y por lo tanto hacen englobar múltiples situaciones en las que la eritrocitosis es un hallazgo secundario y reactivo. En este capítulo reservaremos los términos *eritrocitosis* y *poliglobulia* para referirnos a las formas secundarias y, *policitemia* para las clonales. Las eritrocitosis aparentes son aquéllas en las que hay una disminución del volumen plasmático o aquellos casos con masa eritrocitaria en la cola de la distribución normal gaussiana. En la práctica, podemos asumir que existe una eritrocitosis absoluta al encontrar un hematocrito mayor de 0.6 en un hombre o de 0.56 en una mujer. Por encima de 0.51 en hombres y de 0.48 en mujeres se debe sospechar, pero el diagnóstico debe apoyarse en otras pruebas.

> La eritrocitosis es el aumento de la MET en Z o más desviaciones estándar ajustando a edad, sexo y raza.

> Existe una eritrocitosis absoluta al encontrar un hematocrito mayor de 0.6 en un hombre o de 0.56 en una mujer.

FISIOLOGÍA DE LA ERITROPOYESIS

En la eritropoyesis fisiológica intervienen diversos agentes. Entre éstos, algunos de los más importantes son el factor estimulante de colonias granulocíticas y monocíticas (GM-CSF), la interleukina 3, la trombopoyetina y la eritropoyetina (EPO). La EPO es una citoquina, de naturaleza química glucoproteica y que se produce principalmente en la corteza renal y en el hígado,

La EPO mantiene un nivel de eritropoyesis en condiciones normales y estimula ésta en condiciones de necesidad.

y en menor proporción en otros tejidos como el bazo, el pulmón, los testículos, el cerebro y los presursores eritroides medulares. Su función es mantener un nivel de eritropoyesis en condiciones normales y estimular ésta en condiciones de necesidad. En caso de situaciones de estímulo intenso de la eritropoyesis los niveles séricos de EPO pueden aumentar hasta un nivel 1.000 veces superior al basal. El regulador fundamental de la producción de EPO es la presión parcial de O_2 en los tejidos, especialmente en las células intersticiales que rodean al túbulo renal. La respuesta celular a la hipoxia está controlada por una familia de factores de transcripción, conocidos como factores inducibles por hipoxia (HIF) que regulan la transcripción del gen de la EPO y por lo tanto su síntesis. Estudios recientes apuntan al HIF2a como la isoforma más importante en la regulación de la expresión de EPO durante la normoxia. Esta molécula es degradada rápidamente por la acción del O2, de enzimas prolil-hidroxilasas y la proteína supresora de tumores del gen von Hippel-Lindau. En hipoxia, la degradación del HIFa está enlentecida y por lo tanto aumenta su efecto estimulante de la producción de EPO. Las mutaciones en proteínas de esta vía han sido implicadas en una serie de variantes de eritrocitosis familiar.

Una vez en el torrente circulatorio, la EPO es capaz de estimular directamente a los precursores de línea eritroide a partir del estadio CFU-E, si bien la sensibilidad de las células a la EPO va disminuyendo según avanzan en la escala ontogénica al disminuir la cantidad de receptores de EPO (EPOr) que expresan. Cuando la EPO contacta con su receptor, la molécula se internaliza y desencadena una serie de señales intracelulares que estimulan la mitosis, la diferenciación hacia línea eritroide por activación de los genes específicos y la inhibición de la apoptosis de los precursores de esta línea. El complejo EPO-EPOr no tiene actividad tirosín-kinasa de forma intrínseca, pero son capaces de interaccionar con JAK2 e inducir la fosforilación de éstas, lo que activa a moléculas de señalización que entran al núcleo y activan la transcripción de genes relacionados con la proliferación y diferenciación eritroide. Además, el EPO-r tiene un dominio de regulación negativa que se une a la fosfatasa celular e inhibe la transducción de la señal y se ha apuntado a mutaciones en esta parte de la molécula como responsables de algunas eritrocitosis congénitas y familiares primarias.

CLASIFICACIÓN

Al ser un síndrome que engloba manifestaciones de múltiples enfermedades diferentes, se han hecho muchos esfuerzos por encontrar métodos para clasificar las diversas eritrocitosis en función de los mecanismos y las causas que pueden llevar a esta situación. Mostramos dos métodos de clasificación, uno basado en la causa y otro en el mecanismo fisiopatogénico subyacente.

Tabla 1. Clasificación etiológica de las eritrocitosis

CONGÉNITAS
- Asociadas a disminución de la p50 (aumento de la afinidad por el O2)
  - o Hemoglobinopatías de alta afinidad por el oxígeno (habitualmente autosómicas dominantes)
  - o Déficit de 2,3-difosfoglicerato (habitualmente autosómica recesiva)
  - o Metahemoglobinemias
- Asociadas a p50 normal
  - o Mutaciones de VHL incluyendo la policitemia Chuvash (habitualmente autosómica recesiva)
  - o Mutaciones de PHD2
  - o Mutaciones de HIF2a
  - o Mutaciones de EPOR (habitualmente autosómicas dominantes)

ADQUIRIDAS
- Primaria, clonal (policitemia vera)
- Secundarias
  - o A hipoxia tisular:
    - Enfermedad pulmonar crónica
    - Cortocircuito derecha-izquierda
    - Poliglobulia de la altitud
    - Carboxihemoglobinemia por tabaquismo/intoxicación por monóxido de carbono
    - Apnea del sueño/síndrome de hipoventilación-obesidad
    - Estenosis de la arteria renal
  - o No causadas por hipoxia tisular
    - Uso de andrógenos o eritropoyetina
    - Post-transplante renal
    - Hemangioblastoma cerebeloso/meningioma
    - Feocromocitoma, leiomioma uterino, quistes renales, adenoma de paratiroides
    - Carcinoma hepatocelular, adenocarcinoma renal

Adaptado de Patnaik MM, Tefferi A. *The complete evaluation of erythrocytosis: congenital and acquired.* Leukemia. 2009

Tabla 2. Clasificación fisiopatológica de las eritrocitosis

- ERITROCITOSIS RELATIVAS
    - o Por hemoconcentración o depleción de volumen
    - o Síndrome de Gaisböck
- ERITROCITOSIS PRIMARIAS
    - o Policitemia vera
- ERITROCITOSIS SECUNDARIAS HIPOXÉMICAS CON ADECUADA RESPUESTA A ERITROPOYETINA
    - o Enfermedad pulmonar crónica
    - o Síndrome de hipoventilación-obesidad
    - o Síndrome de apnea obstructiva del sueño
    - o Enfermedades cardiacas con cortocircuito derecha-izquierda
    - o Altitud, mal crónico de montaña o enfermedad de Monge
    - o Tabaquismo
    - o Intoxicación por monóxido de carbono
    - o Estenosis de la arteria renal, poliquistosis renal
- ERITROCITOSIS SECUNDARIAS NO HIPOXÉMICAS CON SECRECIÓN INADECUADA DE ERITROPOYETINA
    - o Tumores
    - o Alteraciones endocrinológicas
    - o Fármacos, eritropoyetina exógena
- ERITROCITOSIS DE ORIGEN GENÉTICO
    - o Alteraciones eritrocitarias
        - Hemoglobinas de alta afinidad por el O2
        - Déficit de 2-3 DPG intraeritrocitario
        - Metahemoglobinemias
    - o Policitemia de Chuvash y otras asociadas a la mutación del gen de Von Hippel-Lindau
    - o Mutaciones del receptor de la eritropoyetina
    - o Eritrocitosis familiares idiopáticas
- ERITROCITOSIS DE ORIGEN DESCONOCIDO
    - o Eritrocitosis idiopática adquirida
    - o Eritrocitosis postransplante renal

DIAGNÓSTICO

Los primeros pasos en el estudio de cualquier paciente con eritrocitosis deben ser una historia clínica detallada y una exploración cuidadosa, que en muchos casos pondrán de manifiesto datos clínicos relacionados con poliglobulias secundarias o de causa orgánica fácilmente identificable. Si el diagnóstico diferencial incluye la posibilidad de eritrocitosis primaria (policitemia vera) los siguientes pasos deben ir encaminados a descartarla.

Los primeros pasos en el estudio de cualquier paciente con eritrocitosis deben ser una historia clínica detallada y una exploración cuidadosa

La historia clínica debe ir dirigida inicialmente a aquellas situaciones o patologías que se asocian a poliglobulias reactivas: clínica respiratoria, ronquidos nocturnos, somnolencia, historia de patología pulmonar o cardiaca, tabaquismo, exposición a fármacos (EPO, anabolizantes) o tóxicos como cobalto o monóxido de carbono o altitud de la residencia habitual. Deben investigarse antecedentes de fenómenos trombóticos o hemorrágicos. La presencia de prurito que se desencadena con la exposición al agua (prurito hidrogénico) es un rasgo típico de la policitemia vera.

La presencia de prurito que se desencadena con la exposición al agua (prurito hidrogénico) es un rasgo típico de la policitemia vera.

La exploración física debe incluir una inspección en busca de plétora facial, inyección conjuntival, cianosis (periférica o central) o acropaquias, una auscultación cuidadosa en busca de soplos cardiacos o refuerzo de tonos que puedan sugerir hipertensión pulmonar secundaria a neumopatía crónica, hipoventilación o sibilantes. La palpación abdominal puede revelar esplenomegalia en las poliglobulias primarias o, con menor frecuencia, hepatomegalia.

Pruebas complementarias: el primer paso en un paciente con sospecha de eritrocitosis es valorar el hemograma. Debe tenerse en cuenta que los valores de normalidad establecidos generalmente se refieren a la medida +/- dos desviaciones estándar, lo que siempre deja fuera de estos valores a un 2.5-5% de los individuos, en las *colas* de la curva de distribución gaussiana. Puede asumirse que un Hto mayor del 60% en un hombre o del 56% en una mujer implica una masa eritrocitaria elevada por lo que huelga la determinación de ésta. En los casos dudosos debe medirse la masa eritrocitaria, pero nunca sin una medición conjunta del volumen plasmático. Las pseudopoliglobulias microcíticas que pueden observarse en los rasgos talasémicos no deben confundirse con una eritrocitosis. Deben valorarse la serie blanca y plaquetar, si están aumentadas orientarán a una posible policitemia vera.

Respecto a las pruebas de imagen, pueden ser útiles la radiografía simple de tórax para valorar patología cardiopulmonar y la ecografía abdominal para descartar organomegalias.

Pruebas de imagen: radiografía de tórax, ecografía abdominal.

El descubrimiento de la asociación de la PV con la mutación JAK2V617F ha cambiado radicalmente el enfoque diagnóstico del paciente con poliglobulia. El análisis genético de esta mutación nos permite discernir con claridad si una eritrocitosis es o no clonal, por lo que ha desplazado a los pilares clásicos del diagnóstico de estos cuadros: la medición de la masa eritrocitaria total, la dosificación de eritropoyetina y los cultivos de colonias eritroides.

Actualmente, una estrategia razonable en el estudio de pacientes con hemoglobina o hematocrito elevados es la basada en la determinación de la mutación de JAK2 en sangre periférica combinada con la medición de EPO sérica.

Actualmente, una estrategia razonable en el estudio de pacientes con hemoglobina o hematocrito elevados es la basada en la determinación de la mutación de JAK2 en sangre periférica combinada con la medición de EPO sérica. Una EPO sérica normal no excluye la presencia de PV, pero un nivel elevado la hace muy improbable. Actualmente sabemos que un 97% de los casos de PV presentan la mutación de JAK2, lo que permite establecer un diagnóstico definitivo. Por lo tanto, puede empezarse el estudio por la determinación de JAK2, y si ésta está presente, puede afirmarse el diagnóstico de PV. Si ésta es negativa y los niveles de EPO son normales o bajos, debe buscarse la mutación del exón 12 de JAK2, que también confirmaría el diagnóstico de PV en caso de ser positiva.

En aquellos pacientes en los que se ha descartado clonalidad, los estudios subsiguientes deben orientarse en base a los niveles de EPO. Si está en niveles bajos debe considerarse la posibilidad de una mutación en el receptor de la EPO. Si están aumentados debe seguirse por discernir si la eritrocitosis es congénita (Hto elevado desde el nacimiento: hemoglobinopatías de alta afinidad, metahemoglobinemias, mutaciones de la via del sensor de oxígeno) o adquirida (hipoxia, cardiopatías, tumores, etc.).

ERITROCITOSIS CONGÉNITAS

1. Con disminución de la P50

Hemoglobinopatías de alta afinidad por el oxígeno

Las eritrocitosis congénitas causan hipoxia secundaria.

Estas hemoglobinas liberan el O_2 a niveles de O_2 tisular más bajo, por lo que causan hipoxia relativa de los tejidos y por lo tanto dan lugar a hipoxia secundaria. La causa de este fenómeno son mutaciones puntuales en las cadenas de globina, generalmente de la cadena beta. Estas mutaciones pueden afectar a los aminoácidos de la zona de pliegue de la molécula de Hb, afectando a su estructura terciaria, o bien a la región de fijación del 2,3-DPG. Se han descrito múltiples mutaciones puntuales. La mayoría de los pacientes presentan eritrocitosis aislada y antecedentes familiares. El diagnóstico se hace por la medición de la P50, que corresponde a la presión de O_2 en la que un 50% de la Hb está ligada a O_2, medida mediante un co-oxímetro adecuado o aplicando ciertas fórmulas matemáticas. La herencia es habitualmente autosómica dominante. Debe sospecharse una Hb de alta afinidad cuando la P50 está por debajo de los 20 mmHg.

Déficit de 2,3-Difosfoglicerato (2,3-DPG)

El 2,3-DPG se sintetiza por el enzima difosfogliceratomutasa y su función es acoplarse a la cavidad central del tetrámero de hemoglobina haciendo disminuir la afinidad de ésta por el O_2, es decir, desplaza la curva de saturación a la derecha. El déficit de 2,3-DPG suele deberse a defectos de este enzima y la consecuencia es la falta de liberación de O_2 a los tejidos dando lugar a eritrocitosis compensadora. El diagnóstico se establece al demostrar una P50 baja y una actividad disminuida del 2,3-DPG.

Metahemoglobinemias

Las metahemoglobinemias son situaciones en las que la molécula de hierro Fe^{+2} del grupo heme se oxida a Fe^{+3}, lo que compromete la unión del O_2 a la Hb y causa que el Fe^{+2} normal residual muestra un aumento de afinidad por el O_2, lo que en ocasiones da lugar a eritrocitosis compensadora. El nivel fisiológico de metahemoglobina se mantiene por debajo del 2% por la acción del sistema enzimático NADH-metahemoglobina reductasa, que consta de dos enzimas: el citocromo b5 y la citocromo b5-reductasa. Las metahemoglobinemias congénitas se deben a mutaciones de estas moléculas, si bien la mayoría de las metahemoglobinemias que encontramos en la práctica diaria son debidas a fármacos o a tóxicos.

> Las metahemoglobinemias son situaciones en las que la molécula de hierro Fe^{+2} del grupo heme se oxida a Fe^{+3}.

2. Con P50 normal

Mutaciones del gen von Hippel-Lindau (VHL) incluyendo policitemia de Chuvash

La policitemia de Chuvash es una eritrocitosis infrecuente, hereditaria con patrón autosómico recesivo, y recibe este nombre por haberse descrito entre personas originarias de esta región de Rusia. Su patogenia está en una mutación del gen supresor de tumores VHL, VHL598C>T, lo que da lugar a una insuficiente degradación de alguno de los mediadores intracelulares denominados HIF (factores inducibles por hipoxia) lo que estimula la producción de EPO. Los pacientes con policitemia de Chuvash (homocigotos para la mutación) muestran niveles de EPO normales o altos, hipotensión y tendencia a las trombosis arteriales y venosas. No parece haber aumento del riesgo de padecer otros tumores.

Mutaciones del receptor de EPO

La señal del receptor de la EPO se regula por la unión de la molécula SHP-1 a la porción distal intracelular (reguladora negativa) del receptor. Hasta la fecha se han descrito hasta 16 mutaciones que afectan a esta región, y que por lo tanto causan eritrocitosis. Generalmente cursan con niveles de EPO elevados.

ERITROCITOSIS ADQUIRIDAS

Enfermedades cardiopulmonares, síndromes de hipoventilación

En todas las patologías que cursan con un compromiso de la oxigenación tisular se puede observar poliglobulia secundaria como mecanismo de compensación.

En todas las patologías que cursan con un compromiso de la oxigenación tisular, bien por insuficiencia del aparato respiratorio o por fracaso de la función cardiocirculatoria, se puede observar poliglobulia secundaria como mecanismo de compensación. Esta poliglobulia es dependiente de EPO y se relaciona de forma directa con los valores de saturación sanguínea de O_2 y de presión parcial de O_2 en sangre arterial.

Por igual mecanismo, se observa poliglobulia asociada a baja saturación de O_2 en cardiopatías congénitas que cursan con cortocircuito derecha-izquierda, en situaciones de compromiso mecánico ventilatorio (síndrome de Pickwick o de hipoventilación-obesidad, espondilitis severa, distrofia miotónica, poliomielitis) o hipoventilación de origen central (enfermedad vascular cerebral con afectación del centro respiratorio, parkinsonismo, encefalitis, intoxicación por barbitúricos).

El manejo de estos pacientes debe basarse en el control en lo posible de la patología de base, si se indican flebotomías debe buscarse un objetivo de hematocrito no inferior a 50% para no comprometer aún más la oxigenación tisular. En las cardiopatías cianosantes congénitas y en el síndrome de Eisenmenger no es raro encontrar hematocritos por encima de 75%, asociados a clínica de hiperviscosidad y riesgo de eventos trombóticos.

Poliglobulia de la apnea del sueño

La poliglobulia de la apnea del sueño se asocia a obesidad mórbida y cursa con hipercapnia y somnolencia diurna.

Una de las causas más frecuentes de poliglobulia asociada a hipoventilación es el síndrome de apnea obstructiva del sueño, en el que durante el sueño se producen pausas respiratorias con el consiguiente déficit de oxigenación y poliglobulia compensatoria. Con frecuencia se asocia a obesidad mórbida y cursa con hipercapnia y somnolencia diurna.

Eritrocitosis de la altura, mal de montaña crónico o enfermedad de Monge

Descrito inicialmente en poblaciones que viven a gran altura (Andes, Himalaya), este transtorno cursa con poliglobulia severa, hipoxemia, síntomas constitucionales e hipertensión pulmonar. Aparece en personas expuestas de forma crónica a altitudes superiores a 2.500 m. Como mecanismo patogénico se ha propuesto la hipoventilación asociada a la baja presión parcial de O_2 en aire inspirado, dando lugar a una eritrocitosis excesiva. Clínicamente pueden presentar alteraciones del sueño, pérdida de memoria y de capacidad de concentración, cefalea, fatigablidad, artromialgias.

Carboxihemoglobinemia

En sujetos fumadores importantes o en expuestos a intoxicación crónica por monóxido de carbono (CO) se produce un aumento mantenido del nivel de carboxihemoglobina. El CO se une de forma irreversible a la Hb y bloquea la unión a O_2. Esto da lugar a hipoxia tisular, producción reactiva de EPO y poliglobulia reactiva. El tabaco, además, produce una disminución del volumen plasmático lo que contribuye al aumento del hematocrito. Se considera la causa más frecuente de eritrocitosis secundaria.

> La carboxihemaglobinemia es la causa más frecuente de eritrocitosis secundaria.

Eritrocitosis paraneoplásica

Se ha descrito la capacidad de algunos tumores, especialmente adenocarcinomas, de secretar EPO de forma autónoma, causando eritrocitosis secundaria como síndrome paraneoplásico. Se ha asociado con mayor frecuencia a tumores renales (Wilms, carcinoma renal) al hemangioblastoma cerebeloso y al hepatocarcinoma. También se ha descrito asociada a tumores benignos como leiomiomas uterinos, meningiomas o al feocromocitoma.

> Se ha descrito la capacidad de algunos tumores, especialmente adenocarcinomas, de secretar EPO de forma autónoma, causando eritrocitosis secundaria como síndrome paraneoplásico.

Eritrocitosis por tóxicos, fármacos y transtornos hormonales

Por efecto estimulante de la eritropoyesis, se observa poliglobulia en pacientes expuestos a intoxicación por cobalto, que reciben tratamiento con andrógenos, esteroides anabolizantes o EPO exógena, y en aquéllos con endocrinopatías que cursan con niveles elevados de esteroides o andrógenos (síndrome de Cushing, hiperaldosteronismo, feocromocitomas, etc.).

BIBLIOGRAFÍA

MCMULLIN MF. *The classification and diagnosis of erythrocytosis.* Int. Jnl. Lab. Hem. 2008, 30, 447–459.

Williams Hematology. McGraw-Hill Medical. 7ª edición, 2006.

CARBONELL F, CERVERÓ A. *Diagnóstico diferencial de las eritrocitosis.* En: Besses Raebel C, Hernández Nieto L, Vicente García V, editores. Enfermedades Mieloproliferativas Cónicas. Madrid: Acción Médica; 2008: 49-59.

TEFFERI A, THIELE J, ORAZI A, KVASNICKA HM, BARBUI T, HANSON CA ET AL. *Proposals and rationale for revision of the World Health Organization diagnostic criteria for polycythemia vera, essential thrombocythemia, and primary myelofibrosis: recommendations from an ad hoc international expert panel.* Blood 2007; 110: 1092–1097.

PATNAIK MM, TEFFERI A. *The complete evaluation of erythrocytosis: congenital and acquired.* Leukemia. 2009 Mar 19. [Epub ahead of print].

HERNÁNDEZ NIETO L, GARCÍA CONDE J. (ED). *Diagnóstico del paciente con eritrocitosis. Hematología. Citocinas, inmunoterapia y terapia celular.* Editorial: Aran, 2001 O2.

Tema 12. Neutropenias y agranulocitosis

Fernando Cobo Martínez, Javier Ignacio Martín López, Mª Dolores Enciso Rivilla y Mª Teresa Cabezas Fernández

NEUTROPENIAS

Definición

La cifra normal de leucocitos en sangre periférica oscila entre 5-10 x 10^9/L y un contaje total bajo se denomina *leucopenia.* Cuando ésta es descubierta, el primer paso es determinar qué tipo celular está en niveles bajos. Los leucocitos circulantes consisten en tipos celulares heterogéneos (neutrófilos, monocitos, eosinófilos, basófilos, linfocitos B, linfocitos T y células *Natural Killer*) cada uno de los cuales sirve para un único propósito y representa un componente fraccional diferente del total de la población de leucocitos.

La *neutropenia* se define como un contaje de neutrófilos en sangre periférica menor de 2 x 10^9/L. El papel de los neutrófilos en la defensa fagocítica del huésped es generalmente llevada a cabo si el contaje de neutrófilos es mayor de 1 x 10^9/L. Si el contaje de neutrófilos es menor, sobre todo por debajo de 0,5 x 10^9/L, la amenaza de infecciones severas, recurrentes, difíciles de tratar y amenazadoras para la vida se incrementa enormemente.

> La neutropenia se define como un contaje de neutrófilos en sangre periférica menor de 2 x 10^9/L.

Fisiopatología

La categorización de las causas de la neutropenia requiere el conocimiento de la cinética normal de los neutrófilos. Éstos surgen de un pool de células precursoras medulares a través de divisiones y etapas de maduración sincrónicas (figura 1). La tasa de producción de neutrófilos es alta, mayor de 1011 células/día; en la médula ósea, los precursores de los neutrófilos que retienen el potencial replicativo (mieloblastos, promielocitos y mielocitos) constituyen el *pool* mitótico. La última diferenciación o estadio celular (metamielocitos, cayados o bandas y neutrófilos segmentados) no se replican y forman el pool no mitótico. Un pool retenido de formas neutrofílicas completamente desarrolladas forman un *pool* de almacenamiento de neutrófilos dentro de la médula ósea. Estas células están de reserva, dispuestas para una rápida liberación en sangre periférica cuando las condiciones así lo dispongan.

Tras la liberación de médula ósea, los neutrófilos circulan en sangre periférica en uno de estos dos *pools.* La mitad de las células circulan libremente durante unas pocas horas; ese *pool* circulante contiene todos los neutrófilos representativos del contaje de células blancas. La otra mitad o pool marginado, literalmente se pega a lo largo de la superficie endotelial. Estas células no son contadas como parte de células blancas de sangre periférica, pero pueden ser reclutadas instantáneamente a la circulación por varios estímulos como la epinefrina. Virtualmente todos los neutrófilos abandonan la sangre periférica en 6-12 horas y van al espacio extravascular para destruir los microorganismos presentes. Sin embargo, debido a que el pool circulante es medido y el pool marginado no, el número verdadero de neutrófilos intravasculares consiste en el pool circulante y marginado juntos, siendo habitualmente el doble que el medido en el contaje. Teniendo en cuenta esas consideraciones cinéticas, se puede derivar una clasificación fisiopatológica de la neutropenia derivada de los tres modelos compartimentales: 1) compartimento medular, 2) compartimento de sangre periférica, 3) compartimento extravascular y 4) combinación de los tres anteriores.

En la tabla 1 se pueden observar las causas de neutropenia según el compartimento dónde se ubiquen.

Tabla 1. Principales causas de neutropenia según el compartimento en el que el mecanismo fisiopatológico actúe.

COMPARTIMENTO AFECTADO	**CAUSAS DE NEUTROPENIA**
COMPARTIMENTO MEDULAR	1. Lesión en médula ósea A. Fármacos: citotóxicos o no B. Radiación C. Químicos: benceno, DDT, arsénico, N2O2 D. Neutropenias hereditarias o congénitas E. Causas inmunológicas: mediados por células T o por anticuerpos F. Infecciones: bacterianas, virales

	G. Enfermedades infiltrativas en MO: metástasis, metaplasia mieloide, fibrosis, LMC, LMA, lesión medular post-radiación, PV H. Síndromes de neutropenia heredados: cíclica, severa congénita, Sdr Shwachman-Diamond, mielocatesis 2. Defectos de maduración A. Adquirida: déficit de ácido fólico y vitamina B12 B. Enfermedades neoplásicas y clonales: leucemia aguda no linfocítica, SMD, HPN
COMPARTIMENTO SANGRE PERIFÉRICA	1. Pseudoneutropenia A. Hereditaria o constitucional benigna B. Adquirida: aguda o crónica 2. Secuestro intravascular A. En pulmón: leucoaglutinación B. En bazo: hiperesplenismo
COMPARTIMENTO EXTRAVASCULAR	1. Utilización incrementada A. Infección severa por bacterias, hongos, virus o rickettsias B. Anafilaxia

LMC: leucemia mieloide crónica; LMA: leucemia mieloide aguda; PV: policitemia vera; SMD: síndrome mielodisplásico; HPN: hemoglobinuria paroxística nocturna

Anormalidades en el compartimento medular

Los defectos en la MO (fallos en la producción o liberación de neutrófilos) explican la mayoría de las neutropenias en la práctica clínica. El fallo del compartimento medular puede ocurrir como resultado de lesión directa tanto de progenitores hematopoyéticos y células madre o células en el microambiente hematopoyético. Con ambos tipos de lesiones, la MO habitualmente contiene menor cantidad de células hematopoyéticas de lo normal, o los defectos de maduración de células hematopoyéticas resultan en un número normal o incrementado de células hematopoyéticas anormales. En cualquiera de los dos casos, este tipo de neutropenia frecuentemente ocurre junto con anormalidades en el número de eritrocitos y plaquetas.

Los defectos en la MO explican la mayoría de las neutropenias en la práctica clínica.

Las lesiones medulares pueden ocurrir como consecuencia de una amplia variedad de enfermedades, pero la lesión inducida por fármacos es la más común (tabla 2). Antineoplásicos, ciertos antivirales y algunos agentes inmunosupresores son generalmente diseñados para producir lesión a una población celular no mieloide (células neoplásicas); la toxicidad mielosupresiva es la

Las lesiones medulares pueden ocurrir como consecuencia de una amplia variedad de enfermedades, pero la lesión inducida por fármacos es la más común.

normal, pero es en general predecible debido a que su intensidad varía directamente con la dosis. Los fármacos que no son habitualmente mielosupresores y que son bien tolerados en la mayoría de los pacientes pueden a veces inducir tanto lesión medular como destrucción de neutrófilos periféricos. Esas reacciones idiosincrásicas pueden acontecer por citotoxicidad directa o por mecanismo inmune en los cuales los neutrófilos son destruidos extramedularmente como resultado de anticuerpos antineutrófilos (penicilinas) o el compartimento medular es lesionado (procainamida, cloramfenicol, tocainida, dapsona).

La radiación puede producir lesión medular auto-limitada y fallo medular crónico.

Tabla 2. Fármacos que pueden causar neutropenia

Antiarrítmicos
Tocainida, propranolol, procainamida, quinidina
Antimicrobianos
Penicilinas, vancomicina, nitrofurantoina, ganciclovir, isoniacidas, cloramfenicol, sulfonamidas, dapsona, quinina, pirimetamina
Anticonvulsivantes
Carbamacepina, trimetadiona, fenitoína, etosuximida
Hipoglucemiantes
Clorpropamida, tolbutamida
Antihistamínicos
Cimetidina, bronfeniramina, tripenelamina
Antihipertensivos
Captopril, metildopa
Agentes citotóxicos
Antraciclinas, cisplatino, hidroxiurea, dactinomicina
Inmunosupresores
Antimetabolitos
Fenotiacinas
Promazina, clorpromazina, proclorperazina
Diuréticos
Hidroclorotiazida, clortalidona, acetazolamida
Antitiroideos
Metamizol, tiouracilo, propiltiouracilo
Antiinflamatorios
Fenilbutazona, ibuprofeno, indometacina
Otros
Interferones, alopurinol, etanol, levamisol, penicilamina, zidovudina, estreptoquinasa, carbamacepina

La lesión crónica inducida por radiación puede también resultar en el desarrollo de mielodisplasia y leucemia aguda no linfoblástica, las cuales pueden estar acompañadas por neutropenia. Además, la toxicidad por benceno puede resultar en neutropenia aguda o crónica y, como el fallo de médula inducido por radiación, se asocia con alto riesgo de leucemia aguda no linfoblástica.

El fallo de MO de origen inmune puede ser mediado por anticuerpos o, más a menudo, por linfocitos T que inhiben el crecimiento de precursores celulares de MO. Aparte de aquellos con anemia aplásica adquirida, la mayoría de pacientes con leucopenia inmune tienen enfermedades reumáticas o autoinmunes, que son especialmente probables si la neutropenia está aislada. La infección de la MO per se es inusual y la mayoría de las veces no resulta en neutropenia; algunas excepciones son las infecciones micobacterianas (sobre todo las causadas por *Mycobacterium tuberculosis* y *Mycobacterium kansasii*) y ciertas infecciones virales.

La invasión de la MO por células anormales puede conducir a neutropenia. El carcinoma pulmonar, de mama, próstata y estómago, así como enfermedades malignas hematopoyéticas pueden ocupar suficiente espacio medular para causar fallo global medular. De forma similar, en ciertas enfermedades mieloproliferativas y leucemias, los fibroblastos pueden proliferar de manera significativa en MO (mielofibrosis) y pueden contribuir al fallo medular. Este tipo de disfunción medular global casi siempre resulta en neutropenia y anemia, pero los contajes de plaquetas pueden ser variables.

> La invasión de la MO por células anormales puede conducir a neutropenia.

La detención de la maduración puede resultar en el fallo funcional de la MO, incluso estando llena de precursores granulocíticos. En la MO de pacientes con déficit de folatos y vitamina B_{12}, numerosos precursores granulocíticos anormales morfológicamente fallan en la maduración normal y sufren una alta tasa de muerte intramedular, debido a los efectos del déficit de vitaminas en la replicación nuclear. Ciertas neutropenias congénitas también representan anormalidades en la maduración como la leucemia aguda no linfocítica, síndromes mielodisplásicos y hemoglobinuria paroxística nocturna.

Anormalidades en el compartimento de sangre periférica

Las alteraciones en el compartimento de sangre periférica se producen por cambios desde el *pool* marginado al circulante

En el síndrome de pseudoneutropenia la producción y utilización de neutrófilos es normal, pero el tamaño del *pool* marginado se incrementa y el *pool* circulante disminuye.

y viceversa. En el síndrome de pseudoneutropenia la producción y utilización de neutrófilos es normal, pero el tamaño del *pool* marginado se incrementa y el *pool* circulante disminuye. Debido a esas células marginadas, que mantienen su capacidad de migración a lugares de infección, los pacientes con pseudoneutropenia no tienen riesgo incrementado de infección, a menos que coexista una anomalía en la función de los neutrófilos. La pseudoneutropenia adquirida a menudo ocurre como respuesta aguda o subaguda a una infección sistémica; está generalmente asociada con cambios agudos en otros compartimentos y se resuelve cuando la infección es tratada de forma adecuada o cuando cede espontáneamente. Finalmente, un verdadero tipo artefactual de pseudoneutropenia puede ser observado como resultado del agrupamiento de neutrófilos inducidos por EDTA que pueden ser eliminados añadiendo kanamicina a la muestra.

Anormalidades en el compartimento extravascular

Los neutrófilos y sus precursores responden a un gran número de factores ambientales con una regulación extrema. El más frecuente de ellos actúa en respuesta a la infección; esta respuesta está gobernada por una gran variedad de factores de crecimiento hematopoyéticos, moléculas de adhesión e interleuquinas, incluyendo dos factores granulopoyéticos, GM-CSF y G-CSF, y una importante chemoquina, la IL-8. Esos factores, junto con IL-1 y factor de necrosis tumoral α, citoquinas que inducen la síntesis y liberación de factores granulopoyéticos y adhesión de moléculas en neutrófilos y células endoteliales, explica el rápido incremento en la tasa de producción de neutrófilos en el compartimento mitótico, la precoz liberación de neutrófilos del *pool* de almacenamiento medular al *pool* de sangre periférica, el incremento en la tasa del paso de neutrófilos del pool de sangre periférica a los tejidos y el incremento de la actividad bactericida y fagocítica de los neutrófilos. De forma rara, una demanda incrementada de neutrófilos en el compartimento extravascular puede conducir a neutropenia transitoria, especialmente en pacientes con infecciones agudas severas. En tales casos, la demanda inmediata de neutrófilos en la zona de infección, hace que la liberación de neutrófilos del *pool* de almacenamiento medular sea tal que no pueda ser restaurada por un incremento de la actividad proliferativa de las células progenitoras granulocíticas. Esta clase de neutropenia es común en casos de fiebre tifoidea por *Salmonella,* en las cuales la leucopenia es un hecho habitual en la fase aguda. En tales

Una demanda incrementada de neutrófilos en el compartimento extravascular puede conducir a neutropenia transitoria, especialmente en pacientes con infecciones agudas severas.

casos, el tejido infectado sirve como un depósito de neutrófilos para un breve periodo de tiempo.

MANIFESTACIONES CLÍNICAS

La neutropenia puede ocurrir como manifestación de una amplia variedad de enfermedades sistémicas (ver tabla 1). Algunos pacientes neutropénicos permanecen asintomáticos, sobre todo si el recuento de neutrófilos excede 1 x 10^9/L o en aquellas cuya neutropenia es aguda o de duración breve. Cuando los síntomas ocurren, generalmente resultan recurrentes, a menudo con infecciones bacterianas severas debido a la importancia de los neutrófilos en la defensa del huésped frente a los microorganismos.

> La neutropenia puede ocurrir como manifestación de una amplia variedad de enfermedades sistémicas.

El riesgo de infección bacteriana se incrementa ligeramente si el contaje de neutrófilos en sangre periférica disminuye por debajo de 1 x 10^9/L, pero se incrementa de forma sustancial a niveles menores de 0,5 x 10^9/L. La monocitosis que compensa la neutropenia puede modificar el riesgo. Algunos pacientes con neutropenia severa congénita poseen tal monocitosis compensatoria que el curso clínico es muy suave. Debido a la capacidad de los monocitos extra de cubrir las deficiencias de neutrófilos, raramente algunos pacientes tienen pocas infecciones bacterianas. Los pulmones, sistema génito-urinario, intestino, orofaringe y la piel son las localizaciones más frecuentes de infección en pacientes neutropénicos. Además, los microorganismos infectantes son los sospechados habitualmente para el sitio anatómico, con la salvedad de que para pacientes que tienen infecciones recurrentes y requieren tratamiento antibacteriano prolongado y recurrente, algunos microorganismos inusuales (a menudo adquiridos en el hospital) pueden colonizar y causar infección. Además, es importante obtener la historia de tratamiento antibiótico de pacientes neutropénicos infectados.

> El riesgo de infección bacteriana se incrementa ligeramente si el contaje de neutrófilos en sangre periférica disminuye por debajo de 1 x 10^9/L, pero se incrementa de forma sustancial a niveles menores de 0,5 x 10^9/L.

En este tipo de pacientes, los signos y síntomas habituales están a menudo disminuidos o ausentes, como resultado de la reducción de las células que median la respuesta inflamatoria a la infección. De esta manera, pacientes neutropénicos con neumonía bacteriana severa bilateral pueden inicialmente ser vistos con mínimos infiltrados demostrables en pruebas de imagen torácicas (a veces los infiltrados no aparecen hasta pasados 3-4 días) pudiendo tener aspecto benigno y esputo no purulento; algunos pacientes con pielonefritis pueden no exhibir piuria, pacientes con faringitis bacteriana pueden no tener placas purulentas en su

Las infecciones que en un paciente normal permanecen localizadas, en un paciente neutropénico pueden diseminarse rápidamente.

El diagnóstico de neutropenia está influenciado por su severidad y por el aspecto clínico en el cual ocurra.

Un paciente con sepsis y neutropenia severa debe ser tratado precozmente con antibióticos por vía intravenosa.

orofaringe y pacientes con infecciones bacterianas severas en la piel pueden tener solamente eritrodermia leve o forunculosis. Las infecciones que en un paciente normal permanecen localizadas, en un paciente neutropénico pueden diseminarse rápidamente.

DIAGNÓSTICO

El diagnóstico de neutropenia está influenciado por su severidad y por el aspecto clínico en el cual ocurra. La valoración de pacientes con contaje de neutrófilos de menos de 0,5 x 10^9/L debe ser enérgica y exhaustiva. Un paciente con fiebre, sepsis, o ambas en el cual la neutropenia ha sido descubierta por primera vez presenta un problema de particular dificultad. En tales pacientes, es imposible determinar de forma inmediata si la neutropenia antecede a la sepsis, situación con implicaciones diagnósticas y terapéuticas, o si la neutropenia es meramente una respuesta a la infección misma. El examen de sangre periférica y un contaje diferencial de leucocitos puede ayudar en tales casos. Un incremento en la fracción de neutrófilos en forma de cayado circulantes con niveles por encima del 20% sugiere que la actividad granulopoyética de la médula está respondiendo adecuadamente. Aunque el contexto clínico es más importante que un dato clínico aislado, la coloquialmente conocida como *bandemia,* es de forma aislada un dato más compatible con la noción de que la MO del paciente está recuperándose de la lesión o que la neutropenia es derivada de un cambio transitorio del pool marginado o del compartimento extravascular.

La valoración diagnóstica de la neutropenia debe primero evaluar la cuestión de la severidad y después, si el paciente tiene fiebre, sepsis o ambas. Un paciente con sepsis y neutropenia severa debe ser tratado precozmente con antibióticos por vía intravenosa, tras la obtención de sangre para hemocultivo, pero sin esperar a los resultados de estos cultivos. Tras ello, los pasos serán los siguientes: a) identificar cualquier fármaco o toxina al cual el paciente pueda haber estado expuesto (tabla 2); b) determinar la cronicidad de la neutropenia; c) asegurarnos de si han habido infecciones recurrentes; d) identificar cualquier enfermedad sistémica de base que pueda ser la causa; e) examinar el contaje la morfología de sangre y MO, para determinar la explicación fisiopatológica más probable. En algunos casos, están justificados estudios de MO más específicos, incluso con un diagnóstico claro. El síndrome de Felty es una causa de neutropenia en pacientes con artritis reumatoide causado por uno o dos mecanismos fisiopatológicos: uno es mediado por anticuerpos anti-neutrófilo y el otro por fallo de MO mediado por linfocitos T. Cada mecanismo tiene, en este caso, diferentes implicaciones terapéuticas.

Cuando la severidad de la neutropenia ha sido cuantificada, se debe realizar un examen cuidadoso de sangre periférica. Los pacientes con neutropenia selectiva son evaluados de forma diferente de aquéllos con deficiencias adicionales de plaquetas o eritrocitos. Los fármacos que puedan actuar de forma perjudicial deben ser retirados si esta maniobra es posible, en base a la naturaleza de la enfermedad y de la presencia de fármacos alternativos. Los pacientes con neutropenia selectiva, pero sin exposición a fármacos o toxinas, sin historia de sepsis recurrente, y sin enfermedad autoinmune o inflamatoria crónica de base pueden tener neutropenia estable y benigna; esta categoría incluye algunos casos de neutropenia congénita y familiar y pseudoneutropenia. Cualquier paciente con neutropenia selectiva y una historia de sepsis y todos los pacientes con exposición a toxinas conocida, deben someterse a examen de MO para valorar la celularidad de cada compartimento, la distribución de estadios de diferenciación encontrados en cada pool y la presencia de cualquier anormalidad morfológica en las células hematopoyéticas.

En pacientes con pancitopenia o bicitopenia, se requiere además la aspiración más biopsia de MO. La única excepción a esta regla podrían ser pacientes con evidencia inequívoca de déficit de vitamina B_{12} o de folatos.

SÍNDROMES DE NEUTROPENIA ADQUIRIDA

Neutropenia cíclica

Se caracteriza por oscilaciones periódicas de 14 a 21 días del contaje de neutrófilos, con periodos de 3-5 días de neutropenia severa. La enfermedad se asocia con mutaciones localizadas cerca de la unión de los exones 4 y 5 del gen ELA2; esas mutaciones conducen a apoptosis y producción neutrofílica ineficiente. La causa de la periodicidad es desconocida. Durante los periodos de neutropenia severa, los pacientes pueden tener úlceras orales, faringitis y linfadenopatía. Sobre un 10% de los pacientes muere como resultado de la neumonía, celulitis o peritonitis. La biopsia de MO revela hiperplasia o parada de la división celular en el estadio de mielocito. Para establecer este diagnóstico, se debe de realizar un contaje completo sanguíneo con contaje diferencial de leucocitos 2 veces por semana durante 6 semanas.

Durante los periodos de neutropenia severa, los pacientes pueden tener úlceras orales, faringitis y linfadenopatía.

Neutropenia congénita severa

La neutropenia congénita severa está asociada con mutaciones en ELAZ.

También llamado síndrome de Kostmann y está también asociada con mutaciones en ELA2 que dan como resultado la apoptosis de células precursoras de neutrófilos. Esta enfermedad se acompaña de infecciones, incluidas onfalitis, estomatitis e infecciones respiratorias. Los cultivos bacterianos a menudo revelan *Staphylococcus aureus* y *Escherichia coli* como agentes infecciosos. Los pacientes típicamente tienen monocitosis y eosinofilia. El riesgo de leucemia mieloide aguda es alto en pacientes con esta enfermedad.

Otros síndromes raros causantes de neutropenia

La mielocatesis, síndrome raro autosómico dominante causado por mutaciones del receptor de la chemoquina CXCR4, se asocia con hipersegmentación de neutrófilos en MO y sangre periférica. Acontece una apoptosis de precursores medulares de neutrófilos bien diferenciados, existiendo anormalidades en la liberación de neutrófilos de la MO conducente a neutropenia severa e infecciones frecuentes.

El síndrome de Schwachman-Diamond es una enfermedad autosómica recesiva causada por mutaciones del gen SDBS que codifica una proteína implicada en la síntesis de ribosomas. La enfermedad se asocia con neutropenia, insuficiencia pancreática, baja estatura y anormalidades esqueléticas. Como todos los síndromes de neutropenia hereditarios, los precursores mieloides de MO son apoptóticos. Esta enfermedad también se asocia con alto riesgo de leucemia aguda.

La neutropenia se asocia con alto riesgo de leucemia aguda.

TRATAMIENTO

Tratamientos para incrementar el contaje de neutrófilos

El tratamiento inmunosupresor (ciclosporina, globulina anti-timocítica, glucocorticoides) muy frecuentemente obtiene respuesta favorable en pacientes con fallo medular mediado por linfocitos T citotóxicos o anticuerpos anti-neutrófilos. La esplenectomía raramente es de ayuda en el manejo de los pacientes neutropénicos, incluso en aquéllos con síndrome de Felty; ahora se reserva para pacientes con hiperesplenismo cuya función medular es normal.

Tratamiento inmunodepresor obtiene respuesta favorable.

Factores granulopoyéticos recombinantes humanos

GM-CSF y G-CSF pueden incrementar el contaje de neutrófilos en pacientes neutropénicos seleccionados. Como normal general, los pacientes con neutropenia inducida por fármacos, se recuperan más rápidamente si reciben estos dos compuestos. Estos agentes están indicados en trasplante de MO, síndromes de neutropenia hereditaria, incluida neutropenia cíclica, inducción de la movilización de células madre de la MO a sangre periférica en preparación para el trasplante y en tratamiento combinado con eritropoyetina para pacientes seleccionados con síndrome mielodisplásico. Algunos estudios clínicos indican que G-CSF favorece la recuperación de neutrófilos en pacientes que reciben tratamiento citotóxico, pero no reduce la tasa de hospitalización para episodios febriles, prolonga la supervivencia, reduce las infecciones con cultivo positivo o reduce el coste de los cuidados. Además, no existe evidencia de que estos factores de crecimiento recombinantes reduzcan la mortalidad en pacientes no neutropénicos con neumonía nosocomial en unidades de cuidados intensivos. En vista de su coste, el uso rutinario de estos factores para prevenir la infección en pacientes neutropénicos con cáncer no está recomendado hasta no tener más resultados provenientes de ensayos clínicos controlados. Parece más racional utilizar esos factores en pacientes sometidos a quimioterapia sólo si la intensidad del quimioterápico tiene un impacto demostrado en la supervivencia global (enfermedad de Hodgkin, neoplasias de células germinales) y uno de los siguientes tres *criterios:* 1) si se han desarrollado en ciclos previos de tratamiento complicaciones graves de neutropenia que comprometen la vida del sujeto (infección bacteriana documentada) 2) si la probabilidad de mielosupresión prolongada es alta (VIH) o 3) neutropenia persistente que interfiere con las dosis de quimioterápico.

GM-CSF y G-CSF pueden incrementar el contaje de neutrófilos en pacientes neutropénicos seleccionados.

Trasplante de médula ósea

En pacientes con anemia aplásica severa, el papel del TMO está bien establecido, aunque otros fallos medulares como síndromes mielodisplásicos o neutropenias hereditarias también pueden responder. Antes de que el trasplante sea considerado seriamente, deben ser evaluadas la duración y severidad de la neutropenia; el fallo medular debe ser establecido como la causa primaria. Si el paciente tiene un gemelo idéntico, el trasplante puede ser intentado con pocas contraindicaciones, pero el trasplante alogénico debe reservarse para pacientes con neutropenia severa y sintomática causada por fallo medular.

Profilaxis y tratamiento antibiótico en pacientes neutropénicos

En pacientes con neutropenia inducida por quimioterápicos debido al tratamiento de enfermedades malignas, la profilaxis con fluorquinolonas disminuye la incidencia y severidad

Cuando la neutropenia es causada por quimioterapia en pacientes con leucemia mieloide aguda o síndrome mielodisplásico, la profilaxis antifúngica con posaconazol mejora la supervivencia.

de infecciones y reduce la mortalidad. Cuando la neutropenia es causada por quimioterapia en pacientes con leucemia mieloide aguda o síndrome mielodisplásico, la profilaxis antifúngica con posaconazol mejora la supervivencia. Para todos los otros pacientes neutropénicos, las indicaciones del antibiótico a utilizar están basadas en el contexto clínico individualizado. Si un paciente neutropénico está afebril y no existen signos de sepsis, la evaluación del paciente tiene que llevarse a cabo en consulta externa para evitar exposición innecesaria a microorganismos nosocomiales. Los pacientes con neutropenia severa y fiebre, sin embargo, deben ser generalmente hospitalizados. Deben obtenerse cultivos de sangre, orina y otras localizaciones relevantes, pero debe ser instaurado un tratamiento empírico de amplio espectro sin esperar los resultados de estos cultivos.

Si un microorganismo es identificado, el tratamiento se ajustará a dicho germen. Si el microorganismo no es obtenido pero el enfermo mejora con el tratamiento empírico administrado, debe continuarse con él hasta terminar el curso completo; finalizado éste, deben considerarse otros 7-14 días de tratamiento oral, especialmente en pacientes con infecciones invasivas asociadas con necrosis, respuesta lenta al tratamiento empírico inicial o infecciones recurrentes en el mismo lugar anatómico. Finalmente, si no se encuentra ningún microorganismo y la situación clínica no ha cambiado tras 3 días de tratamiento empírico, la actuación variará dependiendo de la situación clínica del paciente; en pacientes estables con infección localizada y no crítico, a veces es útil interrumpir el tratamiento y obtener de nuevo cultivos. Si el paciente está crítico, los antibióticos sólo podrán retirarse si son cambiados por otros diferentes. Entre los antibióticos a considerar bajo esas circunstancias están los agentes antifúngicos y antivirales. Los agentes antifúngicos deben añadirse en pacientes con leucemia aguda, diabetes, disfagia o esofagitis, endoftalmitis o disminución de la inmunidad mediada por células (incluidos aquéllos que están recibiendo tratamiento inmunosupresor) y aquéllos que han recibido tratamiento prolongado con antibacterianos de amplio espectro recientemente.

AGRANULOCITOSIS

Es una enfermedad grave, de comienzo en general agudo, cuyas características principales son la desaparición prácticamente absoluta de leucocitos de la sangre periférica junto a un estado infeccioso con fiebre elevada y fenómenos necróticos de las mucosas. Su frecuencia se estima en aproximadamente 6 casos por millón de habitantes/año, predominando en el sexo femenino de 40-60 años de edad. Su incidencia es mayor en los países escandinavos.

La agranulocitosis es una enfermedad grave, cuyas características principales son la desaparición prácticamente absoluta de leucocitos de la sangre periférica junto a un estado infeccioso con fiebre elevada y fenómenos necróticos de las mucosas.

Etiopatogenia

En la mayoría de los casos la causa es farmacológica. El primer fármaco que se implicó en la causa de la agranulocitosis fue la aminopirina. En un estudio multinacional se demostró que los analgésicos asociados de manera significativa a la agranulocitosis eran la dipirona, la indometacina y las butilpirazolidinas. En el 20-40% de los casos no es posible descubrir el agente etiológico, hablándose de *agranulocitosis idiopática.*

Existen dos mecanismos básicos de producción de agranulocitosis: uno de ellos es independiente de la dosis (de origen alérgico o inmunológico) y el otro es dependiente de la dosis. En la mayoría de los casos el mecanismo es alérgico; para ello se requiere una sensibilidad individual, así como una sensibilización previa mediante el primer contacto con el fármaco.

Los hechos a favor de la patogenia inmunológica de la agranulocitosis son el descenso del nivel sérico del complemento, la positividad de la fijación in vitro del complemento a los leucocitos, así como, la detección en algunos casos de anticuerpos dirigidos contra los leucocitos.

En los casos debidos a un mecanismo dependiente de la dosis o tóxico se requiere una administración prolongada del fármaco.

Clínica

Cursa con la triada sintomática de fiebre de tipo séptico, necrosis mucosa y leucopenia intensa. La frecuencia de infecciones aumenta cuando el recuento de leucocitos desciende por debajo de 0,5 x 109/L, siendo los síntomas variados dependiendo de la localización de la infección.

Cursa con la triada sintomática de fiebre de tipo séptico, necrosis mucosa y leucopenia intensa.

Al explorar las mucosas puede advertirse la existencia de enrojecimiento o de lesiones úlcero-necróticas sin pus en las fauces y/o áreas de celulitis. Debe tenerse en cuenta que la respuesta inflamatoria está alterada por la falta de formación de pus. Los agentes causales más frecuentemente implicados suelen ser bacilos gramnegativos tipo enterobacterias (*Escherichia coli, Klebsiella spp, Proteus spp*) y *Pseudomonas aeruginosa.* Entre los gérmenes grampositivos cabe destacar *Staphylococcus epidermidis, Staphylococcus aureus* y *Streptococcus spp.* En los últimos años se observa más frecuentemente infección por *Candida spp* y *Aspergillus spp.*

Existe una mortalidad global del 5-15% debida a las complicaciones infecciosas.

Los escasos leucocitos presentes suelen mostrar signos degenerativos con granulación tosca, vacuolas y núcleo picnótico; a menudo se registra una monocitosis relativa con VSG acelerada. En el mielograma sólo se encuentra alterada la serie granulopoyética y es frecuente encontrar plasmocitosis medular reactiva. Existe una mortalidad global del 5-15% debida a las complicaciones infecciosas.

BIBLIOGRAFÍA

ROOT RK, LODATO RF, CADE JF, ET AL. *Multicenter, doublé-blind, placebo-controlled study of the use of filgrastim in patients hospitalized with pneumonia and severe sepsis.* Crit Care Med 2003; 31: 635-637.

GAFTER-GVILI A, FRASER A, PAUL M, ET AL. *Meta-analysis: antibiotic prophylaxis reduces mortality in neutropenic patients.* Ann Intern Med 2005; 142: 979-995.

PAUL M, YAHAV D, FRASER A, ET AL. *Empirical antibiotic monotherapy for febrile neutropenia: systematic review and meta-analysis of randomized controlled trials.* J Antimicrob Chemother 2006; 57: 176-189.

CORNELY OA, MAERTENS J, WINSTON DJ, ET AL. *Posaconazole vs fluconazole or itraconazole prophylaxis in patients with neutropenia.* N Engl J Med 2007; 356: 348-359.

SMITH TJ, KHATCHERESSIAN J, LYMAN GH, ET AL. *2006 update of recommendations for the use of White blood cell growth factors: an evidence-based clinical practice guideline.* J Clin Oncol 2006; 24: 3187-3205.

WELTE K, ZEIDLER C, DALE DC. *Severe congenital neutropenia.* Semin Hematol 2006; 43: 189-195.

Tema 13. Síndromes mioelodisplásicos

Antonio M. Navarro Castro, Mª Indalecia Medina Moruno y Monserrat González Delgado

INTRODUCCIÓN

Los síndromes mielodisplásicos (SMD) son un grupo heterogéneo de neoplasias mieloides clonales, que se caracterizan por alteraciones morfológicas y funcionales de las células de las diferentes líneas hematopoyéticas (displasia) y mielopoyesis ineficaz, que se traduce en anemia, leucopenia y trombocitopenia, y todo ello a pesar de una médula ósea normocelular o hipercelular. Presentan un curso clínico variable, con una supervivencia mediana inferior a los 2 años, y con una clara tendencia a evolucionar a leucemia aguda.

Los SMD son un grupo heterogéneo de neoplasias mieloides clonales.

DIAGNÓSTICO

El diagnóstico de los SMD no es fácil y debe sospecharse ante un paciente adulto (>50 años) que presenta una anomalía persistente en sangre periférica y sin una clara explicación clínica. Hay que tener en cuenta que mielodisplasia no es sinónimo de SMD y que no existe un dato patognomónico de SMD.

El diagnóstico del SMD exige descartar mediante examen de sangre periférica y médula la existencia de otras hemopatías que justifiquen estas anomalías, además de otros procesos extrahematológicos como déficit de vitamina B12, ácido fólico o hierro, alcoholismo, hepatopatía, nefropatía, tratamiento citostático, infecciones víricas (VIH, parvovirus, herpesvirus).

Los SMD idiopáticos poseen en común las siguientes *características generales:*

1. Inciden en pacientes de edad generalmente superior a 50 años (media de edad 70 años).

2. Cursan con citopenias de grado variable que afectan a una, dos o a las tres series hematopoyéticas. Siempre se debe comprobar la gravedad de la citopenia, descartando artefactos que pueden falsear los recuentos celulares como son: coágulos, aglutinación, trombopenia EDTA-dependiente, crioaglutininas. Es frecuente hallar macrocitosis y cierto grado de anemia.

3. Presencia constante de signos dishemopoyéticos: Para valorar el tipo y grado de displasia es fundamental que la calidad del material a analizar sea óptima. Para ello debemos contar con un frotis y una tinción de máxima calidad, que debería ser sin anticoagulante. La valoración de la mielodisplasia se debe realizar en sangre y médula ósea simultáneamente. Se debe hacer una valoración cuantitativa y cualitativa de la mielodisplasia.

- *Valoración cuantitativa* (tener en cuenta el concepto de dismielopoyesis fisiológica):

• Diseritropoyesis: sobre 100 eritroblastos, ≥10% de eritroblastos dismórficos.

• Disgranulopoyesis: sobre 100 granulocitos, ≥10% de granulocitos dismórficos.

• Dismegacariopoyesis: sobre 25 megacariocitos, ≥10% de formas dismórficas.

- *Valoración cualitativa:* los signos más distintivos son:

a. Sideroblastosis anillada (tinción de Perls): en una médula ósea normal, se observa un 30-50% de sideroblastos que contienen de 1-4 gránulos de hemosiderina. En la anemia refractaria sideroblástica se observa una proporción igual o superior al 15% de sideroblastos anillados (eritroblastos en el que un tercio o más de su núcleo está rodeado por 10 ó más granos de siderina).

b. Porcentaje de blastos en sangre y médula ósea: la FAB distingue dos tipos de blastos: tipo I o agranulares y tipo II, con gránulos azurófilos o primarios escasos y núcleo habitualmente central. Es importante diferenciar el blasto tipo II de aquellos promielocitos que presenten muy escasa granulación debido a la hipogranularidad general que también les afecta. El mayor tamaño del promielocito, su excentricidad nuclear y la presencia de una zona de aclaramiento perinuclear en forma de semilunar ayudan a diferenciarlo.

c. Presencia de micromegacariocitos, de megacariocitos con múltiples núcleos unilobulados o megacariocitos monolobulados.

d. Presencia de neutrófilos hipogranulares o agranulares con o sin hiposegmentación nuclear.

e. Otras anomalías dishemopoyéticas:

- Diseritropoyesis: hematíes con anillos de Cabot, punteado basófilo, distribución anómala de hemoglobina, cuerpos de Howell-Jolly. Eritroblastos con puentes internucleares, bi y multinuclearidad, megaloblastosis, irregularidad del contorno nuclear, distribución anómala de la hemoglobina, mitosis anómalas, vacuolización y eritroblastos PAS positivos.

- Disgranulopoyesis: alteraciones del núcleo: hiposegmentación pseudoPelger, en anillo, en espejo, hipersegmentación, condensación cromatínica anómala.

- Distrombopoyesis: plaquetas gigantes, hipogranularidad, hipergranularidad, gránulos gigantes, centralización de organelas (pseudonúcleo).

4. La celularidad cuantitativa de la médula ósea suele estar aumentada o normal.

5. El 30-50% de los pacientes con SMD primario presentan anomalías cromosómicas mediante citogenética convencional.

6. Los SMD se asocian en un 5% de los casos con síndromes mieloproliferativos, en el 7.5% a síndromes linfoproliferativos y en un 13% a carcinoma sólido (figuras 1,2,3).

CLASIFICACIÓN

Existen en la actualidad dos clasificaciones de los SMD, la propuesta por el *Grupo Franco-Americano-Británico* (FAB) y la de la *Organización Mundial de la Salud* (OMS).

La clasificación FAB fue elaborada en 1982 mediante criterios morfológicos (rasgos dismórficos), porcentaje de blastos en sangre periférica y en médula ósea, porcentaje de sideroblastos anillados en médula ósea, existencia de bastones de AUER y número absoluto de monocitos. De acuerdo con los criterios del grupo FAB, los SMD comprenden cinco subtipos: anemia refractaria (AR), AR con sideroblastos anillados (ARS), AR con exceso de blastos (AREB), AREB en transformación (AREB-t) y leucemia mielomonocítica crónica (LMMC) (tabla 1).

En 2001 un grupo de expertos de la OMS propuso una nueva clasificación, la clasificación de la OMS (tabla 2). Esta clasificación combina datos morfológicos, histoquímicos, inmunofenotípicos, citogenéticos y moleculares. Se describen seis subtipos de SMD: Anemia refractaria (AR), Anemia refractaria con sideroblastos en anillo (ARS), Citopenia refractaria con displasia multilínea (CRDM), Citopenia refractaria con displasia multilínea y sideroblastos en anillo (CRDM con SB anillados),

Anemia refractaria con exceso de blastos tipo I (AREB-I), Anemia refractaria con exceso de blastos tipo II (AREB-II) SMD, asociado a del (5q) y síndrome mielodisplásico inclasificable (tabla 2).

Tabla 1. Clasificación FAB de los SMD

SUBTIPO	**%Blastos SP**	**%Blastos MO**	**Monocitos SP**	**%SB anillados MO**
AR	<1	<5	<1X109 /L	<15
ARS	<1	<5	<1X109 /L	≥15
AREB	<5	5-20	<1X109 /L	Indiferente
AREB-t	≥5	21-30	<1X109 /L	Indiferente
LMMC	<5	0-20	≥1X109 /L	Indiferente

*Modificado de *Documentos consenso hematología: Síndrone mielodisplásico*

Tabla 2. Clasificación de los SMD según la OMS

ENTIDAD	**Citopenias**	**%Blastos SP**	**%Blastos MO**	**%SB anillados**	**Displasia**
AR	Anemia	<1	<5	<15	Solo eritroide
ARS	Anemia	0	<5	≥15	Solo eritroide
CRDM	Bi o pancitopenia	<1	<5	<15	Al menos 2 líneas
CRDM SB anillados	Bi o pancitopenia	<1	<5	≥15	Al menos 2 líneas
AREB-1	Citopenias	<5	5-9	Indiferente	Indiferente
AREB-2	Citopenias	5-19	10-19	Indiferente	Indiferente
5q-	Anemia	<5	<5	Indiferente	Indiferente
SMD inclasificable	Citopenias	<1	<5	Indiferente	Una línea

*Modificado de *Documentos consenso hematología: Síndrone mielodisplásico*

Las *principales aportaciones* de la clasificación de la OMS en relación a la clasificación FAB son: La clasificación OMS exige que los pacientes con AR y ARS sólo presenten anemia en sangre y diseritropoyesis en médula ósea, se suprime la variedad de anemia refractaria con exceso de blastos en transformación (≥20% blastos= leucemia aguda) divide la AREB en dos subtipos (I y II) en base al porcentaje de blastos (AREB tipo 1=5 a 9 blastos en MO/menos de 5 en SP y AREB tipo 2= 10 a 19 blastos en MO o 5-19 blastos en SP) considera leucemia aguda a los SMD con t(8;21)(q22;q22)(AML1/ETO) inv(16)(p13q22) o t(16;16)(p13;q22)(CBFβ/MYH11) t(15;17)(q22;q12) (PML/RAR) y anomalías en 11q23 (MLL) se adscribe la leucemia mielomonocítica crónica al grupo mixto de SMD/SMP, se individualiza el síndrome 5q-, y se reconocen como SMD inclasificables las neutropenias o trombocitopenias displásicas aisladas.

El comité de expertos de la OMS recomienda la realización de estudios citogenéticos y/o moleculares en los SMD, ya que aquellos SMD que presenten anomalías citogenéticas propias de leucemias mieloides agudas como t(8;21) inv(16) t(15,17) o anomalías en 11q23, independientemente del porcentaje de blastos medulares pasan a ser considerados como leucemias agudas.

DESCRIPCIÓN DE LAS DIFERENTES VARIEDADES DE SMD SEGÚN CRITERIOS DE LA OMS

ANEMIA REFRACTARIA

Presentan displasia unilineal que afecta exclusivamente a la serie eritroblástica. Representa el 5-10% de todos los SMD. Su transformación leucémica es más frecuente que en la ARS de la FAB (10-20% de los casos).

ANEMIA REFRACTARIA SIDEROBLÁSTICA

Representa el 15-25% de todos los SMD. Supervivencia del 69% a los 5 años, con sólo un 1.9% de riesgo acumulado de transformación leucémica. En la morfología eritrocitaria destaca la anisocromía, como testigo de una doble población eritrocitaria. Existe macrocitosis, con volumen corpuscular medio superior a 100 fl. Otros hallazgos son la anisocitosis, anillos de Cabot y el punteado basófilo. En el mielograma se observa un predominio de la serie eritroblástica, a expensas de elementos basófilos y policromatófilos, que le confieren a pequeño aumento un aspecto azul (frotis azul). Los eritroblastos con signos diseritropoyéticos

La ARS va acompañada de marcada trombocitosis.

suelen superar el 30%. El dato definitorio es la presencia del 15% o más de sideroblastos en anillo. No se observa esplenomegalia ni adenopatías y suele desarrollarse hepatomegalia, debido a la hemosiderosis. La ARS va acompañada de marcada trombocitosis.

CITOPENIA REFRACTARIA CON DISPLASIA MULTILÍNEA

CRMD representa el 25% de todos los SMD.

Se trata de un SMD que cursa con bi o pancitopenia y cambios displásicos en más del 10% de las líneas afectadas, con menos del 1% de blastos en la sangre y menos de 5% en la médula ósea, y una monocitosis en sangre inferior a 1x109/L. Representa el 25% de todos los SMD. No presenta anomalías morfológicas distintivas de otros SMD. Su evolución leucémica se cifra en el 10% y la supervivencia media es de 33 meses.

CITOPENIA REFRACTARIA CON DISPLASIA MULTILÍNEA Y SIDEROBLASTOS EN ANILLO

Presenta las mismas características que la CRDM, pero además presenta un 15% o más de sideroblastos en anillo. Representa el 15% de todos los SMD.

ANEMIA REFRACTARIA CON EXCESO DE BLASTOS

La AREB-1 cursa con una anemia rebelde acompañada de trombopenia o neutropenia.

Su incidencia oscila entre el 20-50% según las series. Cursa según sea el tipo 1 o 2 de la OMS, con porcentaje de blastos medulares entre el 5 y el 9% en el tipo 1 o el 10-19% en el tipo 2. Pueden observarse bastones de Auer y su presencia obliga a clasificarlo como AREB-2.

Su curso clínico es el de una anemia rebelde que va acompañada de trombopenia o neutropenia.

La supervivencia es de 18 meses en la AREB-1 y de 8 meses en AREB-2.

SÍNDROME MIELODISPLÁSICO CON DEL (5q) COMO ÚNICA ANOMALÍA

5q se caracteriza por una delección intersticial del brazo largo del cromosoma 5 como única anomalía cromosómica.

Se caracteriza por una delección intersticial del brazo largo del cromosoma 5 como única anomalía cromosómica. Se presenta más frecuentemente en mujeres (relación varón/mujer 1/3), con una media de edad de 68 años. Cursa con anemia macrocítica refractaria y cifras de plaquetas normales o elevadas. En médula ósea el rasgo morfológico distintivo y de presencia obligada es el aumento de megacariocitos unilobulados que pueden superar el

50%. El número de blastos en médula ósea es inferior al 5%. Pronóstico favorable con una supervivencia media de 28 meses y un bajo riesgo de transformación a leucemia mieloide aguda (<10%). Los pacientes con del 5q responden al tratamiento con lenalidomida, reduciendo las necesidades transfusionales e incluso obteniendo remisiones citogenéticas completas en un 45% de los casos.

SÍNDROMES MIELODISPLÁSICOS NO CLASIFICABLES

Son SMD no encuadrables en ninguna de las categorías previas. Normalmente se trata de neutropenias o trombocitopenias aisladas y dismórficas en pacientes de edad avanzada.

ESTUDIO CITOGENÉTICO Y MOLECULAR DEL SÍNDROME MIELODISPLÁSICO

En la actualidad, los análisis citogenéticos de la médula ósea en pacientes con síndrome mielodisplásico son fundamentales para obtener un diagnóstico preciso (clasificación OMS) presentan un enorme valor en la estimación del pronóstico (IPSS) permiten seguimiento de la enfermedad mínima residual y la elección del tratamiento más eficaz (síndrome 5q- y lenalidomida).

> Los análisis citogenéticos de la médula ósea en pacientes con síndrome mielodisplásico son fundamentales para obtener un diagnóstico preciso.

Entre el 30-50% de los paciente con SMD primario y el 80% de los SMD secundarios presentan al diagnóstico alteraciones citogenéticas. Las alteraciones características de los SMD son delecciones del brazo largo de los cromosomas 5, 7 y 20, monosomía del 5 y del 7 y trisomía del 8 (-5/del 5q; -7/del 7q; +8, del 20q).

Las alteraciones cromosómicas pueden estar presentes en el momento del diagnóstico y también pueden observarse cambios en el cariotipo inicial durante la evolución y progresión de la enfermedad. La presencia de un cariotipo alterado se asocia con un curso clínico más agresivo de la enfermedad. Las alteraciones cariotípicas son más frecuentes en AREB y AREB-t que en AR. Los cariotipos complejos se observan en el 15-30% de los SMD.

La citogenética convencional es la mejor técnica para detectar las alteraciones más frecuente en SMD. La FISH sólo estaría indicada en caso de ausencia de divisiones, cuando hay menos de 20 metafases y en aquellos casos de cariotipo normal si el paciente es joven y presenta un diagnóstico incierto o para detección de 5q-.

> La citogenética convencional es la mejor técnica para detectar las alteraciones más frecuente en SMD.

SMD CON CARACTERÍSTICAS CITOGENÉTICAS ESPECÍFICAS

Aparte del SMD con del 5(q) existen otras anomalías citogenéticas que se relacionan con la morfología y curso clínico de los SMD.

- SMD con alteración de 3q26: es poco frecuente, se observa en el 2% de los pacientes con SMD. La anomalía determina la presencia en un 16% de los casos de trombocitosis absoluta. A nivel medular se observa en un 83% de los casos dismegacariopoyesis junto a un recuento normal o aumentado de megacariocitos en el 58% de los casos. Se asocian a corta supervivencia.

- SMD con t(6;9)(p23;q34): es poco frecuente. Más habitual en individuos jóvenes y varones. Se asocia con los SMD tipo AREB y AREB-t. A nivel medular es frecuente la basofilia medular. Se asocia a corta supervivencia.

- SMD con monosomía 7/del7q: se asocia a infecciones recurrentes y resistencia al tratamiento, por lo que determina una corta supervivencia.

- SMD con trisomía 8: presente en el 15-20% de los SMD (55% como única alteración y 25% como parte de un cariotipo complejo). Determina un pronóstico intermedio-malo.

- SMD con deleción 12p: frecuente en AREB. Se asocia con eosinofilia y monocitosis. Determina una larga supervivencia.

- SMD con del 17p/i(17)(q10): se encuentra en el 5% de los SMD (AREB). Determina la presencia de disgranulopoyesis, combinando hipolobulación pseudoPelger-Hüet del núcleo con pequeñas vacuolas citoplasmáticas en los neutrófilos. Presencia de micromegacariocitos. Es de mal pronóstico y va acompañada de una elevada incidencia de mutaciones de la p53.

- SMD con del 20q-: se observa tanto en los SMD (AR y ARSA) como en los SMPC (policitemia vera). La dishemopoyesis se centra en la serie eritroblástica. Menor incidencia de anemia. Si se presenta como única anomalía se considera alteración de buen pronóstico.

Cariotipos complejos (>3 alteraciones citogenéticas): en un 80% de los casos están implicados los cromosomas 5 y 7.

SMD SECUNDARIOS

Se presentan en pacientes que han recibido tratamiento con fármacos citostáticos y/o irradiación, o que han estado expuestos a la acción nociva ambiental de un tóxico como el benceno. Los fármacos que con mayor frecuencia son responsables son los agentes alquilantes, etopósido y antraciclinas. La irradiación es más a menudo responsable cuanto más extensa sea, aunque se trate de dosis bajas. Se presenta después de haber transcurrido como mínimo un año de la exposición al fármaco, siendo máxima su incidencia entre los 4 y 5 años En un 76-97% de los casos presentan alteraciones clonales. La alteración citogenética más común afecta al cromosoma 7, seguida por del(5q). El tercer cromosoma más frecuentemente implicado es el 17, seguido del 21 y 11.

Las alteraciones en los cromosomas 5 y 7 se han observado en pacientes que han recibido tratamiento con agentes alquilantes. Tras el tratamiento se observa un largo periodo de latencia de 5-10 años. El tratamiento con inhibidores de la DNA topoisomerasa II característicamente se asocia con alteraciones en las bandas 11q23 y 21q22 y con periodos de latencia cortos, de 2-4 años.

La frecuencia de transformación a leucemia aguda es mucho más elevada que en los SMD primarios (55-84%). El pronóstico tanto del SMD como de la leucemia aguda secundarios es infausto, con supervivencia media de 10 meses.

Otros marcadores menos frecuentes:

+1q: Frecuente en SMD y LMA en pacientes con síndrome de Down. Se asocia con mal pronóstico.

+6: Frecuente en AREB. Es característica su asociación con medula ósea hipoplásica.

+13: Frecuente en AREB y AREB-t. Frecuente en varones con exposición previa a tóxicos laborales. Confiere mal pronóstico.

+14q: Frecuente en AR. A nivel de sangre periférica son frecuentes los eliptocitos y esquistocitos. Buen pronóstico.

+15: Se asocia en un 70 % de los casos a –Y.

+19: Se encuentra frecuentemente en LMMC, AR y AREB. Se asocia con trombocitosis en sangre periférica.

Idic(X)(q13): Frecuente en ARSA. Se asocia con sideroblastos patológicos tipos 3 y 4.

DIAGNÓSTICO DE LOS SMD: INFORME CONSENSUS

En ocasiones establecer el diagnóstico de SMD no es fácil, sobre todo si falta alguno o bastantes de los criterios aludidos. Es por ello por lo que se han establecido una serie de *criterios para su diagnóstico:*

1. *Criterios mínimos*

a. *Prerrequisitos:*

- Citopenia constante en ≥1 de las líneas mieloides.
- Exclusión de enfermedades hematológicas y no hematológicas como causa de citopenia/displasia: Descartar antecedente citotóxico o presencia de déficit nutricional (acido fólico y B12, hierro, intoxicación por arsénico, metales pesados, hepatopatía, nefropatía o infección por VIH) presencia de blastosis>20% o cromosoma Ph-positivo.

b. *Decisivos:*

- Displasia en el 10% de las células de al menos una línea mieloide.
- 5-10% de blastos de médula ósea.
- Anomalías cromosómicas típicas por citogenética o FISH.

c. *Cocriterios* cuando se cumple A pero no B y presenta clínica (requerimiento transfusional):

- Fenotipo atípico en médula ósea por citometría de flujo que indica población monoclonal.
- Datos moleculares de clonalidad: HUMARA, perfil génico, mutaciones puntuales (RAS).
- Disminución de formación de colonias en médula ósea y sangre periférica.

d. *Datos indicativos*:

- Edad >50 años.
- Citopenia uni o multilínea sin otra hemopatía que la justifique.
- Macrocitosis inexplicada.
- Médula rica con citopenia no filiada.
- Hiposegmentación, hipogranulación de una población de neutrófilos, micromegacariocitos y megacariocitos unilobulados.

2. *Citopenia idiopática de significado incierto (ICUS).*

a. *Definición:*

- Citopenia constante de ≥1 de las líneas mieloides durante ≥6 meses.
- Exclusión de SMD (B y C de criterios mínimos).
- Exclusión de enfermedades hematológicas y no hematológicas como causa de citopenia.

b. *Revisión:*

- Historia clínica (toxinas, drogas...) y exploración.

- Recuento diferencial de sangre periférica.
- Histología de médula ósea.
- Análisis cromosómico por citometría de flujo o FISH.
- Estudio de TCR en neutropenias.
- Exclusión de procesos víricos.

c. *Seguimiento:*
- Hemograma y morfología de sangre periférica y bioquímica cada 1-6 meses.
- Si existe sospecha, realizar morfología de médula ósea.

PRONÓSTICO

Los SMD son muy heterogéneos con respecto a la supervivencia. Mientras algunos pacientes sólo viven unos cuantos meses con una calidad de vida muy mala, otros viven muchos años y con una buena calidad de vida. Para reducir esta heterogeneidad surgen clasificaciones de pacientes en función de sus hallazgos hematimétricos y cito-histológicos dominantes (clasificación FAB y la clasificación OMS).

Los SMD son muy heterogéneos con respecto a la supervivencia.

El análisis cuantitativo de los hallazgos observados en la práctica clínica diaria ha permitido el desarrollo de esquemas pronósticos que, si bien no predicen la evolución de pacientes individuales, sí asignan riesgos evolutivos determinados a grupos de pacientes que son homogéneos en determinadas características clínico-biológicas.

Para que un esquema pronóstico sea aplicable en la clínica diaria, debe ser de uso sencillo y alimentarse de datos objetivos, reproducibles, accesibles y baratos.

Clasificaciones y su valor pronóstico

La utilidad pronóstica de la clasificación FAB es limitada, ya que no distingue entre cuadros de AREB con proporciones de blastos en médula ósea muy distintas.

La clasificación OMS tiene mayor aplicabilidad pronóstica ya que incorpora la información citogenética, reconoce el impacto de la existencia de >10% de blastos en médula o >5% de blastos en sangre periférica (AREB-1 vs. AREB-2) y tiene en cuenta la relevancia de la afectación de varias líneas hematopoyéticas.

La clasificación OMS tiene mayor aplicabilidad pronóstica.

Sistema pronóstico internacional (IPSS)

Sistema de puntuación basado en tres variables: porcentaje de blastos, citogenética y número de citopenias.

PUNTUACIÓN

	0	0.5	1	1.5	2
Blastos MO (%)	<5	5-10	-	11-20	21-30
Cariotipo*	Bueno	Intermedio	Malo		
Citopenias**	0/1	2/3			

*Alteraciones citogenéticas y pronóstico:

Pronóstico bueno: del 5q aislada, del 20q aislada, pérdida cromosoma Y y cariotipo normal.

Pronóstico malo: monosomía 7/del 7q, cariotipo complejo.

Pronóstico intermedio: Otras alteraciones (+8, dos anomalías).

**Citopenias: Hemoglobina > 100g/L, Plaquetas < 100x109/L, neutrófilos < 1.8 x 109 /L.

Se generan 4 subgrupos de pacientes con diferente riesgo *pronóstico:*

Bajo riesgo: 0

Riesgo intermedio-1: 0.5-1

Riesgo intermedio-2: 1.5-2

Riesgo alto: >2.5

TRATAMIENTO

Tratamiento de soporte

El tratamiento de soporte no es excluyente de ninguna otra elección, lo que lo convierte en la piedra angular del manejo de este tipo de pacientes. Su objetivo es mejorar la calidad de vida del paciente, bien mientras está recibiendo otros tratamientos específicos frente a la mielodisplasia o bien cuando reciben sólo las medidas de soporte como única opción terapéutica.

Tratamiento de soporte:
- Transfusión de concentrados de hematíes.
- Transfusión de concentrados de plaquetas.

Soporte hemoterápico:

Transfusión de concentrados de hematíes (CH): La decisión de transfundir debe ser individualizada y su objetivo básico es conseguir que la sintomatología que condiciona la anemia interfiera lo menos posible la actividad física del paciente. Esperar a que el paciente presente síntomas francos de anemia deteriora su calidad de vida, les somete a riesgos innecesarios y les obliga a demandar asistencia de forma no programada.

Los dinteles transfusionales recomendados por diversas sociedades científicas son orientativos. La mayoría considera que en los pacientes con anemia crónica, la transfusión con niveles de hemoglobina pretransfusional superiores a 10 g/dl es inadecuada, y que estaría indicada la transfusión en pacientes con hemoglobina previa inferior a 5-7 g/dl. La zona gris entre ambos niveles es muy amplia y parece recomendable mantener una concentración de hemoglobina pre-transfusional entre 8 y 10 g/dl. Dicho dintel se debe modular en función del estilo de vida del paciente y de la existencia de comorbilidad cardiaca, respiratoria, vascular periférica o neurológica.

Transfusión de concentrados de plaquetas: Son candidatos a transfusión de plaquetas los enfermos con una cifra de plaquetas inferior a 10x109/L o inferior a $20x10^9$/L en presencia de factores de riesgo de sangrado, como fiebre, infección o hipertensión arterial. En los pacientes candidatos a TPH se recomienda el uso de hemoderivados irradiados.

Agentes eritropoyéticos:

El tratamiento con eritropoyetina (EPO) puede mejorar los niveles de Hb y reducir las necesidades transfusionales en los pacientes con SMD que presentan anemia, mejorando su calidad de vida. El efecto de la EPO puede verse favorecido por la asociación con G-CSF. Los pacientes con mayor probabilidad de responder son aquéllos con un nivel endógeno de EPO inferior a 200-500 U/L, bajos requerimientos transfusionales (inferiores a 2 CH al mes) IPSS de riesgo bajo o intermedio-1 y displasia eritroide aislada.

El tratamiento con EPO puede mejorar los niveles de Hb y reducir las necesidades transfusionales en los pacientes con SMD que presentan anemia.

El tratamiento se inicia con EPO 60.000-80.000 UI/semana (administrada en 3 dosis o en una única dosis semanal) o darbopoetina 300 µg/semana (en caso de pacientes mayores con anemia estable que no han recibido transfusión o pacientes con insuficiencia renal se debe reducir la dosis semanal inicial en un 50%). La valoración de la respuesta se realizará a las 8 semanas de iniciar la terapia. Los criterios de respuesta son aumento de la Hb en al menos 1.5 g/dl o disminución del régimen transfusional en al menos 4 CH cada 8 semanas respecto a las efectuadas en las 8 semanas previas. Si no se observa respuesta, la adición de bajas dosis de G-CSF (1-2 mcg/Kg. 1-3 veces por semana) al tratamiento puede resultar beneficiosa. En pacientes con ARSA, se suele recomendar utilizar el tratamiento combinado desde el inicio. El uso de esta combinación no aumenta el riesgo de transformación leucémica ni reduce la supervivencia. Debido al aumento del riesgo de aparición de eventos tromboembólicos se recomienda una vez obtenida la respuesta inicial mantener la dosis mínima eficaz de EPO o darbopoetina que sea posible para conseguir una Hb estable en torno a 12 g/dl e interrumpir el agente cuando la cifra de Hb sea superior a 12 gr./dl, reiniciándolo al 50% de la dosis previa cuando la Hb descienda por debajo de 11gr/dl.

Si se observase una pérdida de respuesta se recomienda comprobar los depósitos de hierro y si existe un incremento en el porcentaje de blastos en sangre periférica o en medula ósea. En ausencia de ambos se debe valorar añadir G-CSF durante 16 semanas.

Tratamiento de la sobrecarga de hierro:

El mayor problema del tratamiento transfusional crónico es la sobrecarga de hierro y sus secuelas a nivel cardiaco, hepático y endocrino. Por ello es obligada la monitorización de la sobrecarga de hierro, mediante determinaciones seriadas de ferritina cada 3-6 meses en función de la intensidad transfusional. La quelación del hierro estaría indicada en los pacientes que reúnen los siguientes criterios: Anemia dependiente de transfusión, con niveles de ferritina sérica superiores a 1000 µg/L y diagnosticados de SMD de bajo riesgo (IPSS no superior a 1). La quelación del hierro no estaría recomendada en pacientes de edad muy avanzada o con enfermedades asociadas que limiten de forma notoria su esperanza de vida.

Fármacos por quelación:
Desferoxamina
Deferiprona
Deferasirox

En la actualidad los fármacos disponibles para la quelación del hierro son la *desferoxamina,* que es eficaz, pero mal tolerado debido a la vía de administración, la *deferiprona* que presenta efectos hematológicos adversos y el *deferasirox* que a dosis de 20-30 mg/Kg. es capaz de producir un balance negativo de hierro en pacientes con SMD. Sin embargo su elevado precio y sus potenciales efectos adversos como diarrea y elevación de la cifra de creatinina pueden limitar su uso.

Tratamiento de la neutropenia con factores de crecimiento mieloide recombinantes (G-CSF y GM-CSF):

En los SMD la neutropenia es una circunstancia de riesgo clínico que se expresa en forma de infecciones bacterianas graves y recidivantes en aquellos pacientes con neutropenia extrema (neutrófilos<500).

La seguridad y eficacia del empleo aislado de factores recombinantes de crecimiento mieloide en los SMD no están establecidas y su indicación no está aprobada por la EMEA. Actualmente solo se recomienda el uso preferentemente de G-CSF de manera ocasional, no a largo plazo, en los pacientes con SMD que presenten neutropenia profunda e infecciones graves intercurrentes. Esta misma recomendación podría aplicarse a los pacientes con SMD en tratamiento con lenalidomida o agentes hipometilantes, que presenten neutropenia antes de iniciar el tratamiento o que la desarrollen durante el mismo.

Tratamiento no intensivo

DANAZOL

En la actualidad, ya no se recomienda en el tratamiento de la anemia de los SMD, y sí en el tratamiento de pacientes con trombopenia <50x109/L, a dosis de 600 mg/día con control mensual de pruebas de función hepática. Si después de 4 meses de tratamiento no se observa un aumento significativo de la cifra de plaquetas, debe considerarse inefectivo.

TRATAMIENTO INMUNOSUPRESOR

Ttratamiento inmunosupresor: Globulina antitimocítica, ciclosporina.

Globulina antitimocítica: su uso se fundamenta en la existencia de alteraciones inmunológicas en los SMD, como presencia de células T oligoclonales y reducción de células NK, y en la respuesta al fármaco en algunos pacientes con SMD hipocelulares. La *Sociedad Italiana de Hematología* recomienda su uso en pacientes de edad inferior a 60 años, con IPSS de riesgo bajo o intermedio-1, sin exceso de blastos, con médula ósea hipocelular, con trombocitopenia, sin alteraciones citogenéticas y que presenten el alelo HLA-DR15. Se consiguen respuestas en cerca de una tercera parte de los pacientes, y en muchos casos, con independencia transfusional prolongada.

Ciclosporina A: parece lograr una tasa de respuesta equivalente a la obtenida por globulina antitimocítica, pero la experiencia disponible es menor que con la globulina antitimocítica. Se administra en dosis de 5-6 mg/Kg./día en dos dosis, debiéndose alcanzar concentraciones sanguíneas de 100-300 ng/ml.

INMUNOMODULADORES (IMiDs)

Inmunomodulares: Talidomida Lenalidomida

Entre las propiedades biológicas responsables de su actividad en los SMD se encuentran la supresión de la producción de citocinas inflamatorias por los monocitos, el aumento de la activación de células T y NK, la inhibición de la angiogénesis, la estimulación de la eritropoyesis y un efecto citotóxico directo. Los fármacos inmunomoduladores están representados por lenalidomida y talidomida. La lenalidomida es más potente que Talidomida y presenta un perfil de seguridad más favorable, destacando la ausencia de neurotoxicidad.

Talidomida: una pequeña proporción de pacientes con SMD de bajo riesgo presentan respuesta eritroide (5-15% de respuestas) con Talidomida a la dosis de 200-400 mg al día. Su toxicidad, fundamentalmente neuropatía (13%) astenia (24%) e infecciones (19%) y la mayor eficacia de lenalidomida en este subgrupo de pacientes han hecho que su uso sea ya muy infrecuente.

Lenalidomida: Presenta una eficacia especialmente notable en pacientes con SMD que presentan deleción 5q-. Está indicada en pacientes con SMD de bajo grado (IPSS bajo o intermedio-1) dependientes de transfusión y que presentan deleción 5q-. La lenalidomida consigue la independencia transfusional en un 60-70% de los pacientes y hasta un 45% obtienen remisión citogenética completa. Los efectos secundarios más importantes son la mielosupresión, con neutropenia y trombopenia de grado 3-4 en el 55% y 44% respectivamente, diarrea, prurito, calambres musculares, eritema y temblor. La incidencia de TVP-TEP está aumentada en estos pacientes, por lo que se recomienda el uso de antiagregantes (AAS 100 mg/día) en pacientes de bajo riesgo trombótico y heparina de bajo peso molecular en pacientes de alto riesgo trombótico. La dosis recomendada es lenalidomida 10 mg/día durante 21 días en ciclos de 28 días, y la duración del tratamiento, si bien no está claramente establecida, parece lógico mantenerla hasta pérdida de respuesta o progresión de la enfermedad.

La lenalidomida presenta una eficacia especialmente notable en pacientes con SMD que presentan deleción 5q-.

En pacientes sin delección 5q, la lenalidomida consigue la independencia transfusional en un 26% de los pacientes (pacientes con SMD de bajo riesgo y dependencia transfusional).

La lenalidomida consigue la independencia transfusional en un 26% de los pacientes.

AGENTES DEMETILANTES

La inactivación de la trascripción de genes supresores de tumor por un mecanismo de mutilación de su región promotora parece desempeñar un importante papel en la patogénesis de SMD. Los agentes demetilantes azacitidina y decitabina son análogos del nucleósido de pirimidina capaces de inhibir la ADN metiltransferasa. Gracias a este efecto desmetilante, podrían revertir el estado de silencio transcripcional de genes supresores de tumores o inductores de diferenciación y así restaurar el normal funcionamiento de las células progenitoras hematopoyéticas alteradas.

Agentes demetilantes:
Azacitina
Decitabina
HDAC
Inhibidores de farnesil-transferasa
Tipifarnib
Lonafarnib

Azacitidina: está indicada para tratamiento de SMD intermedio-2 y de alto riesgo según el IPSS, leucemia mielomonocítica crónica con el 10-29% de blastos medulares sin trastorno mieloproliferativo y leucemia mieloide aguda con el 20-30% de blastos y displasia multilínea. Con azacitidina se obtiene un aumento de la supervivencia global a los dos años de tratamiento de casi el doble, en comparación con el tratamiento convencional (50.8% frente a 26.2%). Alarga la mediana del tiempo hasta progresión a LMA (17.8 meses frente a 11.5 meses) y consigue la independencia transfusional en un 45%. La pauta de tratamiento es azacitidina 75 mg/m2 de superficie corporal, por vía subcutánea o endovenosa, durante 7 días cada 28 días. La toxicidad más importante es hematológica, con anemia, trombopenia y neutropenia, especialmente en los dos primeros ciclos.

Con azacitidina se obtiene un aumento de la supervivencia global a los dos años de tratamiento de casi el doble, en comparación con el tratamiento convencional.

Decitabina: Se obtienen un 30% de respuestas de respuestas globales, retrasa la evolución leucémica en los IPSS intermedio-2 y alto, mejora la calidad de vida, pero no afecta a la supervivencia global. La pauta de administración es 45 mg/m^2 en perfusión durante 3 horas, cada 8 h, durante 3 días cada 6 semanas durante 6-10 ciclos. Aunque los estudios in vitro sugieren que decitabina a dosis equivalente tiene mayor poder desmetilante que azacitidina, los ensayos clínicos en humanos no parecen avalar dicha afirmación hasta el momento.

Desacetilasas de histonas (HDAC): Enzimas que eliminan los residuos N-acetilo de los extremos amino-terminales de los aminoácidos que constituyen las colas de histonas que protruyen de los cromosomas y que fueron añadidos por las acetilasas de las histonas.

Entre los inhibidores de las HDAC tenemos el ácido valproico (respuestas globales 28%, fundamentalmente en IPSS bajo) ácido butírico, vorinostat, depsipeptide, tricostatina.

I*nhibidores de farnesil-transferasa:* La farnesilación el oncogén Ras es frecuente en los SMD, por lo que se están probando los inhibidores de la farnesil transferasa.

Tipifarnib: Administración oral, 30% de respuestas en pacientes con SMD de alto grado, independientemente incluso del estado de mutación de RAS.

Lonafarnib: Administración oral, 30% de respuestas.

Otros: Inductores de la diferenciación (ATRA y Trióxido de arsénico).

Tratamiento intensivo

La quimioterapia intensiva tipo LMA consigue remisiones completas en el 40-60% de los pacientes.

Quimioterapia Intensiva

La quimioterapia intensiva tipo LMA consigue remisiones completas en el 40-60% de los pacientes, la incidencia de muerte precoz es del 20-25% y la incidencia de enfermedad refractaria es del 20-25%. La elevada mortalidad inicial observada hace que esta modalidad solamente deba ser considerada para pacientes con SMD de alto riesgo. El riesgo de recaída es muy elevado (70-80%) la duración de la remisión (8 meses) y la supervivencia global (mediana de 12 meses) es corta y la proporción de pacientes que viven sin enfermedad escasa (10-20%).

Los fármacos utilizados suelen ser la citarabina combinada con antraciclinas y fludarabina en regímenes como FLAG o FLAG-Idarrubicina. Este tipo de tratamiento se recomienda para pacientes no candidatos a TPH que tienen menos de 55-65 años, buen estado general y un IPSS intermedio-2 o alto.

TPH autólogo como forma de intensificar el tratamiento posremisión.

Trasplante autólogo de progenitores hematopoyéticos (TPH autólogo)

En un intento de reducir la elevada incidencia de recaída en pacientes tratados con quimioterapia se ha empleado el TPH autólogo como una forma de intensificar el tratamiento posremisión. El TPH autólogo está restringido a los pacientes que alcanzan remisión completa con quimioterapia y se puede recoger una cantidad suficiente de progenitores hematopoyéticos. La experiencia publicada por el EBMT en diversos estudios sugiere que esta modalidad en pacientes menores de 60 años podría resultar en una SLE del 30-40% a los 3 años. La tasa de recaídas (50-60%) parece permanecer constante en el tiempo, lo que implicaría que los resultados a largo plazo con un mayor seguimiento serían inferiores. La experiencia del grupo español PETHEMA muestra una mayor incidencia de recaída (75%) y una menor SLE a los 4 años (16%). Tanto en las series del EBMT como en PETHEMA el grupo de riesgo citogenético influyó de forma determinante en el riesgo de recaída y SLE. En los pacientes con citogenética intermedia o desfavorable la recaída fue la normal y la probabilidad de curación inferior al 10% a los 2 años. La mortalidad relacionada con el trasplante fue próxima al 10%.

Trasplante alogénico de progenitores hematopoyéticos (TPH alogénico)

El TPH alogénico constituye la única opción terapéutica con capacidad curativa en SMD. Los pacientes con un hermano HLA-idéntico según la experiencia del *International Bone Marrow Transplantation Group* (IBMTR) presentan una supervivencia libre de enfermedad, un riesgo de recaída y una mortalidad relaciona con el tratamiento a los 3 años del 40%, 23% y 37% respectivamente.

El TPH alogénico constituye la única opción terapéutica con capacidad curativa en SMD.

Los factores que más influyen en los resultados del TPH alogénico de hermano HLA idéntico son la edad, el estadio de la enfermedad (subtipo FAB o proporción de blastos al trasplante) el grupo de riesgo citogenético según el IPSS, la existencia de comorbilidades y el tiempo desde el diagnóstico al trasplante.

El acondicionamiento ideal aún está en discusión, aunque se han comunicado unos excelentes resultados con la combinación de busulfán oral ajustado a niveles plasmáticos y ciclofosfamida.

La sangre periférica como fuente de progenitores hematopoyéticos parece reducir la duración de la neutropenia y la trombocitopenia postrasplante, aunque la incidencia de enfermedad injerto contra huésped es mayor.

El TPH alogénico de hermano HLA-idéntico con acondicionamiento convencional sólo es aplicable a una minoría de pacientes (menos del 10%) debido al límite genético (donante disponible en 30-35%) de edad (55-60 años) y de estado general (adecuado con ausencia de comorbilidades)

El empleo de donantes no emparentados (DNE) tanto de médula ósea y sangre periférica como de sangre de cordón umbilical, y de regímenes de intensidad reducida permite aplicar el procedimiento a un mayor número de pacientes.

El TPH de donante no emparentado presenta según la experiencia del EBMT en 118 pacientes una SLE, una incidencia de recaída y una MRT del 29%, 14% y 54% respectivamente. Las características con influencia pronóstica en esta modalidad de TPH son: Los pacientes sin exceso de blastos, con IPSS de riesgo bajo o intermedio-1, con citogenética IPSS favorable, SMD de novo y con EICH aguda tienen un menor riesgo de recaída. La mayor edad de receptor y donante, el mayor tiempo desde el diagnóstico hasta el procedimiento, la disparidad de HLA, el desarrollo de EICH agudo y la seropositividad para citomegalovirus aumenta la MRT. Finalmente la ausencia de exceso de blastos, la menor puntuación de IPSS, menor edad, el menor tiempo desde el diagnóstico al trasplante, la seronegatividad para CMV y no desarrollar EICH aguda grave resultan en mayor SLE.

El *TPH de intensidad reducida* (TIR) ha sido considerado como una posible estrategia para minimizar la mortalidad y complicaciones agudas del TPH relacionadas con el régimen mieloa-

Ha sido considerado como una posible estrategia para minimizar la mortalidad y complicaciones agudas del TPH relacionadas con el régimen mieloablativo.

blativo. El TIR es una alternativa válida para pacientes con SMD y edad avanzada o comorbilidad. El EBMT ha comparado los resultados del TPH alogénico de hermano HLA-idéntico con los obtenidos en TPH de intensidad reducida. El grupo que recibió TIR presentó de forma significativa mayor incidencia de recaída (45% frente a 27%) menor MRT (22% frente a 32%) y similar SLE (33% frente a 41%) a los 3 años que el tratado con acondicionamiento estándar.

En síntesis, en pacientes de menos de 60 años con IPSS bajo o intermedio-1 y donante compatible se puede diferir el trasplante hasta que aparezcan signos de progresión de la enfermedad. En este grupo de edad, el TPH estaría indicado como primera opción en pacientes con IPSS intermedio 2 o alto, con buen estado general y donante HLA-idéntico. Los pacientes de más de 60 años con buen ECOG e IPSS bajo o intermedio-1 deberían recibir tratamiento no intensivo. En el mismo segmento de edad pero con IPSS intermedio 2 o alto, la edad y el estado general deben condicionar la estrategia a seguir. Los pacientes con donante no emparentado de menos de 40 años son candidatos a TPH mieloablativo y los de más de 40 años a TIR.

BIBLIOGRAFÍA

Hematología clínica. Sans Sabrafen. 5ª Edición. 2010.

Documentos Consenso Hematología. *Síndrome Mielodisplásico*

STEPHEN D. NIMER: *Myelodysplastic Syndromes.* Blood 2.008;111:4841-4851.

SÁNCHEZ GARCÍA J, FDEZ-JURADO A, SANZ G, MONTESINOS P, NOMBEDEU B, BUENO J, RAMOS F, ANDREU R, SERRANO F, TORRES-GOMEZ: *Haematologica* 2.008;93 (extra1):114-118.

ELAINE M SLOAND, COLIN O.WU, PETER GREENBERG, NEAL YOUNG, JOHN BARRET: *Journal of Clinical Oncology* 2.008;15:2505-2511.

Tema 14. Síndromes mioelodisplásicos / Síndromes mieloproliferativos crónicos

Antonio M. Navarro Castro, Mª Indalecia Medina Moruno y Jesús García Bautista

INTRODUCCIÓN

Los síndromes mielodisplásicos/mieloproliferativos (SMD/SMP) son enfermedades heterogéneas, de carácter clonal, con características propias tanto de los síndromes mielodisplásicos como de los síndromes mieloproliferativos. La medula ósea de estos pacientes es característicamente hipercelular y presenta cambios displásicos y proliferativos.

Los SMD/SMP son enfermedades heterogéneas, de carácter clonal.

La clasificación de la OMS (2.001) distingue cuatro entidades clínicas: leucemia mielomonocítica crónica (LMMC) leucemia mieloide crónica atípica, leucemia mielomonocítica juvenil (LMMJ) SMD/SMP inclasificables y anemia refractaria con sideroblastos en anillo y trombocitosis (tabla 1).

Para diagnosticar un SMD/SMP es necesario que el cromosoma Philadelphia y el gen de fusión BCR/ABL sean negativos y que el porcentaje de células blásticas en sangre y médula ósea sea inferior al 20%.

LEUCEMIA MIELOMONOCÍTICA CRÓNICA (LMMC)

Clínica

Presenta una gran variabilidad clínica, biológica y pronóstica. Afecta a personas de edad avanzada (65-70 años) y tiene mayor incidencia en varones (2:1). La clínica incluye astenia, pérdida de peso, fiebre, sudoración nocturna y debilidad secundaria a la anemia, petequias y sangrado por trombopenia e infecciones de repetición por la leucopenia.

Presenta una gran variabilidad clínica, biológica y pronóstica.

La LMMC puede mostrar rasgos propios tanto de síndrome mielodisplásico como de un síndrome mieloproliferativo crónico. En el momento del diagnóstico, algunos pacientes presentan una leucocitosis y monocitosis discretas, siguiendo un curso evolutivo similar al de otras pacientes con anemia refractaria, de los que se diferencian exclusivamente por la presencia de monocitosis en sangre periférica. Por el contrario, otros pacientes presentan una marcada leucocitosis con características propias de un síndrome mieloproliferativo crónico atípico con fenómenos de hematopoyesis extramedular, que se reflejan en la presencia de esplenomegalia palpable en el 30-50% de los casos, hepatomegalia, y a veces adenopatías e infiltración cutánea. En muchas ocasiones los pacientes están asintomáticos y son referidos a la consulta de hematología para estudio de una monocitosis inexplicada. Su curso clínico suele ser adverso, con mediana de supervivencia cercana a 24 meses y riesgo de transformación a leucemia mieloblástica aguda del 25-40% a los 5 años.

Diagnóstico

No existen criterios diagnósticos específicos de LMMC.

No existen criterios diagnósticos específicos de LMMC. Ante cualquier caso de LMMC se debe siempre excluir la posibilidad de otras formas de SMD o SMP. El diagnóstico de LMMC se debe establecer sólo tras seguimiento del paciente durante semanas o meses.

Los criterios analíticos propuestos por la OMS incluyen: Monocitosis persistente en sangre periférica ($\geq 1x10^9$ /l) cromosoma Philadelphia y BCR-ABL negativos, <20% de mieloblastos o monoblastos en sangre periférica o medula ósea y displasia en una o más líneas celulares.

Si la displasia es mínima o está ausente se requiere para el diagnóstico la presencia de alteraciones citogenéticas clonales, monocitosis persistente durante más de 3 meses y la exclusión de monocitosis secundarias.

La OMS distingue dos subtipos de LMMC, la LMMC-1 (<5% de blastos en sangre periférica y <10% de blastos en médula) y la LMMC-2 (5-19% blastos en sangre periférica y 10-19% blastos en medula ósea).

Otras alteraciones analíticas incluyen trombopenia moderada-severa y anemia.

Las alteraciones citogenéticas clonales se presentan en el 20-40% de los casos, y en general no son específicas. Las más frecuentes son trisomía 8 y monosomía 7/7q-. La translocación t(5;12)(q31;p12) que resulta en el gen de fusión TEL/PDGFR β (gen del receptor β del factor de crecimiento derivado de paquetas) se ha demostrado específica de la LMMC, pero sólo se presenta en el 1-2% de los casos. La translocación une el extremo amino-terminal de TEL a los dominios transmembrana y citoplasmático de PDGFRβ, lo que resulta en la activación constitucional del dominio tirosín-cinasa del gen PDGFRβ y le confiere la capacidad de transformación celular.

Tratamiento

La ausencia hasta ahora de un tratamiento eficaz con baja toxicidad para la LMMC ha hecho que en la mayoría de casos la mejor estrategia sea el soporte transfusional y antibiótico, así como el uso de alopurinol. El empleo de altas dosis de metilprednisolona podría ser útil en casos de derrame pleural. Hidroxiurea y etopósido se emplean para controlar la leucocitosis y reducir esplenomegalia, pero no prolongan supervivencia. Con quimioterapia tipo LMA la tasa de remisiones completas es del 40-50%, pero su duración es inferior a 12 meses. El trasplante alogénico de progenitores hematopoyéticos es la única modalidad con potencial curativo en la LMMC, pero es aplicable en muy pocos casos debido a la alta edad de la mayoría de los pacientes.

Tratamiento de LMMC: soporte transfusional y antibiótico así como uso de alopurinol.

Agentes del tipo de la 5-azacitidina y la decitabina se han usado en el tratamiento de pacientes con LMMC. En el ensayo multinacional AZA-001, que comparó azacitidina con regímenes de tratamiento convencionales (incluyendo soporte, citarabina y quimioterapia tipo LMA) incluyó 16 pacientes con LMMC y menos de 13.000 leucocitos/L. En este estudio azacitidina mostró un beneficio significativo en términos de tasa de respuesta, supervivencia y retrasó la aparición de LMA.

Actualmente están en marcha protocolos con Imatinib, para casos con reordenamiento del gen PDGFR, inhibidores de la angiogénesis e inhibidores de la vía de señalización RAS.

Tabla 1. Criterios diagnósticos de los subtipos de SMD/SMP

	Sangre periférica	**Médula ósea**
LMMC	Monocitosis persistente > $1x10^9$ Displasia ≥ línea celular Habitualmente neutrofilia < 20% blastos	<20% blastos; hipercelular displasia ≥ linea celular 2 subtipos según porcentaje de blastos
LMMJ	Monocitosis persistente > $1x10^9$ < 20% blastos Criterios menores: Leucocitos >10.000/µL Aumento de HbF	<20% blastos; hipercelular < 20% blastos

	Desviación izquierda Presencia de anormalidad citogenética	
LMCa	Neutrofilia con desv. izquierda Intensa disgranulopoyesis < 20% blastos Mínima basofilia y monocitosis Monocitos<10%	<20% blastos;hipercelular con aumento granulocitos maduros e inmaduros con displasia displasia variable en resto de series.
SMD/SMP Inclasificable	Cambios displásicos/proliferativos < 20% blastos	<20% blastos; hipercelular
ARSA-T	Cambios displásicos/proliferativos Con trombocitosis>450.000	<20% blastos ≥15% sideroblastos anillo

LMMC: leucemia mielomonocítica crónica; LMMJ: leucemia mielomonocítica juvenil; LMCa: leucemia mieloide crónica atípica; SMD/SMP inclasificable; ARSA-T: anemia refractaria con sideroblastos en anillo y trombocitosis.

La LMMJ es una enfermedad hematopoyética clonal de la infancia.

LEUCEMIA MIELOMONOCÍTICA JUVENIL

La leucemia mielomonocítica juvenil (LMMJ) es una enfermedad hematopoyética clonal de la infancia, con proliferación preferente de las series granulosa y monocítica. Representa menos del 3% de todas las leucemias infantiles y del 20% al 30% de todas las enfermedades mielodisplásicas y mieloproliferativas en menores de 14 años. La mayoría de los niños afectos tienen menos de 3 años (más frecuente entre los 3-12 meses de edad) la incidencia es superior en el sexo masculino que en el femenino, y en el 10% de los casos incide en pacientes afectados de neurofibromatosis tipo I.

Manifestaciones clínicas y hallazgos de laboratorio

La sintomatología deriva de la infiltración de órganos por células malignas.

La sintomatología deriva de la infiltración de órganos por células malignas, siendo los síntomas más comunes fiebre, tos, palidez, hepatoesplenomegalia, lesiones cutáneas (eczema, manchas café con leche o xantomas) manifestaciones hemorrágicas y fenómenos infecciosos (bronquitis y amigdalitis).

La sangre periférica se caracteriza por anemia, trombopenia e importante leucocitosis que puede superar los 100x109 /L a expensas de granulocitos inmaduros y monocitos más o menos abigarrados. Los blastos representan menos del 5% de la totalidad celular, con ausencia de bastones de Auer y con escasa basofilia y eosinofilia. Es frecuente la presencia de eritroblastos circulantes. Los casos con monosomía del 7 suelen cursar con macrocitosis. La médula ósea presenta hiperplasia granulomonocítica con displasia poco acentuada y megacariocitos disminuidos. La blastosis medular (blastos y promonocitos) es inferior al 20%. Más del 50% de los pacientes afectos de LMMJ presentan en la electroforesis de hemoglobinas aumento de hemoglobina F, niveles de anhidrasa carbónica disminuidos y la expresión del antígeno eritrocitario i.

Por definición, el cromosoma Philadelphia y el gen BCR-ABL deben ser negativos. Las alteraciones citogenéticas más frecuentes (25-30% de los casos) afectan al cromosoma 7 (-7/7q-).

Diagnóstico

El diagnóstico de LMMJ requiere una clínica sugestiva (hepatoesplenomegalia, linfadenopatía, palidez, fiebre, rash cutáneo) junto a la presencia de 3 criterios mínimos (cromosoma Philadelphia y gen BCR/ABL negativos, monocitosis en sangre periférica>1x10^9 /L y blastos en medula ósea<20%). Además de los criterios anteriores se requiere presentar al menos 2 de los siguientes (aumento de HbF corregida por edad, granulocitos inmaduros en sangre periférica, leucocitos en sangre periférica>10x10^9/L, presencia de anomalías cromosómicas incluyendo la monosomía del 7 e hipersensibilidad in vitro al GM-CSF con formación espontánea de colonias granulomonocíticas).

El diagnóstico de LMMJ requiere una clínica sugestiva.

Muchos datos de laboratorio de esta enfermedad remedan procesos infecciosos, por lo que si no se ha demostrado su origen clonal, debe descartarse todo tipo de enfermedades infecciosas y víricas (citomegalovirus, VEB y herpesvirus tipo 6).

Debe descartarse por su frecuente asociación la presencia de neurofibromatosis tipo I y/o síndrome de Noonan tanto en el paciente como en sus familiares.

Pronóstico

El pronóstico es pobre y la mayoría experimentan rápida progresión, con muerte antes del año de su diagnóstico, si bien algunos pacientes pueden sobrevivir más de cuatro años. El 10-20% de los niños afectados evolucionan a leucemia aguda.

Se consideran factores pronósticos adversos la edad menor de 2 años, la trombopenia y el aumento de hemoglobina F.

Se consideran factores pronósticos adversos la edad menor de 2 años, la trombopenia y el aumento de hemoglobina F.

El trasplante alogénico de progenitores hematopoyéticos es el único tratamiento con potencial curativo.

Tratamiento

El trasplante alogénico de progenitores hematopoyéticos es el único tratamiento con potencial curativo. Aunque con el trasplante alogénico se obtiene supervivencias libres de enfermedad del 50%, se estima que existe un riesgo de recaída del 30-40%. El desarrollo de terapéuticas basadas en dianas moleculares es lento debido al escaso número de pacientes.

LEUCEMIA MIELOIDE CRÓNICA ATÍPICA

La leucemia mieloide crónica atípica (LMCa) es una entidad encuadrada dentro de los SMD/SMP de la clasificación de la OMS, y que presenta características similares a la leucemia mieloide crónica, pero con dos características diferenciales: negatividad del cromosoma Philadelphia y del gen de fusión BCR-ABL, así como marcados rasgos displásicos en todas las series, más intensos en serie mieloide.

Es una entidad poco frecuente, 1-2 casos por cada 100 casos de leucemia mieloide crónica típica. Afecta a pacientes de 70-80 años. Supervivencia media inferior a 20 meses, progresando en un 24-40% a leucemia aguda y el resto fallecen por fallo medular.

Manifestaciones clínicas y hallazgos de laboratorio

En sangre periférica se detecta leucocitosis, a expensas de neutrófilos maduros e inmaduros, con importantes rasgos disgranulopoyéticos. El número de blastos en sangre periférica y medula ósea debe ser inferior al 20%. Aunque la basofilia (<2%) y monocitosis (≤10%) típicamente están ausentes, una moderada basofilia o monocitosis no excluyen el diagnóstico. Una moderada anemia y trombopenia son datos habituales.

La médula ósea es hipercelular con proliferación granulocítica displásica, con o sin displasia del resto de series.

La médula ósea es hipercelular con proliferación granulocítica displásica, con o sin displasia del resto de series. La relación mielo-eritroide es superior a 10:1. La megacaripoyesis está presente, pero con displasia. La realización de la fosfatasa alcalina granulocítica carece de interés, ya que presenta valores variables.

La sintomatología de LMCa deriva de la presencia de anemia y trombopenia.

No presenta alteraciones citogenéticas específicas, aunque en más del 80% de los pacientes se hallan alteraciones citogenéticas propias de hemopatías mieloides +8, del(20q), i(17q), del(12p).

La sintomatología más frecuente deriva de la presencia de anemia y trombopenia. A la exploración se detecta hepatomegalia y esplenomegalia.

Tratamiento

El tratamiento óptimo de la LMCa es incierto, debido a la incidencia inusual de este trastorno leucémico crónico. El tratamiento con hidroxiurea puede producir remisiones parciales a corto plazo, de 2 a 4 meses de duración. La LMCa parece responder de forma deficiente al tratamiento con interferón-α.

SMD/SMP INCLASIFICABLES

Son mielopatías encuadradas dentro de los SMD/SMP de la clasificación OMS, pero que no cumplen criterios para ser incluidos en cualquiera de las categorías anteriores. Se trata de un diagnóstico de exclusión. Los *criterios diagnósticos* son:

1. Presencia de datos morfológicos y de laboratorio propios de síndrome mielodisplásico, con menos de 20% de blastos en médula y sangre periférica.
2. Presencia de rasgos mieloproliferativos.
3. Ausencia de un síndrome mielodisplásico o mieloproliferativo previo, ausencia de tratamiento reciente con citostáticos o con factores de crecimiento. Ausencia de cromosoma Philadelphia y del gen de fusión BCR-ABL. Ausencia de del (5q), t (3;3) o inv (3).
4. El paciente tiene rasgos mieloproliferativos y mielodisplásicos que no pueden ser asignados a ninguna de las variedades de SMD, de SMP o de SMD/SMP.

La LMCa parece responder de forma deficiente al tratamiento con interferón-α.

BIBLIOGRAFÍA

Hematología clínica. Sans Sabrafen. 5ª Edición. 2010.

SANZ GUILLERMO, SUCH ESPERANZA, CERVERA JOSÉ: *Leucemia Mielomonocítica Crónica: Variabilidad clínica y opciones terapéuticas.* XXIX Reunión Anual de la Asociación Andaluza de Hepatología y Hemoterapia. 2009.

KATHRYN FOUCAR: *Myelodysplastic/Myeloproliferative Neoplasms.* Am J Clin Pathol 2009;132:281-289.

EMANUEL: *Juvenile myelomonocytic leukemia and chronic myelomonocytic leukemia.* Leukemia 2.008;22; 1335-1342.

KENICHE KOIKE, KAZUYUKI MATSUDA: *Recent advances in the pathogenesis and management of juvenile myelomonocytic leukaemia.* British Journal of Haematology 2009;141; 567-575.

Tema 15. Síndromes mieloproliferativos crónicos. Leucemia mieloide crónica

Jesús García Bautista, Mª Amparo Godoy Montijano y Ernesto García Bautista

SÍNDROMES MIELOPROLIFERATIVOS CRÓNICOS

Conceptos generales

Los síndromes mieloproliferativos crónicos (SMPC) son enfermedades clonales de la célula madre hematopoyética, caracterizados por la proliferación en médula ósea de una o más de las líneas mieloides: granulocítica, eritroide o megacariocítica. La línea en proliferación va a conservar en algún grado capacidad de diferenciación y maduración, por lo que la expresión hemoperiférica será de celularidad madura y en gran medida eficaz. En estas enfermedades la médula ósea se encuentra ocupada por la población celular expandida, y la proliferación clonal afecta a todas las series hematopoyéticas, incluida en algunos casos la linfoide. La primera descripción y denominación de estos cuadros corresponde a W. Dameshek, en 1.951.

> Los SMPC son enfermedades clonales de la célula madre hematopoyética.

Los SMPC comparten una serie de características clínicas, que incluyen la tendencia a la evolución a otras hemopatías (leucemias agudas o fibrosis medular) la tendencia a las trombosis y hemorragias, y todas aquellas manifestaciones derivadas de la expansión de las series hemoperiféricas (esplenomegalia, osteoartralgias, etc.). En un alto porcentaje de pacientes el diagnóstico es casual, a partir de alteraciones analíticas. En los pacientes que debutan con clínica, generalmente la presentación del cuadro es insidiosa, en forma de síndrome anémico o constitucional con astenia, anorexia, malestar general o pérdida de peso. Con frecuencia se asocian esplenomegalia y hepatomegalia, por infiltración de células tumorales o por hematopoyesis extramedular en los casos con mielofibrosis avanzada. A pesar del término *cró-*

> Los SMPC presentan síndrome anémico o constitucional con astenia, anorexia, malestar general o pérdida de peso.

nico, algunas de estas entidades pueden presentar evolución clonal con proliferación de precursores inmaduros (fase blástica) o hacia fibrosis medular con mieloptisis y fracaso hematopoyético.

La incidencia de los SMPC es de alrededor de 6-9 casos/100.000 habitantes/año, con aparición predominante en las 5ª y 6ª décadas de la vida. No se han descrito diferencias significativas en relación a raza o localización geográfica.

La denominación de SMPC engloba a diversas entidades nosológicas.

Actualmente la denominación de SMPC engloba a diversas entidades nosológicas, y los límites entre ellas no siempre están claros por la ausencia de marcadores específicos y el frecuente solapamiento de rasgos hematológicos. Clásicamente se ha incluido bajo esta denominación a cuatro entidades: Leucemia mieloide crónica (LMC), policitemia vera (PV), mielofibrosis idiopática (MI) y la trombocitemia esencial (TE). La última clasificación de la OMS las incluye dentro de las neoplasias mieloides (tabla 1) y añade entidades antes no bien clasificadas como la leucemia neutrofílica crónica (LNC), síndrome hipereosinófilo (SHE) o la leucemia eosinofílica crónica (LEC). Recientemente se ha propuesto la inclusión de las mastocitosis y las histiocitosis dentro de los SMPC, basándose en la demostración de su carácter clonal y su origen medular.

Tabla 1. Clasificación de las neoplasias mieloides, OMS 2008

1. Leucemia aguda mieloblástica
2. Síndromes mielodisplásicos (SMD)
3. Neoplasias mieloproliferativas (NMP)
    3.1. Leucemia mieloide crónica
    3.2. Policitemia vera
    3.3. Trombocitemia esencial
    3.4. Mielofibrosis primaria
    3.5. Leucemia neutrofílica crónica
    3.6. Leucemia eosinofílica crónica
    3.7. Síndrome hipereosinofílico
    3.8. Enfermedad por mastocitos
    3.9. NMP, inclasificables
4. SMD/NMP
    4.1. Leucemia mielomonocítica crónica
    4.2. Leucemia mielomonocítica juvenil
    4.3. Leucemia mieloide crónica atípica
    4.4. SMD/NMP inclasificable
5. Neoplasias mieloides asociadas a eosinofilia y anormalidades de PDGFRA, PDGFRB o FGFR1
    5.1. Neoplasia mieloide asociada a reordenamiento PDGFRA

5.2. Neoplasia mieloide asociada a reordenamiento PDGFRB
5.3. Neoplasia mieloide asociada a reordenamiento FGFR1

Aspectos generales del diagnóstico

Una característica de los SMPC es el solapamiento de signos/síntomas entre las diversas entidades (leucocitosis, trombocitosis, hiperplasia megacariocítica, esplenomegalia, mielofibrosis, etc.) lo que puede llegar a dificultar la inclusión de un paciente en una determinada entidad, hasta el punto de recomendarse el término *SMPC inclasificable* para aquellos casos con características intermedias entre dos o más SMPCs. El hallazgo en 1960 del cromosoma Philadelphia (CrPhi) y su asociación con la LMC supuso la primera clasificación de los SMPC en CrPhi+ (LMC) y CrPhi- (PV, TE y MI) y no ha sido hasta hace pocos años que el hallazgo de la mutación V617F del gen JAK2 ha aportado otro marcador molecular de clonalidad y otra clave en el entendimiento de la patogenia de los SPMC. Esta mutación del gen de la Kinasa Janus (JAK2V617F) localizado en el brazo corto del cromosoma (Cr) 9, y descubierta en 2005, es específica de neoplasias mieloides, y por lo tanto, su presencia excluye eritrocitosis, trombocitosis, mielofibrosis o leucocitosis reactivas o de otro origen. Esta lesión molecular se encuentra en un 97% de los casos de PV, y en alrededor del 50% de casos con TE o MI. Este descubrimiento nos ha dotado de un arma diagnóstica altamente específica en cuadros cuyo diagnóstico hasta ahora se basaba en la exclusión de otras causas. Posteriormente se ha descrito otra mutación, la del exón 12, del gen JAK2, presente en algunos casos de PV que no presentan la V617F. Aunque permanecen sin aclarar algunos aspectos relativos al mecanismo patogénico de la mutación JAK2V617F, y cada vez hay más evidencia de que no es el primer evento molecular causante de la enfermedad, su aparición ha hecho cambiar radicalmente nuestra comprensión de la patogénesis de estas enfermedades y los criterios de diagnóstico y clasificación. Otro avance importante ha sido la identificación del gen de fusión FIP1L1–PDGFRA, asociado a la LEC y al SHE, y a buena respuesta terapéutica a inhibidores de la tirosín-kinasa (Imatinib).

Una característica de los SMPC es el solapamiento de signos/síntomas entre las diversas entidades.

Citomorfología: el diagnóstico diferencial de estos cuadros requiere siempre de un examen microscópico de la sangre periférica (s.p.) y del aspirado de médula ósea (m.o.) además de

Citomorfología: examen microscópico de la sangre periférica y aspirado de médula ósea.

la biopsia medular. Para el examen del frotis periférico se recomienda la tinción May-Grünwald-Giemsa, y en caso de presencia de células blásticas circulantes, usar como complementarias la tinción de mieloperoxidasa y de estearasa inespecífica. En la PV se observa aumento de la celularidad a expensas de las tres series, y ocasionalmente cierto grado de osteopenia y fibrosis medular. En muchos casos se observa ausencia de hierro medular. El frotis sanguíneo no muestra alteraciones características. En la MI suele ser difícil obtener aspirado medular a causa de la intensa fibrosis medular, mientras que la s.p. muestra típicamente poiquilocitosis y leucoeritroblastosis. La TE se caracteriza por la presencia en m.o. de proliferación de estirpe megacariocítica, con elementos en su mayoría maduros y de morfología normal, que forman racimos junto a los sinusoides, con el resto de series conservadas. Puede ser histológicamente difícil de distinguir de la MI en estadios iniciales. En todos los SMPC, pero especialmente en la LMC, pueden observarse en m.o. las llamadas células pseudo-Gaucher, que corresponden a histiocitos cargados de glicolípidos resultantes del aumento de proliferación celular.

El examen histopatológico de la médula ósea conserva un papel central en el diagnóstico.

Histología: el examen histopatológico de la médula ósea conserva un papel central en el diagnóstico de estos cuadros. Se recomienda utilizar las tinciones de Giemsa, cloroacetato y PAS, así como alguna técnica de tinción de reticulina para evaluar el grado y tipo de fibrosis medular. La biopsia ósea es indispensable en el diagnóstico de la MI, ya que el aspirado suele ser blanco. Los hallazgos típicos son aumento de fibrosis colágena, osteoesclerosis, y celularidad normal o disminuida. Suele observarse cierta hiperplasia megacariocítica a expensas de elementos de aspecto displásico. En la PV se observa expansión de las tres series y disminución del hierro medular, y en las fases avanzadas se aprecia un grado variable de mielofibrosis. Un signo morfológico descrito como típico de la PV es la presencia de acúmulos de megacariocitos de gran tamaño junto a los sinusoides. En la TE aparecen también acúmulos de megacariocitos parasinusoidales, si bien aquí las series roja y granulocítica están conservadas. Este panorama es difícil de diferenciar de las fases precoces (prefibróticas) de la MI. Orientan hacia esta última posibilidad la presencia de hipercelularidad, desviación a la izquierda en la secuencia madurativa granulocítica, y el predominio de megacariocitos morfológicamente atípicos.

Citogenética: dejando a un lado la LMC y su asociación con la translocación bcr-abl (tratada en el capítulo siguiente) las anomalías cariotípicas clonales varían considerablemente en frecuencia entre los SMPC Philadelphia-negativos. La presencia de cambios cromosómicos no es específica de ningún SMPC, si bien su hallazgo puede ayudar a confirmar casos dudosos. La mayor tasa de alteraciones cromosómicas se da en la MI y habitualmente se asocia a peor pronóstico. La anomalía más frecuentemente encontrada es la trisomía del cr 8, seguida de la trisomía total o parcial del cr 9 y las delecciones de 13q y 20q. La distribución de las alteraciones cromosómicas sigue un patrón característico para cada uno de los SMPC Phi-negativos, en concreto, en la PV predomina la trisomía del cr 9, seguida de la trisomía del cr 8 y del(20q). En la MI el patrón es más heterogéneo y se observan delecciones de 13q y 20q, anomalías estructurales de 1q y 5q y alteraciones en el cr 7. En la TE se encuentran anomalías cromosómicas en menos del 5% de los casos, mayormente ganancias de material en el cr 9.

Marcadores moleculares: la mutación JAK2V617F, ya mencionada, se encuentra en el 80-97% de los casos de PV y en aproximadamente un 50% de los casos de TE y MI. Dentro de estos cuadros, aquellos que presentan la mutación suelen mostrar características clínicas más similares a la PV, lo que sugiere la presencia de un mecanismo patogénico común ligado a esta lesión molecular. Además, siendo un marcador de clonalidad, la presencia de la mutación ha llevado a revisar los criterios diagnósticos en estos cuadros. Se han aceptado diferentes métodos de detección de JAK2V617F, siendo el más empleado la PCR cuantitativa en tiempo real. Recientemente se ha demostrado su utilidad como marcador en el seguimiento de enfermedad mínima residual. Por otra parte, se han descrito asociación de la mutación JAK2V617F con otras neoplasias mieloides, además de los SMPC clásicos. Por ejemplo, se ha encontrado asociada a un subgrupo de pacientes con síndrome mielodisplásico tipo anemia refractaria con sideroblastos anillados, en los que coexisten características mielodisplásicas y mieloproliferativas. También se han descrito casos con la mutación y cuadros clínicos típicos de los SMPC, como trombosis de venas abdominales, sin que se acompañaran del cuadro hematológico completo.

> Marcadores moleculares son marcadores de clonalidad.

A partir de JAK2V617F, han ido apareciendo otras mutaciones activadoras asociadas a los SMPC. De ellas, la mutación del exón 12 del gen JAK2 parece ser la más prevalente en los casos de PV V617F negativos. Además, algunos casos (1-5%) de TE y MI muestran mutaciones en el codón 515 del gen que codifica el receptor de la trombopoyetina, que condicionan su activación independiente de citoquinas y la ganancia de función, de forma similar a V617F.

Respecto a los SMPC no clásicos, se ha descubierto la asociación entre el SHE/LEC y algunas mutaciones en el gen del factor de crecimiento derivado de plaquetas, concretamente el gen de fusión FIP1L1-PDGFRA, asociado a la activación constitutiva de una tirosín-kinasa. A raíz de este hallazgo han aparecido otras mutaciones que implican a los receptores de tirosín-kinasas, como PDGFRB o FGFR1. Estos hallazgos han llevado a englobar a las neoplasias mieloides asociadas a estas mutaciones como un subgrupo con entidad propia dentro de las neoplasias mieloides.

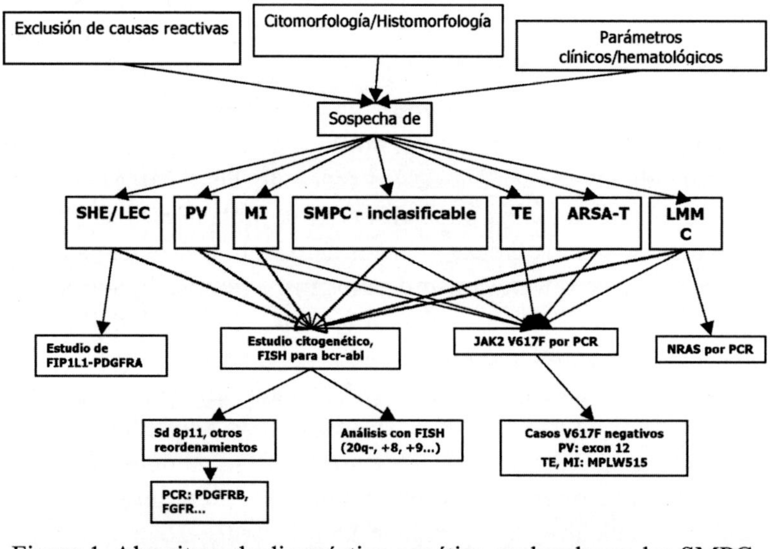

Figura 1. Algoritmo de diagnóstico genético-molecular en los SMPC. SHE: síndrome hipereosinófilo, LEC: Leucemia eosinofilica crónica, PV: Policitemia vera, MI: Mielofibrosis idiopática, TE: Trombocitemia esencial, ARSA-T: Anemia refractaria con exceso de blastos en transformación, LMMC: Leucemia mielomonocítica crónica, PCR: Reacción en cadena de polimerasa.

LEUCEMIA MIELOIDE CRÓNICA.

La LMC es un síndrome mieloproliferativo originado de la célula madre hematopoyética.

La leucemia mieloide crónica (LMC) es un síndrome mieloproliferativo originado de la célula madre hematopoyética. Esta enfermedad se asocia de forma constante a una translocación cromosómica descrita en 1960, denominada cromosoma Philadelphia (CrPhi) o t(9;22) que da lugar al gen de fusión BCR/ABL. Su curso clínico es característico, ya que su historia natural es la evolución en tres fases sucesivas: fase crónica (FC) fase acelerada (FA) y crisis blástica (CB).

Es el más frecuente de los SMP, su incidencia está estimada en 1-2 casos por 100.000 habitantes/año y representa el 15-20% de todas las leucemias. La edad media de aparición está en los 50-60 años y predomina ligeramente en varones (1.5/1). El único agente causal que ha podido identificarse es la exposición a radiaciones.

Patogenia

El cromosoma Philadelphia es el resultado de la translocación recíproca de material entre los cromosomas 9 y 22, t(9;22)(q34q11), con el resultado del gen de fusión bcr-abl. El RNA mensajero quimérico resultante codifica la proteína bcr-abl, con actividad tirosín-kinasa y que es capaz de estimular la actividad proliferativa, disminuir la adhesión tisular de los precursores mieloides y prolongar su supervivencia por inhibición de la apoptosis. Esta traslocación se encuentra también en un 20% de los casos de LAL del adulto y algunos casos de LAL infantil y LANL.

El cromosoma Philadelphia es el resultado de la translocación recíproca de material entre los cromosomas 9 y 22.

A nivel molecular, la lesión básica es la traslocación de material genético entre el protooncogén c-abl situado en el brazo largo del cromosoma 9 y una porción del gen bcr localizado en el brazo largo del cromosoma 22, dando lugar a un gen quimérico bcr-abl en el cromosoma 22. El punto de rotura en el cromosoma 22 sucede en una región de 5´8 kilobases denominado *major breakpoint cluster* (region M-bcr). El sitio exacto de ruptura es variable y parece que la localización precisa puede tener significado pronóstico: roturas en 3' se asocian a fase crónica más breve y trombocitosis más acentuada que los que tienen rotura en 5'. De las múltiples posibilidades, parece que sólo las fusiones de los exones b2 y b3 de la región a2 (o en casos aislados a3) del gen abl pueden dar lugar a oncogenes/ARNm con tránscritos productivos. Existen variantes del CrPhi presentes en aproximadamente el 5% de los casos. Durante la crisis blástica, el 60-80% de los pacientes desarrollan otras alteraciones citogenéticas, siendo las más frecuentes: +8, otro/s CrPhi, iso17. La presencia de alteraciones complejas se asocia a pronóstico desfavorable y aparición de lesiones extramedulares (sarcomas granulocíticos o tumores mieloides extramedulares).

La técnica de elección para el estudio del CrPhi es la RT-PCR y se recomienda la PCR cuantitativa en tiempo real. El es-

El estudio de bcr/abl es la piedra angular del diagnóstico de esta enfermedad y del seguimiento de la respuesta al tratamiento.

tudio de bcr/abl es la piedra angular del diagnóstico de esta enfermedad y del seguimiento de la respuesta al tratamiento.

Clínica

Clínica:
Fase crónica
Fase acelerada
Crisis blástica

Fase crónica: un alto porcentaje (30%) de los casos cursa de forma asintomática. Aquellos pacientes con clínica suelen presentar síntomas generales (astenia, fatigabilidad, síndrome anémico, sudoración, dolores óseos, pérdida de peso...) o con molestias asociadas a la esplenomegalia. Las formas hiperleucocitósicas pueden cursar con síntomas y signos derivados del fenómeno de leucostasis: priapismo, infartos esplénicos, disnea y cianosis por distrés respiratorio, alteraciones a nivel de sistema nervioso central por enlentecimiento del flujo, alteraciones retinianas con hemorragias o infartos. La exploración física revela esplenomegalia en un 70-80% de los casos. La hepatomegalia es menos frecuente.

Fase acelerada: el paso a fase acelerada o blástica suele acompañarse de deterioro clínico y/o aparición o agravamiento de esplenomegalia.

Crisis blástica: habitualmente se asocia a un deterioro progresivo del estado clínico general, aparición de adenopatías, dolores óseos, fiebre no justificada, crecimiento rápido del bazo, aumento de VSG. Pueden aparecer sarcomas granulocíticos en cualquier órgano. Hematimétricamente suelen aparecer citopenias y blastosis. Si la crisis es de fenotipo linfoide puede haber infiltración de testículos o de SNC.

Diagnóstico

El diagnóstico es casual, por detección de leucocitosis con desviación a la izquierda, trombocitosis o células blásticas.

El diagnóstico es casual en la mayoría de los casos, por detección de leucocitosis con desviación a la izquierda, trombocitosis o, más raramente, células blásticas en caso de fase acelerada o crisis blástica. Las alteraciones analíticas habitualmente encontradas son:

Fase crónica: en sangre periférica leucocitosis con presencia de precursores mieloides en todos los estadios madurativos, monocitosis absoluta, basofilia, trombocitosis. La anemia es inconstante. Es habitual detectar una disminución del índice de fosfatasa alcalina granulocítica (FAG). Puede encontrarse aumento de parámetros de proliferación celular (LDH, úrico, vitamina B12...). La médula ósea es hipercelular con disminución de la grasa, expansión de precursores precoces e intermedios de la serie granulocítica y presencia de megacariocitos frecuentemente hipoploides.

Fase acelerada: criterios de la OMS: blastos 10-19% en sangre periférica o médula ósea; basófilos s.p. ≥ 20%; trombopenia (<100 x109/L) no relacionada con el tratamiento o trombocitosis (>1.000x109/L) resistente al mismo; esplenomegalia o leucocitosis progresivas y refractarias, evidencia citogenética de evolución clonal.

Crisis blástica: uno o más de los siguientes criterios (OMS): blastos ≥20% en s.p. o en m.o., proliferaciones extramedulares de blastos (piel, ganglios, bazo, SNC) grandes agregados de blastos en m.o. El 75% de las crisis son de estirpe mieloide (neutrofílica, basofílica, megacarioblástica, eritroide, monocítica o panmielosis); 20% son de estirpe linfoide y en raras ocasiones bilineales.

Diagnóstico diferencial:

1.- Reacciones leucemoides: leucocitosis (30-100.000/μl) neutrofílica con desviación a la izquierda en mayor o menor grado, en el contexto de cuadros infecciosos, inflamatorios sistémicos o tumorales. No suelen observarse basofilia ni esplenomegalia y el índice de FAG es normal. No se observan alteraciones genéticas ni el reordenamiento bcr-abl.

2.- Otros SMPC: en la leucemia mielomonocítica crónica es constante la monocitosis >1*109/L, si bien existen formas proliferativas de esta enfermedad que cursan con hiperleucocitosis y algún grado de mielemia. En la mielofibrosis idiopática suele haber mayor grado de cuadro leucoeritroblástico y presencia de dacriocitos. En el síndrome hipereosinofílico primario hay recuento de eosinófilos en sangre >1.5*109/L. En todo caso, el diagnóstico definitivo se sustenta en el estudio genético.

Tratamiento

La LMC es el arquetipo de enfermedad en la que el estudio de los mecanismos patogénicos moleculares ha llevado al diseño de fármacos dirigidos a la diana molecular, concretamente los inhibidores de la proteína bcr-abl, dando como resultado un vuelco en la historia natural de la enfermedad y el pronóstico de los pacientes.

> La LMC ha llevado al diseño de fármacos dirigidos a la diana molecular, concretamente los inhibidores de la proteína bcr-abl,

Hasta la aparición de estos fármacos, el tratamiento de la LMC estaba basado en los quimioterápicos orales como el busulfán, la citarabina o la hidroxiurea, si bien su efecto sobre la supervivencia global era escaso al no prolongar el tiempo hasta la progresión a fase blástica. Actualmente su papel se restringe

Tratamiento:
IFN
aloTPH
ITK

a pacientes ancianos con intolerancia al imatinib, en los que se opta por primar la calidad de vida sobre la supervivencia global.

- El *interferón-alfa* (IFN) es capaz de inducir respuesta hematológica completa (RHC, fig 1) en hasta el 80% de los pacientes, con respuesta citogenética en un 35-40%, y ha demostrado prolongar la supervivencia global hasta una mediana de 6 años. Su mayor inconveniente son los efectos colaterales: cuadro pseudogripal, depresión, astenia. Por su capacidad de dar lugar a respuestas citogenéticas, ha sido hasta hace poco el tratamiento de elección en pacientes no candidatos a transplante de médula.

- El *transplante alogénico de médula ósea* (aloTPH) es, hasta la fecha, el único tratamiento demostrado como potencialmente curativo en la LMC. Su principal inconveniente es la necesidad de disponibilidad de donante compatible, lo que se ha combatido mediante el uso de registros internacionales de donantes y el desarrollo de los transplantes parcialmente incompatibles (mismatch). Por las características de este transplante y la epidemiología de la LMC, es escaso el número de pacientes candidatos a esta modalidad terapéutica. Su eficacia es mayor cuando se efectúa en fase crónica de la enfermedad (supervivencia libre de enfermedad -SLE- del 60% a los 5 años, que disminuye al 25% en fase acelerada y al 10% en fase blástica). El pronóstico global del aloTPH en la LMC mejora cuando se realiza en el primer año desde el diagnóstico de la enfermedad y cuanto más joven es el receptor. En cualquier caso, un global del 25% de los pacientes sufre recaída de su enfermedad. En estos casos la conducta aconsejada es suspender la inmunosupresión, buscando estimular el efecto injerto contra leucemia. Otra opción es la infusión de linfocitos del donante, con el mismo principio terapéutico, y que puede inducir hasta un 80% de segundas remisiones. Desde la aparición de los inhibidores de la tirosín-kinasa (ITK) no se recomienda plantear el aloTPH como primera opción, sino valorar primero la respuesta a ITK. En aquellos casos que fracasen (recaída o refractariedad) con ITKs debe plantearse la posibilidad de aloTPH.

- En la actualidad la primera línea de tratamiento en pacientes con LMC son los *ITK*. Estos fármacos fueron específicamente diseñados para actuar inhibiendo la acción de la tirosinkinasa activa al bloquear la transferencia de fosfatos necesaria para la transmisión de señales intracelulares. El primero en desarrollarse ha sido el STI-571 (imatinib mesilato) y actualmente se considera que es, al diagnóstico, el tratamiento de elección para esta enfermedad.

El tipo de respuesta clínica obtenida con el imatinib varía significativamente según la fase de la enfermedad en el momento del inicio del tratamiento. Se obtiene un porcentaje de RHC superior al 95% si se trata de una FC precoz o tardía. En FA son inferiores al 40% y en CB inferiores al 20%. Las respuestas citogenéticas son del orden del 80% en la FC precoz, pero descienden al 40% en la FC tardía. En la FA no llegan al 20% y en la CB al 5%. Son aún menores las respuestas moleculares que pueden llegar a rondar el 5% en la FC precoz, estando en los demás casos por debajo del 2-3%. El hecho de alcanzar una respuesta molecular completa en cualquier momento del tratamiento es un factor pronóstico independiente que se asocia a un menor riesgo de recaídas. Los efectos adversos más habituales son las molestias gastrointestinales (náuseas, epigastralgia, diarrea), los edemas faciales y palpebrales, las mialgias y calambres musculares, la aparición de rash cutáneo y la toxicidad medular. Ésta suele manifestarse como trombopenia y neutropenia, y es más frecuente al usar dosis altas de imatinib y en fases avanzadas de la enfermedad. Habitualmente responde a la bajada de dosis del fármaco. En caso de toxicidad medular severa deben emplearse factores de crecimiento granulocítico y/o eritropoyetina.

El tipo de respuesta clínica obtenida con el imatinib varía significativamente según la fase de la enfermedad en el momento del inicio del tratamiento.

Tipos de respuesta terapéutica en la LMC

Respuesta hematológica completa: Leucocitos < 10.000/µl, plaquetas < 450.000/µl, no mielemia circulante, y desaparición de síntomas y signos de la enfermedad (incluyendo esplenomegalia), mantenidos al menos 4 semanas.
Respuesta citogenética mayor: <35% de células Phi+ por estudio citogenético de la médula ósea.
Respuesta citogenética completa: no detección de células Phi+ por estudio citogenético estándar.
Respuesta molecular Mayor: tránscrito bcr-abl/abl < 0.05%.
Respuesta molecular completa: tránscrito bcr-abl indetectable, habitualmente por técnicas de PCR en tiempo real.

Nilotinib ha demostrado capacidad de inducir respuestas citogenéticas y moleculares, con tasas (97% de RCC, 72% de RMM) similares a imatinib y escasos efectos adversos.

En los casos de recaída de la enfermedad o resistencia/intolerancia al imatinib, se han demostrado útiles los ITK de 2ª generación (nilotinib, dasatinib) con buenas respuestas globales y escasa intolerancia cruzada. Nilotinib ha demostrado capacidad de inducir respuestas citogenéticas y moleculares, con tasas (97% de RCC, 72% de RMM) similares a imatinib y escasos efectos adversos. De éstos, el más importante es la toxicidad hematológica. Dasatinib es otra opción útil en pacientes resistentes o intolerantes al imatinib, también con tasas de respuesta (hematológica y citogenética) y supervivencia global comparables. La dosis estándar es 100 mgs/día vo. Su perfil de efectos adversos incluye toxicidad hematológica y derrame pleural. Un tercer ITK, el bosutanib, se encuentra en fases de desarrollo.

En conclusión, el tratamiento de primera línea de la LMC ha experimentado un auténtico vuelco con la llegada del Imatinib. Sin embargo, el hecho de que gran parte de los pacientes con LMC sean jóvenes ha hecho mantener un notable interés en desarrollar líneas que nos acerquen a la curabilidad completa. El uso de dosis más altas o el desarrollo de nuevas generaciones de ITK parecen actualmente los puntos más prometedores.

BIBLIOGRAFÍA

DAMESHEK W. *Some speculations on the myeloproliferative syndromes.* Blood. 1951;6:372-375.

JAFFE ES, HARRIS NL, STEIN H, VARDIMAN JW (EDS.): *World Health Organization Classification or tumours. Pathology and Genetics of Tumours of Haematopoietic and Lymphoid Tissues.* IARC Press: Lyon 2001.

TEFFERI A, VARDIMAN JW. *Classification and diagnosis of myeloproliferative neoplasms: the 2008 World Health Organization criteria and point-of-care diagnostic algorithms.* Leukemia. 2008;22:14-22.

AYALEW TEFFERI, JUERGEN THIELE, ET AL. *Proposals and rationale for revision of the World Health Organization diagnostic criteria for Polycythemia Vera, Essential Thrombocythemia, and Primary Myelofibrosis: recommendations from an ad hoc international expert panel.* Blood. 2007 Aug 15; 110(4):1092-7.

HAFERLACH T, BACHER U. ET AL. *The diagnosis of BCR/ABL-negative chronic myeloproliferative diseases: a comprehensive approach based on morphology, cytogenetics, and molecular markers.* Ann Hematol (2008) 87:1–10.

KANTARJIAN H, TALPAZ M, O´BRIEN S, ET AL. *High-dose imatinib mesylate therapy in newly-diagnosed Philadelphia chromosome-positive chronic phase chronic myeloid leukemia.* Blood 2004, 103:2873-78.

KANTARJIAN H, SAWYERS CH, HOCHHAUS A, ET AL. *Hematologic and cytogenetic responses to imatinib mesylate in chronic myelogenous leukemia.* N Engl J Med 2002; 346:645-652.

FAVA C, CORTES J. *Optimizing First-Line Therapy for Patients With Chronic Myeloid Leukemia.* Seminars in Hematology, Volume 46, Supplement 3, April 2009, S5-S10.

BACCARANI M. *New Directions in the Treatment of Patients with Chronic Myeloid Leukemia.* Seminars in Hematology, Vol 46, No 2, Suppl 3, April 2009: S1-S4.

KANTARJIAN HM, LARSON RA, GUILHOT F, O'BRIEN SG, MONE M, RUDOLTZ M, ET AL. *Efficacy of imatinib dose escalation in patients with chronic myeloid leukemia in chronic phase.* Cancer. 2009;115:551-60.

Tema 16. Policitemia vera

Jesús García Bautista, Mª Angustias Molina Arrebola y Mª Amparo Godoy Montijano

La policitemia vera (PV) también llamada policitemia rubra vera o enfermedad de Vázquez-Osler, es un síndrome mieloproliferativo crónico (SMPC) en el que, a pesar de estar expandidas todas las serie hematopoyéticas, predomina la proliferación de los precursores de la serie roja. Esta enfermedad muestra un curso evolutivo típico, en dos fases consecutivas llamadas policitémica y postpolicitémica. Históricamente se ha encuadrado en los SMPC Philadelphia-negativos, y recientemente se ha encontrado una fuerte relación con mutaciones de la Kinasa Janus (JAK2), lo que ha cambiado drásticamente el enfoque diagnóstico y ha abierto nuevas vías de investigación orientadas al tratamiento.

La PV es un SMPC en el que predomina la proliferación de los precursores de la serie roja.

EPIDEMIOLOGÍA

La PV se ha descrito en todas las razas, aunque es más frecuente en personas de origen europeo que asiático. La incidencia anual es de 2-10 casos por millón de habitantes y año. Predomina ligeramente en varones y suele aparecer a edades avanzadas, siendo la edad más frecuente al diagnóstico entre 50 y 70 años.

La incidencia anual es de 2-10 casos por millón de habitantes y año. Predomina ligeramente en varones y suele aparecer a edades avanzadas.

PATOGENIA

El descubrimiento de la mutación del gen JAK2 es, sin duda, el mayor avance en la comprensión de la fisiopatología de esta enfermedad. Diferentes estudios demostraron la presencia de una mutación guanina>citosina en la posición 1849 del dominio pseudokinasa JH2 en el exón 12 del gen, dando como resultado la sustitución de una valina por una fenilalanina (V617F). Esta mutación está sólo presente en la población hematopoyética clonal. La mutación JAK2(V617F) también se ha detectado en casos de trombocitemia esencial, mielofibrosis idiopática, leucemia mielomonocítica crónica, síndrome hipereosinófilo y mastocitosis Sistémica, mientras que está ausente en la hiperplasias medulares secundarias, en otras hemopatías y en controles sanos. Sin embargo, en la PV el estado de portador de JAK2(V617F) aparece hasta en un 97% de los casos, por sólo un 30% en la TE y un 50% en la MI. En estos cuadros, la presencia de JAK2(V617F) parece conferir una tasa de progresión más lenta, un aumento del riesgo de complicaciones trombóticas/hemorrágicas, y un aumento del grado de mielofibrosis. La homocigosidad para JAK2(V617F) parece asociarse a un peor pronóstico global. El resultado biológico de la mutación JAK2(V617F) es un aumento de la actividad tirosín-kinasa de JAK2, que probablemente se ejerza a través de múltiples vías moleculares implicadas en la proliferación celular y la apoptosis. Entre ellas la familiar de factores de activadores de la transcripción STAT, la proteín-kinasa activada por mitógenos MAPK, las vías vinculadas a fosfatidil-inositol 3 (PI3K) y los ligandos de Fas/Apo-1/TRAIL son los más estudiados. Comparados a controles, los eritroblastos portadores de JAK2(V617F) son hipersensibles a factores de crecimiento y resistentes a la apoptosis. Por otro lado, esta mutación ha demostrado estimular la activación in vivo de granulocitos y la movilización de células CD34+. Además, se ha conseguido un modelo murino de PV inducido por la transfección por retrovirus del gen mutado.

En algunos pacientes JAK2V617F negativos puede observarse una mutación con ganancia de función en el exón 12 de JAK2 o en el receptor de la trombopoyetina, lo que sugiere que la activación constitutiva de JAK2 es un fenómeno central en la patogénesis de la PV, la TE y la MI.

CUADRO CLÍNICO

El curso clínico de esta enfermedad es una sucesión de fases evolutivas.

El curso clínico de esta enfermedad es una sucesión de fases evolutivas. Primeramente existe una fase inicial, que cursa de forma asintomática, en la que hay eritrocitosis y puede haber esplenomegalia. Posteriormente se desarrolla la *fase proliferativa* (o *plétora*) con sintomatología florida y expresión completa del cuadro hematológico. Finalmente la médula ósea sufre una transformación y sustitución del tejido hematopoyético por fibrosis, dando lugar a la *fase gastada,* en la que aparecen citopenias, leucoeritroblastosis y esplenomegalia masiva por metaplasia mieloide.

La sintomatología habitual de los pacientes con PV en fase proliferativa es la derivada de la expansión hemoperiférica y tisular de la serie eritroide y por tanto del hematocrito elevado y la hiperviscosidad sanguínea. Así, estos pacientes suelen mostrar los signos y síntomas típicos del síndrome policitémico: plétora facial, inyección conjuntival, cefalea, astenia, sudoración, prurito hidrogénico (causado por descarga histamínica por el aumento de basófilos tisulares) hipertensión arterial, vértigos, visión borrosa, acúfenos, hepatoesplenomegalia. Sin embargo, la morbimortalidad y la disminución de supervivencia que exhiben estos pacientes vienen determinadas por la tendencia a los fenómenos trombóticos y hemorrágicos que presentan. Al diagnóstico, la incidencia de trombosis es del 15-30%, y la de hemorragias del 5 al 20%. Los eventos trombóticos son arteriales en 2/3 de los casos, dándose con mayor frecuencia a nivel cerebral, coronario y periférico. La trombosis venosa más frecuente es la del sistema venoso profundo de los miembros inferiores, aunque pueden darse a nivel mesentérico o intracraneal. Pueden aparecer también trombosis en localizaciones no habituales, siendo especialmente frecuente y grave la trombosis de las venas suprahepáticas o síndrome de Budd-Chiari. Por alteraciones de la microcirculación es frecuente la eritromelalgia (enrojecimiento doloroso de los dedos y palma de la mano) y pueden aparecer crisis isquémicas en zonas acras. Las complicaciones hemorrágicas se dan en hasta un 40% de los pacientes en algún momento de la enfermedad, siendo las más frecuentes aquéllas de tipo mucoso (epistaxis, gastrointestinal) las hemorragias cerebrales y retinianas. Los mecanismos por los que los pacientes con PV muestran esta tendencia a las trombosis y hemorragias son diversos y no totalmente conocidos.

> La trombosis venosa más frecuente es la del sistema venoso profundo de los miembros inferiores.

Durante la fase *gastada* o mielofibrótica, se observa una disminución de la masa eritrocitaria, pudiendo llegar a aparecer anemia. Igualmente se observa un aumento progresivo del tamaño del bazo. En el frotis de sangre periférica aparece un cuadro leucoeritroblástico y dacriocitos. La histología de médula ósea muestra fibrosis colágena y reticulínica, con ocasionales acúmulos de megacariocitos dismórficos.

DIAGNÓSTICO

El hallazgo de la mutación JAK2V617F y su vinculación con la PV han hecho cambiar radicalmente el enfoque diagnóstico de esta enfermedad, haciendo pasar a la historia los clásicos criterios del PVSG. Actualmente el diagnóstico de la PV se basa en la detección de las mutaciones conocidas del gen JAK2 y en la medición de los niveles séricos de eritropoyetina (EPO).

El diagnóstico de la PV se basa en la detección de las mutaciones conocidas del gen JAK2 y en la medición de los niveles séricos de EPO.

En cuanto a los hallazgos de laboratorio asociados a esta enfermedad, el más característico y constante es el aumento de la masa eritrocitaria, reflejado como un aumento de la concentración de hemoglobina y del hematocrito (por encima del 60% hasta en la mitad de los pacientes). Suele observarse también una expansión de las otras series hematopoyéticas, con leucocitosis, basofilia y trombocitosis. En el estudio de la médula ósea, la biopsia es hipercelular con hiperplasia de todas las series y predominio de la serie roja. Puede observarse ferropenia de depósito secundaria a la hiperplasia eritroide. En cuanto al crecimiento de colonias eritroides in vivo, suele observarse crecimiento endógeno independiente de EPO. Los niveles basales de EPO suelen estar disminuidos. Otros datos, actualmente con menos valor diagnóstico, son la disminución del nivel de fosfatasa alcalina granulocítica, el aumento de vitamina B12 sérica, el descenso de ferritina y el aumento de LDH.

Recogiendo la información de los nuevos hallazgos, en 2008 la OMS emitió una nueva serie de criterios estandarizados para el diagnóstico de la PV (tabla 1).

Tabla 1. Criterios de la OMS 2008 para el diagnóstico de la policitemia vera

<table>
<tr><td colspan="2">Para el diagnóstico es necesaria la presencia de ambos criterios mayores y uno menor, o bien el primer criterio mayor y dos criterios menores.</td></tr>
<tr><th>Criterios mayores</th><th>Criterios menores</th></tr>
<tr><td rowspan="2">Hemoglobina mayor de 18.5 g/100 ml en hombres o 16.5 g/100 ml en mujeres o Hb/Hto por encima del percentil 99 en el rango de referencia para edad/sexo/altitud, o MET un 25% mayor del valor esperado, o Hb mayor de 17 g/100 ml en hombres o 15 g/100 ml en mujeres si se asocian a un incremento de más de 2 g/dl no relacionado con la corrección de un estado ferropénico.</td><td>Histología medular con evidencia de panmielosis con proliferación eritroide, granulocítica y megacariocítica.</td></tr>
<tr><td>Eritropoyetina sérica por debajo del rango normal.</td></tr>
<tr><td>Presencia de la mutación JAK2V617F u otra mutación funcionalmente similar, como las del exón 12 de JAK2.</td><td>Formación de colonias eritroides in vitro.</td></tr>
</table>

Respecto a la determinación de JAK2, actualmente el método recomendado para la determinación rutinaria en laboratorios clínicos son las técnicas de amplificación como la PCR en tiempo real. Habitualmente están disponibles en la mayoría de los laboratorios de biología molecular técnicas para detección de JAK2 en sangre periférica, en médula ósea o en biopsias de tejidos. El alto valor diagnóstico de esta determinación, junto a su sencillez y bajo coste, han llevado a algunos autores a recomendar el screening de JAK2 en todos los pacientes con hematocrito elevado y niveles bajos de EPO.

PRONÓSTICO

Los pacientes con PV pueden llevar una vida prácticamente normal durante años. El pronóstico y la morbimortalidad de los pacientes depende de la naturaleza y gravedad de las complicaciones que presenten en su evolución, así como de la duración de la fase crónica y de la evolución a mielofibrosis o leucemia aguda. La PV se asocia a una baja incidencia de transformación leucémica espontánea (3-5%) generalmente de estirpe mieloblástica. Actualmente se cuestiona que la transformación blástica sea parte de la evolución natural de la PV, y se apunta la posibilidad de que los casos observados puedan ser atribuibles al tratamiento quimioterápico, especialmente el P32 y los agentes alquilantes, cuya leucemogenicidad sí está demostrada. Los datos de PVSG arrojan una supervivencia mediana tras el inicio del tratamiento de 13.9 años para los tratados con flebotomías, 11.8 años para aquellos tratados con P32 y 8.9 años para los tratados con clorambucil. En este estudio, los eventos trombóticos son la causa más frecuente de muerte (31%) seguidos por la transformación a leucemia aguda (19%) segundos tumores (15%) y hemorragias o evolución a fase fibrótica (5%).

El pronóstico y la morbimortalidad de los pacientes depende de la naturaleza y gravedad de las complicaciones que presenten en su evolución.

TRATAMIENTO

El tratamiento de los pacientes en fase proliferativa tiene como objetivo mejorar la sintomatología y hacer disminuir el riesgo de complicaciones trombóticas, a través de una disminución de los contajes hemoperiféricos. Se ha demostrado que la probabilidad de eventos trombóticos y sintomatología microvascular es directamente proporcional al hematocrito del paciente, si bien deben existir otros mecanismos intrínsecos a la enfermedad, ya que en otras poliglobulias secundarias que cursan con hematocritos elevados (>60%) no se observa esta tendencia trombótica. Además, el tratamiento debe buscar frenar la proliferación panmielósica y disminuir los contajes de leucocitos y plaquetas.

El tratamiento de los pacientes en fase proliferativa tiene como objetivo mejorar la sintomatología y hacer disminuir el riesgo de complicaciones trombóticas.

Tratamiento con las flebotomías.

La primera línea de tratamiento, útil para prácticamente todos los pacientes, son las *flebotomías* con extracción de aproximadamente 450 ml de sangre por sesión. Se indica en los pacientes con hematocrito por encima del 54%, o por debajo si existen factores de riesgo vascular asociados. Con esta terapia se persigue bajar el hematocrito hasta niveles normales o en límite alto (42-45%). Muchos pacientes pueden mantenerse en régimen exclusivo de flebotomías durante años. Habitualmente la reducción del hematocrito se refleja en una mejoría de síntomas *policitémicos* (cefalea, congestión) pero no mejora el prurito.

Tratamiento con mielosupresión.

Mielosupresión: generalmente se plantea en casos con alto requerimiento o refractariedad a las flebotomías, en aquéllos con alto riesgo de complicaciones trombóticas por contaje de plaquetas >800.000/µl, o que ya hayan tenido algún evento trombótico, o en los que presenten prurito incoercible. El fármaco más ampliamente usado es la *hidroxiurea* (HU). La HU es eficaz en controlar las cifras de hematíes, leucocitos y plaquetas, y ha demostrado disminuir el riesgo trombótico durante los primeros años de tratamiento, especialmente si se usa asociada a flebotomías. Su efecto es relativamente rápido y fácilmente reversible al suspender el fármaco en caso de sobredosificación. Su potencial leucemógeno es dudoso y en cualquier caso bajo.

El BU es capaz de inducir una mielosupresión eficaz.

Busulfán (BU) también es capaz de inducir una mielosupresión eficaz. Su efecto es de más larga duración por lo que las pautas de administración son intermitentes. Una dosis de 2 a 4 mgs al día durante pocas semanas puede causar una respuesta prolongada durante meses. Este efecto supone por otro lado su principal inconveniente, la mielosupresión prolongada por sobredosificación. Su potencial leucemógeno es escaso (3 de 145 pacientes).

El P32 fue el primer tratamiento.

Fósforo radioactivo (P32) fue uno de los primeros tratamientos utilizados. Puede ofrecer un buen control de la enfermedad con infusiones intravenosas cada 6 a 8 semanas, a dosis basadas en la respuesta inicial. Su leucemogenicidad es comparable al BU. Al administrarse de forma intravenosa, no tiene el inconveniente de la falta de cumplimiento por el paciente, aunque por otra parte es necesaria la colaboración de un médico radioterapeuta y la preparación de dosis individuales, con un aumento del coste y de la complejidad del tratamiento. Por todo esto suele ser una segunda opción después de la HU, si bien algunos autores lo proponen como primera línea de tratamiento, especialmente en pacientes mayores.

Interferón (IFN) ofrece una tasa de respuestas cercana al 50% en pacientes con PV. Además, es especialmente eficaz en controlar el prurito. Su principal ventaja es su nula leucemogenicidad y la baja incidencia de mielofibrosis. Se trata de un tratamiento relativamente costoso y con un perfil desfavorable de efectos adversos, por lo que suele estar por detrás de las otras opciones citorreductoras. Actualmente su principal papel es el manejo de pacientes jóvenes.

> El IFN: su principal ventaja es su nula leucemogenicidad y la baja incidencia de mielofibrosis.

Pipobromán es un fármaco eficaz en el control de la PV. Su tasa de respuestas es cercana al 90%, si bien suele provocar intolerancia gastrointestinal y el riesgo asociado de leucemia aguda es relativamente alto (6-9%).

> El Pipobromán es un fármaco eficaz en el control de la PV.

Anagrelide es un fármaco inhibidor selectivo de la línea megacariocítica, por lo que se emplea en pacientes con PV que presentan trombocitosis. Los efectos adversos son cefalea, palpitaciones, diarrea y retención de líquidos.

> El *Anagrelide* es un fármaco inhibidor selectivo de la línea megacariocítica.

Antiagregación: dado que la mayor morbididad de la PV se asocia a complicaciones trombóticas originadas en defectos de la función plaquetar, con frecuencia se ha postulado la posible utilidad de la antiagregación asociada al tratamiento estándar de la PV. Actualmente persiste cierta controversia sobre este punto. Algunos estudios han informado de un aumento del riesgo hemorrágico sin beneficio sobre el riesgo trombótico, sin embargo el último estudio randomizado sobre 518 pacientes (aspirina-AAS 100 mgs vs no AAS) ha dado como resultado una reducción del riesgo de ictus, infarto de miocardio, trombosis venosa profunda y muerte de causa vascular. Por lo tanto, actualmente se acepta que el AAS a dosis bajas es eficaz en el control del riesgo trombótico en estos pacientes.

> El AAS a dosis bajas es eficaz en el control del riesgo trombótico en estos pacientes.

Tratamiento sintomático: la mayoría de los síntomas de la PV ceden o mejoran con el control de la panmielosis. Sin embargo, el prurito hidrogénico no siempre responde al tratamiento, y otras opciones como los antihistamínicos (ciproheptadina) son poco eficaces. Otras posibilidades son la fototerapia con psoralenos y luz ultravioleta. El IFN (3x106 U 3 veces/semana) puede ser el tratamiento de elección en pacientes con prurito incoercible y en los que afecta a su calidad de vida.

Recomendaciones terapéuticas generales

Las flebotomías, con un hematocrito objetivo de 42% para mujeres y 45% para hombres, siguen siendo la piedra angular del tratamiento de la PV, ya que han demostrado un impacto en la supervivencia global mayor que el de la citorreducción. A pesar

Las flebotomías, siguen siendo la piedra angular del tratamiento de la PV.

de los datos discordantes, actualmente se acepta que la antiagregación a dosis bajas (AAS 100 mgs vo/día) es recomendable en estos pacientes a menos que exista otra contraindicación. Se debe ser agresivo en el control de todos los demás factores de riesgo vascular (FRCV): hipertensión, hiperglucemias, tabaquismo, dislipemia. Recientemente se han propuesto unos *criterios de estratificación del riesgo trombótico en pacientes con PV:*

Riesgo	Edad > 60 años o historia previa de trombosis	FRCV
Bajo	No	No
Intermedio	No	Sí
Alto	Sí	-

El tratamiento citorreductor está indicado en los pacientes con alto riesgo trombótico si los pacientes son intolerantes a las flebotomías o desarrollan esplenomegalia atribuible a progresión de la enfermedad. El manejo de la trombocitosis es más controvertido ya que algunos datos apuntan a que no hay relación entre la cifra de plaquetas y la posibilidad de trombosis. Actualmente sí se recomienda controlar en lo posible el contaje hemoperiférico de plaquetas. En pacientes jóvenes parece suficiente asociar antiagregación, y en mayores estaría indicada la terapia citorreductora. Actualmente la HU es el fármaco de elección en la mayoría de los pacientes en los que se indica citorreducción. Su principal inconveniente es su presumible leucemogenicidad. En pacientes jóvenes y durante el embarazo, el IFN parece la opción más válida. El anagrelide es útil en pacientes en los que es preciso o difícil controlar la cifra de plaquetas. En pacientes muy mayores o en los que es difícil asegurar el cumplimiento, el busulfán y el P32 pueden aún ser útiles.

La HU es el fármaco de elección en la mayoría de los pacientes en los que se indica citorreducción.

Manejo de situaciones especiales

Sangrado: el sangrado mayor no es frecuente en los pacientes con PV. Cuando ocurre, los órganos más frecuentemente afectados son piel, mucosas y tracto gastrointestinal. Las hemorragias intracraneales son raras, pero potencialmente fatales. Al igual que ocurre en la TE, las manifestaciones hemorrágicas ocurren con mayor frecuencia cuando la cifra de plaquetas es superior a 1.500.000/µl, posiblemente a causa de la pérdida de multímeros de gran tamaño del factor von Willebrand (FvW) y una pérdida de la función de esta proteína (enf. de von Willebrand adquirida). La reducción del contaje de plaquetas suele

Las manifestaciones hemorrágicas ocurren con mayor frecuencia cuando la cifra de plaquetas es superior a 1.500.000/µl, acompañarse de una normalización de los multímeros del FvW. En los pacientes con historia de sangrado grave deben evitarse en lo posible los anticoagulantes y los antiagregantes. En caso de sangrado mayor en un paciente con PV, debe corregirse la trombocitosis, habitualmente con HU. Otras opciones terapéuticas a considerar son los antifibrinolíticos, la desmopresina o los hemoderivados que contengan FvW.

Trombosis: Los pacientes con eventos vasculares trombóticos deben manejarse de acuerdo a las pautas generales de anticoagulación establecidas. El tromboembolismo venoso debe tratarse con heparina de bajo peso molecular (HBPM) a dosis terapéuticas seguido de anticoagulación con antagonistas de la vitamina K, con un régimen de seguimiento especialmente estrecho por su mayor riesgo hemorrágico. La duración recomendada de anticoagulación no está claramente definida, teniendo en cuenta que la PV es un factor de riesgo permanente de recurrencias trombóticas. Aquellos pacientes con sintomatología microvascular, como la eritromelalgia, deben recibir una dosis de carga de AAS seguida de mantenimiento con dosis bajas (100 mgs/día). Este nivel de antiagregación se recomienda también para los pacientes con eventos vasculares arteriales recientes (ictus isquémico, accidentes isquémicos transitorios, obstrucción arterial periférica, angina inestable) o en aquellos con evidencia de enfermedad coronaria, siempre que no haya contraindicación. En todos estos pacientes está indicada la terapia citorreductora, que ha demostrado disminuir a la mitad la probabilidad de complicaciones trombóticas.

> Los pacientes con eventos vasculares trombóticos deben manejarse de acuerdo a las pautas generales de anticoagulación establecidas.

Embarazo: la PV no es frecuente entre mujeres de edad fértil (0.04 por 100.000 mujeres entre 20 y 34 años) por lo que apenas si hay evidencia sobre la que hacer recomendaciones. Se ha observado la utilidad de estratificar a estas pacientes según el riesgo de desarrolar complicaciones gestacionales o trombóticas. Se debe considerar embarazo de alto riesgo en caso de historia previa de trombosis o hemorragia grave, o en caso de historia de complicaciones gestacionales previas graves (3 pérdidas fetales de 1er trimestre o una de 2º-3er trimestre, recién nacido de bajo peso, preeclampsia o muerte fetal intraútero). El manejo debe incluir en todos los casos flebotomías para un hematocrito estrictamente por debajo de 45%, el uso de AAS a dosis bajas durante el embarazo y de HBPM durante las 6 primeras semanas de puerperio. En las pacientes de alto riesgo que precisen asociar citorreducción, el IFN es el fármaco de elección.

> La PV no es frecuente entre mujeres de edad fértil.

BIBLIOGRAFÍA

TEFFERI A, THIELE J, ORAZI A, KVASNICKA HM, BARBUI T, HANSON CA ET AL. *Proposals and rationale for revision of the World Health Organization diagnostic criteria for polycythemia vera, essential thrombocythemia, and primary myelofibrosis: recommendations from an ad hoc international expert panel.* Blood 2007; 110: 1092–1097.

BAROSI, G; ROSTI, V. *Novel strategies for patients with chronic myeloproliferative disorders.* Current Opinion in Hematology. 16(2):129-134, marzo 2009.

TEFFERI, A. *Essential thrombocythemia, polycythemia vera, and myelofibrosis: Current management and the prospect of targeted therapy.* American Journal of Hematology, v.83; no.6; Junio 2008: 491-497.

CAMPBELL P, GREEN A. *Management of Polycythemia Vera and Essential Thrombocythemia.* Hematology (Am Soc Hematol Educ Program) 2005:201-208.

CAO M, OLSEN RJ, ZU Y. *Polycythemia Vera: new clinicopathologic perspectives.* Arch Pathol Lab Med. 2006; 130:1126-32.

SKODA R, PRCHAL JT. *Chronic myeloproliferative disorders: introduction.* Semin Hematol. 2005; 42:181–183.

MCMULLIN MF. *A review of the therapeutic agents used in the management of polycythaemia vera.* Hematol Oncol. 2007; 25:58-65.

LEVINE R, PARDANANI A. *Role of JAK2 in the pathogenesis and therapy of myeloproliferative disorders.* Nat Rev Cancer. 2007 Sep;7(9):673-83. Review.

Tema 17. Trombocitemia esencial. Mielofribrosis idiopática

Jesús García Bautista, Rosario Pérez Moyano y Ernesto García Bautista

TROMBOCITEMIA ESENCIAL

La trombocitemia esencial (TE) es el síndrome mieloproliferativo crónico (SMPC) caracterizado por una elevación mantenida de la cifra de plaquetas, y cuyo cuadro clínico está caracterizado por la tendencia a las trombosis y las hemorragias. Este aumento de la cifra de plaquetas circulantes obedece a una expansión de la línea precursora megacariocítica, por lo que se considera que se trata de una enfermedad clonal derivada de una célula madre multipotencial.

La TE es el SMPC caracterizado por una elevación de plaquetas.

Epidemiología

La incidencia global de TE se ha estimado en alrededor del 1.5 casos/100.000 habitantes-año, siendo la prevalencia de 30 casos por 100.000 habitantes. Es el SMPC más frecuente. Predomina claramente en el sexo femenino (2/1). La incidencia ha aumentado en los últimos años, sin duda a causa del aumento de controles hematimétricos de rutina. La edad media al diagnóstico está entre los 60 y 70 años, si bien la curva de distribución de edad al diagnóstico de esta enfermedad es característicamente amplia si la comparamos con otros SMPC.

La TE es el SMPC más frecuente.

Etiología

La TE comparte mecanismos patogénicos comunes con el resto de SMPC clásicos, si bien, incluso a pesar del descubrimiento de la mutación JAK2 V617F en la mayoría de los pacientes con policitemia vera y en una parte de los pacientes con TE o mielofibrosis idiopática, el mecanismo íntimo que subyace

La TE comparte mecanismos patogénicos comunes con el resto de SMPC clásicos.

a la patogénesis molecular permanece desconocido hasta ahora. Un análisis de 776 pacientes demostró que un 50% de ellos mostraban la mutación V617F del gen JAK2, y que este hallazgo podía correlacionarse en cierta medida con algunas características biológicas de la enfermedad. Así, los pacientes JAK2+ mostraban hematocritos y cifra de leucocitos superiores, hematopoyesis más estimulada y tendencia a las trombosis. Por su parte, los pacientes JAK2- muestran contajes superiores de plaquetas y, en general, mayor heterogeneidad clínica. Esto ha llevado a proponer una subdivisión de la TE en dos entidades biológicamente diferentes, una de ellas con la mutación de JAK2, íntimamente ligada a la PV, y otra JAK2 negativa.

Clínica

El cuadro clínico de la TE está dominado por la tendencia a las hemorragias y a los fenómenos trombóticos.

El cuadro clínico de esta enfermedad está dominado por la tendencia a las hemorragias y a los fenómenos trombóticos. En un estudio retrospectivo llevado a cabo por el *Polycythemia Vera Study Group* (PVSG) sobre la frecuencia de eventos clínicos en la TE, se observó que la incidencia al diagnóstico de fenómenos trombóticos sin sangrado fue del 42%, la de sangrado sin trombosis del 1.4%, y la de la coexistencia de ambos un 15%. Las alteraciones microvasculares arteriales se observaron en un 41%. En global, hasta un 36% de los pacientes están asintomáticos en el momento del diagnóstico.

Complicaciones trombóticas y vasooclusivas: los eventos vasooclusivos que pueden aparecer en esta enfermedad incluyen trombosis a nivel cerebrovascular, coronarios y en arterias periféricas. Las trombosis de las grandes arterias son una importante causa de mortalidad y de morbididad en estos pacientes, cuando afectan a territorio neurológico o cardiaco.

Las trombosis de las grandes arterias son una importante causa de mortalidad y de morbididad en estos pacientes.

La trombosis venosa profunda es también un riesgo serio en pacientes con TE, por el riesgo de embolismo pulmonar o de afectación directa de órganos, como en el síndrome de Budd-Chiari.

Los fenómenos vasooclusivos pueden darse también en la microcirculación, donde pueden dar lugar a una serie de síntomas. Se acepta que son causados por microoclusiones debidas a tapones plaquetarios transitorios en la circulación arterial distal. Un cuadro típico de la TE es la eritromelalgia, que se describe como un dolor quemante en palmas y dedos de manos y pies, acompañado de enrojecimiento o amoratamiento del miembro afectado. También pueden observarse crisis isquémicas de arterias digitales que pueden progresar a zonas de necrosis localizada o incluso de gangrena.

La cefalea es la manifestación neurológica más frecuente, aunque su fisiopatología no ha sido aclarada. En ocasiones la clínica es similar a la cefalea migrañosa con aura o a las migrañas acompañadas. Por mecanismo isquémico vasooclusivo pueden darse episodios de ictus transitorios o atípicos, convulsiones o crisis complejas. Más raramente pueden aparecer transtornos visuales como diplopia o visión borrosa transitoria. La mayoría de estos síntomas suelen responder al tratamiento con antiagregantes, al menos en pacientes jóvenes sin otra patología arterial asociada.

La cefalea es la manifestación neurológica más frecuente, aunque su fisiopatología no ha sido aclarada.

Manifestaciones hemorrágicas: el sangrado en la TE se limita con frecuencia a las mucosas y la piel: equímosis, hematomas subcutáneos, gingivorragia o epistaxis. Las petequias no suelen observarse. En base a la historia clínica, puede ser importante descartar pérdidas hemáticas ocultas de origen gastrointestinal. También puede observarse sangrado tras traumatismos o cirugía. El sangrado en la TE se asocia a recuentos de plaquetas elevados, y no se debe a déficit de función plaquetar sino al síndrome de von Willebrand (SvW) adquirido que presentan estos pacientes, causado por la proteolisis de los multímeros del factor von Willebrand (FvW). Los niveles de FvW siguen una relación inversa al contaje plaquetar, y el déficit de multímeros de gran tamaño aparece con contajes de plaquetas a partir de 1.000-1.500x10^9/l, y se incrementa de forma proporcional. El tratamiento con AAS puede descompensar o desencadenar un cuadro hemorrágico latente, por lo que se considera contraindicada en pacientes con historia de sangrado y contajes plaquetares por encima de 1.500x10^9/l.

El sangrado en la TE se limita con frecuencia a las mucosas y la piel.

TE durante el embarazo.

El riesgo materno en caso de embarazo de una paciente con TE es escaso. El aumento de riesgo trombótico que existe en pacientes sanos se ve aumentado por la enfermedad. El riesgo hemorrágico es bajo, excepto en aquellas pacientes con SvW adquirido, y puede observarse un descenso espontáneo de la cifra de plaquetas durante el tercer trimestre. El riesgo para el feto parece ser mayor. La incidencia de pérdidas fetales de primer trimestre está aumentada de forma global, estimada en hasta una de cada tres gestaciones, pero el mayor aumento de riesgo relativo se da en el tercer trimestre (5-9% frente al 0.5% de la población control). También se ha descrito aumento de incidencia de abruptio placentae, prematuridad y crecimiento intrauterino retardado. La

El riesgo materno en caso de embarazo de una paciente con TE es escaso.

base de estas complicaciones fetales parece ser la ocurrencia de microinfartos en la circulación placentaria debidos a la trombocitosis y a la activación plaquetaria. Por todas estas circunstancias, la tasa de nacidos vivos en gestaciones de pacientes con TE se ve disminuida al 55-60%.

Diagnóstico

Exploración física: en un 20-30% de los pacientes se detecta esplenomegalia palpable, por ecografía se detecta en hasta un 50% de los casos. En otros casos puede haber infartos esplénicos con hipoesplenismo.

Datos de laboratorio: en la morfología de sangre periférica el dato predominante es la trombocitosis, con plaquetas habitualmente de morfología normal, sin formas distrombopoyéticas. No suele haber alteraciones en las otras series, de aparecer suelen ser anemia mormocítica, ocasionalmente eritroblastos circulantes o leucocitosis con algunos elementos inmaduros. En médula ósea se observa hiperplasia de megacariocitos, que son morfológicamente normales en su mayoría, aunque es frecuente observar fenómenos de emperipolesis. La biopsia suele mostrar hipercelularidad con acúmulos de megacariocitos, puede haber cierto grado de fibrosis reticulínica. Respecto a las alteraciones bioquímicas, suele haber aumento de LDH sérica, hiperpotasemia, hiperuricemia y elevación de vitamina B12, como datos de aumento del recambio celular. No suelen observarse alteraciones citogenéticas, y en los casos en que aparecen son inespecíficas, como del(20q), del(13q), o trisomía del cromosoma 8. Puede ser útil en caso de que se plantee la posibilidad de síndrome 5q-.

La biopsia suele mostrar hipercelularidad con acúmulos de megacariocitos, puede haber cierto grado de fibrosis reticulínica.

Criterios diagnósticos OMS 2008:
1. Contaje de plaquetas > 450.000/µl.
2. Hiperplasia megacariocítica con morfología normal.
3. Ausencia de criterios diagnósticos de LMC, PV, MI, SMD u otra neoplasia mieloide.
4. Demostración de JAK2V617F u otro marcador de clonalidad o no evidencia de trombocitosis reactiva.

El diagnóstico de TE requiere la presencia de los cuatro criterios.

Diagnóstico diferencial

Es importante distinguir la TE de las trombocitosis secundarias o asociadas a otras patologías. De hecho, gran parte del diagnóstico de la TE se basa en la exclusión de otras enfermedades. Los diagnósticos diferenciales que se plantean fundamentalmente son las trombocitosis reactivas, algunos síndromes mielodisplásicos y otros SMPCs.

Las trombocitosis reactivas se deben en su mayoría a sangrados agudos, a déficit férrico, o como dato acompañante de neoplasias o procesos inflamatorios sistémicos. Al ser un reactante de fase aguda, puede encontrarse un contaje elevado de plaquetas en múltiples situaciones, como procesos inflamatorios agudos o crónicos, infecciones, etc. También se han descrito trombocitosis reactivas asociadas a estrés psíquico, actividad física intensa, tratamiento con corticoides o en la recuperación de tratamientos con quimioterapia. En los pacientes esplenectomizados es habitual encontrar contajes de plaquetas alrededor de 1.000.000/ul, aunque tienden a normalizarse en los primeros 3-6 meses.

> Se han descrito trombocitosis reactivas asociadas a estrés psíquico, actividad física intensa, tratamiento con corticoides o en la recuperación de tratamientos con quimioterapia.

Para distinguir la TE de los SMPC que cursan con trombocitosis, con frecuencia es preciso recurrir a métodos como la biopsia medular o los estudios citogenéticos. Es frecuente que la leucemia mieloide crónica (LMC) presente trombocitosis en algún momento del curso de la enfermedad. La translocación t(9,22) dará el diagnóstico diferencial. En la mielofibrosis idiopática suele haber mayor fibrosis medular y los megacariocitos suelen ser más atípicos.

Más raramente, pueden darse síndromes mielodisplásicos que cursen con trombocitosis. Entre éstos, el más típico es el síndrome 5q-, de predominio en mujeres y de buen pronóstico, que cursa con trombocitosis, anemia macrocítica, y presencia de megacariocitos hipoploides en médula ósea. También puede observarse trombocitosis en la anemia sideroblástica. La trombocitosis familiar es una rara enfermedad de herencia autosómica dominante, ligada a mutaciones del gen de la trombopoyetina.

> La trombocitosis familiar es una rara enfermedad de herencia autosómica dominante, ligada a mutaciones del gen de la trombopoyetina.

Tratamiento

La esperanza de vida en pacientes con TE es prácticamente igual a la de la población general, si bien un porcentaje relevante de pacientes sufre complicaciones hemorrágicas o trombóticas, responsables de la morbididad asociada al cuadro. Por lo tanto, el objetivo principal del tratamiento de la TE es la prevención de eventos adversos trombóticos y/o hemorrágicos. Para ello es fundamental la estratificación de los pacientes en grupos de riesgo (tabla). La influencia relativa de otros factores de riesgo cardiovascular está menos clara, si bien es recomendable en todos los pacientes con TE que extremen en lo posible el control de los factores de riesgo cardiovascular modificables: peso, cifras de tensión arterial, tabaco, lípidos y glucemia.

> El objetivo principal del tratamiento de la TE es la prevención de eventos adversos trombóticos y/o hemorrágicos.

Riesgo alto: mayores de 65 años, con FRCV o historia de trombosis, y con contaje de plaquetas > 1.500.000/ul.
Riesgo bajo: pacientes menores de 65 años, sin FRCV ni historia de trombosis y con plaquetas < 1.500.000/ul.
Riesgo intermedio: resto de pacientes.

El tratamiento farmacológico de la TE se basa en dos pilares: la terapia citorreductora y los antagonistas de la función plaquetar.

Actualmente, dado el perfil de efectos secundarios de los fármacos disponibles, y que la TE no reduce significativamente la esperanza de vida de los pacientes, la recomendación es tratar exclusivamente a los pacientes con riesgo alto de presentar complicaciones. El tratamiento farmacológico de la TE se basa en dos pilares: la terapia citorreductora y los antagonistas de la función plaquetar.

Tratamiento citorreductor:
HU
Anagrrelide
Alfa-Interferón

Tratamiento citorreductor

Hidroxiurea: la hidroxiurea (HU) es un antimetabolito que inhibe la síntesis de DNA al inhibir a la ribonucleótido-reductasa. Este fármaco ha sido el eje de la terapia citorreductora en los últimos años por su alta eficacia, su baja toxicidad a corto plazo y su bajo coste. Los efectos secundarios más importantes son las alteraciones cutáneas (úlceras en piernas, fotosensibilidad, queratosis solar) y la toxicidad medular por supresión reversible de la hematopoyesis. Es controvertido su potencial leucemógeno. Su absorción oral es buena y suele administrarse a dosis iniciales de 0.5-1 g/día vo, con ajustes según respuesta y grado de supresión medular.

Anagrelide: es una imidazoquidazolina, desarrollada inicialmente como antiagregante plaquetar, posteriormente se comprobó su capacidad de inhibición de la trombopoyesis al bloquear la maduración del megacariocito. Esta acción es selectiva sobre precursores megacariocíticos y no tiene efecto sobre la línea mieloide o eritroide. Como efectos secundarios principales se cuentan el efecto inotrópico positivo y la vasodilatación, que puede dar lugar a cefaleas, retención hídrica y alteraciones neurológicas.

Alfa-interferón: el alfa-interferón (α-IFN) posee una marcada actividad antiproliferativa sobre la línea megacariocítica. Este fármaco ha demostrado ser eficaz en la TE, con una tasa de respuestas hematológicas del 70-80%. Sus problemas fundamentales son su alto coste, la incomodidad de la administración (subcutáneo 3 veces/semana) y la mala tolerancia al síndrome pseudogripal que suele provocar. Recientemente se ha desarrollado una formulación pegilada (ligada a polietilenglicol), de administración semanal, si bien su eficacia y perfil de secundarismos son similares al α-IFN convencional.

Tratamiento antiagregante

La aspirina (AAS) habitualmente utilizada a dosis bajas (50-100 mgs/dia vía oral) es el antiagregante estándar utilizado en la TE, y el que ha sido probado en un mayor número de estudios. Actualmente se considera el tratamiento de elección en caso de indicación de antiagregación o presencia de síntomas microvasculares. En cualquier caso, y a pesar de lo extendido de su uso, persiste controversia sobre su eficacia, especialmente a la hora de prevenir complicaciones trombóticas arteriales a largo plazo. Sí ha demostrado ser útil y segura la combinación de antiagregantes con fármacos citorreductores para reducir el número de eventos trombóticos.

Tratamiento antiagregante: La AAS.

Tratamiento adaptado a grupos de riesgo

Riesgo bajo: la mayoría de los estudios asignan a estos pacientes una esperanza de vida igual a la de la población general. El riesgo de trombosis/hemorragias no es superior al de controles sanos por lo que no se ha podido demostrar que el tratamiento lo disminuya y aporte algún beneficio. Por lo tanto, la actitud recomendable en estos pacientes es no iniciar citorreducción y valorar individualmente (otros FRCV, síntomas microvasculares) la indicación de AAS.

Riesgo intermedio: actualmente se recomienda iniciar tratamiento con citorreductores tan sólo en presencia de factores de riesgo vascular no controlables (antecedentes familiares, trombofilia, etc.). La práctica habitual es, en ausencia de antecedentes hemorrágicos, asociar AAS a dosis bajas, si bien no hay evidencia proveniente de ensayos que soporte esta indicación.

Riesgo alto: las recomendaciones actuales sitúan a la HU como el fármaco de primera línea en pacientes de alto riesgo. Tanto el anagrelide como el α-IFN son alternativas válidas. En general, y en base a la potencial mutagenicidad de la HU, suelen indicarse anagrelide o α-IFN en pacientes menores de 60 años. La decisión de asociar o no tratamiento antiagregante plaquetar dependerá de la evaluación de los factores de riesgo vascular asociados. No debe usarse el AAS en pacientes con historia de sangrado mayor o con contajes de plaquetas superiores a 1.500.000/μl.

HU es el fármaco de primera línea en pacientes de alto riesgo.

No debe usarse el AAS en pacientes con historia de sangrado mayor o con contajes de plaquetas superiores a 1.500.000/μl.

MIELOFIBROSIS IDIOPÁTICA

La MI es el SMPC caracterizado por:
Fibrosis medular
Hematopoyesis extramedular
Esplenomegalia
Anemia
Leucocitroblastosis

La mielofibrosis idiopática (MI) o mielofibrosis primaria (MFP) es el síndrome mieloproliferativo crónico (SMPC) caracterizado por fibrosis medular, hematopoyesis extramedular (metaplasia mieloide) esplenomegalia y frecuentemente anemia y leucoeritroblastosis. Su origen, como en el resto de los SMPC, está en la célula madre pluripotencial. Por lo tanto, se encuadra, junto a la policitemia vera (PV) y la trombocitemia esencial (TE) en el grupo de SMPC *clásicos* philadelphia-negativos. Puede observarse un síndrome mielofibrótico en las fases avanzadas o terminales tanto de la PV como de la TE, en el que la expresión policitémica o trombocitémica se va sustituyendo por signos de fibrosis medular (MF post-PV o MF post-TE).

Esta enfermedad se da fundamentalmente en edades avanzadas, si bien alrededor de un 20% de los pacientes tienen menos de 55 años en el momento del diagnóstico. No hay diferencia entre sexos. La supervivencia mediana es de alrededor de los 5 años, y se considera curable tan sólo en los escasos pacientes candidatos a transplante alogénico de precursores (aloTPH), si bien hay esperanzas en que los recientes avances en la comprensión de los mecanismos moleculares permita el desarrollo de fármacos eficaces en el control de la enfermedad y con impacto favorable en la supervivencia.

Clínica

Los síntomas suelen ser inespecíficos y predomina el síndrome anémico.

El cuadro clínico clásico se caracteriza por la presencia de esplenomegalia, leucoeritroblastosis circulante, citopenias, poiquilocitosis con presencia de dacriocitos, fibrosis medular, y metaplasia mieloide de órganos extramedulares. Al diagnóstico, aproximadamente un 25% de los pacientes están asintomáticos, y son detectados por hallazgos hematimétricos casuales. Los síntomas suelen ser inespecíficos y predomina el síndrome anémico. Puede haber pérdida de peso y anorexia, pero la sudoración nocturna no es habitual. A causa de la esplenomegalia el paciente puede presentar molestias en hipocondrio o saciedad temprana. Si aparece dolor agudo en hipocondrio, costado u hombro izquierdo, debe sospecharse un infarto esplénico o una periesplenitis. Más raramente puede haber sangrado anómalo o dolores óseos. En fases avanzadas pueden aparecer fiebre, sudoración nocturna o pérdida de peso.

Respecto a la exploración física, la esplenomegalia se detecta en prácticamente todos los pacientes al diagnóstico, mientras que hay hepatomegalia en un 60-70%. En escasas ocasiones puede aparecer dermatosis neutrofílica, un cuadro raro que se asemeja al síndrome de Sweet, y puede evolucionar a pioderma gangrenoso, o pueden observarse infiltrados cutáneos de precursores hematopoyéticos (*leucemia cutis*). La probabilidad de transformación a leucemia aguda es de aproximadamente el 20% a los 10 años.

Formas clínicas especiales:

MI en fase prefibrótica: con la generalización de las analíticas de control de salud se ha hecho más frecuente el diagnóstico de la enfermedad en fases más precoces. Es razonable sospechar una MI incipiente en pacientes que presenten leucocitosis, trombocitosis, leucoeritroblastosis, esplenomegalia o presencia de dacriocitos. La biopsia ósea en estos pacientes suele presentar hiperplasia megacariocítica difícil de distinguir de la TE, aunque en la MF los megacariocitos suelen ser más dismórficos y de tamaño irregular.

Tumores medulares fibrohematopoyéticos: la fibrosis medular expulsa precursores de la médula ósea, por lo que pueden aparecer implantes de tejido hematopoyético en casi cualquier localización. Este fenómeno también se puede observar tras la esplenectomía. Cuando hay focos intracraneales o intradurales pueden aparecer complicaciones neurológicas. También pueden aparecer en serosas dando lugar a derrames o incluso taponamiento cardiaco. El líquido obtenido mostrará células hematopoyéticas y frecuentes megacariocitos.

Hipertensión portal: en estos pacientes puede haber un incremento masivo del flujo esplenoportal, que acaba resultando en ascitis, varices esofágicas y gástricas, y finalmente encefalopatía hepática.

Fenómenos autoinmunes: en hasta un 50% de estos pacientes se han observado manifestaciones autoinmunes, incluyendo detección de anticuerpos antieritrocitarios, antifosfolipídicos, antiplaquetarios, o antinucleares incluyendo órgano-específicos. También han sido descritos casos de MI o de síndromes mielofibróticos asociados a enfermedades autoinmunes como el lupus eritematoso, el síndrome de Sjögren, la panarteritis nodosa o la cirrosis biliar primaria.

Formas clínicas especiales:
MI en fase prefibrótica
Tumores medulares fibrohematopoyéticos
Hipertensión portal
Fenómenos autoinmunes

Diagnóstico

En la mayoría de los pacientes se observa anemia normocítica-normoccroma, de intensidad leve-moderada.

Alteraciones analíticas:

En la mayoría de los pacientes se observa anemia normocítica-normoccroma, de intensidad leve-moderada. El examen microscópico suele evidenciar anisopoiquilocitosis con predominio de hematíes en lágrima o dacriocitos. Con frecuencia se observan eritroblastos circulantes. El contaje de reticulocitos puede estar aumentado pero es muy variable. En algunos casos pueden observarse rasgos de hemólisis o eritropoyesis ineficaz. El test de Coombs directo es generalmente negativo, pero no es raro que se den episodios de anemia hemolítica Coombs-positiva como fenómeno autoinmune en el curso de la enfermedad, o que se observe positividad del test de Coombs directo de forma aislada. Respecto a la serie blanca, el hallazgo predominante es la leucocitosis, usualmente leve (<20.000 leucocitos/µl). Suelen observarse elementos mieloides inmaduros circulantes, y pueden observarse células blásticas en escaso porcentaje. Puede haber signos de disgranulopoyesis (pseudo-Pelger, disgranularidad, hipersegmentación) y puede observarse ligera basofilia. El contaje de plaquetas está aumentado de forma ligera-moderada, hasta en un 40% de los pacientes al diagnóstico, aunque hasta un tercio de ellos debutan con trombopenia. Un 10% de los pacientes muestran pancitopenia al diagnóstico, como signo de mielofibrosis avanzada o secuestro esplénico.

Respecto al estudio de la médula ósea, el aspirado medular seco es el signo típico y habitual. La biopsia de médula ósea muestra hiperplasia megacariocítica y mieloide. Las técnicas citoquímicas reflejarán intensa fibrosis reticulínica. Los megacariocitos suelen mostrar acusadas diferencias de tamaño, y su observación es constante, incluso en aquellos casos con reemplazo fibroso masivo del parénquima medular.

Citogenética: un 40-60% de los pacientes presentan alguna anomalía cromosómica en el momento del diagnóstico. Los más frecuentes son la trisomía parcial del 1q, la del13 (que implica al gen del retinoblastoma) y la trisomía del 8. Ninguna de estas lesiones es exclusiva de la MF.

La presencia del cromosoma Philadelphia establecerá el diagnóstico definitivo.

Diagnóstico diferencial

Otros SMPC: En la LMC la leucocitosis es más marcada, por encima de 30.000/µl en casi todos los pacientes y de 100.000/µl en la mitad de ellos. Además, la morfología eritrocitaria no muestra anomalías tan marcadas como en la MF. La presencia del cromosoma Philadelphia establecerá el diagnóstico definitivo.

Los casos que cursan con trombocitosis por encima de 600.000/μl pueden ser difíciles de distinguir de la TE. La observación de dacriocitos, elementos mieloides inmaduros, esplenomegalia y fibrosis medular no suele darse, o es menos marcada, en la TE.

Otras entidades: los casos que debutan con citopenias pueden asemejarse a formas de debut de leucemia aguda mieloblástica o de citopenias clonales. Además, algunas leucemias oligoblásticas pueden mostrar importante mielofibrosis al diagnóstico. La leucemia de células peludas o tricoleucemia cursa con importante fibrosis medular y esplenomeglia, la distinción entre ambas se basa en la morfología de sangre periférica y en la caracterización inmunofenotípica. Los carcinomas metastásicos, especialmente los de mama y próstata, y algunas infecciones sistémicas (como la tuberculosis diseminada) pueden cursar con fibrosis medular reactiva o inducida por el tumor. Otras enfermedades que pueden mostrar fibrosis medular secundaria son la mastocitosis, la linfadenopatía angioinmunoblástica, algunos linfomas, el mieloma múltiple, la osteodistrofia renal, el lupus eritematoso sistémico, la panarteritis nodosa, el síndrome hipereosinófio, el neuroblastoma, el raquitismo por deficiencia de vitamina D, la histiocitosis de células de Langerhans y la histiocitosis maligna.

Pronóstico

El pronóstico de la MI es sensiblemente peor que el de los otros SMPC Phi-negativos. La supervivencia media en esta enfermedad es de 4 a 5 años, si bien muestra amplias diferencias en cuanto a supervivencia y esperanza de vida. En algunos casos el curso es rápidamente progresivo y no sobreviven más allá de los 3 años desde el diagnóstico, al igual que se observan pacientes con enfermedad de curso más indolente y que no experimentan complicaciones hasta los 10-12 años de seguimiento. En general, en pacientes jóvenes la supervivencia es mayor a aquellos diagnosticados en edad avanzada. Se han postulado diferentes factores pronósticos independientes, siendo hoy día la intensidad de la anemia el más extendido, aceptando como punto de corte la cifra de Hb inferior a 10 g/dl, seguida de una cifra de leucocitos inferior a 4.000/μl o superior a 30.000/μl. La presencia de síntomas generales, la blastosis circulante (superior al 1%) y las alteraciones citogenéticas son otros factores asociados a mal pronóstico. Las causas más frecuentes de muerte son la transformación leucémica (hasta en un 20% de los pacientes que alcanzan los 10 años de evolución de la enfermedad), infecciones, hemorragias, eventos trombóticos o la hipertensión portal.

El pronóstico de la MI es sensiblemente peor que el de los otros SMPC Phi-negativos.

Número de factores	Grupo de riesgo	Porcentaje de pacientes	Supervivencia mediana (meses)
0	Bajo	47	93
1	Intermedio	45	45
2	Alto	8	13

Tabla 1. Sistema de Lille de evaluación de riesgo en la MI

Tratamiento

Hasta la fecha, tan sólo el aloTPH ha demostrado poder cambiar la historia natural de la enfermedad, y los tratamientos farmacológicos han venido teniendo una intención en gran medida paliativa. Actualmente los descubrimientos de algunas de las vias moleculares implicadas en la patogénesis de la enfermedad hacen esperar la aparición de terapias más dirigidas y efectivas.

Transplante alogénico de precursores hematopoyéticos.

El aloTPH es el único tratamiento potencialmente curativo en la MI.

Como se ha señalado, el aloTPH es el único tratamiento potencialmente curativo en la MI. Con esta intención se han ensayado tanto las estrategias mieloablativas como los acondicionamientos de intensidad reducida. El punto clave es la selección de pacientes con pronóstico especialmente malo, para lo que es preciso emplear los sistemas de estratificación de riesgo, como el de Lille (tabla 1) o el más reciente de Dingli. Respecto al aloTPH con acondicionamiento mieloablativo, se ha informado una supervivencia global a los 5 años del 62% para pacientes menores de 45 años y tan sólo del 14% para mayores de 45 años. Respecto a los regímenes de intensidad reducida, en pacientes con rango de edad más amplio, se han publicado supervivencias globales a los 3 años del 70%, con mortalidad relacionada con el procedimiento del 25% y tasa de recaídas del 29%. Combinando y comparando los datos de ambas estrategias, parece que lo razonable es considerar el aloTPH tan sólo en pacientes con MI de alto riesgo, y emplear como primera opción el acondicionamiento mieloablativo en los pacientes menores de 45 años y los de intensidad reducida en aquellos mayores. En los casos dudosos deberá individualizarse la decisión, sopesando la posibilidad de inclusión en tratamientos farmacológicos experimentales.

Tratamiento farmacológico

Dado que ningún tratamiento farmacológico ha demostrado prolongar significativamente la supervivencia global, el tratamiento con fármacos en la MI suele plantearse tan sólo en casos sintomáticos, generalmente por anemia o esplenomegalia. Los tratamientos convencionales incluyen el uso de andrógenos, corticosteroides, agentes estimulantes de la eritropoyesis y el danazol. Un estudio retrospectivo reciente ha sugerido un aumento del riesgo de transformación leucémica en pacientes tratados con estimulantes de la eritropoyesis o el danazol. Por otra pare, el uso de talidomida a bajas dosis en combinación con prednisona se ha descrito como una opción eficaz para la anemia, la trombocitopenia y la esplenomegalia asociadas a la MI, con tasas de respuestas globales de un 50%, aunque no se ha demostrado beneficio en cuanto a supervivencia global. Los efectos secundarios son importantes e incluyen leucocitosis y aparición de tumores mieloides extramedulares, por lo que se recomienda empezar con dosis bajas e ir escalando cuidadosamente. Lenalidomida, un análogo de la talidomida, ha sido también evaluada en la MI, con menos secundarismos y tasas de respuesta entre el 20 y el 30% en cuanto a la anemia y la esplenomegalia. La tasa y la calidad de la respuesta encontradas con lenalidomida han sido mayores para aquellos pacientes con del(5q). En global, se recomienda que el manejo en primera línea para la anemia sintomática en la MI debe incluir lenalidomida en los casos con la del(5q) y Talidomida a dosis bajas + prednisona para el resto.

> Los tratamientos convencionales incluyen el uso de andrógenos, corticosteroides, agentes estimulantes de la eritropoyesis y el danazol.

La hidroxiurea sigue siendo el fármaco de elección para el control de los síntomas derivados de la esplenomegalia, así como para el manejo de la leucocitosis, la trombocitosis y los síntomas constitucionales en la MI. Otros medicamentos usados en este contexto son el busulfán, el melfalán, y la 2-clorodeoxiadenosina. Aquellos casos con esplenomegalia refractaria a fármacos y molestias mecánicas pueden beneficiarse de la esplenectomía, con el efecto añadido de disminuir los requerimientos transfusionales. Sin embargo, es frecuente que los pacientes con MI sometidos a esplenectomía desarrollen hepatomegalia progresiva y trombocitosis extrema. En algunos casos puede plantearse la irradiación esplénica como alternativa a la esplenectomía, si bien sus beneficios son transitorios y suele asociarse a citopenias importantes y prolongadas.

> El fármaco de elección para el control de los síntomas derivados de la esplenomegalia.

Los andrógenos (testosterona, oximetolona) son eficaces en mejorar la anemia de estos pacientes. Sus efectos secundarios son virilización y aparición de adenomas y peliosis hepática. Danazol también tiene efecto estimulante de la hematopoyesis, debe emplearse a la dosis mínima que mantenga una cifra aceptable de hemoglobina y no más allá de 6 meses. Los glucocorticoides son también estimulantes medulares, y son especialmente útiles en casos con anemia hemolítica asociada.

Esplenectomía

La esplenectomía es una opción terapética en pacientes con:
Esplenomegalia dolorosa
Anemia hemolítica
Citopenia refractaria
Trombocitopenia severa
Hipertensión portal

Debe considerarse como opción terapéutica especialmente en pacientes con esplenomegalia dolorosa, anemia hemolítica que no responde al tratamiento farmacológico, citopenias refractarias o con gran requerimiento transfusional, trombocitopenia severa o hipertensión portal. Muchos de estos pacientes presentan un tiempo de sangría alargado como reflejo de mala función plaquetar, por lo que no debe indicarse la cirugía hasta comprobar que puede revertirse esta anomalía con transfusión de plaquetas o reposición de factores. Además, la técnica quirúrgica suele ser difícil por las adherencias del bazo a los tejidos y la dilatación de los vasos esplénicos. Otros riesgos inherentes a la esplenectomía son las infecciones y la hepatomegalia secundaria (que puede asociarse a fracaso hepático). La mortalidad global asociada al procedimiento ronda el 10%, con una morbilidad del 30%, lo que está llevando a que las indicaciones sean cada vez más restringidas.

Tratamientos experimentales

Dado que la MI (tanto como las mielofibrosis post-PV o post-TE) es una enfermedad que acorta sensiblemente la esperanza de vida de los pacientes, debe tenerse en cuenta la posibilidad de que sean incluidos en estudios clínicos o reciban tratamientos experimentales. Existe un número de nuevos agentes que podrían ser eficaces en la MI, pero están aún en fases tempranas de investigación. Entre los inhibidores de la tirosín-kinasa, el mesilato de imatinib ha sido usado de forma empírica aunque con resultados no muy esperanzadores. El inhibidor de la farnesil-transferasa tipifarnib puede reducir la esplenomegalia, pero no suele tolerarse bien. El interferon-alfa, por su parte, ha demostrado poco valor en la MI, aunque por su capacidad para antagonizar al TGF-ß puede ser útil en disminuir el dolor óseo, la trombopenia y la esplenomegalia, si bien suele estar limitado por intolerancia al síndrome pseudogripal. Etanercept, receptor soluble del factor de necrosis tumoral, ha sido ensayado y puede ser eficaz en disminuir los síntomas constitucionales en hasta un 50% de los pacientes tratados.

BIBLIOGRAFÍA

TEFFERI A, MURPHY S. *Current Opinion in Essential Thrombcythemia: Pathogenesis, Diagnosis and Management.* Blood Reviews 2001, Vol 15: 121-131.

FINAZZI G, HARRISON C. *Essential Thrombocytemia.* Semin Hematol 2008. 42:230-238.

FRUCHTMAN SM: *Treatment paradigms in the management of myeloproliferative disorders.* Semin Hematol 41:18-22, 2004.

LEVINE RL, PARDANANI A, TEFFERI A, GILLILAND DG. *Role of JAK2 in the pathogenesis and therapy of myeloproliferative disorders.* Nat Rev Cancer. 2007;7:673-83.

SCHAFFER A. *Thrombocytosis and Thrombocythemia.* Blood Reviews 2001, Vol 15: 159-166.

AYALEW TEFFERI. *Essential thrombocythemia, polycythemia vera, and myelofibrosis: Current management and the prospect of targeted therapy.* Am. J. Hematol. 83:491–497, 2008.

PARDANANI A. *JAK2 inhibitor therapy in myeloproliferative disorders: Rationale, preclinical studies and ongoing clinical trials.* Leukemia 2008; 22:23–30.

JOHN T REILLY. *Idiopathic myelofibrosis: pathogenesis to treatment.* Hematol Oncol 2006; 24: 56–63

DEEG HJ, GOLLEY TA, FLOWERS ME, ET AL. *Allogeneic hematopoietic stem cell transplantation for myelofibrosis.* Blood 2003; 102: 3912–3918.

CERVANTES F, BAROSI G. *Myelofibrosis with myeloid metaplasia: diagnosis, prognostic factors, and staging.* Semin Oncol. 2005; 32:395-402.

Tema 18. Leucemia neutrofílica crónica. Síndrome hipereosinófilo

Jesús A. García Bautista, Fernando Cobo Martínez y Pilar García Velasco

LEUCEMIA NEUTROFÍLICA CRÓNICA

La leucemia neutrofílica crónica (LNC) es un síndrome mieloproliferativo crónico (SMPC) de muy baja incidencia (aproximadamente 150 casos descritos en la literatura) caracterizado por leucocitosis (>25.000/μl) neutrofílica mantenida, a expensas de elementos maduros (segmentados y cayados) y que deriva de una expansión de precursores granulocíticos que conservan capacidad de maduración. En la más reciente clasificación de la OMS está contemplada como una entidad propia dentro de los SMPC, si bien en la recientemente propuesta *clasificación moderna* de las neoplasias mieloides, está asignada en el grupo de entidades definidas por sus características clínico-patológicas.

La LNC es un SMPC de muy baja incidencia.

Predomina en edades avanzadas, siendo la mediana de edad al diagnóstico de 67 años, y no muestra predominio de género.

Diagnóstico

Aunque hasta un 23% de los pacientes presentan anomalías citogenéticas al diagnóstico, no se conoce aún un marcador molecular o cromosómico específico de esta enfermedad. Las anomalías citogenéticas incluyen +8, +9, del(20q) y del(11q). La mutación JAK2 (V617F) se ha descrito en algunos casos aislados de LNC, pero estimar la prevalencia de la asociación con la enfermedad es difícil por lo infrecuente de ésta. Por definición, el diagnóstico requiere la exclusión de la presencia de la mutación bcr-abl, definitoria de la leucemia mieloide crónica (LMC).

No se conoce aún un marcador molecular o cromosómico específico de esta enfermedad.

En la médula ósea el hallazgo habitual es hipercelularidad con hiperplasia granulocítica sin blastosis, displasia o fibrosis llamativas. En sangre periférica se observa leucocitosis por encima de 25.000/ul, mantenida durante más de 6 meses y sin causa orgánica que la justifique. La expansión debe ser de elementos maduros (al menos un 80% de segmentados y cayados) y no debe haber precursores circulantes en proporción significativa (menos de un 5% de mielocitos o metamielocitos) ni blastos en sangre periférica. Es habitual que haya anemia leve en el momento del diagnóstico, y que en algún punto de la evolución se desarrolle trombopenia por hiperesplenismo. Existe la posibilidad de evolución blástica en forma de crisis similares a las de la LMC.

El diagnóstico diferencial debe hacerse con las leucocitosis reactivas, con otros SMPC y con las neoplasias de células plasmáticas. Éstas suelen presentar leucocitosis mantenida como fenómeno reactivo o secundario a la producción de citoquinas, por lo que el diagnóstico de LNC requiere la exclusión de la presencia de células plasmáticas clonales en médula ósea. Las leucocitosis reactivas suelen acompañar a cuadros infecciosos, inflamatorios o neoplásicos. En ellas, especialmente cuando se alcanza rango de reacción leucemoide, la expresión hemoperiférica suele incluir cierto grado de desviación a la izquierda, mientras que en la LNC se observan neutrófilos segmentados casi exclusivamente, lo que ayuda a orientar el diagnóstico entre estos dos cuadros.

Clínica

El curso clínico es variable.

El curso clínico es variable. Al diagnóstico no suele haber síntomas o si los hay son inespecíficos (fatigabilidad, astenia, etc.) pero en el curso de la enfermedad pueden aparecer pérdida de peso, fiebre, sangrado mucocutáneo, dolores óseos y sudoración nocturna. La exploración física suele revelar esplenomegalia secundaria a la infiltración por neutrófilos neoplásicos y en ocasiones hepatomegalia. La evolución normal incluye una fase larvada, sin manifestaciones clínicas, seguida en algún momento de una fase acelerada o blástica. Ésta viene anunciada por leucocitosis progresiva, aumento de la esplenomegalia, desarrollo de anemia o trombopenia y aparición de mielemia o blastosis circulante. La supervivencia mediana es de aproximadamente 2 años, y la mortalidad es debida a transformación blástica, progresión de la enfermedad, sangrado e infecciones.

Tratamiento

Como tratamiento se han empleado la irradiación esplénica, la esplenectomía, agentes citorreductores como hidroxiurea

(HU) busulfán, 6-tioguanina, citarabina y cladribina. En pacientes jóvenes se han ensayado esquemas de quimioterapia de inducción a la remisión similares a los de la leucemia mieloblástica y el trasplante de precursores hematopoyéticos. Aunque la experiencia es escasa, actualmente se desaconseja la esplenectomía por el riesgo de exacerbar la leucocitosis. La opción más usada es la HU como primera línea, ya que su tasa de respuestas es del 75%, mantenidas durante unos 12 meses. Como segunda línea, la mayoría de los autores recomiendan el uso del interferón alfa. El trasplante de precursores se puede plantear en pacientes candidatos que estén en fase crónica.

El tratamiento más usado es la HU.

SÍNDROME HIPEREOSINÓFILO/LEUCEMIA EOSINOFÍLICA CRÓNICA

El SHE agrupa a diversas entidades caracterizadas por eosinofilia.

El término síndrome hipereosinófilo (SHE) se introdujo en 1968 para agrupar a diversas entidades caracterizadas por eosinofilia persistente sin causa evidente. Los SHE, por tanto, engloban a una serie heterogénea de cuadros con diferentes características clínicas, pero que comparten algunos rasgos: eosinofilia mantenida (>1.500/μl durante al menos 6 meses) daño tisular por infiltración de eosinófilos y ausencia de causa demostrable de eosinofilia. La mayor parte de las eosinofilias encontradas en la práctica diaria corresponden a casos secundarios, y suelen obedecer a uno de los tres grandes grupos etiológicos de eosinofilias secundarias: cuadros alérgicos o de hipersensibilidad, parasitosis y reacciones a fármacos (tabla 1). Otro grupo con menor incidencia correspondería a las eosinofilias secundarias a neoplasias hematológicas, colagenopatías y neoplasias de órgano sólido. En este capítulo nos centraremos en las eosinofilias primarias. El reciente descubrimiento del gen de fusión FIP1L1-PDGFRA, que codifica una tirosín-kinasa constitucionalmente activada, ha arrojado nueva luz sobre la fisiopatología de algunas formas de SHE, y ha abierto nuevas vías al desarrollo de terapias farmacológicas. La última clasificación de la OMS de las neoplasias mieloides incluye a la leucemia eosinofílica crónica y al SHE entre las neoplasias mieloproliferativas, mientras que establece una categoría aparte para aquellos cuadros asociados a PDGFRA, PDGFRB o FGFR1.

La incidencia de SHE o LEC es baja, pero no ha podido cuantificarse con exactitud. Predomina claramente en varones (9/1) y en edades entre 20 y 50 años.

Tabla1. Causas de eosinofilia reactiva

Enfermedades alérgicas o por hipersensibilidad

Asma, rinitis, reacción a medicamentos, aspergilosis alérgica broncopulmonar, gastroenteritis alérgica

Infecciones

Parasitarias: *Toxocara canis, Trichinella spiralis,* filariasis, esquistosomiasis, fasciola hepática, toxoplasma, equinococos, etc.

Bacterias/micobacterias

Hongos: coccidiomicosis, criptococos

Virus: VIH, herpes simple, HTLV-2

Rickettsia

Enfermedades del tejido conjuntivo

Síndrome de Churg-Strauss, granulomatosis de Wegener, artritis reumatoide, poliarteritis nudosa, lupus eritematoso sistémico, esclerodermia, fascitis/miositis eosinofílica

Enfermedades pulmonares

Bronquiectasias, fibrosis quística, síndrome de Loeffler, granuloma eosinófilo pulmonar

Enfermedades cardíacas

Fibrosis tropical endocárdica, fibrosis endomiocárdica eosinofílica o miocarditis

Enfermedades cutáneas

Dermatitis atópica, urticaria, eczema, pénfigo bulloso, dermatitis herpetiforme, angioedema episódico con eosinofilia (síndrome de Gleich)

Enfermedades gastrointestinales

Gastroenteritis eosinofílica, enfermedad celíaca

Neoplasias

LNH y LH, LLA, histiocitosis de Langerhans, hiperplasia angiolinfoide con eosinofilia (enfermedad de Kimura), linfadenopatía angioinmunoblástica, tumores sólidos (renal, pulmón, mama, genital femenino, vasculares)

Enfermedades/anomalías del sistema inmunitario

Síndrome de Wiskott-Aldrich, síndrome de hiper-IgE (síndrome de Job), síndrome de hiper-IgM, déficit de IgA

Anomalías metabólicas

Insuficiencia adrenal

Otros

Tratamiento con IL-2, ingestión de L-triptófano, síndrome del aceite tóxico

Clasificación. Tipos de SHE.

Los avances en la comprensión del origen molecular de estas enfermedades han llevado a agruparlas en tres entidades atendiendo al origen de la enfermedad: variante mieloproliferativa, variante linfoproliferativa y variante idiopática.

En la variante *mieloproliferativa,* el clon eosinófilo deriva directamente o pertenece a la población neoplásica. Entre las neoplasias mieloides que típicamente asocian eosinofilia de origen clonal están la leucemia mieloide crónica (LMC) otros cuadros mieloproliferativos, algunas leucemias agudas y algunas formas de síndrome mielodisplásico (SMD). Los pacientes con SHE mieloproliferativo muestran rasgos comunes con otros SMPC, como fibrosis medular, aumento de mastocitos displásicos, esplenomegalia y niveles elevados de cobalamina. En estos pacientes los esteroides son ineficaces, por lo que suelen requerir fármacos citotóxicos para controlar la cifra de eosinófilos y el curso de la enfermedad es agresivo. Muchos pacientes con SHE mieloproliferativo tienen lesiones cromosómicas o anomalías que implican a la tirosin-kinasa, la mayoría expresan el gen de fusión FIP1L1-PDGFRA, lo que ayuda a confirmar el diagnóstico de SHE mieloproliferativo o LEC. El criterio diagnóstico de LEC más aceptado es la presencia de >2% de blastos en sangre periférica, o >5% en médula ósea o una anomalía cromosómica clonal. Si el hallazgo de FIP1L1-PDGFRA debe hacer clasificar un caso como LEC es objeto de controversia.

> En la variante *mieloproliferativa,* el clon eosinófilo deriva directamente o pertenece a la población neoplásica.

El *SHE linfocítico o linfoproliferativo* se define por la presencia de una población T clonal circulante, generalmente CD3-, CD4+, que expresa un fenotipo aberrante. El diagnóstico se apoya en la demostración de clonalidad por estudios de reordenamientos de TCR, pero no es indispensable. En esta variante, la eosinofilia está desencadenada por citoquinas eosinopoyéticas, habitualmente la interleukina-5 o la interleukina-3, producidas por los linfocitos T-helper neoplásicos. Estos cuadros tienen un curso más benigno y clínicamente suelen presentar afectación cutánea y posible progresión a linfomas de estirpe T.

> El *SHE linfocítico o linfoproliferativo* se define por la presencia de una población T clonal circulante.

El SHE idiopático es una entidad probablemente provisional, en la que se engloban aquellos casos en los que no se ha podido determinar clonalidad, y en los que, por lo tanto, el diagnóstico se basa en los antiguos criterios establecidos por Chusid.

> El SHE idiopático es una entidad probablemente provisional.

Tabla 2. Clasificación y criterios diagnósticos de LEC y SHE de la OMS

1) Exclusión de causas de eosinofilia reactiva secundaria a:
   - Alergia
   - Parasitosis
   - Enfermedad infecciosa
   - Enfermedad pulmonar (neumonitis por hipersensibilidad, síndrome de Loeffler…)

2) Exclusión de enfermedades neoplásicas con eosinofilia secundaria, reactiva:
   - Linfomas T, incluyendo micosis fungoide
   - Síndrome de Sèzary
   - Linfoma de Hodgkin
   - Leucemia/Linfoma linfoblástica aguda
   - Mastocitosis

3) Exclusión de otras neoplasias en las que los eosinófilos son parte de la clona neoplásica:
   - LMC (Cromosoma Philadelphia o BCR-ABL positiva)
   - LANL incluyendo aquellas con inv(16), t(16;16) (p13;q22)
   - Otros SMPCs (PV, TE, MI)
   - Síndromes mielodisplásicos

4) Exclusión de población de células T con:
- Fenotipo aberrante
- Población citoquinética anormal
  - Se diagnosticará SHE en ausencia de:
    - Enfermedad que pueda causar eosinofilia.
    - Población de linfocitos T anormales.
    - Evidencia de enfermedad clonal mieloide.
  - Se diagnosticará LEC si:
    - Se cumplen los criterios 1 al 4, y
    - La serie mieloide muestra alguna anomalía citogenética clonal o se demuestra clonalidad por otro medio o
    - Existe blastosis en sangre periférica (>2%) o en médula ósea (entre el 5 y el 19%)

Adaptado de Gotlib J. *Molecular classification and pathogenesis of eosinophilic disorders:* 2005 update. Acta Haematol 114:7–25, 2005

Cuadro clínico

La mayoría de las descripciones de la clínica de estos pacientes incluyen a todos los subtipos actualmente reconocidos y de ahí su enorme heterogeneidad. Los síntomas y signos más frecuentemente hallados implican a los sistemas cardiovascular y nervioso y a la piel. En cualquier caso, la forma de presentación inicial más habitual son signo y síntomas inespecíficos como astenia, debilidad, tos, disnea, mialgias, erupción y rinitis, o incluso puede presentarse como hallazgo casual de eosinofilia en exámenes de rutina o realizados por otro motivo.

El daño cardiaco está en el origen de la mayor parte de las complicaciones graves del SHE y se ha descrito que evoluciona en tres fases: 1- fase de necrosis aguda, en la que hay infiltración de endocardio y miocardio por eosinófilos y degranulación de éstos, con formación de microabscesos y de trombos murales que pueden ser embolígenos, 2- *fase trombótica,* con formación de trombos sobre el endocardio dañado y 3- *fase fibrótica,* con formación de tejido cicatricial que puede atrapar las cuerdas tendinosas dando lugar a valvulopatías severas y condicionar miocardiopatía restrictiva. La fibrosis endomiocárdica es la complicación cardiovascular más grave en el SHE y se detecta con frecuencia en casos asociados a PDGFR, especialmente en la LEC FIP1L1/PDGFRA+. La cardiopatía del SHE se manifiesta por disnea, dolor torácico, fallo cardiaco congestivo, soplos y cardiomegalia.

> El daño cardiaco está en el origen de la mayor parte de las complicaciones graves del SHE.

Neurológicamente puede haber afectación tanto del sistema nervioso central como del periférico. Puede haber accidentes cerebrovasculares debidos a trombos intracardiacos o en la circulación cerebral. Además puede darse encefalopatía con cambios conductuales, confusión, ataxia o pérdida de memoria. La neuropatía periférica puede aparecer como déficits sensitivos o parestesias, neuropatía motora pura o déficits mixtos.

La afectación pulmonar puede deberse a infiltración directa por eosinófilos del endotelio pulmonar o ser secundaria al fallo cardiaco derecho. El signo más frecuente es el derrame pleural, seguido de infiltrados pulmonares. En algunos casos avanzados se ha descrito la evolución a fibrosis pulmonar.

> El signo más frecuente es el derrame pleural, seguido de infiltrados pulmonares.

Las manifestaciones cutáneas son muy frecuentes en el SHE. La forma más habitual de afectación de la piel es el angioedema o lesiones urticariformes, aunque también pueden observarse pápulas eritematosas o nódulos. Pueden aparecer úlceras en mucosas orofaríngeas o del tracto digestivo.

Tratamiento

Clásicamente el manejo del SHE se ha basado en el uso de costicosteroides, con el objetivo de reducir la presencia de eosinófilos en los tejidos, minimizar el grado de degranulación y así frenar el daño tisular y el riesgo tromboembólico, dejando para una segunda línea el uso de los citorreductores habituales de los SMPC, útiles en los casos refractarios, de curso agresivo o con claros rasgos mieloproliferativos. Actualmente este esquema de tratamiento sigue siendo válido para una gran parte de casos de SHE sintomático, ya que la acción de los esteroides tiene lugar en varios puntos de la cadena de acción de los eosinófilos y pueden hacer descender de forma rápida sus niveles y los de sus citoquinas estimulantes. La tasa de respuestas a esteroides es alta (70%), si bien la mayoría de los pacientes recaen y precisan de otra línea de tratamiento. Entre los citorreductores más empleados como segunda línea, el más habitual es la hidroxiurea, capaz de frenar la producción medular de células neoplásicas, pero de uso limitado por su toxicidad medular y efectos adversos gastrointestinales. Se han informado tasas de respuesta mejoradas al asociar hidroxiurea con corticoides o Interferón-alfa. También se han descrito casos respondedores a alquilantes, alcaloides de la vinca, citarabina o metotrexato. Vincristina, por su rapidez de acción y baja toxicidad, es una opción especialmente interesante en los pacientes con contajes muy altos de eosinófilos. Clorambucil puede ser una buena alternativa en pacientes refractarios a corticoides que no toleren hidroxiurea. El interferón-alfa es capaz de frenar la proliferación y la activación de los eosinófilos, y se han descrito tasas altas de respuesta mantenida en el tiempo (hasta 6 años). Su principal inconveniente es su perfil de efectos secundarios.

El gen FIP1L1-PDGFRA ha abierto nuevas líneas de investigación.

El hallazgo del gen FIP1L1-PDGFRA y su capacidad para codificar una tirosín-kinasa constitutivamente activada con acción estimuladora de la producción celular e inhibitoria de la apoptosis, ha abierto nuevas líneas de investigación con el bloqueo de este enzima como objetivo. Imatinib mesilato es capaz de inhibir selectivamente algunos receptores de tirosín-kinasa por lo que es útil en aquellos casos de SHE que expresan este gen. La dosis inicial indicada por los resultados de la mayoría de los estudios es de 100 mgs/día, sensiblemente más bajas que en la LMC. La monitorización de la respuesta debe hacerse en base al contaje de eosinófilos en sangre periférica, si bien para documentar la respuesta final deben emplearse técnicas de FISH y de PCR en aquellos casos con la mutación. Algunos pacientes requieren escalada de dosis hasta 400 mgs/día y existen casos resistentes, la mayoría asociados a la mutación T674I de PDGR-Fa, puesto que impide la unión del fármaco al enzima. En estos casos deben considerarse alternativas como otros inhibidores de la tirosín-kinasa; existen estudios en curso para establecer la eficacia de otros inhibidores como nilotinib, dasatinib o sorafenib. Además, aunque más tardías, se han observado respuestas completas en pacientes no portadores de la mutación, lo que sugiere la presencia de otras mutaciones u oncogenes asociados a estas enfermedades y aún no conocidos. Por lo tanto, actualmente, ante la alta tasa de respuestas que ofrece, el imatinib debe considerarse como la primera línea de tratamiento en pacientes con SHE o LEC, independientemente de los hallazgos genéticos o moleculares.

El imatinib debe considerarse como la primera línea de tratamiento en pacientes con SHE o LEC, independientemente de los hallazgos genéticos o moleculares.

En las eosinofilias reactivas el tratamiento debe ser el de la causa subyacente. Si éste no es posible, y existen síntomas atribuibles a la eosinofilia que no ceden al tratamiento sintomático, puede considerarse el tratamiento con corticoides, citorreductores o fármacos experimentales como los anticuerpos inhibidores de la interleukina-5.

Pronóstico

El pronóstico para los pacientes con SHE oscila entre supervivencias largas con mínima expresión de la enfermedad hasta formas agresivas con muerte por fracaso cardiaco agudo o leucemia aguda. La presencia de anemia, leucocitosis >100.000/μl, trombopenia, morfología medular atípica, elevación de cobalamina o triptasa séricas y afectación cardiaca son indicadores de mal pronóstico.

El pronóstico para los pacientes con SHE oscila entre supervivencias largas con mínima expresión de la enfermedad hasta formas agresivas con muerte por fracaso cardiaco agudo o leucemia aguda.

BIBLIOGRAFÍA

TEFFERI A, VARDIMAN JW. *Classification and diagnosis of myeloproliferative neoplasms: the 2008 World Health Organization criteria and point-of-care diagnostic algorithms.* Leukemia. 2008;22:14-22.

PARDANANI A, BROCKMAN SR, PATERNOSTER SF, FLYNN HC, KETTERLING RP, LASHO TL, HO CL, LI CY, DEWALD GW, TEFFERI A (2004) *FIP1L1-PDGFRA fusion: prevalence and clinicopathologic correlates in 89 consecutive patients with moderate to severe eosinophilia.* Blood 104:3038–3045.

VALENT P. Pathogenesis, classification, and therapy of eosinophilia and eosinophil disorders. Blood Reviews (2009), doi:10.1016/j.blre.2009.01.001.

JOVANOVIC JV, SCORE J, WAGHORN K, COLLONI D, GOTTARDI E, METZGEROTH G, ET AL. *Low-dose imatinib mesylate leads to rapid induction of major molecular responses and achievement of complete molecular remission in FIP1L1-PDGFRA-positive chronic eosinophilic leukemia.* Blood. 2007;109:4635-40.

GOTLIB J. *Chronic eosinophilic leukemia/hypereosinophilic syndrome.* Cancer Treat Res. 2008;142:69-106.

HAFERLACH T, BACHER U. ET AL. *The diagnosis of BCR/ABL-negative chronic myeloproliferative diseases (CMPD): a comprehensive approach based on morphology, cytogenetics, and molecular markers.* Ann Hemat (2008) 87:1–10.

GOTLIB J. *Molecular classification and pathogenesis of eosinophilic disorders: 2005 update.* Acta Haematol 114:7–25, 2005. S. Karger AG, Basel.10.

TEFFERI A, ELLIOTT MA, PARDANANI A. *Atypical myeloproliferative disorders: diagnosis and management.* Mayo Clin Proc. 2006;81:553-63.

Tema 19. Leucemias agudas no linfoblásticas

Jesús A. García Bautista, Fernando Cobo Martínez y Javier I. Martín López

DEFINICIÓN

La leucemia aguda es el resultado de la transformación neoplásica que acontece en un precursor hematopoyético precoz. En lugar de una normal diferenciación y proliferación (figura 1) las células afectadas dan lugar a un aumento de la progenie que falla en la diferenciación, pero continúa la proliferación de una manera incontrolada. Como resultado, las células mieloides inmaduras rápidamente se acumulan y sustituyen progresivamente la médula ósea (MO) suprimiendo la producción normal de células rojas, blancas y plaquetas. Esta pérdida de la función medular normal da como resultado la mayoría de las complicaciones clínicas conocidas de la leucemia: anemia, infección y sangrado. Con el tiempo, las células leucémicas vierten a la sangre e infiltran los nódulos linfáticos, el bazo y otros órganos vitales. Si no es tratada, la leucemia aguda es rápidamente fatal, muriendo la mayoría de los pacientes en el curso de algunos meses tras el diagnóstico. Con tratamiento adecuado, sin embargo, la historia natural de la leucemia aguda puede ser cambiada y un porcentaje de pacientes pueden ser curados.

La leucemia aguda es el resultado de la transformación neoplásica.

EPIDEMIOLOGÍA

Incidencia

Alrededor de unos 35.000 nuevos casos de leucemia son diagnosticados en EE.UU. cada año, con una incidencia de 8,5 casos/100.000 habitantes; esta tasa ha permanecido constante durante los tres últimos decenios. Aproximadamente, el 34% de esos casos corresponden a leucemia aguda no linfoblástica (LANL) correspondiendo el resto a otras leucemias. Las leucemias suponen un 3% de todos los cánceres en EE.UU., pero su impacto en términos de años de vida perdidos se acentúa por la menor edad de algunos pacientes; sin embargo, la incidencia de LANL se incrementa gradualmente con la edad sin ningún pico de incidencia precoz. La media de edad en el diagnóstico de la LANL es de 60 años.

La media de edad en el diagnóstico de la LANL es de 60 años.

Factores etiológicos o determinantes

En la mayoría de las ocasiones, la leucemia aguda no tiene causa conocida y se desarrolla por razones no establecidas, pero en algunos casos existe evidencia de alguna posible causa identificable.

Radiaciones

La radiación ionizante es leucemógena.

La radiación ionizante es leucemógena. La incidencia de LANL se incrementa entre pacientes que han sido sometidos a tratamiento con radiaciones ionizantes y en personas expuestas a altas dosis de radiación como en bombardeos atómicos o escapes nucleares. La magnitud del riesgo depende de la dosis de radiación, su distribución en el tiempo y la edad del individuo. El mayor riesgo se produce en dosis altas de radiación proporcionadas en cortos periodos de tiempo en pacientes jóvenes. En áreas de exposición aumentada a radiación se han observado alteraciones cromosómicas más frecuentemente, pero no ha sido demostrado de forma consistente un aumento de la incidencia de leucemia aguda. La preocupación por el posible efecto leucemógeno de campos electromagnéticos no ionizantes de baja frecuencia ha aumentado, pero, si este efecto existe, es de una baja magnitud.

Productos químicos y fármacos

Puede producir daño medular la exposición al benceno.

La intensa exposición ocupacional al benceno y sustancias que contengan este producto como el queroseno y el tetraclorhídrico de carbón pueden conducir a daño medular que puede manifestarse como anemia aplásica, mielodisplasia o LANL. Recientemente ha sido encontrada una relación entre leucemia y tabaco. Con el cada vez mayor uso de quimioterápicos para el tratamiento de otras enfermedades la incidencia de LANL secundaria a dicho tratamiento también se ha incrementado y puede llegar a representar del 6-10% de todos los casos. También la exposición previa a agentes alquilantes como melfalán y las nitrosoureas se asocia con un riesgo incrementado de LANL secundarias, manifestadas a menudo de forma primaria como un síndrome mielodisplásico, con anormalidades frecuentes en el cromosoma 5, 7 y 8, pero con características morfológicas similares. Estas LANL secundarias se desarrollan a los 4-6 años tras la exposición a agentes alquilantes y su incidencia se incrementa de forma lineal con la intensidad y duración de la exposición a estos fármacos. La exposición prolongada a epipodofilotoxinas (tenipósido y etopósido) ha sido también identificada como un factor de riesgo para el desarrollo de una LANL. Este último tipo de leucemias tiende a tener un periodo de latencia más corto (1-2 años) ausencia de fase mielodisplásica, morfología monocítica y presentar anormalidades del brazo largo del cromosoma 11 (banda q23) o del cromosoma 21 (banda q22).

Recientemente, ha sido encontrada asociación entre el desarrollo de leucemia aguda promielocítica y el tratamiento previo de la psoriasis con bimolano.

FISIOPATOLOGÍA

Genética

Si la leucemia se desarrolla antes de los 10 años de edad en un paciente con un gemelo idéntico, el gemelo sano tiene un 20% de probabilidades de desarrollar también leucemia. Algunos síndromes con aneuploidia cromosómica, incluidos trisomía 21 (Down) 13 (Patau) y XXY (Klinefelter) están asociados con incidencia aumentada de LANL. Otras mutaciones heredadas como la 21q22 han sido también asociadas con alta incidencia de LANL. Algunas enfermedades autosómicas recesivas con inestabilidad cromosómica son predisponentes a desarrollar leucemia aguda, incluyendo el síndrome de Bloom, la anemia de Fanconi y la ataxia-telangiectasia.

Las leucemias agudas son enfermedades clonales.

Clonalidad y origen celular

Las leucemias agudas son enfermedades clonales y todas las células leucémicas en un paciente determinado son descendientes de un progenitor común (figura 1). La naturaleza clonal de la leucemia aguda sugiere que existen células madre leucémicas capaces de autorrenovarse y proliferar. Estudios recientes sugieren que las células madre leucémicas en la LANL son raras entre la masa leucémica, con una frecuencia de 0,2-10 x 10^6 y están dentro de la fracción primitiva $CD34^{++}CD38-$.

Las leucemias agudas pueden clasificarse de diferentes maneras.

Clasificación

Las leucemias agudas pueden clasificarse de diferentes maneras, bien desde el punto de vista morfológico, citoquímico, marcadores de superficie celular, marcadores citoplasmáticos, citogenéticos o expresión de oncogenes. Durante más de 3 decenios, el sistema franco-americano-británico (FAB) basado en la morfología, ha sido el principal método de clasificación (tabla 1). Más recientemente, la clasificación de la Organización Mundial de la Salud (OMS-WHO) conjuga características clínicas y moleculares, así como también aspectos morfológicos (tabla 2).

El sistema FAB divide la LANL en 8 subtipos en base a la morfología,

Morfología

Las células leucémicas en la LANL son típicamente de tamaño intermedio-grande (12-20 nm de diámetro) con cromatina nuclear laxa, múltiples nucléolos y citoplasma que habitualmente contiene gránulos azurófilos, aunque puede ser agranular. Los bastones de Auer, delgados, son inclusiones citoplasmáticas fusiformes que se tiñen de rojo con tinción de Wright-Giemsa y se consideran patognomónicos de LANL. El sistema FAB divide la LANL en 8 subtipos en base a la morfología; M0, M1, M2 y M3 reflejan grados incrementados de diferenciación de células leucémicas mieloides; M4 y M5 tienen características de linaje monocítico; M6 tiene características de linaje celular eritroide y M7 es la leucemia aguda de estirpe megacariocítica.

Tabla 1. Clasificación franco-americana-británica (FAB) de LANL

Subtipo	Morfología	PAS	MPX	ENE	RM	ACG
M0-LAI	Uniforme, muy indiferenciado	-	-	-	Para subtipos M0-M5b, 90% reactividad con al menos uno de los siguientes Ac: Anti-CD13 Anti-CD14 Anti-CD33 Anti-CD34	Varias
M1-LMAMD	Muy indiferenciado, pocos gránulos azurófilos	-	+/-	+/-		Varias
M2-LMAD	Predominio de blastos granulados, pueden verse bastones de Auer	+	+++	+/-		Varias, incluida t(8;21)
M3-LAP	Promielocitos hipergranulares	+	+++	+		t(15;17)
M4-LAMM	Monoblastos y mieloblastos M4E: igual pero con eosinófilos	++	++	+++		Varias, incluidas inversión/ delección (16)
M5-LAM	Predominan los monoblastos M5a >80% megaloblastos M5b>20% promonocitos	++	+/-	+++		Varias, incluidas anormalidades del 11q23
M6-ELA	Eritroblastos y precursores de células rojas megaloblásticas	++	-	-	Antiglicoferina Antiespectrina	Varias
M7-LAMG	Blastos indiferenciados	+	-	+/-	CD41, CD61	Varias

PAS: Ácido periódico de Schiff; MPX: mieloperoxidasa; ENE: esterasa no específica; RM: reactividad monoclonal; ACG: anormalidades citogenéticas; LAI: leucemia aguda indiferenciada; LMAMD: leucemia mieloide aguda con mínima diferenciación; LMAD: leucemia mieloide aguda con diferenciación; LAP: leucemia aguda promielocítica; LAMM: leucemia aguda mielomonocítica; LAM: leucemia aguda monocítica; ELA: eritroleucemia aguda; LAMG: leucemia aguda megacariocítica.

Tabla 2. Clasificación OMS/WHO de las LANL

LANL con translocaciones citogenéticas recurrentes
LANL con t(8;21)(q22;q22), LANL 1 (CBF-α)/ETO
Leucemia promielocítica aguda (LPA) (con t(15;17)(q22;q11-12) y variantes, PML/RAR-α
LANL con eosinófilos de médula ósea anormales (inv(16)(p13;q22) o t(16;16)(p13;q11), CBF-β/MYH11X
LANL con 11q23

LANL con displasia multilineal Con síndrome mielodisplásico anterior Sin síndrome mielodisplásico anterior
LANL y síndromes mielodisplásicos relacionados con el tratamiento Relacionados con agentes alquilantes Relacionados con epipodofilotoxina Otros tipos
LANL no categorizadas en otro grupo LANL mínimamente diferenciadas (FAB M0) LANL sin maduración (FAB M1) LANL con maduración (FAB M2) Leucemia mielomonocítica aguda (FAB M4) Leucemia monocítica aguda (FAB M5) Leucemia eritroide aguda (FAB M6) Leucemia aguda megacariocítica (FAB M7)
Leucemia aguda basofílica

Para clasificar las leucemias agudas se han utilizado anticuerpos monoclonales reactivos frente a antígenos de la superficie celular.

Marcadores celulares de superficie

Para clasificar las leucemias agudas se han utilizado anticuerpos monoclonales reactivos frente a antígenos de la superficie celular. Los anticuerpos que reaccionan con antígenos encontrados en células mieloides inmaduras normales, incluidos CD13, CD14, CD33 y CD34, también reaccionan con células blásticas de la mayoría de los pacientes con LANL. Las excepciones son las variantes M6 y M7 que tienen antígenos restringidos a las células rojas y al linaje plaquetario respectivamente. La leucemia mieloblástica también expresa antígenos leucocitarios humanos (HLA)-DR pero habitualmente tienen ausencia de antígenos de células B, T y otros antígenos linfoides. En el 10-20% de los pacientes, sin embargo, la leucemia mieloide aguda blástica distinta a la típica también pueden expresar antígenos habitualmente restringidos a células de linaje B o T, es típica la expresión aberrante del antígeno B CD19 en la LANL con t(8,21).

En la leucemia aguda se encuentra alguna anormalidad en el número o estructura cromosómica.

Citogenética y biología molecular

En la mayoría de los casos de leucemia aguda se encuentra alguna anormalidad en el número o estructura cromosómica. Esas anormalidades son clonales, afectando a todas las células malignas; son adquiridas y no son encontradas en las células normales del paciente y son referidas como *no aleatorias*, porque se encuentran anormalidades específicas en múltiples casos y están asociadas con distintos subtipos morfológicos o clínicos de la enfermedad. Esas anormalidades pueden consistir simplemente en la ganancia o pérdida de cromosomas totales, pero más a menudo incluyen translocaciones, delecciones o inversiones cromosómicas. Cuando los pacientes con leucemia aguda y anormalidades cromosómicas reciben tratamiento y entran en remisión completa, la anormalidad cromosómica desaparece; cuando la recaída acontece, la anormalidad reaparece. En muchos casos, esas alteraciones han proporcionado claves en la fisiopatología de la leucemia aguda.

Cuando los pacientes con leucemia aguda y anormalidades cromosómicas reciben tratamiento y entran en remisión completa, la anormalidad cromosómica desaparece.

Las anomalías citogenéticas observadas más comúnmente en LANL pueden ser categorizadas según su biología de base y su significación pronóstica. La translocación t(8;21) y la inversión inv(16) producen anormalidades del factor de transcripción α (CBF-α) y CBF-β. La t(8;21) produce la fusión del CBF, una subunidad del cromosoma 21, con el gen ETO en el cromosoma 8, mientras la inv(16) produce fusión de la subunidad CBF en el brazo q del cromosoma 16 con el gen MYH11 en el brazo p. Ambos están caracterizados por una alta tasa de respuesta completa y una supervivencia a largo plazo relativamente favorable. Una translocación con pronóstico favorable, t(15;17) afecta a dos genes, PML y RAR-α (gen que codifica el receptor del ácido retinoico) y está invariablemente asociado con LPA, el subtipo de LANL M3. Las translocaciones que afectan al gen MLL, localizadas en la banda 11q23 cromosómica, se asocian a un pronóstico intermedio. MLL es el oncogén más promiscuo en oncología, con más de 30 parejas de fusión identificadas. La trisomía 8 está entre las anormalidades citogenéticas no aleatorias más comúnmente observadas en la LANL; esto acontece en el 9% de los casos y conlleva un pronóstico intermedio. Las trisomías del cromosoma 21, cromosoma 11 y otros cromosomas son a veces también observadas. Las delecciones de parte o todo el cromosoma 5 o 7 acontecen en el 6 al 8% de los casos de LANL. Éstas son observadas con mayor frecuencia en pacientes con edad más avanzada y en pacientes con leucemias secundarias a mielodisplasia o con exposición anterior a agentes alquilantes y están asociadas con un pronóstico desfavorable.

Además de las anormalidades detectables mediante análisis citogenético rutinario, existen otras mutaciones en las células malignas en una sustancial proporción de casos de LANL; muchas de ellas afectan a las rutas de la transducción de la señal. Mutaciones activas en el receptor FLT3 han sido encontradas en el 20-40% de los casos de LANL. Éstas pueden ser tándem internos repetidos (15-30%) o mutaciones puntuales (5-10%) y tienden a asociarse con una respuesta global pobre al tratamiento. Las mutaciones en FMS que es un receptor de la tirosin-quinasa, son observadas en un 10-20% de los casos de LANL, y las mutaciones en HRAS, KRAS2 o NRAS1, que son proteínas celulares relacionadas con la transducción de la señal, son observadas en un 15-20% de los casos de LANL. CEBPA es un gen que codifica un factor de transducción de la leucina involucrado en la diferenciación mieloide. Este gen muta en el 4-15% de los casos de LANL y puede estar asociado con un pronóstico más favorable. Todas estas mutaciones son importantes tanto por su importancia pronóstica y también porque pueden servir como dianas para futuros tratamientos.

CLÍNICA

Los signos y síntomas de leucemia aguda son habitualmente de instauración brusca, en ocasiones subaguda, desarrollándose en general en pocas semanas a pocos meses, y son el resultado del fracaso de la función medular normal y la invasión de órganos por células leucémicas. Al diagnóstico, la anemia está presente en la mayoría de los pacientes, provocando fatiga, palidez, cefalea y, en pacientes predispuestos, cardiopatía isquémica o insuficiencia cardiaca. La trombocitopenia está presente habitualmente, y aproximadamente un tercio de los pacientes presentan evidencia clínica de sangrado en el momento del diagnóstico, habitualmente en forma de petequias, equímosis, sangrados gingivales, epistaxis o hemorragia en otra localización. La mayoría de pacientes con LANL están granulocitopénicos en el momento del diagnóstico; como resultado, un tercio de ellos pueden tener infecciones, la mayoría de origen bacteriano.

La mayoría de pacientes con LANL están granulocitopénicos en el momento del diagnóstico.

Además de suprimir la función medular normal, las células leucémicas pueden invadir otros órganos. El aumento de tamaño de los ganglios linfáticos, el hígado y el bazo son comunes en el momento del diagnóstico. Las células leucémicas a veces infiltran la piel produciendo rash no pruriginoso llamado *leucemia cutis*. Las células leucémicas, especialmente si son de estirpe monoblástica, pueden también infiltrar las leptomeninges y provocar meningitis leucémica, manifestada típicamente por cefalea y náuseas. Aunque menos de un 5% de pacientes tienen afectación del SNC al diagnóstico, éste es un sitio frecuente de recaída. Pueden producirse acúmulos sólidos de células blásticas leucémicas, denominados sarcomas granulocíticos, cloromas o tumores mieloides extramedulares, que habitualmente se presentan en tejidos blandos como masas rápidamente progresivas.

Los pacientes con subtipo M3 comúnmente manifiestan coagulación intravascular diseminada clínica o subclínica, provocada por tromboplastinas tisulares presentes en las células leucémicas y que son liberadas al torrente circulatorio. Las leucemias monocíticas o mielomonocíticas son las formas con mayor probabilidad de afectación extramedular. La leucemia M6 a menudo posee una fase prodrómica más prolongada.

DIAGNÓSTICO Y DIAGNÓSTICO DIFERENCIAL

La evidencia inicial de laboratorio en la leucemia aguda se basa en las anormalidades en el contaje de sangre periférica. La anemia está presente en la mayoría de los pacientes, y en la mayor parte de ellos también está presente la trombocitopenia moderada, aunque en un cuarto de los pacientes existe trombocitopenia severa (<20.000 plaquetas/μl). Aunque la mayoría de los pacientes están granulocitopénicos al diagnóstico, el contaje total de leucocitos en sangre periférica es muy variable; aproximadamente el 25% tienen contajes celulares muy altos (>50.000/μl) un 50% tienen contajes entre 5.000 y 50.000/μl y sobre el 25% tienen contajes bajos de leucocitos (<5.000/μl). En la mayoría de los casos, los blastos están presentes en sangre periférica, aunque en algunos pacientes puede no haber expresión de células blásticas circulantes.

> El diagnóstico de leucemia aguda se establece típicamente por aspiración y biopsia de MO.

El diagnóstico de leucemia aguda se establece típicamente por aspiración y biopsia de MO, habitualmente de la cresta ilíaca posterior. Las muestras de aspirado y de biopsia son habitualmente hipercelulares y contienen más de un 20% de células blásticas, que sustituyen a las células medulares normales. Ocasionalmente, además del infiltrado blástico, se observan otros hallazgos como fibrosis medular (especialmente en subtipo M7) y necrosis de MO. El tiempo de protrombina y el tiempo parcial de tromboplastina están a veces elevados. En la leucemia promielocítica aguda (M3) es casi constante al diagnóstico observar signos de coagulación intravascular diseminada. Otras anormalidades de laboratorio frecuentemente presentes son hiperuricemia y aumento de LDH como signos de citolisis. En casos hiperleucocitósicos, y por tanto con alta tasa de recambio celular, la evidencia de síndrome de lisis tumoral puede manifestarse al diagnóstico, que cursa con hipocalcemia, hiperkaliemia, hiperfosfatemia e insuficiencia renal. Este síndrome puede ser rápidamente fatal sin tratamiento.

El diagnóstico de LANL es generalmente evidente y no ofrece dudas, sin embargo en algunas ocasiones puede ser difícil de diferenciar de otros cuadros. La anemia aplásica también puede manifestarse por pancitopenia periférica, pero el hallazgo de hipoplasia celular medular junto con la ausencia de blastos la distingue de la LANL. De forma ocasional, un paciente puede tener una médula hipocelular y una anormalidad citogenética clonal, las cuales establecen el diagnóstico de mielodisplasia o leucemia hipocelular. Gran cantidad de procesos diferentes a la leucemia pueden conducir a la aparición de células inmaduras en sangre periférica; en estos casos los marcadores inmunológicos son efectivos en la diferenciación. Las invasiones medulares por tumores o las reacciones leucemoides a infecciones como la tuberculosis pueden cursar con aparición en sangre de gran cantidad de precursores mieloides, pero la proporción de blastos en médula o en sangre periférica se mantendrá por debajo del 20%.

TRATAMIENTO

Con el desarrollo de programas efectivos de combinación de quimioterápicos y los avances en el trasplante de células madre hematopoyéticas, la proporción de pacientes con leucemia aguda que pueden ser curados ha ido en aumento. Esas medidas terapéuticas son complejas y por tanto son pacientes candidatos a tratamiento en centros especializados en oncohematología y con servicios de apoyo. Debido a que la leucemia es una enfermedad rápidamente progresiva, el tratamiento antileucémico específico debe ser instaurado lo antes posible tras el diagnóstico, deseablemente antes de las 48 horas. El objetivo de la quimioterapia inicial es inducir una remisión completa de la masa tumoral, con restauración de la función medular normal. En general, la quimioterapia de inducción es intensa y causa una toxicidad significativa. Por lo tanto, en lo posible, los pacientes deben ser estabilizados antes de que sea instaurado el tratamiento específico.

> Debido a que la leucemia es una enfermedad rápidamente progresiva, el tratamiento antileucémico específico debe ser instaurado lo antes posible tras el diagnóstico.

Preparación del paciente para el tratamiento

El sangrado severo habitualmente viene causado por trombopenia, que puede ser tratada con transfusiones de plaquetas. Una vez el sangrado ha cesado, se recomienda continuar con transfusiones profilácticas de plaquetas para mantener el contaje plaquetario por encima de 10.000-20.000/µl, aunque la necesidad de transfusiones profilácticas de plaquetas, el dintel de transfusión y el perfil utilidad/beneficio son objeto de controversia. Es frecuente observar al diagnóstico algún grado de coagulación intravascular diseminada, en todos los subtipos aunque es muy característico y frecuente en la LPA. Si el sangrado activo es debido a este síndrome debe instaurarse tratamiento a la mayor brevedad posible, por un lado con reposición de factores de coagulación y fibrinógeno y por otro aplicando tratamiento antileucémico o citorreductor. La transfusión de plaquetas debe evitarse en contextos de CID, si bien suele indicarse si hay sangrado y contaje plaquetario menor de 50.000/µl. El nivel de fibrinógeno mayor de 100 mg/dL hasta la desaparición del síndrome, con suplementos comerciales o crioprecipitado.

A los pacientes con fiebre y granulocitopenia se les deben extraer hemocultivos y, en espera de los resultados, debe asumirse que existe infección sistémica (septicemia/sepsis) y debe instaurarse de forma precoz un tratamiento antimicrobiano empírico de amplio espectro. Es preferible, si la situación clínica lo permite, tener la infección bajo control antes de iniciar el tratamiento quimioterápico específico.

Los pacientes con muy alto contaje de blastos (> 100.000/µl) pueden tener síntomas atribuibles a la hiperviscosidad que estas células causan en el flujo sanguíneo. La leucostasis puede evolucionar a lesión intravascular y hemorragia local. Si esa situación se produce en el SNC, el pronóstico puede ser fatal. La leucáferesis junto con la inmediata irradiación cerebral total (600 cGy en una dosis) y la administración de hidroxiurea (3 gr/m2 vía oral durante 2 ó 3 días) puede prevenir esta complicación.

Antes del tratamiento, el manejo de los pacientes debe encaminarse a prevenir el síndrome de lisis tumoral. Los pacientes deben ser hidratados, tener su orina alcalinizada con acetazolamida (500 mg/día) y se debe administrar alopurinol 100-200 mg vía oral tres veces por día antes de que la quimioterapia sea iniciada. Los pacientes con muy altos contajes de granulocitos pueden tener uremia y anuria secundaria al gran incremento en suero de los niveles de ácido úrico, con la subsiguiente cristalización intratubular, incluso antes de comenzar el tratamiento. La hiperuricemia habitualmente responde rápidamente a la administración de rasburicasa (0,20 mg/kg/día vía intravenosa durante 30 minutos).

Antes del tratamiento, el manejo de los pacientes debe encaminarse a prevenir el síndrome de lisis tumoral.

Tratamiento de inducción

El tratamiento con una combinación de una antraciclina (daunomicina, 45-60 mg/m^2/día/3 días o idarubicina, 12 mg/m^2/

día/3 días) junto a citarabina (100-200 mg/m^2/día/7 días) conduce a la remisión completa en el 60-80% de los pacientes con LANL. Cuando estos fármacos son utilizados a dosis capaces de alcanzar esta remisión completa, siempre va seguido de una profunda mielosupresión. El fallo en alcanzar la remisión completa es habitualmente debido tanto a la resistencia a los fármacos como a complicaciones fatales de la mielosupresión.

Tratamiento post-remisión

La consolidación de quimioterapia intensiva con ciclos repetitivos de daunomicina y citarabina a dosis similares a aquéllas utilizadas para la inducción, altas dosis de citarabina (1-3 gr/m^2/día/3-6 días) o la utilización de otros fármacos prolonga el porcentaje de duración de la remisión y mejora la oportunidad de supervivencia de la enfermedad a largo plazo. Hasta la fecha, los mejores resultados obtenidos con quimioterapia han sido obtenidos con ciclos repetitivos con altas dosis de citarabina. La recurrencia ocurre menos a menudo (10% de los casos) en el SNC, más comúnmente en pacientes con variante M4 o M5. No existe evidencia de que la profilaxis del SNC mejore la supervivencia.

Los mejores resultados obtenidos con quimioterapia han sido obtenidos con ciclos repetitivos con altas dosis de citarabina.

Entre los pacientes en los cuales se ha alcanzado la remisión completa, 20-40% permanecen vivos en remisión completa continua durante más de 5 años, sugiriendo probable curación. Los pacientes jóvenes y aquéllos con bajos contajes de células blancas en el momento del diagnóstico, tienen un pronóstico más favorable. Los pacientes cuya enfermedad está caracterizada por ciertas anormalidades cromosómicas, particularmente t(8;21) t(15;17) e inv(16) tienen mejor pronóstico, mientras que aquéllos con 5q-, -7, 11q23, inv(3) o t(6;9) tienen peor pronóstico. Los pacientes con fase preleucémica previa a la leucemia y aquéllos cuya leucemia es secundaria a exposición previa a agentes alquilantes o radiación, responden pobremente a la quimioterapia. La expresión de la multirresistencia a fármacos MDR1 también se asocia con peor pronóstico.

Tratamiento de la LANL recurrente

Los pacientes cuya enfermedad recurre tras quimioterapia inicial pueden alcanzar una segunda remisión en el 50% de los casos tras re-tratamiento con daunomicina-citarabina o altas dosis de citarabina. La probabilidad de alcanzar una segunda remisión se predice por la duración de la primera remisión: 70% en pacientes cuya primera remisión persistió durante 2 años y menos del 15% en aquéllos cuya primera remisión persistió menos de 6 meses. Los pacientes más mayores pueden beneficiarse de gemtuzumab ozogamicina (9 mg/m^2 en los días 1 y 15).

Tratamiento de la leucemia promielocítica aguda

La remisión completa puede ser inducida en al menos 90% de pacientes con leucemia aguda promielocítica utilizando ácido transretinoico (ATRA; 45 mg/m^2/día hasta remisión completa) en combinación con una antraciclina. Los pacientes tratados con ATRA habitualmente tienen trastornos en la coagulación que son corregidos en algunos días. La única toxicidad de ATRA en este tratamiento es el desarrollo de hiperleucocitosis acompañada por distrés respiratorio e infiltrados pulmonares. El síndrome responde a la retirada transitoria de ATRA y al tratamiento con corticoides. La combinación de ATRA con antraciclinas para inducción y consolidación y ATRA como tratamiento de mantenimiento, produce una curación del 70% de los pacientes. Los pacientes con altos contajes de granulocitos evolucionan peor. El trióxido arsénico (0,15 mg/kg/día hasta remisión completa) es efectivo en pacientes con este tipo de leucemia recurrente y está siendo estudiado como parte del tratamiento inicial.

La leucemia aguda promielocítica se trata con ATRA en combinación con una antraciclina.

Trasplante de células madre hematopoyéticas

Para pacientes con LANL en los cuales no se haya conseguido una remisión inicial o para aquellos que tengan una recaída tras la quimioterapia, el trasplante de células madre hematopoyéticas de un gemelo HLA-idéntico ofrece la mejor oportunidad para la curación: 15% de los pacientes en estadio final de la enfermedad pueden ser salvados mediante este tratamiento. Si el procedimiento es aplicado de manera precoz, el pronóstico es mejor: aproximadamente el 30% de los pacientes que se sometieron a trasplante durante la primera recaída o segunda remisión curaron, y el 50-60% de pacientes curaron si el trasplante se realizó durante la primera remisión. Actualmente, el trasplante de células madre alogénico es el tratamiento de elección para pacientes con LANL que tienen una recaída inicial, y debe ser fuertemente considerado para pacientes con moderado o alto riesgo de enfermedad durante la primera remisión. Las principales limitaciones son la ausencia de hermano donante compatible, la enfermedad injerto contra huésped, la neumonía intersticial y la recurrencia de enfermedad. Debido a que la toxicidad del trasplante se incrementa con la edad, la mayoría de los centros lo limitan a los 55 años.

El trasplante se realizó durante la primera remisión. Actualmente, el trasplante de células madre alogénico es el tratamiento de elección para pacientes con LANL.

El trasplante autólogo ofrece una alternativa a pacientes sin hermanos compatibles. En ensayos randomizados, el uso de trasplante autólogo tras quimioterapia de consolidación prolonga significativamente la duración de la supervivencia en la primera remisión, pero no fue beneficioso si se utiliza como sustituto del tratamiento de consolidación intensivo.

Tratamiento en pacientes mayores

La tasa de supervivencia en pacientes mayores de 60 años con tratamiento quimioterápico es del 5-10%.

Los pacientes mayores de 60 años tienen menor tolerabilidad al tratamiento y su enfermedad también está asociada con alteraciones citogenéticas desfavorables (sobre todo anormalidades en el cromosoma 5 y 7); además, a menudo sobreexpresan glicoproteína p, resultando en un fenotipo con multirresistencia a fármacos. Según estos datos, la tasa de supervivencia en pacientes mayores de 60 años con tratamiento quimioterápico es del 5-10% y la quimioterapia intensiva puede causar mayor perjuicio que beneficio por lo que estos pacientes son candidatos a cuidados paliativos o a tratamientos en estudio como el uso de tipifarnib.

COMPLICACIONES Y SU TRATAMIENTO

El tratamiento de la LANL se acompaña por una serie de complicaciones, las más frecuentes y graves de las cuales son las infecciones y el sangrado.

El tratamiento de la LANL se acompaña por una serie de complicaciones, las más frecuentes y graves de las cuales son las infecciones y el sangrado. Durante el periodo granulocitopénico que sigue a la quimioterapia de inducción y consolidación, la mayoría de los pacientes estarán febriles y en el 50% de los casos alguna infección puede ser documentada. Los microorganismos más frecuentemente aislados son *Staphylococcus epidermidis, Pseudomonas aeruginosa, Escherichia coli* y *Klebsiella spp.* Incluso si no se obtiene ningún microorganismo en el cultivo, se debe asumir que el paciente posee una infección en presencia de neutropenia febril. En este caso, es necesaria la instauración de tratamiento antibiótico de amplio espectro; los regímenes utilizados más habitualmente son imipenem o asociación de penicilina anti-pseudomónica y una cefalosporina de 3ª generación.

Los pacientes bajo quimioterapia de inducción tienen defectos en la inmunidad celular y humoral, y por lo tanto están sujetos a padecer infecciones por *Pneumocystis jiroveci* e infecciones virales. La infección por Pneumocystis puede ser prevenida con el uso de trimetroprim-sulfametoxazol, y la infección por CMV puede ser prevenida en pacientes seronegativos por el uso de productos sanguíneos CMV negativos. *Herpes simplex* puede complicar la mucositis existente y se puede prevenir con el uso profiláctico de aciclovir.

Los factores de crecimiento mieloide, si se administran fugazmente tras la quimioterapia, acortan el periodo de severa mielosupresión en aproximadamente 4 días.

BIBLIOGRAFÍA

ESTEY E, DÖHNER H. *Acute myeloid leukemia.* A clinical overview. Lancet 2006; 368: 1894-1907.

O'DONNELL MR, APPELBAUM FR, BAER JC, ET AL. *Acute myeloid leukemia. A practical approach to therapy.* NCCN Practice Guidelines in Oncology, vol. 2. National Comprehensive Cancer Network, 2005. www.nccn.org

TALLMAN MS, GILLILAND DG, ROWE JM. *Drug therapy for acute myeloid leukemia.* A comprehensive overview. Blood 2005; 106: 1154-1163.

TALLMAN MS, ANDERSEN JW, SCHIFFER CA, ET AL. *All-trans retinoic acid in acute promyelocytic leukemia: long-term outcome and prognosis factor analysis from the North American Intergroup protocol.* Blood 2002; 100: 4298-4302.

MAYER RJ, DAVIS RB, SCHIFFER CA, ET AL. *Intensive post-remission chemotherapy in adults with acute myeloid leukemia.* N Engl J Med 1994; 331: 891-903.

Tema 20. Leucemia linfoblástica del adulto

Joaquín Breña Atienza, Ana Sánchez Quintana y Pablo Ríos Rull

INTRODUCCIÓN Y EPIDEMIOLOGÍA

La leucemia linfoblástica aguda (LLA) es una neoplasia maligna que se caracteriza por la proliferación clonal de células inmaduras de estirpe linfoide que, como consecuencia de alteraciones genéticas, han perdido su capacidad para diferenciarse y han adquirido una ventaja de crecimiento sobre el resto de series hematopoyéticas. Esto provoca una disfunción medular cuantitativa y cualitativa, que, unida a la capacidad infiltrativa de estas células, hace que el cuadro clínico de esta patología sea muy variado.

La LLA es una neoplasia maligna que se caracteriza por la proliferación clonal de células inmaduras de estirpe linfoide.

A pesar de ser el tumor más frecuente en la edad pediátrica sigue siendo una enfermedad poco frecuente. La incidencia ajustada para una edad de 0–14 años es de 3.6 casos por cada 100.000 habitantes/año en USA, siendo algo mayor en algunos países como España, con un pico de incidencia entre los 2 y 3 años. En la edad adulta, sin embargo, sólo supone el 1% de todos los tumores malignos con mayor incidencia en los mayores de 65 años, bajando la incidencia global a 1.5 casos/100.000 habitantes/año. En ambos casos existe un ligero predominio del sexo masculino.

El diagnóstico se establece ante una sospecha clínica que se confirma con la observación de células inmaduras de estirpe linfoide en sangre y médula ósea. Para una correcta caracterización de las leucemias linfoblásticas se precisa de una adecuada valoración morfológica, inmunofenotípica, genética y molecular, que proporcionan una visión global de la enfermedad así como de los factores pronósticos a la hora de plantear la estrategia terapéutica a seguir.

El tratamiento de la LLA sigue siendo hoy en día un reto en la lucha contra el cáncer. Aunque el pronóstico de los niños se puede considerar bastante bueno gracias a las nuevas combinaciones de fármacos quimioterápicos, no podemos decir lo mismo del de los adultos, que todavía acaban falleciendo por esta causa en un porcentaje no despreciable.

En este capítulo presentaremos los aspectos fundamentales relacionados con la etiopatogenia así como las cuestiones prácticas sobre su diagnóstico, factores pronósticos más relevantes y tratamiento de la LLA. La leucemia linfoblástica del niño no es objeto de estudio de este capítulo.

ETIOPATOGENIA

A pesar de los grandes avances en el estudio de las neoplasias hematológicas de los últimos años todavía se conoce poco sobre la causa inicial de la leucemia linfoblástica. La exposición a radiación ionizante y a algunos agentes quimioterápicos, así como ciertas alteraciones cromosómicas hereditarias (síndrome de Down, síndrome de Bloom, anemia de Fanconi, síndrome de ataxia-telangiectasia, etc.) son factores de riesgo demostrados, sin embargo, son muchos otros los que se han investigado (exposición a determinados productos químicos como el benceno, pesticidas, polución ambiental, radiaciones no ionizantes como campos magnéticos de pequeña intensidad...) sin que se haya podido demostrar una relación directa.

> La exposición a radiación ionizante y a algunos agentes quimioterápicos, así como ciertas alteraciones cromosómicas hereditarias son factores de riesgo demostrados.

Se sabe que la leucemia linfoblástica es más frecuente en raza blanca, con un pico de incidencia en la edad pediátrica donde ocasionalmente puede aparecer en forma de brotes. Basadas en esto último han surgido dos hipótesis de sendos investigadores británicos actualmente vigentes: la hipótesis de la mezcla poblacional de Kinlen y la hipótesis de la infección retardada de Greaves.

En el primer supuesto, *mezcla poblacional de Kinlen,* los brotes de leucemia linfoblástica aguda en niños resultarían de la exposición de determinados individuos susceptibles (no inmunizados) a infecciones comunes al mezclarse con los portadores sanos.

Según la teoría de la *infección retardada de Greaves* algunos individuos susceptibles tendrían un clon preleucémico adquirido prenatalmente. Estos individuos no habrían tenido exposición a patógenos comunes durante las primeras etapas de su vida porque vivirían en un ambiente *higiénico*, de forma que este aislamiento infeccioso al que se ven sometidos predispondría a que con el tiempo, su sistema inmune desarrollara respuestas inmunes patológicas y aberrantes al exponerse a patógenos comunes más tardíamente, cuando hay un aumento de la proliferación linfoide.

Lo que hasta ahora parece claro es que la leucemia linfoblástica se origina cuando se producen varias alteraciones genéticas importantes en la célula madre ya comprometida en su diferenciación linfoide T o B, incluyendo mutaciones que confieren a la célula tumoral una capacidad ilimitada de autorregeneración y una detención en un determinado estadio madurativo. En algunos casos la mutación inicial podría originarse incluso en la célula madre multipotencial.

Las células implicadas en la leucemia linfoblástica presentan reordenamientos clonales en los genes de las inmunoglobulinas y del receptor T y expresan en su superficie moléculas receptoras de antígenos y glicoproteínas de superficie propias de estadios precoces en la ontogenia normal de los linfocitos.

Las traslocaciones cromosómicas que activan genes específicos son una característica definitoria de las leucemias en humanos y de la leucemia linfoblástica en particular. Estas traslocaciones activan genes que codifican factores de transcripción que controlan la diferenciación celular y suelen estar al comienzo de importantes cascadas de transcripción. Estos factores de transcripción, también llamados master oncogénicos, están expresados de forma aberrante en la células leucémicas.

> Las traslocaciones cromosómicas que activan genes específicos son una característica definitoria de las leucemias en humanos y de la leucemia linfoblástica en particular.

Un 25% de casos de leucemia linfoblástica de precursores B, la forma más frecuente de leucemia aguda en niños, presentan la traslocación t(12;21)(p13;q22) que origina el gen de fusión TEL-AML1. El gen TEL es un importante regulador del desarrollo de las células hematopoyéticas y el gen AML1 es esencial para la hemopoyesis embrionaria definitiva. Aunque el reordenamiento TEL-AML1 se encuentra en un 1% de muestras de sangre de cordón sólo el 1% de éstas desarrollarán LLA en la infancia.

En el adulto la traslocación más frecuente es la t(9;22) que origina el gen de fusión bcr-abl y resulta en una actividad tirosin kinasa e interacciones complejas con otros elementos transformadores como la vía de señal de RAS.

En la LLA-T más del 50% de los casos presentan mutaciones que activan el gen NOTCH1 que codifica un receptor transmembrana que regula el normal desarrollo del linfocito T. El mecanismo preciso por medio del cual la señal anómala de NOTCH causa la LLA-T todavía no está claro, pero podría existir aumento de expresión de oncogenes como MYC en colaboración con otras vías de señalización (pre-TCR y RAS por ejemplo). Existen moléculas capaces de inhibir la actividad γ secretasa e interferir en la vía NOTCH para inducir una remisión de las LLA-T.

Aunque las anomalías cromosómicas son lo más relevante en la patogénesis de la LLA, hay evidencias que sugieren que debe haber otras lesiones genéticas que actúan en conjunto para desarrollar la leucemia.

CLÍNICA

La forma de presentación de la LLA es en general insidiosa. Los pacientes refieren una sintomatología de poco tiempo de evolución, generalmente menos de 3 meses, que suele incluir astenia y sangrado espontáneo o ante mínimos traumatismos. El cansancio fácil, la fiebre y sudación, la pérdida de apetito y de peso suelen estar presentes al diagnóstico, pero no son de carácter severo. La fiebre puede ser de origen tumoral (50%) y/o infeccioso (75%). Los dolores óseos y artralgias en los adultos son menos frecuentes que en niños. El aumento de las adenopatías, esplenomegalia y hepatomegalia son frecuentes y afectan hasta el 50% de los adultos.

> El aumento de las adenopatías, esplenomegalia y hepatomegalia son frecuentes y afectan hasta el 50% de los adultos.

La infiltración del SNC está presente al diagnóstico en un 2-3% de los pacientes y puede manifestarse como afectación de pares craneales; de ellos el 6º y el 7º son los más frecuentemente implicados, a los que pueden acompañar cefalea, náuseas y vómitos con papiledema por hipertensión intracraneal secundaria a la afectación meníngea. La infiltración testicular en forma de masa es rara al diagnóstico (2%) si bien es una forma frecuente de presentación en las recidivas.

La presencia de un ensanchamiento mediastínico, en hasta un 10% de pacientes al diagnóstico, puede llegar a provocar un síndrome de vena cava superior y se asocia más frecuentemente con inmunofenotipo T.

En la exploración física vamos a observar palidez mucocutánea, linfadenopatías generalizadas y signos hemorrágicos más o menos severos, dependiendo del grado de trombopenia (gingivorragias, epistaxis, petequias o equimosis). Como hemos comentado podemos palpar hepatoesplenomegalia.

DIAGNÓSTICO

En el diagnóstico de la leucemia aguda linfoblástica es de gran importancia la identificación y caracterización de las células blásticas tanto en sangre periférica como en médula ósea. Generalmente, el diagnóstico y la clasificación se basan en el análisis morfológico, citoquímico e inmunofenotípico de las células leucémicas. Sin embargo, en ocasiones son necesarios los estudios citogenéticos y moleculares para la confirmación del diagnóstico y sobre todo para predecir el comportamiento de la enfermedad y decidir el tratamiento más adecuado.

Se debe tener en cuenta que el escenario en que se ven los blastos puede variar de forma significativa. En la gran mayoría de los casos, los recuentos celulares son altos, pero hay formas de leucemia linfoblástica aguda que presentan hipocelularidad o pancitopenia, siendo en estos casos más difícil el reconocimiento de los blastos (figuras 1 y 2).

Hay formas de leucemia linfoblástica aguda que presentan hipocelularidad o pancitopenia.

Sangre periférica

Los recuentos sanguíneos muestran generalmente anemia normocítica arregenerativa (con reticulocitos bajos) y trombocitopenia. Respecto al número de leucocitos, dependerá de la invasión blástica de la sangre periférica, pudiendo encontrar leucocitosis, leucocitos normales e incluso leucopenia.

Morfología celular

La citomorfología de los linfoblastos es variable y heterogénea, pero normalmente es suficiente para sugerir el proceso. Clásicamente, según la clasificación de la FAB, podemos distinguir tres subgrupos de precursores linfoblásticos que se exponen en la tabla 1.

Tabla 1. Clasificación morfológica de las LLA (FAB)

L1 (30%)	Células pequeñas de citoplasma escaso, núcleo redondo y ovalado, cromatina homogénea y ausencia de nucléolo.
L2 (60%)	*La más frecuente en adultos* Células medianas-grandes, mayor citoplasma, núcleo irregular, cromatina heterogénea y nucleolo prominente (a veces múltiple).
L3 (Células de Burkitt)	Células grandes de citoplasma vacuolado e intensa basofilia, núcleo regular, cromatina finamente punteada y nucleolo prominente.

La clasificación actual de la OMS, que incorpora criterios inmunofenotípicos y citogenéticos, considera la L3 dentro de las neoplasias de células B maduras y no hace distinción entre L1 y L2.

Morfológicamente, la diferenciación entre leucemias de precursores B y T no se puede realizar de forma definitiva, siendo siempre necesaria la confirmación inmunofenotípica. Sin embargo, son característicos de precursores T los núcleos de pliegues manifiestos o cerebriformes.

La característica citoquímica más importante de la LLA es la falta de actividad mieloperoxidasa, de forma que deben expresarla menos del 3% de los blastos.

Citoquímica

La característica citoquímica más importante de la LLA es la falta de actividad mieloperoxidasa, de forma que deben expresarla menos del 3% de los blastos. También presentan negatividad para la tinción de esterasas no específicas y Sudán negro, aunque en algunos casos de LLA se tiñen gránulos finos con Sudán negro de color gris claro. Por otro lado, la tinción de ácido periódico Schiff (PAS) es positiva en las LLA L1 y L2, mostrando un patrón en *mazacotes* o de gránulos gruesos característico aunque no específico. En cambio, es siempre negativo en la variedad L3 cuyas vacuolas contienen lípidos y son positivas para la reacción del rojo al aceite. Las LLA-T presentan como peculiaridad una intensa actividad de la fosfatasa ácida.

Tabla 2. Citoquímica en la LLA

Reacción
Mieloperoxidasa - negativo Sudán negro - negativo Esterasas no específicas - negativo PAS - positivo Fosfatasa ácida - positivo (LAL T) Rojo al aceite - positivo (LAL L3)

La clasificación inmunofenotípica de las leucemias linfoblásticas es esencial para establecer un correcto diagnóstico.

Inmunofenotipo

La clasificación inmunofenotípica de las leucemias linfoblásticas es esencial para establecer un correcto diagnóstico y definir la estirpe celular. Tiene mucha más importancia que la clasificación morfológica, ya que permite establecer grupos de diferente riesgo y pronóstico. Por otra parte, tiene utilidad para la evaluación de la enfermedad mínima residual. La mayoría de los estudios inmunofenotípicos se realizan utilizando sangre periférica o material de aspirado medular mediante citometría de flujo, pero existe un número cada vez mayor de marcadores para la realización de inmunofenotipo de tejidos mediante técnicas de inmunohistoquímica. Esto tiene especial importancia en los casos de LLA con bajos recuentos periféricos o aquellos en los que el material medular es insuficiente para el análisis.

Subgrupos

Clásicamente, la LLA se divide en diferentes subgrupos según el estadio de maduración de los linfoblastos implicados.

En el 85% de los casos de LLA las células son de estirpe B. Según el estadio de maduración en la ontogenia de los linfocitos B, el grupo EGIL18 diferencia cuatro subtipos de LAL B: proB, común, preB y madura.

> En el 85% de los casos de LLA las células son de estirpe B.

La expresión de la desoxinucleotidil-transferasa terminal (TdT) junto con los marcadores CD19, CD79a citoplasmático y CD22 citoplasmástico o de superficie son diagnósticos de un es-

Tabla 3. Clasificación OMS de las neoplasias de precursores linfoides B

LLA-B no especificada en otro sitio	
LLA Pro-B	CD19+, $_c$CD79a+, $_c$CD22+, $_n$TdT+
LLA común	CD10+
LLA pre-B	Cadena □$_{cyt}$+

LLA-B con anomalías genéticas recurrentes

Categoría	*Genes implicados*	*Epidemiología/Clínica*	*Morfología/ Citoquímica*	*Inmunofenotipo*	*Pronóstico*
LLA-B t(9;22)(q34;q11.2)	BCR-ABL1	Adultos (25%). Alto riesgo	-	-	Mal pronóstico
LLA-B con t(v;11q23)	Reord. gen MLL	Niños <1año Alto recuento. Afectación del SNC. Adultos (8%)	-	Pro-B: CD19+, CD10-, CD24-, CD15+	Mal pronóstico
LLA-B t(12;21)(p13:q22)	TEL-AML1 (ETV6-RUNX1)	Niños. Adultos (2%)	-	CD10+, CD19+ y Frec CD34+. Frec CD13+	Buen pronóstico
LLA-B con hiperdiploidía	-	Niños. Adultos (5%)	-	CD19+, CD10+, CD34+. Frec CD45-	Buen pronóstico
LLA-B con hipodiploidia	-	Niños y adultos (5%)	-	Pre-B	Mal pronóstico
LLA-B con t(5;14)(q31;q32)	IL3-IGH	Niños y adultos	Eosinófilos aumentados	Nada especial	Estándar
LLA-B con t(1;19)(q23;p13.3)	E2A-PBX1 (TCF3-PBX1)	Niños. Raro en adultos	-	Pre-B, alta expresión de CD9 y CD34-	Mal pronóstico (mejora con intensidad de QT)

tadio temprano de maduración (*ProB*). La expresión del CD10 (CALLA o antígeno común de la LLA) junto a los anteriores es diagnóstico de un estadio más maduro (*común*). Un tercer estadio se caracteriza por la expresión de cadenas ligeras μ intracitoplasmáticas - μ_{cit} (*PreB*). Por último, la expresión de CD20 es más frecuente en la LLA *B madura* (que se corresponde casi siempre con el tipo Burkitt) caracterizada además por la pérdida de la TdT y por la expresión de Ig de superficie.

La última clasificación de la OMS unifica las anteriores atendiendo a criterios inmunofenotípicos, genéticos y moleculares y diferencia únicamente entre neoplasias de precursores linfoides B o T y neoplasias de células B o T maduras.

La LLA de estirpe T representa aproximadamente el 15% del total. Se trata de un grupo heterogéneo desde el punto de vista inmunofenotípico, aunque también se puede subdividir en subgrupos según el estadio de maduración intratímica como se expone en la tabla 4. Los antígenos más tempranos son el CD3 citoplasmático, CD2 y CD7, seguidos por el CD5 y el CD1a y por último el CD3 de membrana.

Tabla 4. Clasificación OMS de las neoplasias de precursores linfoides T[19]

LLA Pro-T	cCD3+, CD7+, CD2-, CD1a-, CD34±	CD4-/CD8-
LLA Pre-T	cCD3+, CD7+, CD2+, CD1a-, CD34±	CD4-/CD8 -
LLA T cortical	cCD3+, CD7+, CD2+, CD1a+, CD34-	CD4+/CD8+
LLA T medular	cCD3+, CD7+, CD2+, CD1a-, CD34-, sCD3+	CD4+ o CD8+

Citogenética y biología molecular

La citogenética y biología molecular se han convertido en un poco esencial del diagnóstico de la LLA.

El análisis citogenético de las células de la leucemia linfoblástica aguda se ha convertido en un paso esencial del diagnóstico de esta enfermedad. Mediante diversos métodos quedan de manifiesto alteraciones cromosómicas específicas y bien caracterizadas que tendrán su papel facilitando el diagnóstico, confirmando la subclasificación y aportando un valor pronóstico muchas veces importante en la toma de decisiones terapéuticas.

Estas alteraciones cromosómicas se pueden detectar hasta en un 70% de las LLA del adulto. Son en su gran mayoría mutaciones somáticas, siendo las más frecuentes las traslocaciones cromosómicas que van a dar lugar a la generación de nuevas proteínas como resultado de la fusión de distintos genes. Está comprobado que estas nuevas *proteínas de fusión* son responsables de la desregulación celular que lleva a la enfermedad leucémica. Otro tipo de mutaciones son las deleciones de ADN, que pueden producir alteraciones en genes supresores de tumores.

Los diferentes *métodos* que permiten realizar un estudio citogenético son:

• *Estudio convencional del cariotipo:* técnicamente complicado y que requiere células en división (metafases).

• *Técnicas de biología molecular:* permiten detectar anomalías cromosómicas con cariotipos aparentemente normales o en casos de estudios citogenéticos fallidos.

- *Hibridación in situ con fluorescencia* (FISH), técnica novedosa que utiliza sondas de DNA marcadas con un fluoróforo para detectar o confirmar anomalías génicas o cromosómicas

- *Reacción en cadena de la polimerasa* (PCR). Se utiliza sobre todo la que se combina con una transcriptasa inversa, de modo que se amplificará el ARNm resultante de la fusión de genes secundario a las traslocaciones cromosómicas.

Estas técnicas son también utilizadas para detectar enfermedad mínima residual y por tanto para monitorizar al paciente tras el tratamiento.

Las alteraciones citogenéticas se presentan aproximadamente en el 70% de las LLA-B, siendo las más frecuentes las que se exponen en la clasificación de la OMS, que establece una *clasificación* según el pronóstico que las distintas mutaciones confieren a la LLA-B:

1. *Asociadas a buen pronóstico:*

• Hiperdiploidía (>51 cromosomas): En general son más sensibles a la quimioterapia, con una rápida inducción de la apoptosis.

• t(12;21)(p13;q22) - Gen de fusión TEL/ALM1 (2%): se trata de una alteración mucho más frecuente en niños que en adultos. Normalmente no se detecta por citogenética, siendo necesarias técnicas de biología molecular.

2. *Asociadas a mal pronóstico:*

• Hipoploidía (5%)

• t (9;22)(q34;q11) - Gen de fusión BCR/ABL (25%): Es la traslocación más frecuente en adultos y da como resultado el cromosoma Philadelphia. Este gen de fusión da lugar a una proteína kinasa que produce la activación de distintas proteínas implicadas en el crecimiento celular. Dependiendo del punto de ruptura dentro del BCR se producirán proteínas de diferente peso molecular: p210 (típica de la LMC) p190 (expresada en la mayoría de los pacientes con LAL) y p230.

• t(4;11)(q21;q23) - Gen de fusión MLL/AF4 (8%): Se puede encontrar en las LLA pro B.

• t(1;19)(q23;p13.3) - Gen de fusión E2A/PBX.

3. Existe un tercer grupo de alteraciones *asociadas a un pronóstico intermedio* entre las que se encuentran: del(6q), del(9p) del (12p) hiperploidías de <51 cromosomas, triploidías y tetraploidías.

Respecto a la desregulación del gen c-MYC hay que decir que se observa sólamente en la variedad tipo Burkitt, considerada por la OMS dentro de las neoplasias de células B maduras. Dicho gen, implicado en la proliferación celular, puede sufrir una traslocación a tres genes que codifican para las cadenas de las inmunoglobulinas: Ig H (cromosoma 14) Ig kappa (cromosoma 2) o Ig lambda (cromosoma 22) produciéndose como consecuencia un aumento de su expresión.

Las alteraciones cromosómicas se detectan con menos frecuencia en las LLA-T (25%) e implican fundamentalmente a los cromosomas donde se localizan los genes de los receptores de las células T (TCR). Se han detectado varios genes implicados en estas traslocaciones, entre los que se encuentran factores de transcripción como HOX11 y TAL1. Recientemente se ha descrito la t(5;14)(q35;q32) que produce un aumento de la expresión del HOX11L2 (like2) y parece estar asociada a mal pronóstico. Sin embargo, y a diferencia de las LLA-B, estas alteraciones no han permitido por ahora clasificar a los pacientes en diferentes grupos de riesgo.

Tabla 5. Alteraciones cromosómicas más frecuentes en la LLA-T

Alteración molecular	Alteración citogenética	Frecuencia en LLA del adulto
HOX11L2	t(5;14)(q35;q32)	1%
HOX11/TCR	t(10;14)(q24;q11)	8%
TAL1/TCR	t(1;14)(p32;q11)	12%
Reordenamiento 7q35	Reordenamiento TCRβ	2%

TRATAMIENTO

La tasa de curación de la leucemia linfoblástica del adulto sigue siendo susceptible de mejorar, ya que dos tercios de los pacientes menores de 60 años y hasta un 90% de los mayores de 60 años fallecen por la enfermedad. Sin embargo ha habido algunos avances importantes en la última década. Por un lado, se han definido más claramente los factores pronósticos aplicando los conocimientos en citogenética y biología molecular y, por otro, se ha considerado el trasplante alogénico en áreas previamente no exploradas. El descubrimiento del imatinib ha cambiado de forma significativa el pronóstico de los pacientes con LLA Ph´positiva.

El descubrimiento del imatinib ha cambiado de forma significativa el pronóstico de los pacientes con LLA Ph´positiva.

A excepción de las leucemias linfoblásticas de célula B madura que se tratan con quimioterapias intensivas en corto espacio de tiempo (altas dosis de metotrexato, ARA-C y ciclofosfamida) el tratamiento de la leucemia linfoblástica aguda consta de una fase de inducción a la remisión, una fase de consolidación precoz o intensificación y un tratamiento de mantenimiento. Es muy importante considerar el tratamiento dirigido al SNC en el inicio para evitar recaídas en ese lugar.

Los fármacos que se utilizan en la actualidad fueron desarrollados y probados entre los años 50 y 70 aunque se está investigando mucho en nuevos agentes antileucémicos.

Fase de inducción e intensificación

El objetivo del tratamiento de inducción es alcanzar una remisión completa (reducción de más del 99% de la masa leucémica inicial) y restablecer una hematopoyesis normal. Tradicionalmente se han empleado criterios morfológicos para evaluar la remisión completa si bien hoy en día es mejor usar técnicas inmunológicas o moleculares que definen mejor el pronóstico.

El objetivo del tratamiento de inducción es alcanzar una remisión completa.

La remisión molecular se definiría entonces como un nivel de *enfermedad mínima residual* (EMR) tras la inducción por debajo del nivel de detección de la PCR (*polymerase chain reaction*) y/o citometría de flujo que suele corresponder a 10-4 células (1 célula tumoral entre 10.000 células normales). Además se considera importante la rapidez en alcanzar la remisión molecular, como demostró el grupo alemán de estudio de LLA; en ese estudio se observó que en los pacientes con una rápida reducción en los niveles de EMR en los primeros meses de tratamiento no había ninguna recaída comparado con una tasa de recaídas a los 3 años del 94% en aquellos que tenían EMR detectable hasta la semana 16.

La mayoría de los regímenes de Inducción empleados en la actualidad son similares e incluyen corticoides, vincristina, antraciclinas y generalmente L-asparaginasa a los que se añaden frecuentemente ciclofosfamida y citarabina.

La mayoría de los regímenes de inducción empleados en la actualidad son similares e incluyen corticoides, vincristina, antraciclinas y generalmente L-asparaginasa a los que se añaden frecuentemente ciclofosfamida y citarabina. No hay resultados mejores con unos regímenes que con otros ya que las tasas de remisión completa son similares y están entre el 80% y 90%. Cada centro debe usar aquél con el que más experiencia cuente.

En la fase de inducción hay dos cuestiones recientes destacables: 1) ¿Prednisona o dexametasona? Parece que hay estudios que le otorgan algunas ventajas a la dexametasona como son la posible administración más corta con el consiguiente menor riesgo de fenómenos tromboembólicos e infecciones oportunistas y una mayor penetración en el SNC. 2) PEG-asparaginasa frente a la formulación convencional: la principal ventaja de la forma pegilada es la de ser menos alergénica, con mayor vida media y similar o mejor eficacia.

Las leucemias de estirpe T suponen tan sólo 10% de las leucemias linfoblásticas del adulto y se benefician de añadir ciclofosfamida al tratamiento siendo muy sensibles al tratamiento intensivo con asparaginasa.

La mortalidad en la fase de inducción es de un 2-8% de forma global y casi siempre por infecciones oportunistas.

A nivel práctico, se muestra el *esquema de tratamiento de inducción e intensificación* propuesto por Rowe en su revisión publicada en el *British Journal of Haematology.*

Fase I (semanas 1-4)			
Daunorrubicina	60 mg/m^2	IV	Días 1, 8, 15 y 22
Vincristina	1.4 mg/m^2	IV	Días 1, 8, 15 y 22
Dexametasona	10 mg/m^2	VO	Días 1- 5 11 – 14
PEG-asparaginasa	2000 U/m^2	IV	Días 2 y 16
Metotrexate	12,5 mg	IT	Día 14
Fase II (semanas 5 – 8)			
Ciclofosfamida	650 mg/m^2	IV	Días 1, 15 y 29
ARA-C	75mg/m^2	IV	Días 6 – 9
6-mercaptopurina	6 mg/m^2	VO	Días 1- 30
Metotrexate	12,5 mg	IT	Día 1, 8, 15 y 22
Intensificación/Profilaxis del SNC			
Metotrexate	3 g/m^2	IV	Días 1, 8
PEG-asparaginasa	2000 U/m^2	IV	Día 2

Tratamiento post-remisión

Trasplante alogénico

Los pacientes adultos hasta ahora han recibido tratamientos postremisión basados en esquemas similares a los pediátricos basados en una intensificación tardía y un mantenimiento posterior durante dos o tres años asumiendo que podíamos obtener resultados parecidos. El trasplante alogénico, aceptado como una opción curativa temprana en la LMA, se retrasaba en los pacientes con LLA, excepto en pacientes de muy alto riesgo asumiendo que sólo con QT íbamos a obtener una tasa de respuesta similar a la de los niños. Por estos motivos no es de extrañar que en las tres últimas décadas los resultados globales en LLA del adulto no hayan mejorado sustancialmente con una supervivencia global del 30-40% dependiendo de la edad y de los criterios de inclusión del estudio. Además, estos resultados están basados en ensayos clínicos donde casi siempre se incluyen pacientes seleccionados menores de 55-60 años; en pacientes de más edad el pronóstico es incluso peor con supervivencias tan pobres como un 5%.

En las últimas dos décadas se ha empezado a reconocer el papel del trasplante alogénico sobre todo en pacientes de alto riesgo y de los datos disponibles podemos decir que existe un efecto injerto contra leucemia demostrado. En un reciente metaanálisis se observó una mejor supervivencia de los pacientes con LLA de alto riesgo que se transplantaban de hermano compatible frente a otros tratamientos, no así en los pacientes de riesgo estándar. Sin embargo en un estudio internacional (*The International ALL trial*) del MRC y ECOG, donde todos los pacientes (n=2000) con LLA Ph negativa recibían transplante alogénico en 1ª RC si tenían hermano compatible, se demostró una mejor supervivencia a los 5 años en los pacientes transplantados. Sin embargo lo más significativo de este estudio fue que, al contrario que en otros estudios, esta ventaja también se observaba en los pacientes de riesgo estándar. A pesar de la baja tasa de recaída entre todos los pacientes se observó una alta mortalidad relacionada con el transplante para pacientes de alto riesgo de forma que no se observó una ventaja definitiva en los pacientes de alto riesgo. El único factor estadísticamente responsable de la alta mortalidad en este grupo fue la edad mayor de 35 años donde la supervivencia global fue del 41% para los que tenían hermano compatible frente al 35% para los que no ($p = 0.2$).

Parece entonces claro que hay una ventaja de supervivencia con hermano compatible en pacientes de riesgo estándar en todos los grupos de edad. Sin embargo dado que se están ofreciendo protocolos pediátricos a adolescentes podría reducirse la tasa de trasplante en este grupo de edad.

El mayor problema estaría en el grupo de pacientes de más de 35-40 años donde la alta mortalidad relacionada con el trasplante impide su generalización. Aunque todavía con poca experiencia en LLA, el trasplante alogénico de intensidad reducida podría ser una estrategia eficaz en este grupo de edad, pero como la edad mediana de la LLA del adulto está cerca de los 60 años se precisan estudios adicionales para su evaluación.

El papel del trasplante de donante no relacionado está claro en el paciente con LLA de alto riesgo en 1ª RC, si bien en los pacientes de riesgo estándar podría llegar a ser también una opción en 1ª RC si los estudios en marcha así lo concluyen.

Trasplante autólogo

El trasplante autólogo en la LLA sólo ha demostrado su inferioridad frente al tratamiento de mantenimiento.

El trasplante autólogo en la LLA sólo ha demostrado su inferioridad frente al tratamiento de mantenimien-

Tratamiento de mantenimiento

En aquellos pacientes no candidatos a trasplante por el motivo que sea se debe seguir una pauta de mantenimiento para prevenir las recaídas durante dos o dos años y medio. La 6-mercaptopurina diaria con metotrexato semanal constituye la base del mantenimiento. La dosis debe ser la suficiente para mantener el recuento de leucocitos en 3 x 109/L y neutrófilos entre 0.5 y 1.5 x 109/L y así asegurar una intensidad de dosis adecuada en cada paciente. Según algunos protocolos se administran reinducciones con vincristina y prednisona a diferentes intervalos.

Tratamiento del SNC

Uno de los factores que puede impedir la curación de los pacientes con LLA son las recidivas a nivel del SNC, que suponen un 30–40% de las recaídas iniciales. Entre los factores que predisponen para la recaída a ese nivel están: inmunofenotipo T, hiperleucocitosis al diagnóstico, alteraciones citogenéticas de alto riesgo y presencia de blastos en el LCR al diagnóstico (incluso por punción lumbar traumática). Diferentes polimorfismos en genes que codifican para proteínas implicadas en la farmacodinamia de drogas antileucémicas también se han asociado a recaídas en el SNC.

Uno de los factores que puede impedir la curación de los pacientes con LLA son las recidivas a nivel del SNC.

Para evitar esto se administra tratamiento profiláctico dirigido al SNC. La pauta más empleada consiste en la administración de metotrexate intratecal durante las fases de inducción e intensificación y la administración de dosis altas de metotrexate sistémico que atraviesa la barrera hematoencefálica.

La radioterapia craneal, que antes se empleaba frecuentemente, actualmente sólo se administra en un 5-20% de pacientes con alto riesgo de recaída en el SNC por el riesgo de complicaciones agudas y tardías sobre todo en niños, retraso cognitivo y psicomotor. La dosis se puede reducir a 12 Gy si se administra tratamiento sistémico adecuado y suele ser de 18 Gy si hay enfermedad localizada en el SNC.

Tratamiento de adolescentes y adultos jóvenes

Uno de los descubrimientos importantes de los últimos años ha sido que los adolescentes tratados según protocolos pediátricos parecían presentar mejores resultados que los tratados con protocolos de adulto. Es por esto que diferentes grupos están empezando a tratar adultos jóvenes (hasta los 30 años) según protocolos pediátricos, pero hay que tener en cuenta que los estudios comparativos hasta la fecha han sido retrospectivos y que no hay estudios randomizados ni datos concluyentes que justifiquen esta actitud y por tanto parece un poco temprano para abandonar la posibilidad de transplante alogénico en adolescentes y adultos jóvenes con LLA de alto riesgo.

Los adolescentes tratados según protocolos pediátricos parecían presentar mejores resultados que los tratados con protocolos de adulto.

Tratamiento de pacientes adultos mayores

No hay que olvidar que la media de edad de pacientes adultos con LLA es de más de 60 años, y que los estudios frecuentemente excluyen este grupo de edad y por tanto hay pocos estudios prospectivos. La supervivencia en este grupo parece ser menor incluso que lo referido en los ensayos clínicos. Para los pacientes entre 60 y 70 años la supervivencia a largo plazo es del 10% en el mejor de los casos. Uno de los factores clave para esta escasa supervivencia es la presencia del cromosoma Ph´ en un 50% de los casos y la dificultad para mantener el cumplimiento del protocolo. De cualquier forma el 40-50% que logra alcanzar una remisión completa mantienen una calidad de vida mejor que el resto.

La media de edad de pacientes adultos con LLA es de más de 60 años.

En este grupo de edad habría que utilizar protocolos de adultos, pero con reducción del tiempo de exposición a corticoides y con empleo de factores de crecimiento.

El descubrimiento del imatinib (inhibidor de la tirosin kinasa) ha mejorado de forma significativa el pronóstico en este grupo de edad, como veremos más adelante.

Tratamiento de soporte

El tratamiento de LLA debe ser realizado por un especialista en Hematología y Hemoterapia.

El tratamiento de la leucemia linfoblástica debe ser realizado por un especialista en hematología y hemoterapia con experiencia en el manejo de las complicaciones de esta enfermedad y de los potenciales efectos adversos de los tratamientos que se emplean. Además se realizará en un Hospital de tercer nivel con fácil acceso a otros servicios complementarios muy importantes: radiodiagnóstico, microbiología, oncología radioterápica, farmacia hospitalaria, análisis clínicos... con actividad las 24 h del día.

Como hemos indicado la forma de presentación de la leucemia linfoblástica puede ir desde un paciente prácticamente asintomático hasta una emergencia médica. Se requieren unas medidas generales en todo paciente recién diagnosticado que incluyen: una hidratación adecuada y suficiente para mantener un buen flujo urinario (100 ml/h) la colocación de un catéter central con reservorio puede ser de gran ayuda en el manejo de estos pacientes, tratamiento con alopurinol a dosis de 300-600 mg/d o rasburicasa, recientemente aprobada para disminuir la formación de ácido úrico y evitar el daño renal y unas medidas higiénicas y de aislamiento.

Hasta un tercio de los pacientes se presentan con infección y algún tipo de sangrado. Entre las medidas dirigidas a evitar infecciones hay que destacar: higiene personal diaria, comida cocinada evitando alimentos crudos, aislamiento inverso, filtros de aire de alta eficacia para partículas (HEPA), antibióticos profilácticos y diagnóstico precoz de infecciones y tratamiento empírico agresivo. El grado de inmunosupresión es muy severo sobre todo durante la inducción y no hay que olvidar que estos pacientes están predispuestos a infecciones fúngicas que pueden provocar la muerte. En general se debe transfundir plaquetas profilácticas si las plaquetas descienden por debajo de 10x109/L y se debe transfundir con cifras mayores ante cualquier manifestación hemorrágica. Los hemoderivados deben estar leucodeplecionados para evitar aloinmunización e irradiados y así evitar la enfermedad de injerto contra huésped transfusional.

Entre las *emergencias* que se pueden presentar en los pacientes con LLA destacan:

- *Complicaciones metabólicas:* pueden presentarse al

diagnóstico o en la fase de Inducción como parte del *síndrome de lisis tumoral* (SLT) que cursa con hiperuricemia, hiperkalemia, hiperfosfatemia e hipocalcemia secundaria. Estas alteraciones pueden desencadenar un fallo renal agudo oligúrico debido a la precipitación tubular de cristales de urato y fosfato cálcico. La administración de una potente hidratación intravenosa, la alcalinización de la orina y el alopurinol pueden evitar el síndrome.

- *Acidosis láctica:* complicación rara pero muy grave que suele ir asociada al síndrome de lisis tumoral.

- *Hipercalcemia:* la hipercalcemia severa es rara pero potencialmente mortal y se presenta en un 2.5–4.8 % al diagnóstico.

- *Hiperleucocitosis:* aunque la hiperleucocitosis es frecuente, la leucostasis sintomática es muy rara. La leucoaféresis podría aliviar la sintomatología pero de forma tan breve que su uso no está del todo justificado. El uso de un pretratamiento antes del tratamiento definitivo puede prevenir en estos casos el SLT.

- Síndrome de vena cava superior: los pacientes con LLA pueden presentarse con tos, disnea, estridor o disfagia como consecuencia de una compresión traqueal o esofágica por una masa mediastínica. El tratamiento en estos casos no se debe demorar.

- *Coagulación intravascular diseminada:* la frecuencia en adultos es del 10-16% al diagnóstico y hasta un 36-78% durante la Inducción. La hipofibrinogenemia es muy frecuente durante el tratamiento sobre todo con L-ASA. Los factores de riesgo para desarrollar una CID son recuento alto de leucocitos y esplenomegalia palpable. El adecuado tratamiento de soporte con plasma fresco congelado, plaquetas y fibrinógeno es fundamental.

- *Complicaciones neurológicas:* un 5-10% de los pacientes adultos con LLA pueden presentar síntomas neurológicos al diagnóstico relacionados con la infiltración del SNC. Los síntomas más frecuentes incluyen cefalea, papiledema, neuralgia del trigémino y meningitis linfomatosa. Es muy importante saber reconocer los síntomas y aplicar tratamiento sistémico e intratecal con metotrexate o ARA-C y corticoides. La radioterapia posterior será necesaria.

> Emergencias con LLA:
> - Complicaciones metabólicas
> - Acidosis láctica
> - Hipercalcemia
> - Hiperleucocitosis
> - Síndrome de vena cava superior
> - Coagulación intravascular diseminada
> - Complicaciones neurológicas

Tratamiento de la LLA Ph positiva

El cromosoma Philadelphia (t(9;22)(q34;q11)) genera un gen de fusión (bcr-abl) que se traduce en una proteína con actividad tirosín-kinasa responsable de una enfermedad llamada leucemia mieloide crónica. Este reordenamiento, raramente detectado en la LLA infantil, se detecta en hasta un 50% de las LLA de

El descubrimiento del imatibib es el avance más importante en el tratamiento de la LLA.

pacientes mayores de 60 años y le confiere un pronóstico muy malo. La mediana de supervivencia desde el diagnóstico con los tratamientos convencionales era de 9 meses, sin embargo desde el descubrimiento del imatinib (un inhibidor de la tirosín-kinasa) a finales de los 90 la estrategia de tratamiento ha sido modificada y el pronóstico ha mejorado de forma significativa. Se puede considerar el avance más importante en el tratamiento de la LLA del adulto de la última década.

Hasta su aparición la única alternativa curativa era el trasplante alogénico de progenitores hematopoyéticos pero como casi la mitad de los pacientes no disponían de hermano compatible y/o eran pacientes de edad avanzada la toxicidad del trasplante hacía que la mayoría fallecieran de la enfermedad o de complicaciones del tratamiento.

En la actualidad los esquemas de tratamiento que incluyen imatinib logran tasas de remisiones completas del 96% y supervivencias a los 30 meses del 60%

En la actualidad los esquemas de tratamiento que incluyen imatinib logran tasas de remisiones completas del 96% y supervivencias a los 30 meses del 60%, incluyendo trasplante alogénico en pacientes jóvenes. Sin embargo en estos estudios llama la atención el alto porcentaje de pacientes que tienen una larga supervivencia sin trasplante. Todavía hoy considerada de muy alto riesgo y con recomendación de trasplante alogénico en 1ª RC hay que recordar que no hay un estudio desde la aparición del imatinib que justifique de forma absoluta la necesidad de trasplante alogénico.

Factores pronósticos y estratificación del riesgo

La clasificación de los pacientes en grupos de riesgo en función de los factores pronósticos para decidir la intensidad de tratamiento y evitar efectos secundarios innecesarios es una práctica habitual. De los factores pronósticos clásicos algunos han sido superados con el empleo de tratamientos más intensivos, pero incluso los pacientes considerados de bajo riesgo requieren una cierta intensidad de tratamiento para evitar la recaída. Comentaremos los más *relevantes:*

a) *Edad:* históricamente los factores pronósticos más importantes han sido la edad, el inmunofenotipo (T y B maduro) y el recuento leucocitario. De ellos sólo la edad sigue siendo el factor pronóstico individual más importante. Aunque el pronóstico está directamente relacionado con la edad parece existir un punto de corte significativo en los 35 años.

b) *Tiempo hasta la remisión:* tras la Inducción podemos

considerar el tiempo hasta alcanzar la remisión o la rapidez en el aclaramiento de los blastos como el factor pronóstico más importante teniendo en cuenta que los estudios citogenéticos y moleculares están adquiriendo un papel imprescindible en el estudio de la enfermedad mínima residual. La citomorfología como método para detectar enfermedad mínima residual no parece ya suficientemente sensible. En la LLA-T es fácil detectar la población residual mediante el estudio de la TdT y el CD3 citoplásmico. En el caso de la LLA-preB la detección de células con inmunofenotipo CD19, CD10, CD34 positivos a las dos semanas de tratamiento probablemente indiquen enfermedad mínima residual.

Factores:
- Edad
- Tiempo hasta la remisión
- Citogenética

c) *Citogenética:* los grupos ECOG (*Eastern Cooperative Oncology Group*) y MRC (*Medical Research Council*) han establecido unos grupos de riesgo citogenético diferentes de la LLA Ph positiva. Las alteraciones citogenéticas de alto riego serían: t(9;22) t(4;11) t(8;14) baja hipodiploidía, casi triploidía y cariotipo complejo. En la LLA-T, el factor de transcripción ERG o la expresión de Hox11L2 son factores de mal pronóstico y al contrario, las LLA-T con expresión disminuida de ERG y BAALC tienen una evolución mejor.

Por el contrario las alteraciones asociadas a mejor pronóstico serían: hiperdiploidía, t(1;19) y fusión del TEL-AML1. La amplificación del cromosoma 21 se asocia a un alto riesgo de recaída.

Aunque muchos protocolos adaptan el tratamiento a los diferentes grupos de riesgo desde el diagnóstico, no hay evidencia de que este procedimiento sea más efectivo que tratar de forma uniforme en la inducción y sólo cambiar el protocolo al inicio del tratamiento postremisión.

Nuevos tratamientos en la LLA

La aplicación de los nuevos tratamientos en la mayoría de los casos hay que planteársela en el contexto de ensayos clínicos y abarcan numerosos *grupos farmacológicos:*

1) Nuevos agentes quimioterápicos: clofarabina se está ensayando en todos los grupos de LLA, nelarabina, forodesina e inhibidores de la secretasa en la LLA-T.

2) Anticuerpos monoclonales: anti-CD 20, anti-CD22 y anti-CD52.

3) Inhibidores de la tirosín-kinasa en LLA con reordenamientos del bcr-abl: imatinib, nilotinib, dasatinib, MK-0457, lestaurtinib, midostaurin, tandutinib, malato de suti-

nib, IMC-EB10.
4) Inhibidores de la farensyl-transferasa: tipifarnib, lonafarnib.
5) Inhibidores de la DNA metiltransferasa: azacitidina, decitabina, temozolamida.
6) Inhibidores de la deacetilación de histonas: romidepsina, vorinostat, ácido valproico, MD-27-275, AN-9.
7) Inhibidor de la diana de mamífero de la rapamicina: sirolimus, tensirolimus, everolimus, AP-23573.
8) Inhibidor de la vía del proteosoma: bortezomib.
9) Inhibidor de la kinasa ciclina dependiente de serina-treonina: flavopiridol.
10) Reguladores del bcl-2: oblimersen.
11) Inhibidor de la heat shock protein: 1/-AAG.

BIBLIOGRAFÍA

GROVERS FD, LINET MS, DEVESA SS (1995) *Patterns of occurrence of the leukemias.* Eur J Cancer 31A:941-949.

Libro sobre Registro español de leucemia (REL). Nov 2002. Fundación Leucemia y Linfoma.

ESTEY EH, FADERL SH, KANTARJIAN H. *Hematologic Malignancies: Acute leukemias.* Ed Springer (2008).

CARDIS E, VRIJHEID M, BLETTNER M ET AL. (2005) *Risk of cancer after low doses of ionizing radiation: retrospective cohort study in 15 countries.* Br Med J 331:77-82.

BUFFLER PA, KWAN ML, REYNOLDS P, URAYAMA KY. *Environmental and genetic risk factors for childhood leukemia: appraising the evidence.* Cancer Invest 2005;23:60-75.

PUI CH, CRIST WM, LOOK AT (1990) *Biological and clinical significance of cytogenetic abnormalities in childhood acute lymphoblastic leukemia.* Blood 76:1149-1163.

KINLEN L. *Infections and immune factors in cancer: the role of epidemiology.* Oncogene 2004;23:6341-6348.

GREAVES M. *Infection, immune responses and the aetiology of childhood leukemia.* Nat Rev Cancer 2006;6:193-203.

PUI CH *Acute lymphoblastic leukemia.* Review. Lancet, vol 371. March 22, 2008:1030-1043.

GOLUB TR, BARKER GF, BOHLANDER SK ET AL. (1995) *Fusion of the TEL gen on 12p13 to the AML1 gene on 21q22 in acute lymphoblastic.* Proc Natl Acad Sci 92:4917-4921.

FADERL S, KANTARJIAN HM, TALPAZ M, ESTROV Z (1998). *Clinical significance of cytogenetic abnormalities in adult acute lymphoblastic leukemia.* Blood 91 (11):3995-4019.

WENG AP, FERRRANDO AA, LEE W, ET AL. *Activating mutations of NOTCH1 in human T cell acute lymphoblastic leukemia.* Science 2004; 306:269-71.

STOFFEL TJ, NESBIT ME, LEVITT SH (1975) *Extramedulary involvement of the testes in childhood leukemia.* Cancer 35(4):1203-1211.

LARSON RA, ANASTASI J. *Acute Lymphoblastic Leukemia: clinical presentation, Diagnosis and Classification. Hematologic Malignancies: Acute leukemias.* Ed Springer (2008).

ALBITAR M, GILES FJ, KANTARJIAN H. *Diagnosis of Acute Lymphoblastic Leukemia. Hematologic Malignancies: Acute leukemias.* Ed Springer (2008).

BENNET JM, CATOVSKY D, DANIEL MT, FLANDRIN G, GALTON DA, GRALNICK HR, ET AL. *Proposals for the classification of acute leukemias.* French- American- British Cooperative Group. BR J Haematol 1976; 33: 451-8.

WOESSNER S, FLORENSA L. *La citología óptica en el diagnóstico hematológico.* Acción médica S.A. 2006.

BENE MC, CASLTOLDI G, KNAPP W, LUDWIG WD, MATUTES E, ORFAO A, ET AL. *Proposal of the immunological classification of acute leukemias.* European Group of the Inmunological Characterization of Leukemias (EGIL). Leukemia 1995;9: 1783-6.

SWERDLOW S, CAMPO E, HARRIS NL, JAFFE ES ET AL. *World Health Organization Classification of Tumours of Haematopoietic and Lymphoid Tissues.* IARC Press. Lyon 2008.

THOMAS X, BOIRON JM, HUGUET F ET AL. (2004a) *Outcome of treatment in adults with acute lymphoblastic leukemia: analysis of the LALA-94 trial.* Journal of Clinical Oncology 22, 4075-4086.

BRUGGEMAN M, RAFF T, FLOHR T ET AL. (2006) *Clinical significance of minimal residual disease quantification in adult patients with standard- risk acute lymphoblastic leukemia.* Blood 107, 1116-1123.

WETZLER M, SANDFORD BL, KURTZBERG J ET AL. (2007) *Effective asparagine depletion with pegylated asparaginase results in improved outcomes in adult acute lymphoblastic leukemia: Cancer and Leukemia Group B Study 9511.* Blood 109,4164-4167.

ROWE JM. *Optimal management of adults with ALL (2008)* Blood 144:468-483.

YANADA M, MATSUO K, SUZUKI T ET AL. (2006) *Allogeneic stem cell transplantation as part of postremission therapy improves survival for adult patients with high-risk acute lymphoblastic leukemia: a metaanalysis.* Cancer, 106, 2657-2663.

GOLDSTONE AH, RICHARDS SM, LAZARUS HM ET AL. (2008) *In adults with standard-risk acute lymphoblastic leukemia, the greatest benefit is achieved from a matched sibling allogeneic transplantation in first complete remission, and an autologous transplantation is less effective than conventional consolidation/maintenance chemotherapy in all patients: final results of the International ALL Trial (MRC UKALL XII/ ECOG E2993)* Blood, 111, 1827-1833.

MARTINO R, GIRALT S, CABALLERO MD ET AL. (2003) *Allogeneic hematopoieticstem cell transplantation with reduced-intensity conditioning in acute lymphoblastic leukemia.* Haematologica, 88,555-560.

BÜRGER B, ZIMMERMANN M, MANN G ET AL. (2003) *Diagnostic cerebrospinal fluid examination in children with acute lymphoblastic leukemia: significance of low leucocyte counts with blasts or traumatic lumbar puncture.* J Clin Oncol;21:179-181.

BOISSEL N, AUCLERC MF, LHERITIER V ET AL. (2003) *Should adolescents with acute lymphoblastic leukemia be treated as old children or young adults?* Comparison of the French FRALLE-93 and LALA-94 trials. J Clin Oncol,21,74-780.

VIGNETTI M, FAZI P, CIMINO G ET AL. (2007) *Imatinib plus steroids induces complete remissions and prolonged survival in elderly Philadelphia chromosome-positive patients with acute lymphoblastic leukemia without additional chemotherapy: results of the Gruppo Italiano Malattie Ematologiche dell'Adulto (GIMEMA) LAL0201-B protocol.* Blood, 109, 3676-3678.

LARSON RA (2006) *Management of acute lymphoblastic leukemia in older patients.* Seminars in Hematology, 43, 126-133.

LEE S, LEE JH, CHOI SJ ET AL. (2005) *Clinical effect of imatinib added to intensive combination chemotherapy for newly diagnosed Philadelphia chromosome-positive acute lymphoblastic leukaemia.* Leukemia 19, 1509-1516.

MOORMAN AV, HARRISON CJ, BUCK GA ET AL. (2007) *Karyotype is an independent prognostic factor in adult acute lymphoblastic leukaemia (ALL): analysis of cytogenetic data from patients treated on the Medical Research Council (MRC) UKALL-XII/Eastern Cooperative Oncology Group (ECOG) 2993 trial.* Blood 109, 3189-3197.

JEHA S (2009) *New theraputic strategies in acute lymphoblastic leukemia.* Seminars in Hematology, vol 46, nº1, Jan 2009: 76-88.

Tema 21. Linfomas. Conceptos generales y del diagnóstico

María Esther Clavero Sánchez, Elisa Prieto Sánchez y Jesús A. García Bautista

INTRODUCCIÓN

Los linfomas son un grupo heterogéneo de enfermedades clonales que comparten la característica particular de producirse como resultado de una o varias mutaciones somáticas en un progenitor de linfocitos. La progenie de la célula afectada generalmente trasmite el fenotipo de una célula B, T o NK como se observa al realizar estudios de inmunofenotipo o reordenamiento génico.

> Los linfomas son un grupo heterogéneo de enfermedades clonales que comparten la característica particular de producirse como resultado de una o varias mutaciones somáticas en un progenitor de linfocitos.

La localización primaria de origen de la enfermedad puede ser cualquier localización del sistema linfático, incluyendo los ganglios linfáticos, el tejido linfoide asociado al tejido digestivo, la piel o el bazo. Cualquier órgano, por ejemplo el tiroides, pulmón, hueso o cerebro puede estar afectado, bien por diseminación a partir de localizaciones linfáticas, bien como manifestación de enfermedad extraganglionar primaria. La clasificación en subtipos de la enfermedad ha sido históricamente difícil, aunque los nuevos sistemas analizan las características del fenotipo inmunológico, así como las histopatológicas y citológicas para definir los subtipos. Por convenio histórico las neoplasias linfoides que se originan en la médula ósea se denominan *leucemias linfoides,* mientras que las que se originan en otras localizaciones linfáticas se conocen como *linfomas.*

> Las neoplasias linfoides que se originan en la médula ósea se denominan *leucemias linfoides,* mientras que las que se originan en otras localizaciones linfáticas se conocen como *linfomas.*

En el primer caso, pueden afectarse localizaciones linfoides y en el segundo caso se puede observar infiltración de la médula ósea. El diagnóstico se realiza generalmente por el examen histológico de una biopsia, junto con el análisis inmunofenotípico y molecular del origen clonal. A menudo se somete a los pacientes a procedimientos de evaluación de la enfermedad, como pruebas de imagen, otro tipo de biopsias y pruebas bioquímicas. El tratamiento depende del tipo de linfoma, así como de la distribución de la enfermedad clínicamente evidente. A menudo se requiere la administración de un tratamiento farmacológico combinado. La radioterapia puede ser útil en los casos de enfermedad localizada. Quizás el progreso más importante en el tratamiento de los linfomas ha sido el referente a los linfomas foliculares de células B. Las combinaciones de quimioterapias que incluyen fludarabina y mitoxantrone o ciclofosfamida han conseguido respuestas en el 75% -95% de los pacientes. La mayoría de estas respuestas son completas y muchas de ellas parecen ser bastantes duraderas. Con la aparición de nuevos agentes como el rituximab, el cual es un anticuerpo monoclonal quimérico humano y de ratón que se une al antígeno CD20 se han obtenido repuestas en alrededor del 50% de los pacientes. El papel del trasplante autólogo y alogénico de médula ósea está bien establecido para los linfomas de riesgo intermedio y alto y se está definiendo mejor en los pacientes con linfomas de bajo riesgo.

> Las combinaciones de quimioterapias que incluyen fludarabina y mitoxantrone o ciclofosfamida han conseguido respuestas en el 75% -95% de los pacientes.

Los linfomas no Hodgkin (LNH) constituyen un grupo heterogéneo de neoplasias. Son identificados mayoritariamente por su similitud morfológica e inmunofenotípica con la observada en los diferentes estados de diferenciación que tienen los linfocitos según su ubicación, en los folículos y zonas del manto e interfolicular del ganglio o en el sistema extraganglionar.

> Los LNH constituyen un grupo heterogéneo de neoplasias.

INCIDENCIA Y EPIDEMIOLOGÍA

La incidencia de linfomas ha aumentado espectacularmente en la última mitad del siglo XX. Este aumento ha afectado a ambos sexos, a todos los grupos de edad y la mayoría de los tipos histológicos se han documentado tanto en países industrializados de Europa como en Estados Unidos. El incremento precedió a la aparición del SIDA, aunque éste ha contribuido en parte al aumento en los últimos años. El aumento de la incidencia, la cual fue alrededor del 4% al año, ha disminuido a alrededor del 1% en la década de los 90, aunque las tasas de mortalidad continúan aumentando significativamente. Podemos concretar la incidencia en 3-7 casos por 100.000 habitantes año.

El aumento de la incidencia se atribuye a una variedad de agentes como el benceno y los herbicidas. Se han observado aumentos pequeños aunque significativos en pacientes expuestos previamente a radiaciones, como aquellos pacientes tratados con radiación por espondilitis anquilosante.

Los linfomas son más frecuentes en los hombres que en las mujeres y en la raza blanca que en la negra. En China y Japón existe una baja incidencia de linfomas foliculares. En general se observa un incremento logarítmico con la edad. El linfoma Burkitt es más frecuente en África tropical. Mientras que la leucemia-linfoma T es más común en el Sudoeste de Japón y la cuenca caribeña.

La tasa de mortalidad media ajustada anual es de alrededor de 400 a 500 muertes por año.

ETIOLOGÍA

La evidencia más convincente de la etiología vírica de los linfomas es la leucemia/linfoma T del adulto (LTA) en pacientes con dicha entidad se aisló un virus llamado HTLV-I, la incidencia del virus en las áreas endémicas es muy alta a pesar de que pocos pacientes desarrollan LTA.

La etiología vírica de los linfomas es la leucemia/linfoma T del adulto.

Algunos linfomas de célula B pueden estar causados por el virus de Epstein Barr (VEB) el VEB es un virus ADN que es capaz de transformar a los linfocitos B en células linfoblastoides que pueden proliferar perpetuamente en el cultivo celular. El VEB se halla presente en más del 95% de los casos de linfoma de Burkitt endémico y en aproximadamente el 20% de los casos de linfoma de Burkitt no endémico. El VEB inicia una proliferación policlonal de células B.

Helicobacter pylori puede causar linfomas MALT del estómago y probablemente es la causa de algunos linfomas de más alto grado.

Con respecto a los pacientes inmunodeprimidos existe una amplia variedad de pacientes que desarrollan procesos linfoproliferativos. En estos últimos años ha habido un incremento de casos en pacientes VIH positivos.

ANOMALÍAS CROMOSÓMICAS

Las anormalidades cromosómicas son frecuentes en los linfomas, el 85% de los linfomas foliculares presentan la traslocación t(14;18)(q32;q21) en la que el oncogén BCL-2, situado en el cromosoma 18q21, se sitúa en continuidad con los loci de las cadenas pesadas de las inmunoglobulinas, situados en 14q32. Debido a ello, la expresión de la proteína bcl-2 se incrementa y la acumulación de la proteína permite que los centrocitos vivan

Las anormalidades cromosómicas son frecuentes en los linfomas.

más tiempo, y, que además se inhiba la muerte celular programada (apoptosis) lo que produce una vida media más prolongada de las células. El reordenamiento bcl-2 puede detectarse tanto por Southern blot como mediante la reacción en cadena de la polimerasa. En el linfoma de Burkitt, la anormalidad genética más común es la translocación del oncogén C-MYC, del cromosoma 8 a la región de las cadenas pesadas de las inmunoglobulinas, situada en el cromosoma 14, t(8;14)(q24;q32) o menos frecuentemente en el cromosoma 2 o en el cromosoma 22.

En los casos africanos endémicos, el punto de ruptura es en el cromosoma 14 e incluye la región de unión de las cadenas pesadas mientras que en los casos no endémicos, la translocación afecta a la región variable de las cadenas pesadas de las inmunoglobulinas. La traslocación (2;5) de los linfomas anaplásicos de células grandes afecta al gen NPM y al gen ALK.

CLASIFICACIÓN

Su diversidad ha promovido desde hace años la realización de clasificaciones en un intento de homogeneizar criterios diagnósticos. Estas clasificaciones se han ido e irán sucediendo con rapidez gracias a la incorporación de nuevas técnicas y la identificación más precisa de entidades con significado clínico y pronóstico.

En 1994 se creó la clasificación REAL (*Revised European American Classification Of Lymphoid Neoplasms*). Sus objetivos fueron homogeneizar y redefinir conceptos anatomopatológicos existentes, incorporando técnicas inmunológicas y moleculares y perfilar de manera individualizada entidades anatomoclínicas en las que se consideraban de manera ponderada el amplio espectro patológico de los linfomas y el comportamiento clínico.

Hoy por hoy la clasificación más utilizada es la clasificación de la OMS (tabla 1) que reconoce tres *categorías* en las neoplasias linfoides: el linfoma de Hodgkin y dentro de los no Hodgkin los de origen B y T/NK. Dentro de los no Hodgkin, se considera el origen de la neoplasia en dos grupos fundamentales: el de las células precursoras y el de células más maduras, en sus distintos estadios de diferenciación. Desde el punto de vista clínico, los linfomas By T/NK se agrupan según las formas de presentación clínica más frecuentes: ganglionares, extraganglionares y leucémicas. Esta agrupación clínica es más evidente en los linfomas T/NK, en los que la heterogeneidad morfológica, inmunofenotípica y molecular es mayor y por tanto es más difícil definir perfiles patológicos.

Tabla 1. Clasificación de las neoplasias linfoides (REAL/OMS)

Neoplasia de células B	
Neoplasias de precursores de células B	- Leucemia / Linfoma linfoblástico B

Neoplasias de células B maduras	- Linfoma linfocítico de células pequeñas / LLC
	- Leucemia prolinfocítica B
	- Linfoma linfoplasmocitoide
	- Linfoma marginal esplénico
	- Tricoleucemia
	- Mieloma / plasmocitoma
	- Linfoma de la zona marginal extraganglionar de tipo MALT
	- Linfoma de la zona marginal ganglionar
	- Linfoma folicular
	- Linfoma de células del manto
	- Linfoma difuso de células grandes
	    - Linfoma primario de mediastino
	    - Linfoma primario de cavidades
	    - Linfoma primario de SNC
	    - Linfoma cutáneo de extremidades inferiores
	    - Linfoma B rico en células T
	- Linfoma / Leucemia de células de Burkitt

Neoplasia de células T y de células NK	
Neoplasias de precursores de células T y NK	- Leucemia / Linfoma linfoblástico T - Leucemia / Linfoma linfoblástico NK
Neoplasias de células T periféricas y células NK	- Leucemia T de linfocitos grandes granulares - Leucemia agresiva de células NK - Leucemia / Linfoma T del adulto (HTLV-1+) - Linfoma NK/T extraganglionar de células T/NK - Linfoma T intestinal - Linfoma T hepatoesplénico gamma-delta - Linfoma T paniculítico subcutáneo - Micosis fungoides / síndrome de Sézary - Linfoma primario cutáneo de células T agresivo epidermotró-pico CD8+citotóxico - Linfoma primario cutáneo de células T gamma-delta - Linfoma primario cutáneo de células T pequeñas / medianas CD4+(provisional) - Linfoma T periférico no especificado - Linfoma angioinmunoblástico - Linfoma anaplásico de células grandes-cutáneo primario - Linfoma anaplásico de células grandes sistémico ALK+ - Linfoma anaplásico de células grandes ALK-
Neoplasia de células T y de células NK	

CARACTERÍSTICAS CLINICAS

Historia y exploración física

Es importante determinar si el paciente presenta sudores nocturnos, fiebre o pérdida de peso del más del 10% en los 6 meses anteriores. La presencia de dichos síntomas B se asocia con un significado pronóstico desfavorable. Hay que interrogar acerca de los antecedentes familiares de sindromes linfoproliferativos u otras neoplasias, y también antecedentes personales de exposición a factores físicos, químicos o infecciosos, y de la presencia de enfermedades autoinmunes o inmunodeficiencias, así como las enfermedades intercurrentes y su repercusión orgánica.

Pruebas recomendadas para el estudio de extensión

Pruebas clínicas:
- Biopsia ganglionar.
- Exploración física.
- Analítica.
- Radiología.
- Biopsia medular.

1. **Biopsia ganglionar:** evitando en lo posible ganglios submandibulares e inguinales, ya que con frecuencia presentan cambios inflamatorios crónicos concomitantes, dificultando el diágnostico.

2. **Exploración física:** con localización y medición de las megalias. Se recomienda examen del anillo de Waldeyer en cualquier tumor con localización facial, examen del tubo digestivo, en cualquier linfoma con afectación auditiva, nasal o del anillo de Waldeyer. Es necesaria la colonoscopia en el linfoma del manto. En los linfomas linfoblásticos y Burkitt siempre es necesario el estudio del LCR, en el resto de linfomas si existe afectación de médula ósea, de senos paranasales o testicular.

3. **Analítica:** hemograma, VSG, albúmina, LDH, pruebas de función hepática y renal, beta 2 microglobulina, serologías virus de la hepatitis C, B y VIH.

4. **Radiología:** radiografia de tórax, TAC tóraco-abdomino-pélvico y PET (tomografía de emisión de positrones).

Los estudios radiológicos deben incluir una radiografía simple de tórax, que es útil para valorar rápidamente la presencia de adenopatías mediastínicas o hiliares, afectación del parénquima pulmonar o bien derrame pleural. Actualmente la técnica radiológica de referencia para determinar la extensión de la enfermedad es la tomografía computarizada (TAC) normalmente se efectúa un estudio de tórax, abdomen y pelvis, con administración de un medio de contraste que permite visualizar mejor las estructuras vasculares y las lesiones parenquimatosas. Las ventajas del TAC respecto a otras técnicas son facilidad de acceso, reproducibilidad, brevedad en su realización, resultados independientes del radiólogo y accesibilidad a clínicos.

Otra técnica recientemente introducida en el manejo de los

pacientes con linfoma es la tomografía por emisión de positrones (PET), se trata de una técnica que emplea isótopos que emiten positrones de elementos biológicos. El trazador más utilizado en oncología es el análogo de la glucosa 18-flúor-fluorodesoxiglucosa (FDG), que tiene una captación incrementada en las células tumorales en virtud de su aumentada transferencia de glucosa y de la glucolisis. La aplicación de la técnica en el LNH se está incrementando rápidamente, ya que presenta una elevada sensibilidad y especificidad, aunque, por otra parte, es una técnica costosa y de limitada disponibilidad. Sin embargo, la capacidad del PET para proporcionar imágenes corporales totales de alta calidad en una única sesión está haciendo extensivo su uso para el estudio de la extensión inicial, así como para la valoración de la respuesta al tratamiento, el estudio de masas residuales y en el seguimiento postremisión. Los estudios que han comparado la utilidad del TAC y de la PET para el estudio de extensión del LNH han mostrado consistentemente un alto nivel de concordancia en la identificación de la enfermedad ganglionar y una mayor capacidad de la PET para detectar la enfermedad en ganglios de tamaño límite y la enfermedad extraganglionar de tejidos blandos.

La PET también ha demostrado una alta correlación con la biopsia de médula (70-80%) aunque se han descrito falsos positivos en circunstancias especiales como tejido residual, tuberculosis, neumonía, absceso y otros. Actualmente la tendencia es a utilizar imágenes fusionadas entre el PET y TAC.

5. **Biopsia medular:** fundamentalmente en pacientes sintomáticos y/o con citopenias. La afectación medular varía considerablemente en función de la estirpe de la enfermedad, y es del 40-90% en los linfomas indolentes y del 15-35% en los agresivos. El tamaño del cilindro medular es importante para considerar una muestra representativa, debido a la frecuente afección focal observada en los LNH, debería de tener una longitud de 2 cm. Hay mucha controversia respecto a si los pacientes requieren una BM unilateral o bilateral. Aunque las biopsias bilaterales incrementan el rendimiento como mucho en un 26%, originan un cambio en la estadificación en sólo el 6% de los LNH indolentes y en el 2.5 % de los linfomas agresivos. El resultado de la biopsia medular debería informarse no sólo como positivo o negativo para linfoma, sino también con descripción del patrón infiltrativo, el porcentaje de infiltración y la morfología celular (figura 1, figura 2). El aspirado medular tiene una baja rentabilidad, y

La afectación medular varía considerablemente en función de la estirpe de la enfermedad, y es del 40-90% en los linfomas indolentes y del 15-35% en los agresivos.

puede infradiagnosticar la afección medular, ya que ésta suele ser focal o puede existir fibrosis asociada al infiltrado. Incluso la combinación con citometría de flujo es cuestionable, sin embargo en casos de infiltración medular difusa, la combinación de un cuidadoso examen morfológico con técnicas complementarias (citometría, citogenética, molecular) puede proporcionar el diagnóstico de certeza.

EXTENSIÓN DE LA ENFERMEDAD Y FACTORES PRONÓSTICOS

Los LNH pueden originarse tanto en tejido linfoide como en otros órganos y tienen un patrón de diseminación mucho menos predecible que los LH. El sistema de Ann Arbor (tabla 2) diseñado en 1971 y modificado en 1989 en la Confererencia de Costwolds, empleado para el linfoma Hodkgin es el que junto a la histología, determinaba hace años el pronóstico de los LNH del adulto y el tratamiento a seguir. La validez de este sistema fue muy cuestionada, pues los LNH no se diseminan por contiguidad y distintos grupos de investigadores estudiaron la importancia de otras variables que discriminaran el mejor pronóstico. Dado que el linfoma más frecuentemente diagnosticado era el de célula grande B, los estudios se centraron en estos pacientes. Los factores pronósticos encontrados fueron diversos y dependientes del paciente (edad, afectación del estado general) del volumen del tumor, de su biología (niveles de LDH sérica, beta 2 microglobulina, índice de proliferación, etc.). Varios sistemas de estadificación surgieron entonces, pero la mayoría nacían con el inconveniente de provenir de estudios multicéntricos.

En 1993 surgió una nueva clasificación de riesgo llevada a cabo por centros europeos y americanos, generándose el conocido índice pronóstico internacional (IPI).

Tabla 2. Extensión tumoral: estadios de Ann Arbor

Estadio I	Afectación de un único territorio ganglionar o de una sola localización extralinfoide (IE)
Estadio II	Afectación de dos o más territorios ganglionares o estructuras linfoides en el mismo lado del diafragma
Estadio III	Afectación de territorios ganglionares o estructuras linfoides a ambos lados del diafragma

Estadio IV	Afectación diseminada de una o más localizaciones extralinfáticas, con o sin afección ganglionar

Enfermedad extraganglionar: se añade el sufijo ***E*** si la extensión es por contigüidad si se trata de afección a distancia debe considerarse estadio IV.
Sintomatología general: se añade el sufijo ***A*** o ***B*** en ausencia o presencia, respectivamente de síntomas generales: pérdida de peso ≥10% durante los seis meses previos no explicada por otros motivos, fiebre >38 °C persistente o remitente durante un mes antes del diagnóstico, sudación nocturna profusa durante el mes anterior.
Enfermedad voluminosa (bulky): se considera si existe a) masa ≥ 1/3 de la anchura mediastínica, o b) masa adenopática ≥ 10 cm de diámetro.

CLASIFICACIÓN PRONÓSTICA: ÍNDICE PRONÓSTICO INTERNACIONAL

Las diferencias entre los grupos de riesgo se objetivan por el porcentaje de remisiones obtenidas y en la supervivencia global. Sin embargo, no son predictivos para identificar un mayor riesgo de recidiva una vez alcanzada la remisión. La amplia difusión alcanzada por el *Índice Pronóstico Internacional* (IPI) ha permitido homogeneizar criterios y hace factible la comparación entre diferentes planteamientos terapéuticos (tabla 3). Otras variables con valor pronóstico, no incluidas en este estudio por no disponer de las determinaciones pertinentes son: el índice de proliferación Ki-67, la expresión de CD5, la sobreexpresión de la proteína p53, el valor de la beta2-microglobulina y la expresión de determinados oncogenes y moléculas de adhesión. El valor del inmunofenotipo per se es un tema más controvertido. En general, con la excepción del linfoma anaplásico, la supervivencia de los demás linfomas T es inferior a la de los B. Sin embargo, las diferencias más significativas en la supervivencia las determina más el subtipo histológico T y la extensión de la enfermedad. La expresión de CD5 en el linfoma de células grandes B se ha asociado a un peor pronóstico. En un estudio retrospectivo que compara las características clínicas de estos linfomas con aquellos CD5 negativos se objetivó una supervivencia significativamente inferior para los CD5 positivos derivada de la edad de los pacientes afectados, significativamente superior así como de mayor proporción de pacientes con unos IPI de riesgo. Así mismo, la expresión de BCL-2 se asocia a una presentación de enfermedad diseminada, con IPI de alto riesgo y en consecuencia, una supervivencia menor.

El valor de la beta2-microglobulina sérica es también factor pronóstico para la supervivencia, en los pacientes con edad igual o inferior a los 70 años y con unos IPI de bajo y bajo-intermedio riesgo. En estos pacientes, con valor de beta2-microglobulina elevado, la supervivencia era significativamente inferior, similar a la observada en los pacientes con IPI mayor riesgo.

La incorporación de nuevas tecnologías permite ya una aproximación muy precisa e individualizada del pronóstico.

La incorporación de nuevas tecnologías permite ya una aproximación muy precisa e individualizada del pronóstico. Aplicando técnicas de microarrays, que permiten el análisis simultáneo de la expresión de miles de genes implicados en la linfomagénesis, se pueden detectar diferentes patrones de expresión en linfomas indistinguibles por otros métodos.

Los factores pronósticos mejor estudiados corresponden a los linfomas de células grandes B. Para los linfomas T periféricos el IPI no es útil. Dado que la supervivencia global es baja, en torno al 40%. En el linfoma anaplásico ALK positivo también tiene menos poder predictivo el IPI, dado que la supervivencia supera el 70% en todos los grupos pronósticos. En el linfoma mediastínico primario los resultados son controvertidos. Los linfomas linfoblásticos y de Burkitt han seguido las clasificaciones pronósticas desarrolladas por los grupos pediátricos, destacando la del hospital de Saint Jude (tabla 4). Dado que los linfomas de Burkitt del adulto suelen presentarse con afectación extraganglionar, se recomienda seguir esta clasificación en lugar de la de Ann Arbor.

Tabla 3. Parámetros del Índice Pronóstico Internacional (IPI)

Variables a considerar	**Favorable vs desfavorable**
Edad	<60 vs ≥60 años
Estado general	Ambulatorio vs no ambulatorio
Estadio	I-II vs III-IV
Afección extraganglionar	<2 vs ≥2 localizaciones
LDH sérica	Normal vs elevada
GRUPOS DE RIESGO	**FACTORES**
Bajo	0 o 1 factor desfavorable

Intermedio/Bajo	2 factores desfavorables
Intermedio/Alto	3 factores desfavorables
Alto	4 o 5 factores desfavorables

Tabla 4. Sistema de estadificación de st. Jude de los linfomas no hodgkinianos infantiles

Estadio I
Tumor único (extraganglionar).
Área anatómica única (ganglionar excluyendo mediastino o abdomen).

Estadio II
Tumor único (extraganglionar) con afección ganglionar regional.
Tumor primario gastrointestinal con o sin afección de ganglios mesentéricos, extirpado macroscópicamentea.
En el mismo lado del diafragma:
a) Más de dos áreas ganglionares.
b) Dos tumores únicos extraganglionares con o sin afección regional ganglionar.

Estadio III
A ambos lados del diafragma:
a) Dos tumores únicos extraganglionares.
b) Más de dos áreas ganglionares:
- Todos los tumores intratorácicos primarios (mediastínico, pleural, tímico).
- Toda enfermedad primaria intraabdominal extensa.
- Todos los tumores primarios paraespinales o epidurales, independientemente de otras localizaciones.

Estadio IV
Cualquiera de los anteriores, con afección inicial del SNC o medular (<25%)[1].

[1] Los pacientes con > 25% de blastos en médula ósea se consideran leucemia aguda

BIBLIOGRAFÍA

JOSE MARÍA FERNANDEZ-RAÑADA DE LA GÁNDARA, ADRIÁN ALEGRE AMOR. *Terapia en Oncohematología,* tercera edición, Ed. Mosby-Doyma, 2004.

J. SANS-SABRAFEN, C. BESSES REABEL, J.L VIVES CORRONS. *Hematologia Clínica,* 5ª edición, Elsevier, 2006.

HOSTER E, DREYLING M, KLAPPER W, ET AL. *German Low Grade Lymphoma Study Group and the European Mantle Cell Lymphoma Network.* Blood 2008;111:558-65

HORWITZ SM. Management of peripheral T-cell non-Hodgkin´s lymphoma. Curr Opin Oncol 2007;19:438-43.

SOLAL-CELIGNY P, ROY P,COLOMBAT P, ET AL. *Follicular Lymphoma international prognostic index.* Blood.2004; 104:1258-65.

Tema 22. Síndromes linfoproliferativos crónicos con expresión hemoperiférica

María Esther Clavero Sánchez, Elisa Prieto Sánchez y Jesús Palomares Rodríguez

Los síndromes linfoproliferativos crónicos (SLPC) con expresión hemoperiférica constituyen una serie de enfermedades que tienen en común la existencia de una proliferación clonal de células linfoides maduras (B o T) en sangre periférica. En este concepto se incluyen tanto los síndromes linfoproliferativos primariamente leucémicos (leucemia linfoide crónica, leucemia prolinfocítica, tricoleucemia y teucemia de células granulares) como aquellos en que la leucemización se produce de forma secundaria a partir de un ganglio linfático o piel (linfomas cutáneos T) o bien aquellos en los que la situación es intermedia (leucemia/linfoma T del adulto). El diagnóstico de los síndromes linfoproliferativos se basa, fundamentalmente, en las características morfológicas e inmunofenotípicas de las células neoplásicas. No obstante, en los últimos años se han sumado las aportaciones de los estudios citogenéticos y de biología molecular, que han permitido una caracterización más completa de estas enfermedades.

> Los SLPC constituyen una serie de enfermedades que tienen en común la existencia de una proliferación clonal de células linfoides maduras.

LEUCEMIA LINFÁTICA CRÓNICA

La leucemia linfática crónica (LLC) es el tipo de leucemia más frecuentemente diagnosticado en la población occidental, representando más del 30% de todas las leucemias. Su incidencia es de 1,5 casos por 100.000 habitantes y año. En la mayoría de los estudios, la mediana de edad es superior a los 60 años. Sin embargo hasta un 40% de los pacientes tienen menos de 60 años al diagnóstico. Se desconoce la etiología y es la única leucemia no relacionada con radiaciones, agentes químicos o citostáticos. Aunque se considera una enfermedad adquirida recientemente se

> La LLC es el tipo de leucemia más frecuente.

han comunicado trabajos que documentan una mayor incidencia de casos de LLC en algunas familias. Las situaciones de inmunodeficiencia, primaria o adquirida, se asocian con mayor incidencia de síndromes linfoproliferativos en general, incluyendo la LLC.

La LLC se caracteriza por la proliferación y acumulación de linfocitos B de aspecto maduro, funcionalmente incompententes. Se puede establecer el diagnóstico de LLC con el hallazgo de linfocitosis mantenida a 5 X 109, coexpresando CD5, CD19 y CD23 por citometría de flujo.

Evaluación y clasificación

Cada vez con mayor frecuencia, el diagnóstico se realiza por el hallazgo de linfocitosis en hemograma sistemático, en torno al 30% de los casos. Los pacientes consultan por adenopatías, y con menor frecuencia por síntomas generales como astenia, fiebre o pérdida de peso. En ocasiones, la clínica predominante puede relacionarse con infecciones bacterianas o víricas, para las que la predisposición en la LLC es mayor debido a la inmunodeficiencia asociada, tanto por la hipogammaglobulinemia como por la neutropenia, o por disregulación de la inmunidad mediada por células T. Para definir el estadio de la enfermedad se usan los sistemas de Rai y Binet, ampliamente difundidos, con implicaciones pronósticas y terapéuticas (tabla1, tabla 2).

El diagnóstico se realiza por el hallazgo de linfocitosis en hemograma sistemático, en torno al 30% de los casos.

Tratamiento

Tabla 1. Sistema de clasificación y estadiaje de Binet de la LLC

ESTADIOS DE BINET	
Binet A	- Hb ≥10g/dL - Plaquetas ≥100x10^9/L y - ≤2 áreas linfáticas afectadas[1]
Binet B	- Hb ≥10g/dL - Plaquetas ≥100x10^9/L y - ≥ 3 áreas linfáticas afectadas[1]
Binet C	- Hb <10g/dL, o - Plaquetas <100x10^9/L

[1] Áreas linfáticas: 1- Cabeza y cuello (uni o bilateral); 2- Axilar (uni o bilateral; 3-Inguinal (uni o bilateral); 4- Esplenomegalia palpable; 5- Hepatomegalia palpable

Tabla 2. Sistema de clasificación y estadiaje de Rai de la LLC

ESTADIOS DE RAI		
Rai O	Linfocitosis en SP y MO	Bajo riesgo
Rai 1	Linfocitosis + adenopatías	Riesgo intermedio
Rai 2	Linfocitosis + espleno y/o hepatomegalia	
Rai 3	Linfocitosis + Hb <11g/dL	Alto riesgo
Rai 4	Linfocitosis + plaquetas <100x10^9/L	

El tratamiento sólo está justificado cuando existen síntomas debidos a la enfermedad o cuando ésta muestra signos de progresión, por lo que se debe iniciar tratamiento en presencia de síntomas como cansancio extremo, fiebre, sudoración, pérdida de peso; la existencia de adenopatías o esplenomegalia de gran tamaño, infecciones de repetición con hipogammaglobulinemia, descenso de la cifra de hemoglobina o de la cifra de plaquetas, anemia hemolítica autoinmune que no responde a corticoides, tiempo de duplicación linfocitario inferior a 12 meses; una cifra elevada de leucocitos por sí sola no justifica el inicio del tratamiento.

El tratamiento clásico durante años de la LLC ha sido el clorambucilo administrado por vía oral en dosis de 6-8 mg/día o de forma intermitente 0.4-0.8 mg/kg cada 15-30 días. Para que el tratamiento resulte efectivo debe administrarse durante 6-8 meses. La ciclofosfamida es una alternativa al tratamiento con clorambucilo. En los últimos años el clorambucilo se ha visto reemplazado por los análogos de las purinas: fludarabina, 2-deoxicoformicina (2-DCF) y 2-clorodesoxiadenosina (2-CDA), aunque de todos ellos el más utilizado es la fludarabina a dosis de 25 mg/m2/día durante 5 días cada 4 semanas por vía intravenosa o a dosis 40 mg/m2/día si es por vía oral. Las respuestas se sitúan en el 25-50%, pero no se mantienen durante periodos largos y se debe prever que virtualmente todos los enfermos acaban por recaer. La toxicidad de la fludarabina es fundamentalmente hematológica, en relación con la mielosupresión y debido a ello los pacientes pueden presentar infecciones causadas por gérmenes oportunistas como Pneumocistis carinii, Citomegalovirus… Existe un in-

El tratamiento clásico durante años de la LLC ha sido el clorambucilo.

El más utilizado es la fludarabina.

terés reciente por combinar los análogos de las purinas con otros agentes citostáticos y/o anticuerpos monoclonales con resultados muy prometedores, superando tasas de remisiones del 80-90%.

Además del ya mencionado rituximab (antiCD20), existe un anticuerpo monoclonal contra el antígeno CD52 (Campath 1H) que se ha mostrado eficaz en el tratamiento de la LLC. Al igual que los análogos de las purinas produce una importante inmunosupresión con ocasionales infecciones oportunistas, particularmente Citomegalovirus. Al igual que en otras neoplasias hematológicas los G-CSF pueden ser útiles para minimizar la toxicidad medular ligada al tratamiento; de igual forma eritropoyetina puede ser útil en casos de anemia por insuficiencia medular.

Con respecto al trasplante de precursores hematopoyéticos, el trasplante autólogo tiene una mortalidad ligada al procedimiento superior al 10% y una tasa de recaídas de prácticamente el 100%, en algunos casos se mantienen sin enfermedad un tiempo superior a los 5 años, lo que podría reflejar un incremento de la supervivencia. Con respecto a los trasplantes alogénicos la mortalidad ligada al proceso es muy superior (>30%), sin embargo la tasa de recaídas es muy baja por el efecto injerto contra tumor. En cualquier caso, por las características de la enfermedad son pocos los pacientes candidatos a trasplante alogénico.

LEUCEMIA PROLINFOCÍTICA

Esta enfermedad se presenta típicamente con leucocitosis mayor de 100 x 109/l, a expensas predominantemente de prolinfocitos, y con gran esplenomegalia. Puede ser de estirpe B o T. La mediana de edad al diagnóstico es de 60 años, con predominio en varones. La leucemia prolinfocítica es infrecuente, aproximadamente un 2% de los sindromes linfoproliferativos. Con respecto a la leucemia prolinfocítica B: la clave diagnóstica de esta enfermedad es la presencia de prolinfocitos que se caracterizan por tener mayor tamaño que el linfocito de la LLC, moderada basofilia citoplasmática, cromatina condensada y nucléolo central prominente. La cifra de prolinfocitos necesaria para el diagnóstico es de más del 55%. La biopsia ósea muestra un patrón difuso o mixto (nodular+intersticial). La histopatología del bazo se caracteriza por la afectación primaria de la pulpa blanca con o sin afectación de la pulpa roja, a diferencia de la tricoleucemia, en la que la infiltración es predominantemente de la pulpa roja. El prolinfocito B presenta características antigénicas de mayor

> La leucemia prolinfocítica se presenta con leucocitosis mayor de 100x109/l.

grado de diferenciación: SIg, CD79b de alta densidad, mayor expresión de los Ags FMC7 y CD22 y escasa reactividad para los Ags CD5 y CD23. La alteración citogenética más frecuentemente encontrada afecta al brazo largo del cromosoma 14 (14q) con reordenamiento del bcl-1.

La supervivencia se sitúa en torno a 2 años por lo que su pronóstico es peor que el de la LLC-B. La clínica inicial suele ser fatiga, debilidad, pérdida de peso, fiebre, dolor abdominal y saciedad precoz. Además de esplenomegalia, también puede haber hepatomegalia importante, siendo rara la afectación ganglionar, excepto en la variedad T, en la que también puede haber afectación cutánea. La evolución es rápidamente progresiva. El tratamiento con poliquimioterapia tipo CHOP (ciclofosfamida, adriamicina, vincristina, prednisona) puede lograr algunas remisones completas. Otra medida eficaz en muchos casos es la esplenectomía, hasta el punto en que algunos recomiendan su realización en los estadios iniciales de la enfermedad. En sujetos mayores de 70 años se podría plantear la irradiación esplénica durante 3 meses aproximadamente. En casos de gran leucocitosis se puede considerar la plasmaféresis.

Por otro lado tenemos experiencia con análogos de las purinas como fludarabina y deoxicoformicina con respuestas de más del 30%. Por esto, en la mayoría de los protocolos en pacientes jóvenes se están utilizando regímenes basados en los análogos de las purinas junto con anticuerpos monoclonales tipo anti-CD20. En estos momentos se recogen datos del tratamiento con Campath 1H (anticuerpo humanizado anti CD52) que ha demostrado una actividad significativa en pacientes tratados previamente. Cabe destacar su potencial toxicidad por inmunosupresión celular utilizando la profilaxis necesaria para minimizar estos efectos secundarios.

Con respecto a la leucemia prolinfocítica T, es más infrecuente que la leucemia prolinfocítica B. Sus características clínicas más relevantes son la esplenomegalia y normalmente se inicia como enfermedad diseminada con adenopatías en más del 50% de los casos y lesiones dérmicas (30%) así como derrame pleural, ascitis o afectación del sistema nervioso central (14%).

> La leucemia prolinfocítica T, es más infrecuente que la leucemia prolinfocítica B.

Al igual que la leucemia prolinfocítica B se constatan grandes leucocitosis > 200.000x109/l, con anemia y trombopenia. Los prolinfocitos T presentan un fenotipo postímico (CD1-,Tdt-) con expresión de los marcadores pan-T CD2+,CD3+,CD5+, y reactividad intensa para CD7+. El 70% de las LP-T presentan alteraciones del cromosoma 14.

En general sigue un curso clínico agresivo y tiene mal pronóstico, con mediana de supervivencia de 7 meses. Con respecto a los tratamientos los regímenes tipo CHOP no parecen ser eficaces, en cambio se han demostrado con 2-deoxicoformina en ciclos cada 2 semanas por 4 a 6 tratamientos tasas de respuestas superiores a 50%. Sin embargo, en la actualidad la mejor alternativa es el empleo de Campath 1H con resultados esperanzadores y menor tasa de recaídas, asimismo se está utilizando en combinación con el trasplante autólogo con buenos resultados.

TRICOLEUCEMIA

También denominada leucemia de células peludas es un síndrome linfoproliferativo crónico infrecuente.

También denominada *leucemia de células peludas* es un síndrome linfoproliferativo crónico infrecuente. Es más frecuente en varones con una mediana de presentación de 50 años. La clínica suele incluir astenia, pérdida de peso, distensión abdominal e infecciones recurrentes. Puede haber manifestaciones autoinmunes como vasculitis o artritis, síndrome nefrótico y osteoesclerosis. El dato más relevante en la analítica es la presencia de pancitopenia (anemia, leucopenia y trombopenia) hasta el punto de poderse plantear el diagnóstico diferencial con una aplasia medular. En el desarrollo de la pancitopenia intervienen conjuntamente la hipoproducción de la médula ósea y el secuestro esplénico, aunque la leucopenia es la norma, el 10-15% de los enfermos tienen leucocitos superiores a 10x109 /L. Otro rasgo importante de la tricoleucemia es la monocitemia. En el 90% de los casos hay tricoleucocitos circulantes, células de mediano tamaño, con finas prolongaciones citoplasmáticas, positivas para fosfatasa ácida tartrato resistente. Con microscopia electrónica se puede observar el típico complejo ribosómico lamelar. En la actualidad, las técnicas referidas están superadas por el inmunofenotipo que caracterizará fácilmente el cuadro salvo raras excepciones, siendo destacable el valor del CD103 positivo. En consonancia con otros síndromes linfoproliferativos B la alteración citogenética más frecuente es 14q+, junto con la trisomía 5. Aunque existe la sobreexpresión de la ciclina D1, ésta no se asocia con reordenamientos de BCL1.

El aspirado es con frecuencia seco por la mielofibrosis. En la biopsia, se aprecia la infiltración por linfocitos atípicos. Se ha descrito una forma variante, más frecuente en mujeres y con menos fibrosis. El bazo presenta infiltración difusa de la pulpa roja, con compresión y reemplazamiento de la pulpa blanca. En el 90% de las autopsias se constata infiltración hepática y ganglionar, y con frecuencia infiltración de riñón, pulmón y páncreas. El diagnóstico diferencial es, sobre todo, con el linfoma esplénico de linfocitos vellosos. Por otro lado la existencia de pancitopenia y fibrosis con MO seca podría llevar a un diagnóstico erróneo de mielofibrosis o aplasia medular, y en estos casos el estudio inmunofenotípico será de gran ayuda. El pronóstico es peor si hay esplenomegalia gigante, alta expresión periférica, anemia o neutropenia. La causa de muerte más frecuente son las infecciones, sobre todo bacterianas. El rasgo biológico más característico es que estos pacientes tienen mayor predisposición a sufrir segundas neoplasias.

Con respecto al *tratamiento* la observación clínica estricta sin tratamiento está indicada en enfermos: 1. Asintomáticos con sólo una o dos citopenias, siempre que sean de carácter moderado. 2. Ausencia de infecciones. 3. Cuando la infiltración medular sea inferior al 50%. Normalmente este grupo de pacientes representa el 10% y presentan edad avanzada.

El tratamiento se debe instaurar si hay citopenias significativas, esplenomegalia sintomática, infecciones frecuentes, manifestaciones autoinmunitarias o marcada expresión periférica. En la actualidad el tratamiento de primera línea es la 2-clorodeoxiadenosina (2-CdA) antimetabolito, la dosis empleada es de 0.1 mg/kg al día durante 7 días, en infusión continua o en infusión de 2 horas. El ciclo puede repetirse a las 4 semanas, pero en general basta un ciclo para alcanzar remisión completa, permaneciendo más del 70% de los pacientes libres de progresión a los 4 años. Los efectos secundarios son muy escasos salvo la fiebre.

> El tratamiento se debe instaurar si hay citopenias significativas.

Otro fármaco, la deoxicoformicina (DCF) presenta también tras la administración buenas respuestas, pero a su vez efectos secundarios más graves que la 2-CdA. Cabe destacar a otros agentes terapéuticos como distintos anticuerpos monoclonales frente a moléculas CD20, CD25, y CD22. El empleo de agentes alquilantes estaría restringido a las variantes leucocitósicas.

LEUCEMIAS DE LINFOCITOS GRANDES GRANULARES (LLGG)

Son aquellas proliferaciones que se producen a expensas de linfocitos grandes granulares. Los linfocitos grandes granulares pueden tener un origen linfoide T o un origen NK y su proliferación da lugar a cuadros clínico-biológicos diferenciados. Así podemos diferenciar las LLGG-T (que representan el 85% del

> Los LLGG se producen a expensas de linfocitos grandes granulares.

total) y las LLGG-NK (15%) aunque en la clasificación de la OMS no se distingue entre ellas.

LLGG-T

Representan proliferaciones de células T citotóxicas y en su patogenia pueden estar implicados mecanismos de activación antigénica, citocinas como IL-12 o IL-15. El cuadro clínico es heterogéneo, con casos de curso indolente en los que incluso se ha llegado a cuestionar su carácter neoplásico, hasta casos de evolución muy agresiva. La media de edad es de 60 años. Normalmente los pacientes se encuentran asintomáticos al diagnóstico, los que presentan síntomas manifiestan infecciones normalmente secundarias a la neutropenia. El 20-30% presentan síntomas B, y casi en 1/3 de los pacientes hay antecedentes de artritis reumatoide u otros fenómenos autoinmunes (anemia hemolítica, aplasia pura de serie roja…).

La morfología de los LGG es de mayor tamaño que los linfocitos normales con citoplasma abundante y ligeramente basófilo. Con respecto al inmunofenotipo el 80% de los enfermos los linfocitos expresan CD16+ y CD57+, pero en cambio rara vez son CD56+. La citogenética puede mostrar alteraciones en los cromosomas 14 y 8, así como trisomía 3 y pérdida del cromosoma 10.

La LLGG es una enfermedad crónica, con marcada heterogeneidad evolutiva, con supervivencias que oscilan entre 3 a 10 años o más. Las causas de muerte más frecuentes son las complicaciones derivadas de la neutropenia y ocasionalmente la progresión de la enfermedad. Como en el resto de síndromes linfoproliferativos sólo se deben tratar aquellos pacientes con citopenias graves o progresión del cuadro linfoproliferativo.

La LLGG es una enfermedad crónica, con marcada heterogeneidad evolutiva.

La esplenectomía no suele ser eficaz, por lo que sólo se realizará en casos individualizados. En caso de neutropenia grave se pueden utilizar esteroides y factores de crecimiento (G-CSF) e inmunosupresores como la ciclosporina que puede mejorar las citopenias. En cuadros agresivos la combinación de agentes alquilantes junto con esteroides (CHOP) suele permitir el control inicial de la linfocitosis, aunque a largo plazo no se obtienen buenos resultados.

LLGG-NK

Se distinguen dos entidades: la linfocitosis crónica NK y la leucemia de LGG NK.

Linfocitosis crónica NK

Existe controversia sobre si esta entidad representa un trastorno benigno o bien la fase crónica de una leucemia LGG-NK. En la patogenia pueden estar implicadas las infecciones virales. Normalmente se presenta en pacientes varones de una media de 60 años con ausencia de adenopatías y en asociación com fenómenos autoinmunes como vasculitis y glomerulonefritis. En general estos pacientes no precisan tratamiento salvo casos de neutropenia grave en la que se utilizará prednisona +/- ciclofosfamida o factores de crecimiento.

Leucemia LGG-NK

En esta entidad puede existir una importante implicación del virus de Epstein-Barr. Presenta un curso más agresivo que la LLGG-T y una edad de presentación más precoz, aproximadamente 40 años. Algunos de los síntomas más frecuentes pueden ser la ascitis, infiltración cerebroespinal y la coagulopatía. Por lo tanto, la evolución en más del 80% de los casos suele ser fatal y a muy corto plazo con refractariedad al tratamiento y fallo multiorgánico precoz.

> La evolución en más del 80% de los casos suele ser fatal y a muy corto plazo con refractariedad al tratamiento y fallo multiorgánico precoz.

LEUCEMIA/LINFOMA T DEL ADULTO (LLTA)

Es una de las hemopatías más singulares puesto que es la primera neoplasia asociada a un retrovirus: HTLV-1. Puede presentarse como una forma leucémica agresiva, como linfoma sin expresión periférica, o como formas indolentes. La primera afecta a pacientes jóvenes, con una mediana de edad de 40 años, que presenta leucocitosis, lesiones cutáneas rápidamente progresivas, adenopatías e hipercalcemia. Son frecuentes las infecciones oportunistas por Pneumocystis carinii y Criptococo. En la forma indolente la supervivencia es prolongada sin tratamiento, pudiendo, tras años de evolución, desarrollar la forma agresiva. El tratamiento con CHOP consigue buenas tasas de respuestas, pero en su mayoría recaen antes del año. Generalmente se trata con poliquimioterapia similar a la de los LNH alto grado, pero con respuesta pobre. La deoxicoformicina no es efectiva en esta enfermedad. Se están ensayando otras medidas como anticuerpos frente al receptor de la IL-2 y combinaciones de interferón con agentes antirretrovirales.

> LLTA es la primera neoplasia asociada a un retrovirus.

LINFOMAS LEUCEMIZADOS

En el linfoma no Hodgkin (LNH) folicular hay infiltración medular en el 60-80% de los casos. En el linfoma de Burkitt y los LNH linfobásticos hay leucemización hasta en un 15% de los

> En el linfoma no Hodgkin (LNH) folicular hay infiltración medular en el 60-80% de los casos.

casos, en cuanto al linfoma del manto, es frecuente la afectación de bazo y médula con posible expresión periférica. Hay otra entidad, los linfomas cutáneos T, que engloban la micosis fungoide y el síndrome de Sèzary, en los que la presentación clínica inicial suele ser cutánea. Afectan más a varones y presentan una media de edad al diagnóstico de 55 años. La mediana de supervivencia es de unos 10 años. Se distinguen diferentes *fases:* una primera premicótica, con lesiones seudoeccematosas, a veces pruriginosas, que se sigue de una fase de placa, con lesiones eritematosas induradas, que suelen aumentar en número y tamaño, así progresivamente en grosor pudiendo evolucionar a nódulos o tumores, con frecuente ulceración o infección secundaria. Con la progresión puede haber afectación ganglionar y sistémica en fases avanzadas. El síndrome de Sèzary es una variante con eritrodermia generalizada y expresión periférica de células T malignas >10% que presentan intenso prurito. Encontramos un infiltrado linfoide en banda en la dermis superior, con los característicos microabcesos de Pautrier que son agregados linfocíticos dentro de la epidermis. La causa de muerte principal es infecciosa, sobre todo bacteriana, seguida de progresión del linfoma con afectación visceral o transformación a linfoma T de alto grado.

El síndrome de Sèzary es una variante con eritrodermia generalizada y expresión periférica de células T malignas >10% que presentan intenso prurito.

Entre los posibles tratamientos tópicos se presentan aplicaciones diarias de mostaza (mecloretamina) en solución, fotoquimioterapia con metoxaleno oral seguido de luz ultravioleta (puvoterapia).

Tratamientos tópicos:
- Mecloretamina.
- Fotoquimioterapia con metoxaleno oral seguido de puvoterapia.

Con respecto a la terapia sistémica debe utilizarse en las formas anatomoclínicas con participación extracutánea; así está indicado el tratamiento con monoquimioterapia tipo ciclofosfamida, clorambucilo, bleomicina, doxorrubicina, vinblastina, VP16 y sobre todo, metrotrexate, con remisiones parciales de hasta el 70%. La poliquimioterapia (CHOP, CVP) consigue remisiones completas pero nunca superiores al año. También recientemente se ha descrito la experiencia con el anti CD52 con buenas respuestas, sobre todo en pacientes con eritrodermia.

BIBLIOGRAFÍA

JOSE MARÍA FERNANDEZ-RAÑADA DE LA GÁNDARA, ADRIÁN ALEGRE AMOR. Tercera edición. *Terapia en Oncohematologia.* 2004.

J. SANS-SABRAFEN, C. BESSES REABEL, J.L VIVES CORRONS. *Hematologia Clínica 2006.*

BOSCH F, FERRER A, VILLAMOR N ET AL. *Fludarabina, cyclophospamide, and mitoxantrone as initial therapy of chronic lymphocytic leukemia: high response rate and disease eradication.* Clin Cancer Res 2008;14;155-61.

MONSERRAT E, ROZMAN C. *Chronic Lymphocytic leukemia.* N Engl J Med 1995;333;1052-7.

Tema 23. Linfomas no Hodgkin

María Esther Clavero Sánchez, Jesús A. García Bautista y Elisa Prieto Sánchez

Los linfomas no hodgkinianos (LNH) son neoplasias originadas en células linfoides detenidas en diferentes estadios madurativos, lo que explica la gran heterogeneidad biológica y clínica de estos tumores. Su incidencia aproximada es de 3 a 7 casos por 100.000 habitantes año.

Los LNH son neoplasias originadas en células linfoides.

En el anterior capítulo describimos la clasificación actual de los linfomas o neoplasias linfoides (REAL/OMS). En la clasificación de la OMS se reconocen tres categorías de neoplasias linfoides, por un lado el linfoma de Hodgkin, y dentro de los no Hodgkin, los de origen B y T/NK. Dentro de éstos se distinguen dos grupos fundamentales según el origen de la neoplasia: el de las células precursoras y el de células más maduras, en sus distintos estadios de diferenciación. En la práctica clínica, y dadas las diferencias en cuanto a pronóstico y enfoque terapéutico, sigue siendo útil y de uso común la distinción entre linfomas de alto grado de malignidad o agresivos, y aquéllos de bajo grado o indolentes. Los linfomas clínicamente agresivos comprenden el 40-50% del total de los LNH, según la clasificación OMS la variante más frecuente es el linfoma difuso de células grandes B, y en menor proporción por los linfomas T periféricos. Entre los agresivos se caracterizan por sus líneas de tratamiento más definidas cuatro entidades: el linfoma del manto, el de células grandes B, el anaplásico y el linfoma linfoblástico y de Burkitt. Para el resto de las entidades contempladas el tratamiento está mucho menos definido, entre otros motivos, por su infrecuencia. Se consideran linfomas indolentes aquéllos de crecimiento lento y compatibles con una buena superviviencia aún en ausencia de tratamiento. El número de entidades pertenecientes a este grupo ha crecido en la última década gracias a los avances en las técnicas inmunohistoquímicas y moleculares y del mayor conocimiento clínico. Los linfomas considerados indolentes y de acuerdo con la frecuencia establecida por la clasificación de la OMS comprenden el linfoma folicular (15-22% del total de LNH), el linfoma de linfocitos pequeños/leucemia linfática crónica B (6-7%), el linfoma linfoplasmocítico(1-2%) y los linfomas MALT (1%).

LINFOMAS AGRESIVOS

LINFOMA DIFUSO DE CÉLULA GRANDE B

El linfoma difuso de célula grande B es el más frecuente en nuestro medio.

Es el más frecuente en nuestro medio, constituye un 30-40% del total de los LNH. Se trata de un grupo heterogéneo desde el punto de vista morfológico y también biológico. Habitualmente se diagnostican de novo, pero también representa el subtipo más frecuentemente detectado en la transformación de otros linfomas menos agresivos, como los linfomas linfocíticos, foliculares o marginales así como el linfoma de Hodgkin de predominio linfocítico.

Un 40-50% se diagnostican en estadios precoces, pero progresan si no reciben tratamiento con rapidez.

Pueden aparecer a cualquier edad, pero el pico de máxima incidencia son las décadas quinta y séptima de la vida, con ligero predominio en los varones. Un 40-50% se diagnostican en estadios precoces, pero progresan si no reciben tratamiento con rapidez. Un 30% de los pacientes presenta sintomatología sistémica al diagnóstico. En un 20-35% de los casos, la forma de presentación es extraganglionar, siendo el estómago y la región ileocecal las localizaciones más frecuentes, aunque se pueden detectar en cualquier localización extraganglionar, como el anillo de Waldeyer, el sistema nervioso central, piel, etc.

El diagnóstico de este linfoma es morfológico y requiere estudio inmunofenotípico, habitualmente el índice de proliferación celular detectable mediante inmunohistoquímica Ki -67 es superior al 50% llegando en ocasiones al 90%, en cuyo caso se puede valorar el uso de tratamientos de linfomas clínicamente muy agresivos, la sobreexpresión del p53 implica peor respuesta al tratamiento y peor pronóstico. Las células blásticas que constituyen estos linfomas tienen aspecto morfológico variable, desde centroblástico a inmunoblástico. En general están formados por una mezcla de células linfoides grandes, aunque de tamaño bastante uniforme. Crecen de forma difusa y contienen abundantes mitosis y áreas de necrosis que en algunos casos pueden ser extensas y entorpecer el diagnóstico. En la práctica totalidad de los casos se detecta la expresión de los antígenos CD20, CD79a e inmunoglobulinas CD 45RB de superficie, y el 30% expresan el CD43. El CD5 sólo se detecta en el 10% de los casos. En un 20% de los casos se detecta positividad para el BCL-2 por inmunohistoquímica como resultado de la t(14;18), propia de los linfomas foliculares y en un 50% de los casos se detectan reordenamientos del BCL-6 resultado de la alteración a nivel del 3q27.

Tratamiento del linfoma difuso de célula grande B

Tratamiento en estadios localizados: sin factores adversos, el tratamiento estándar más empleado es combinado: un curso corto (tres ciclos) de poliquimioterapia conteniendo básicamente antraciclinas y alquilantes, seguidos de radioterapia sobre la zona afecta. Con este esquema la supervivencia libre de progresión a los 5 años es del 80% aproximadamente.

Tratamiento en estadios avanzados: actualmente los tratamientos de primera línea consiguen el 60-80% de remisiones completas (RC) y el 30-50% de curaciones. Este avance se ha conseguido gracias a la introducción de las antraciclinas, al diseño de nuevos esquemas de quimioterapia y a la mejora progresiva del tratamiento de soporte (hemoterapia, antibióticos, factores de crecimiento) que ha permitido aplicar terapias más agresivas. En 1976 McKelvey diseñó la combinación CHOP que ha sido el estándar de tratamiento para los linfomas agresivos. El CHOP se administra de forma intermitente cada 3 semanas, en un total de 6 a 8 ciclos, y consigue el 50% de remisiones completas, con el 35% de supervivencia a largo plazo.

La combinación CHOP ha sido el estándar de tratamiento para los linfomas agresivos.

Régimen	Fármacos	Dosis (mg/m^2)	Forma de administración	Días	Frecuencia
CHOP	Ciclofosfamida	750	500 SF IV 60′	1	c/21 días
	Adriamicina	50	100 SF IV 20′	1	
	Vincristina	1,41	100 SF IV 10′	1	
	Prednisona	60	IV / IM / VO	1-5	
R-CHOP	Rituximab	375	Perfusión		
	Ciclofosfamida	750	muy lenta[2]	1	c/21días
	Adriamicina	50		1	
	Vincristina	1,4[1]		1	
	Prednisona	60		1-5	

[1] Máximo 2 mg

[2] Dilución en SF (1 mL suero/1mg rituximab). La primera vez que se administra se inicia la infusión a una velocidad de 50 mL/h; si no hay reacción se aumenta la velocidad 50 mL cada media hora, hasta llegar a los 400 mL/h. En posteriores ciclos se inicia a 100 mL/h y se aumenta 100 mL/h cada media hora, hasta 400 mL/h

En la última década se han desarrollado, fundamentalmente, cuatro *estrategias* con la intención de mejorar la supervivencia:

1. Aumentar la intensidad (*mega CHOP*).
2. Disminuir el intervalo sin tratamiento (*CHOP 14*).
3. Combinación con anticuerpos monoclonales antiCD20.
4. Autotrasplante de progenitores hematopoyéticos.

El CHOP-R es el tratamiento estándar del linfoma no Hodgkin de célula grande B.

La combinación con anticuerpos monoclonal antiCD20 (rituximab) forma ya parte del tratamiento de primera línea de estos linfomas, aprovechando que se trata de células con alta densidad de expresión del antígeno CD20. En múltiples estudios realizados se han observado diferencias significativas a favor de la combinación en la tasa de respuestas completas (75% frente al 63%) con disminución de eventos, determinados fundamentalmente por la progresión de la enfermedad con el beneficio consiguiente de la superviviencia global. Por lo tanto, se considera actualmente al CHOP-R el tratamiento estándar del linfoma no Hodgkin de célula grande B.

Con respecto al papel del trasplante autólogo, varias revisiones resaltan que el papel del trasplante autólogo en primera línea no puede ser considerado un procedimiento estándar en el LNH agresivo, aunque algunos pacientes con factores pronósticos adversos pueden beneficiarse de esta estrategia especialmente cuando se realiza en situación de remisión completa tras un tratamiento completo de quimioterapia.

Un aspecto clínico que debe comentarse es el tratamiento de los pacientes de edad avanzada, cuyas características clínicas son parecidas, aunque la tasa de RC y la supervivencia libre de enfermedad y global es menor en el grupo de pacientes mayores de 60 años, las diferencias pueden estar relacionadas por una menor intensidad de dosis administrada por la presencia de comorbilidades.

Con respecto al tratamiento quimioterápico de segunda línea estos regímenes se caracterizan por incorporar fármacos que no presentan resistencia cruzada con los empleados previamente. Globalmente los resultados son en general malos, con obtención de remisiones completas en un 25-40 % de los pacientes normalmente de corta duración, y con supervivencia a largo plazo del 5-15% del total. Últimamente se están comunicando porcentajes de remisiones completas significativamente superiores con la adición del rituximab a esos regímenes, sin incremento significativo de la toxicidad.

LINFOMA PRIMARIO DE MEDIASTINO

El tratamiento indicado actualmente es quimioterapia tipo CHOP con una buena intensidad de dosis, seguido de radioterapia adyuvante.

LINFOMA B INTRAVASCULAR Y LINFOMA DE CAVIDADES

El pronóstico es muy malo, con una supervivencia inferior a 6 meses.

LINFOMA ANAPLÁSICO

En el linfoma anaplásico cutáneo está indicado el tratamiento local, con escisión quirúrgica o radioterapia. El tratamiento quimioterápico sistémico no está indicado a no ser que exista enfermedad extracutánea.

En el linfoma anaplásico cutáneo está indicado el tratamiento local, con escisión quirúrgica o radioterapia.

El linfoma anaplásico sistémico ALK positivo se trata con los mismos esquemas de quimioterapia que el linfoma difuso de células grandes B. El mejor pronóstico se observa en los linfomas con inmunofenotipo T o nulo. Sin embargo en los linfomas anaplásicos ALK negativos, el pronóstico es peor con una supervivencia proyectada a 5-8 años de un 30%. En estos casos, no existe tratamiento definido, indicándose la realización de tratamientos más intensivos, sin que se conozca actualmente su verdadera eficacia.

LINFOMAS T MADUROS NO ANAPLÁSICOS

El pronóstico de estos linfomas es peor, dada la dificultad diagnóstica, la infrecuencia, la heterogeneidad clínica y la ausencia de factores pronósticos definidos. Los linfomas T periféricos se tratan, en general, con los mismos esquemas que los linfomas B, aunque con peores resultados, con la excepción del linfoma anaplásico ya mencionado. En el linfoma/leucemia T del adulto, de pronóstico infausto, se ha utilizado el trasplante alogénico con resultados dispares. El linfoma angioinmunoblástico, aunque muestra respuesta a los tratamientos con antraciclinas, suele recidivar, produciéndose la muerte por progresión o por infección recurrente. Los linfomas T de predominio extraganglionar tienen un pronóstico muy malo, el linfoma hepatoesplénico suele ser refractario al tratamiento con antracicilinas y también a las altas dosis, con supervivencias de menos de un año desde el diagnóstico. El linfoma paniculítico también tiene un curso evolutivo de menos de dos años. En el caso del linfoma asociado a enteropa-

El pronóstico de los linfomas T maduros no aplásicos es peor, dada la dificultad diagnóstica.

tía, es muy frecuente la necesidad de resección quirúrgica, mayoritariamente por necesidad diágnostica y en estos pacientes es indispensable el soporte nutricional. En el linfoma T/NK tipo nasal el pronóstico es variable, con supervivencias entre el 30-80%, se suele emplear quimioterapia sistémica con profilaxis del SNC y radioterapia. En la actualidad se están utilizando anticuerpos monoclonales como el anti CD52 (Campath 1H) con resultados esperanzadores.

LINFOMA DEL MANTO

El linfoma del manto es el LNH de células B más refractario.

El linfoma del manto aunque por su histología y características clínicas iniciales se incluye en el grupo de linfomas indolentes, es probablemente el LNH de células B más refractario al tratamiento. Los linfomas del manto constituyen el 7-10% de todos los LNH. Afectan a individuos adultos, entre 55 a 60 años de edad media al diagnóstico, el 75-80% son varones. La mayoría de los linfomas del manto se diagnostican en estadios avanzados, quizá por la tendencia a afectar localizaciones extranodales (bazo, anillo de Waldeyer). La médula ósea se halla afectada en la mayoría de los casos, y existe expresión periférica hasta en el 50% de los pacientes. La afectación intestinal en forma de lesiones sobreelevadas de la mucosa del intestino delgado (poliposis linfomatoide) se produce en el 19% de casos y a veces constituye el primer síntoma del proceso. El curso clínico de esta enfermedad es muy agresivo. La media de supervivencia es de unos 3 años desde el diagnóstico pero con frecuentes recidivas, y sólo el 8% de los enfermos sobreviven a los 10 años.

Este linfoma afecta con frecuencia la médula ósea y puede hacerlo con los patrones que son habituales en la mayoría de los linfomas (focal, intersticial, difuso). Las células del linfoma del manto expresan antígenos de estirpe B como CD20 y CD 79ª, y tienen expresión anómala de los antígenos CD5 y CD43, en más del 80% de los casos. Los antígenos CD23, CD10 y la proteína bcl-6 se hallan ausentes, datos que resultan útiles para el diagnóstico diferencial con la LLC-B (CD23-) y el linfoma folicular (CD10+, bcl2+). La mayoría de casos del linfoma del manto van acompañados de la translocación t(11;14)(q13;q32) que comprende el gen de la cadena pesada de las inmunoglobulinas ubicado en el cromosoma 14 y el locus BCL1 del brazo largo del cromosoma 11. Esta translocación determina la sobreexpresión del gen PRAD1 que codifica la ciclina D1, la detección de la ciclina D1 sobreexpresada es el rasgo inmunofenotípico más característico de esta entidad, y su consecuencia es una activación de los procesos reguladores lo que podría explicar el índice mitótico elevado que se observa en este subtipo de linfoma, revelado por una expresión del antígeno k67 más intensa que en la mayoría de los linfomas B.

Con respecto al tratamiento, los esquemas quimioterápicos con o sin antraciclinas (COP, CHOP) consiguen menos del 50% de remisiones completas, e independientemente del tratamiento utilizado, la mediana de supervivencia es de unos 3 años. El régimen de primera línea Hyper-CVAD y dosis elevadas de metotrexate y citarabina, seguido de trasplante autólogo o alogénico ha conseguido resultados muy prometedores, en una serie con una supervivencia libre de enfermedad del 43% y supervivencia global del 72% a los 3 años. El anti CD20 se muestra eficaz tanto en la inducción como en pacientes en recaída, así los resultados de la adición de rituximab a los esquemas quimioterápicos incrementa significativamente el porcentaje de remisiones completas a más del 90%. En las recaídas se ha utilizado también el anti-CD20 como tratamiento erradicador de la enfermedad mínima residual, como tratamiento de consolidación tras quimioterapia o como tratamiento de purgado in vivo pretrasplante con resultados excelentes.

LINFOMA DE BURKITT

El linfoma de Burkitt es una de las neoplasias de crecimiento más rápido y con menor tiempo de duplicación celular conocidos. Por este motivo su diagnóstico y tratamiento constituyen una urgencia oncológica. Se han descrito tres formas clínicas de linfoma de Burkitt, las formas endémicas, las esporádicas y las asociadas a inmunodeficiencia. La forma endémica afecta especialmente al África Ecuatorial y en la mayoría de los casos se asocia a la infección por el virus de Epstein-Barr (VEB). Las formas esporádicas, asociadas sólo en un 20% al VEB, se observan en Europa y EEUU. La formas de descripción más frecuente son las que acompañan al virus de la inmunodeficiencia humana (VIH) y, en éstos, el 30% de los casos se asocia a VEB. Con respecto a la morfología se observan abundantes mitosis y restos de procesos apoptóticos, y es muy frecuente la presencia de abundantes macrófagos con cuerpos tingibles que confieren a la proliferación una aspecto de cielo estrellado típico, si bien no patognomónico. La mayoría de los linfomas Burkitt expresan CD10, bcl-6 e IgM de superficie. Hasta el 90% de los ca-

> El linfoma de Burkitt es una de las neoplasias de crecimiento más rápido y con menor tiempo de duplicación celular conocidos.

sos tienen expresión del antígeno CD43. La ausencia de TDT y de CD99 es un dato útil en el diagnóstico diferencial con los linfomas linfoblásticos, pues ambas entidades tienen un aspecto morfológico muy similar. La fracción de proliferación evaluada a través de la expresión del ki67 es cercana al 100%, que junto con la ausencia de bcl2 es de gran importancia para el diagnóstico diferencial con los linfomas difusos de células grandes B. La mayoría de los casos de linfoma de Burkitt presenta la translocación t(8:14) que yuxtapone el gen c-myc del cromosoma 8 al de la región variable de las cadenas pesadas de las inmunoglobulinas del cromosoma 14. Como hemos mencionado anteriormente este subtipo de linfoma requiere que se instaure tratamiento rápidamente. Es además importante tratar o prevenir el síndrome de lisis tumoral, exarcerbado por el tratamiento y causante de hasta el 10% de las muertes. El manejo básico de este síndrome comprende hiperhidratación, alcalinización y la administración de alopurinol o rasburicasa como hipouricemiantes. Este linfoma responde rápidamente a agentes alquilantes como la ciclofosfamida y habitualmente se asocian altas dosis de metotrexate o citarabina, es necesario una intensiva profilaxis del SNC con administración de quimioterapia intratecal que también se realiza con metotrexato y citarabina. En general todos los pacientes que no alcanzan RC con regímenes intensivos mueren por progresión del linfoma, y las recaídas suelen presentarse en los primeros 18 meses. Actualmente existe consenso respecto a la ausencia de beneficio del trasplante en situación de primera remisión, aunque algunos grupos lo realizan en pacientes con factores de riesgo.

LINFOMAS LINFOBLÁSTICOS B Y T

Los linfomas linfoblásticos constituyen el 4% de todos los LNH.

Los linfomas linfoblásticos constituyen el 4% de todos los LNH, aunque en la edad infantil suponen el 30% de los LNH.

El linfoma linfoblástico de células precursoras B afecta de forma predominante a niños mayores y adolescentes y es más frecuente en varones. Tiene elevada tendencia a presentarse en forma de lesiones cutáneas y/o lesiones osteolíticas, lo que es inusual en linfomas de fenotipo T. La tendencia a la expresión leucémica es elevada y ocurre en el 85% de los casos durante algún momento del curso de la enfermedad. Se trata de un proceso agresivo de crecimiento rápido. La expresión del antígeno ki67 se detecta en el 40-80% de las células, sin embargo se trata de procesos muy sensibles al tratamiento quimioterápico y potencialmente curables. La tasa de supervivencia se sitúa a los 3 años en un 60%.

En casi todos los procesos linfoproliferativos de células precursoras tanto B como T se detecta la expresión de TdT en los núcleos de las células tumorales. No se han descrito alteraciones moleculares características de los linfomas de células precursoras B, a diferencia de lo que ocurre en los procesos de fenotipo T. La alteración descrita con mayor frecuencia es la translocación cromosómica t(12;21) en las formas leucémicas, que implica a los genes TEL-AML1.

Al igual que el linfoma Burkitt su agresividad clínica exige un tratamiento especialmente intensivo. Con quimioterapia tipo CHOP más metrotexato y quimioterapia intratecal se obtienen RC del 40-70%, pero la supervivencia libre de enfermedad a los 3 años es sólo del 30%. Por ello se han utilizado regímenes más intensivos, semejantes a los utilizados en niños como el protocolo LSA2-L2, también el régimen HyperCVAD ha mostrado buenos resultados. Así mismo se están utilizando protocolos del grupo alemán BFM (inducción intensiva junto con quimioterapia intratecal y radioterapia craneal y mediastínica seguido de consolidación agresiva y reinducción) y se han obtenido remisiones del 100% en enfermedad localizada y del 89% en la enfermedad diseminada.

LINFOMAS INDOLENTES

Como ya hemos señalado se consideran linfomas indolentes aquellos de crecimiento lento y compatibles con una buena supervivencia aún en ausencia de tratamiento. Este grupo de LNH ha venido creciendo en número de entidades y en complejidad en la última década, a causa sobre todo de los avances en las técnicas inmunohistoquímicas y moleculares.

> Los linfomas indolentes son de crecimiento lento y compatibles con una buena supervivencia aún en ausencia de tratamiento.

El diagnóstico es histológico, y como regla general se acepta que el gold-estándar del diagnóstico de los LNH es el examen de un ganglio linfático. El estudio de extensión al diagnóstico debe incluir las mismas pruebas mencionadas para resto de linfomas, que incluyen básicamente hemograma, LDH, beta-2-microglobulina, TAC tóraco-abdómino-pélvico y biopsia medular. El PET no está indicado como prueba de rutina puesto que el valor predictivo negativo y positivo disminuye ostensiblemente en este tipo de linfomas, poco proliferativos y con escaso componente inflamatorio. Estos linfomas representan el 45% de los linfomas no Hodgkin e inciden fundamentalmente en personas en la quinta y sexta décadas de la vida. Con la excepción de los linfomas de la zona marginal extraganglionar, la mayoría de los linfomas se diagnostican en estadios III y IV de Ann Arbor, con historia de poliadenopatías periféricas de crecimiento lento, habiéndose descrito incluso las remisiones espontáneas. La afectación generalizada se demuestra al realizar estudios de imagen y es muy frecuente la afectación extraganglionar, fundamentalmente medular.

LINFOMA LINFOCÍTICO DE CÉLULA PEQUEÑA

El linfoma linfocítico de célula pequeña representa el 6% de los LNH.

Representa el 6% de los LNH y su distinción con la leucemia linfática crónica es hasta cierto punto arbitraria, ya que al diagnóstico o durante su evolución es muy frecuente la infiltración medular. En general se considera expresión linfomatosa cuando el número de linfocitos en sangre periférica no es superior a 5x109/l y predomina el componente adenopático. El 99% son de estirpe B con inmunofenotipo característico, con expresión tenue de las inmunoglobulinas (Ig) de superficie, positividad para HLA-DR, CD19, CD20 débil, CD22, (débil), CD79a, CD23, CD5, CD43, CD11c (débil) y negatividad para el CD10 y la ciclina D1. La alteración citogenética más frecuente es la delección 13q14. También se ha descrito la trisomía del 12, la traslocación t(14;19) la delección 11q22-23 y menos frecuente la delección 6q21 y 17p13.

La alteración citogenética más frecuente es la delección 13q14.

Son factores pronósticos adversos: el patrón de infiltración medular difuso, la trisomia del 12, la delección 11q22-23, la mutación p53, la expresión de CD38, sin embargo la deleción 13q14 comporta un pronóstico favorable.

LINFOMA LINFOPLASMOCÍTICO

El linfoma linfoplasmocítico constituye sólo el 1% de los LNH.

Es un subtipo muy poco frecuente, constituyendo sólo el 1% de los LNH. Similar en morfología al linfoma linfocítico este subtipo se acompaña de células linfoplasmocitoides y células plasmáticas. Es superponible histológicamente a la macroglobulinemia de Waldeström, reservándose el nombre para aquellos casos que presentan síntomas de hiperviscosidad. Las células tumorales expresan inmunoglobulinas citoplasmáticas y en superficie, generalmente Ig M, y en ocasiones Ig G o Ig A, siendo negativas para Ig D. Expresan CD19, CD20, CD22 y CD79a y CD38 y son negativas para CD5, CD10, CD23 y CD43. La falta de expresión de CD5 y la fuerte positividad para Ig citoplasmática es útil para distinguirla de la leucemia linfática crónica. Se ha descrito asociada la translocación t(9;14)(p13;q32) con reordenamiento del protooncogén PAX-5 hasta en un 50% de los casos. Desde el punto de vista clínico, la mayoría de los pacientes tienen un componente monoclonal que en ocasiones tiene actividad de autoanticuerpo o crioaglutinina. Algunos autores atribuyen una relación patogénica entre algunos casos de linfoma linfoplasmocótico y la infección por el virus de la hepatitis C, en estos casos, es frecuente la existencia de una crioglulinemia asociada.

LINFOMA FOLICULAR

El LF constituye un 20-25% de los linfomas.

El linfoma del centro folicular (LCF) o linfoma folicular constituye un 20-25% de los linfomas, siendo el segundo subtipo más frecuente, tras los linfomas de células grandes B. Son los linfomas B desarrollados a partir de las células del centro folicular. La mayoría de los casos presentan un patrón folicular, con bordes poco definidos carentes de la zona del manto folicular. Es frecuente la infiltración del espacio interfolicular, con centrocitos más pequeños que los existentes en los folículos. Generalmente, se encuentran dos tipos de células: centrocitos, de núcleo hendido, nucléolo pequeño y citoplasma escaso y pálido y centroblastos de núcleo redondeado, cromatina laxa, dos o tres nucléolos excéntricos y citoplasma basófilo. Según la proporción de centroblastos la OMS distingue tres grados histológicos basados en el número de centroblastos que se observa por campo: grado I, 0-5 centroblastos; grado II, 6-15 centroblastos; grado III, más de 15 centroblastos. Más recientemente se está considerando la subdivisión del grado III en dos grupos. El IIIa en el que se observan todavía numerosos centrocitos y el IIIb en el que prácticamente no se distinguen. Las células tumorales expresan Ig, CD10, y antígenos B: CD19, CD20, CD22 y CD79a. En algunos casos, los foliculares grados III, expresan CD43. La proteína bcl-2 se expresa en la mayoría de los casos y es útil para distinguirlo de los folículos reactivos. La alteración citogenética presente en un 70-95% de los casos es la t(14;18)(q32;q21) con reordenamiento y yuxtaposición del gen bcl2 con la cadena pesada de las inmunoglobulinas (IgH). Como consecuencia de la translocación, se produce sobreexpresión de la proteína bcl-2, alterando los mecanismos de regulación de la apoptosis, y contribuyendo al desarrollo del linfoma. La mayoría de los pacientes presentan enfermedad diseminada al diagnóstico, con adenopatías centrales y periféricas, e infiltración medular hasta en un 60% de los casos. A pesar de la extensión de la enfermedad, la mayoría de los pacientes se encuentran asintomáticos y las alteraciones analíticas son escasas (figura 1).

LINFOMAS DE LA ZONA MARGINAL

Se contemplan tres entidades: el linfoma esplénico de la zona marginal (LEZM) con infiltrado que sustituye a la pulpa blanca del bazo e infiltra la pulpa roja, el de la zona marginal extraganglionar, del tejido linfoide asociado a mucosas o MALT, con infiltrado de células de hábito monocitoide en la zona marginal de los folículos y el linfoma de la zona marginal ganglionar (LZMG) con patrón similar al linfoma esplénico o al MALT, pero con afectación principalmente ganglionar. En conjunto representan el 10% de todos los linfomas, siendo el MALT el más frecuente.

La LEZM representa el 10% de todos los linfomas, siendo el MALT el más frecuente.

LINFOMA DE LA ZONA MARGINAL ESPLÉNICO

Suponen el 1-2% del total de síndromes linfoproliferativos crónicos con expresión hemoperiférica (linfoma esplénico con linfocitos vellosos circulantes) y el 25% del total de linfomas esplénicos de bajo grado. A la esplenomegalia y linfocitosis características de la entidad se añaden pocos datos clínicos asociados: la presencia de adenopatías es muy infrecuente y, ocasionalmente, los individuos pueden presentar una proteína monoclonal. La mayoría de los pacientes han sido tratados con agentes alquilantes, asociados o no con corticoides. Con la esplenectomía se han conseguido tasas de remisión prolongadas, pero la enfermedad tiende a evolucionar a raíz de la infiltración medular.

Suponen el 1-2% del total de síndromes linfoproliferativos crónicos con expresión hemoperiférica

Con respecto al inmunofenotipo se trata de células de estirpe B que expresan inmunoglobulinas de superficie y en ocasiones CD23. A diferencia de los linfomas de la zona marginal no esplénicos, la expresión anómala de CD43 es infrecuente. Bastante característica de esta entidad es la delección de la zona q31-q32 del brazo largo del cromosoma 7, que se halla presente en el 40% de los pacientes, la frecuencia de la trisomía 3 es muy baja, este dato es importante pues en los linfomas de linfocitos de la zona marginal ganglionar y los marginales extraganglionares esta alteración se halla tan sólo en el 50-85% de los casos.

LINFOMA MARGINAL EXTRAGANGLIONAR O LINFOMA MALT

Los linfomas extraganglionares primarios se refieren a las neoplasias linfoides que se originan en estructuras extraganglionares. Estos LNH pueden aparecer en cualquier parte del organismo, independientemente de que se presente o no tejido linfoide primitivo. Los más frecuentes son los gastrointestinales seguidos de los que afectan a piel, anillo de Waldeyer, glándulas salivares, timo, anejos oculares, tiroides, pulmón y testículo.

Con respecto a los LNH MALT gastrointestinales, durante las dos últimas décadas se han producido avances en los conocimientos de esta entidad en lo que respecta tanto a su fisopatología con la implicación del *Helicobacter pylori,* sus características histológicas definitorias, las alteraciones citogenéticas y moleculares obsevadas, así como en su manejo clínico y tratamiento. *H. Pylori* está presente en el 80-90% de los linfomas MALT gástricos, y su implicación patogénica ha sido ampliamente demostrada, aunque también hay otros factores asociados, entre los que destacamos los ambientales, genéticos y autoinmunes. La translocación t(11;18) es la más frecuente, seguida de la t(1;2).

H. Pylori está presente en el 80-90% de los linfomas MALT gástricos.

Las manifestaciones clínicas más frecuentes son las propias de una dispepsia inespecífica o síntomas sugestivos de enfermedad ulcerosa péptica. Los hallazgos endoscópicos son la presencia de úlceras y lesiones eritematosas o inflamatorias, siendo infrecuentes las lesiones tumorales. El antro es la localización preferente seguida del cuerpo gástrico y el fundus y es multifocal hasta en un tercio de los casos. Se demuestra la presencia de *H. Pylori* hasta en un 80% de los casos. Con respecto al tratamiento en la práctica clínica son válidas las siguientes actitudes terapéuticas en linfomas marginales localizados en estadio I asociados a *H. Pylori:* tratamiento erradicador triple con asociación de antibióticos e inhibidores de la bomba de protones, en linfomas marginales localizados con estadio>I asociados a *H. Pylori* se realiza tratamiento erradicador triple y monoquimioterapia con fludarabina o clorambucil y en linfomas no asociados a *H. Pylori* o bien recaídos o refractarios a tratamiento erradicador también monoquimioterapia con fludarabina o clorambucil.

LINFOMA MARGINAL GANGLIONAR

El patrón histológico recuerda a la infiltración ganglionar de los linfomas esplénicos o MALT pero sin evidencia de la enfermedad extraganglionar. Suele afectar a ganglios linfáticos periféricos, con escasa frecuencia de infiltración medular, y en general, los pacientes están asintomáticos. Tiende a presentarse en pacientes de edad avanzada.

TRATAMIENTO DE LOS LINFOMAS INDOLENTES

Estadios localizados: es infrecuente la presentación clínica localizada, lo que siempre nos obliga a interpretar con precaución los resultados del estudio de extensión. En los casos en que se confirme el estadio localizado la radioterapia (RT) es un tratamiento potencialmente curativo, normalmente se administra

RT en el campo afecto, dosis de 35-45 Gy consiguen una supervivencia libre de progresión del 35-55% a los 5 años.

Estadios avanzados (III-IV): representa la situación clínica más frecuente y en la mayoría de los casos se debe a infiltración medular.

Estadios avanzados (III-IV): representa la situación clínica más frecuente y en la mayoría de los casos se debe a infiltración medular.

En el momento actual ningún tratamiento convencional parece curar a estos pacientes, que en cualquier caso tienen enfermedades cuyo pronóstico de supervivencia incluso sin tratamiento es superior en muchos casos a los 8-10 años. Por lo tanto, es difícil demostrar claras superioridades de una línea de tratamiento sobre las demás, y la mayoría de las diferentes estrategias terapéuticas que oscilan desde la abstención a la quimioterapia intensivas están vigentes.

La poliquimioterapia es el tratamiento de elección para pacientes con gran carga tumoral.

La monoquimioterapia con agentes alquilantes (clorambucil, ciclofosfamida) consigue hasta el 50-70% de respuestas, y es habitualmente bien tolerada. La poliquimioterapia es el tratamiento de elección para pacientes con gran carga tumoral, síntomas B, disfunción visceral, crecimiento ganglionar rápido o cuando se necesita una rápida respuesta. Se obtiene una mayor tasa de respuestas y de manera más precoz que con monoterapia. La combinación CVP (ciclofosfamida, vincristina, prednisolona) es muy efectiva, pero en un intento de mejorar los resultados se diseñaron combinaciones más agresivas como los esquemas ya conocidos como CHOP. Los análogos de las purinas (fludarabina, cladribina) han demostrado una considerable acción en el tratamiento de los linfomas indolentes. La fludarabina ha sido el fármaco de esta categoría más utilizado, tanto en el tratamiento de recaídas como en primera línea. La fludarabina es bien tolerada, pero tiene un riesgo aumentado de infecciones por oportunistas por causar disfunción de células T, especialmente si se usa en combinación con otros fármacos. Otro problema que se debe considerar es su mielotoxicidad con el potencial problema de cara a la recolección de progenitores hematopoyéticos si se requiere un trasplante autólogo.

Fludarabina es el fármaco más utilizado.

Uno de los avances con mayor impacto en el tratamiento de los LNH ha sido la incorporación del antiCD20 (rituximab). En pacientes con linfoma folicular se puede utilizar en monoterapia obteniendo respuestas globales del 47-73% dependiendo de la carga tumoral. En combinación con quimioterapia también se han demostrado excelentes resultados. En la actualidad se está realizando tratamiento de mantenimiento con rituximab pendiente de resultados de ensayos clínicos vigentes pero los datos parecen indicar que los pacientes obtienen mayor supervivencia libre de progresión respecto a la observación en aquellos pacientes que no progresan con el tratamiento de inducción.

Con respecto al trasplante autólogo de médula ósea en la actualidad no se indica tras la primera remisión completa puesto que se ha demostrado que no se obtiene beneficio significativo en la supervivencia global. El trasplante alogénico es un tratamiento potencialmente curativo en pacientes con linfoma folicular, pero su principal problema es la alta mortalidad y morbilidad asociada por lo que actualmente no es una opción estándar de primera línea, incluso aunque se utilicen regímenes de intensidad reducida (minialotrasplantes).

El trasplante alogénico no es una opción estándar.

BIBLIOGRAFÍA

JOSE MARÍA FERNANDEZ-RAÑADA DE LA GÁNDARA, ADRIÁN ALEGRE AMOR. *Terapia en Oncohematologia.* tercera edición, Ed. Mosby-Doyma, 2004.

BAIN BJ, CATOVSKY D. *The Leukaemic phase of non-Hodgkin`s lymphoma.* J Clin Pathol 1995: 48:189-193.

J. SANS-SABRAFEN, C. BESSES REABEL, J.L VIVES CORRONS. *Hematología Clínica* 2006.

National Cancer Institute sponsored study of classications of non Hodgkin`s lymphomas: Summary and description of a working formulation for clinical usage. The Non-Hodgkin Pathologic Classication Projet. Cancer 1982;49: 2112-2135.

KÜPPERS R. *Mechanisms of B-cell lymphoma pathogenesis.* Nature 2005;5:251-262.

HOSTER E, DREYLING M, KLAPPER W, ET AL. *German Low Grade Lymphoma Study Group and the European Mantle Cell Lymphoma Network.* Blood 2008;111:558-65

HORWITZ SM. *Management of peripheral T-cell non-Hodgkin's lymphoma.* Curr Opin Oncol 2007;19:438-43

SOLAL-CELIGNY P, ROY P, COLOMBAT P, ET AL. *Follicular lymphoma international prognostic index.* Blood 2004;104:1258-65.

Tema 24. Linfomas de Hodgkin

Pablo Ríos Rull y Joaquín Breña Atienza

INTRODUCCIÓN

La historia de la enfermedad de Hodgkin es probablemente una de las historias más apasionantes de la Medicina. La primera descripción de esta enfermedad fue realizada por Thomas Hodgkin en 1832 con una serie de 6 casos en los que describía aumento de ganglios linfáticos y esplenomegalia, síntomas diferentes de los asociados entonces a inflamación, tuberculosis o sífilis, para hacer hincapié en que no parecía tratarse de una infección, y que en 1865 Wilks daría en llamar enfermedad de Hodgkin, si bien hoy día se prefiere el término de linfoma de Hodgkin de acuerdo a los hallazgos característicos de un linfoma y a la clasificación para los linfomas de la OMS. Representa el 1% de todos los cánceres y sin lugar a dudas es una de las enfermedades oncológicas donde más se ha avanzado en el tratamiento en los últimos 50 años, con una probabilidad de cura superior al 85-95% según se trate de estadios localizados o diseminados.

> La historia de la enfermedad de Hodgkin es probablemente una de las historias más apasionantes de la Medicina.

> El linfoma de Hodgkin representa el 1% de todos los cánceres.

Desenmascarado definitivamente su origen en células B del centro germinal del ganglio linfático en la mayoría de casos (99%, el resto parece ser de origen T) el linfoma de Hodgkin comprende dos entidades, el linfoma de Hodgkin de predominio linfocítico nodular (LHPLN) y el linfoma de Hodgkin clásico, ambos comparten la presencia de una pequeña cantidad de células neoplásicas características, células de Reed-Sternberg y de Hodgkin sobre un fondo celular reactivo no neoplásico (tabla 1). Sin embargo, estas dos entidades difieren en aspecto epidemiológicos, clínicos, inmunofenotípicos, genéticos, en su relación con el virus de Epstein Barr y en su historia natural.

Tabla 1. Clasificación del linfoma de Hodgkin, OMS 1999

LH predominio linfocítico nodular	10-15 %
LH clásico	85-90 %
Esclerosis nodular	
Celularidad mixta	
Rico en linfocitos	
Depleción linfoide	

EPIDEMIOLOGÍA

Incidencia

Muy poco frecuente en niños, existen dos picos máximos de incidencia, una primera ola en adultos jóvenes (máximo a los 25 años) y una segunda en pacientes mayores de 50-60 años. Más frecuente en la raza blanca (caucasiana) la incidencia en el mundo occidental (EEUU y Europa occidental) se ha mantenido estable en las últimas décadas aunque existen datos de un discreto aumento entre los jóvenes en países ahora denominados emergentes. Se describen anualmente 2’3-3’5 casos cada 100.000 habitantes para los hombres y de 1’6-2’5 para las mujeres. Esta superioridad en hombres se invierte en la franja de 10-40 años donde es más frecuente en mujeres.

En pacientes no inmunocompetentes se ha observado un aumento de la incidencia.

En pacientes no inmunocompetentes, ya sea por haber recibido tratamientos fuertemente inmunosupresores por enfermedades autoinmunes, por haber sido sometidos a trasplantes alogénicos de progenitores hematopoyéticos, como por tratarse de pacientes VIH, se ha observado un aumento de la incidencia.

PATOGENESIS y ETIOLOGÍA

Origen de las células de Hodgkin y Reed-Sternberg

La célula de RS es un progenitor de línea B aunque peculiar.

La escasa cantidad de células mononucleadas (célula de Hodgkin) y multinucleadas gigantes (célula de Reed-Sternberg) características del LH en los ganglios linfáticos infiltrados, dificultó durante muchos años los estudios destinados a averiguar el origen del LH. Actualmente no hay duda que la célula de RS es un progenitor de línea B (99% de los casos) aunque peculiar. El origen B de las células de Hodgkin y de Reed-Sternberg se pudo establecer de forma definitiva cuando pudieron amplificarse los genes de las inmunoglobulinas reordenados que demostraban el carácter clonal de estas células, estableciéndose un progenitor de línea B del centro germinal como origen del LH.

La célula de RS presenta reordenamiento del gen de las inmunoglobulinas (Ig) sin embargo, es incapaz de producir inmunoglobulinas. Ha perdido sus marcadores característicos de línea B como el CD20, receptor de célula B (BCR) y CD79a, pero expresa antígenos como CD15 y CD30.

Habitualmente, la expresión normal de los genes de las Ig se ve alterada por mutilaciones y mutaciones durante el reordenamiento de los genes, sin embargo en el LH deben existir otras vías que justifiquen las alteraciones que ocurren durante el reordenamiento de Ig. En condiciones normales, cualquier célula B alterada sufre apoptosis, este proceso habitualmente mediado por la vía Fas está anatgonizado por la proteína inhibitoria *c-flice* sobreexpresada en las células RS. Por otro lado la célula RS presenta activación del factor nuclear ϰ-B (NFϰB) que aumenta su proliferación. Aquí es donde se sugiere que la participación del VEB sería la activación del NFkB a través de CD40. La sobreexpresión de NFkB también podría deberse a una disminución del efecto inhibidor del factor inhibitorio kappa β (Ikβ) especialmente en casos EBV negativos donde se han demostrado mutaciones del factor Ikβ. Todos estos datos arrojan algo de luz sobre la patogénesis de la LH aunque aun queda mucho por clarificar.

Cualquier célula B alterada sufre apoptosis.

La dificultad en la identificación de las células de Hodgkin y Reed-Stenberg radica en la *pérdida* de su identidad desde su origen como linfocito B del centro germinal.

Virus Epstein-Barr (VEB)

El VEB se asocia al LH en un 40-50% de los casos, donde se demuestra la presencia de DNA del EBV en el tejido tumoral de los pacientes con LH clásico. En países subdesarrollados la asociación entre LH y VEB es casi del 100%, con una presentación clínica muy característica, enfermedad localizada inicialmente y patrón posterior de progresión predecible. Podemos decir que el VEB se comportaría como un factor ambiental que contribuye al desarrollo del LH.

La VEB se asocia al LH.

Aunque no se ha podido demostrar un auténtica relación causa-efecto entre el VEB y el LH (hay que recordar que existen LH sin relación con el VEB clínicamente indistinguibles de los que sí la tienen), el riesgo de padecer el LH es tres veces superior en pacientes con historia previa de mononucleosis infecciosa, enfermedad provocada por el VEB, presentando estos pacientes títulos altos frente al VEB tanto al diagnóstico como varios años antes de padecer el LH.

Genética

La importancia de la genética en el desarrollo de la enfermedad viene demostrada por el mayor riesgo de padecer LH en-

Es importante la genética en el desarrollo de la enfermedad.

tre gemelos univitelinos frente a los bivitelinos, así como por una asociación entre determinados HLA (clase I) y un riesgo relativo mayor de padecer LH respecto a la población general.

CLASIFICACIÓN HISTOPATOLÓGICA

Desde la clasificación inicial de Jackson y Parker se han ido desarrollando a lo largo de los años diferentes clasificaciones histopatológicas del linfoma de Hodgkin (Lukes y Butler, Rye, etc) hasta llegar a la clasificación de la OMS de 1999 (y actualizaciones posteriores) donde se reconoce al LH como un linfoma de estirpe B y reconoce al LH clásico (con los subtipos LH con esclerosis nodular, celularidad mixta, rico en linfocitos y con depleción linfoide) y al LHPLN como entidades de características clínicas y pronósticas diferentes (tabla 1).

Inmunofenotipo

Las células de Reed-Stenberg expresan CD30 (100%) y CD15 (75-85%). No suelen expresar CD45 y son negativas para las cadenas J de las inmunoglobulinas y para el CD75. Expresan CD20 el 4O% de los casos y menos frecuentemente el CD79a. La proteína activadora específica de células B (BSAP) está expresada frecuentemente (90%) y es infrecuente la expresión del antígeno epitelial de membrana (EMA) (5%). El Ki-67, antígeno de proliferación asociado al núcleo, también se expresa frecuentemente.

Característicamente el LHPLN expresa un inmunofenotipo típico de célula B madura, CD20+, CD79a+, BCL6+, CD45+. Casi siempre + para Cadena J y CD75. EMA+ 75%. CD15-, CD3- (tabla 2).

Tabla 2. Características inmunohistoquímicas del LH Clásico y LHPLN

Características	LH Clásico	LHPLN
Patrón	Nodular, difuso, interfolicular	Nodular al menos parcialmente
Células	RS; mononucleares y lacunares	Linfocitos e histiocitos (popcorn cells)
Fibrosis	Frecuente	escasa
Citometría	CD15 + CD30 + CD20 +/- CD45 – EMA + (Ag membrana epitelial)	CD15 – CD30 – CD20 + CD45 + EMA -

EBV (en RS)	+ (50 %)	-
Genes Ig	Reordenamiento, clonal No o escasas Ig	Reordenamiento, clonal Productor de Ig

Tomada de Raemaekers J.M.M. *The Netherlands Journal of Medicine. 2008;66:457- 466.*

Diagnóstico diferencial

Debe realizarse con el LNH anaplásico (inmunohistoquímica BSAP-, EMA+, ALK+) y con el LNH de células grandes B con morfología anaplásica.

CLÍNICA

La mayoría de los pacientes (60-70%) se presentan asintomáticos y con adenopatías palpables blandas y no dolorosas localizadas principalmente en cuello (75%) zona supraclavicular y axila. Las adenopatías mediastínicas las presentarán el 50% de pacientes al diagnóstico aunque en ocasiones puede ser la forma inicial de presentación observada en la radiografía de tórax. La existencia de adenopatías infradiafragmáticas es más rara y casi siempre en pacientes varones de edad avanzada donde suelen manifestarse como dolor lumbar bilateral al adoptar posición supina. Sintomatología B (fiebre, perdida de peso > 10% en 6 meses y/o sudoración nocturna) está presente en un 30-40% de los pacientes al diagnóstico.

La mayoría de los pacientes se presentan asintomáticos y con adenopatías palpables blandas y no dolorosas localizadas principalmente en cuello zona supraclavicular y axila.

Ocasionalmente la fiebre es la única manifestación estableciéndose el diagnóstico en el estudio de fiebre de origen desconocido (FOD) esta presentación ocurre en pacientes de edad con subtipo LH celularidad mixta y enfermedad infradiafragmática. Es característica aunque poco frecuente la fiebre de *Pel-Ebstein,* fiebre continua días o semanas que desaparece durante un tiempo para volver a reaparecer con las mismas características. El prurito cutáneo, aunque no específico del LH y además carente de influencia pronóstica, también es una manifestación típica de la enfermedad y puede preceder en meses al diagnóstico (10% al diagnóstico, 85% a lo largo de la enfermedad).

Manifestaciones clínicas más raras incluyen alteraciones cutáneas como eritema nodoso, degeneración cerebelosa paraneoplásica, síndrome nefrótico, anemia y trombopenias inmunes e hipercalcemia. El dolor inmediato en ganglios linfáticos afectos al ingerir alcohol es muy específico del linfoma de Hodgkin aunque de presentación muy ocasional.

El dolor inmediato en ganglios linfáticos afectos al ingerir alcohol es muy específico del Linfoma de Hodgkin aunque de presentación muy ocasional.

La afectación esplénica es relativamente frecuente (20%) y se socia a un mayor riesgo de afectación extranodal. Como forma primaria y única es poco frecuente la afectación del bazo. La afectación de médula ósea no es frecuente y suele indicar enfermedad diseminada.

CARACTERÍSTICAS CLÍNICAS SEGÚN SUBTIPO HISTOLÓGICO

LH clásico

LH clásico representa el 90% de todos los LH y no suelen transformarse en linfoma no Hodgkin.

Representan el 90% de todos los LH y no suelen transformarse en linfoma no Hodgkin.

Esclerosis nodular (70% LH clásico)

Presenta una media de edad de 28 años con igual distribución entre sexos. Al diagnóstico un 40% tiene sintomatología B. Suele presentarse como estadios iniciales (I-II) con afectación mediastínica en el 80% de los casos y hasta en un 54% como masa voluminosa (bulky). La afectación esplénica es del 10% y la de médula ósea menor del 3%.

Celularidad mixta (20-25% LH clásico)

Media de edad de 37 años con predominio del sexo masculino (70%). Es la variedad más frecuente en población VIH y en los países denominados emergentes. De presentación inicial habitual como estadios avanzados (III-IV) con más afectación esplénica (30%) de médula ósea (10%) y de otros órganos (3%) que el resto de subtipos. Lógicamente presentan más sintomatología B.

Rica en linfocitos (5% LH clásico)

La media de edad es la mayor de todas las variedades de LH clásico y con claro predominio masculino (70%). Se presenta más como estadios localizados pero con escasa afectación mediastínica (15 %) o masa Bulky.

Deplección linfoide (<5% LH clásico)

Media de edad de 37 años con predominio en hombres (75%). También asociado con frecuencia al VIH y a los países emergentes. Importante sintomatología B (80%) la mayoría de los pacientes debutan con estadios avanzados (70%) afectación extranodal abdominal, adenopatías retroperitoneales y médula ósea.

LHPLN presenta características de célula B diferentes a la célula RS del LH clásico.

LH predominio linfocítico nodular (LHPLN)

También denominado *paragranuloma nodular,* presenta características de célula B diferentes a la célula RS del LH clásico, casi siempre negativo para el VEB, se presenta en pacientes varones jóvenes con enfermedad localizada (80-90%) en adenopatías periféricas (cuello, axila o ingle). De curso evolutivo lento, se caracteriza por continuas recaídas (40%) que responden al tratamiento. Se pueden transformar en linfoma no Hodgkin de células grandes B en un 5% de casos. La RT sobre campo afecto (no extendida) es el tratamiento de elección para este tipo de LH.

DIAGNÓSTICO

Será necesario obtener una historia clínica completa que refleje presencia y características de la fiebre, sudoración, pérdida de peso y prurito, así como una exploración física dirigida a la presencia o no de adenopatías en las diferentes áreas anatómicas.

El diagnóstico definitivo se realizará en una biopsia ganglionar, si éste se ha establecido inicialmente en un órgano sólido es aconsejable buscar una adenopatía y confirmar el diagnóstico anatomopatológico. La médula ósea está afectada en un 5% de los casos y casi siempre relacionada con estadios avanzados. Es recomendable realizar biopsia (al menos unilateral) de médula ósea si existe sintomatología B, estadios III/IV, enfermedad voluminosa o citopenias en sangre periférica.

> El diagnóstico definitivo se realizará en una biopsia ganglionar.

ESTADIAJE

La clasificación de Ann Arbor de 1974 (tabla 3) con las modificaciones posteriores de Cotswolds (tabla 4) incluidas tras la utilización sistemática de la TAC (tomografía axial computarizada) como técnica de imagen y que mostraron eficacia para valorar la extensión de la enfermedad evitando la linfografía y laparotomía así como el reconocimiento de la importancia de las masas voluminosas (tabla 5) continúa siendo fundamental para el estadiaje del paciente que permita adoptar decisiones terapéuticas adecuadas. Se determinan cuatro estadios diferentes en función del número de regiones afectadas, de la existencia de regiones ganglionares afectas a ambos lados del diafragma y de la afectación extraganglionar. Se subclasifican todos los casos en A o B en función de la presencia de los síntomas B; sudoración nocturna, fiebre y/o pérdida de peso no explicable > 10% del peso corporal en 6 meses.

> Se determinan cuatro estadios diferentes en función del número de regiones afectadas, de la existencia de regiones ganglionares afectas a ambos lados del diafragma y de la afectación extraganglionar.

Tabla 3. Clasificación de Ann Arbor

Estadio I	Afectación de una región ganglionar (**I**) o localización extraganglionar única (**IE**)
Estadio II	Afectación de 2 o más regiones ganglionares al mismo lado del diafragma (**II**) o afectación localizada de órgano o localización extraganglionar y una o más regiones ganglionares al mismo lado del diafragma (**IIE**)
Estadio III	Afectación de regiones ganglionares a ambos lados del diafragma (**III**); puede incluir afectación localizada de un órgano o localización extraganglionar (**IIIE**) o del bazo (**IIIS**) o ambas (**IIISE**)
Estadio IV	Afectación difusa o diseminada de uno o más órganos extraganglionares con o sin afectación ganglionar asociada
	Designación aplicable a cualquier estadio de la enfermedad
A	No síntomas generales
B	Fiebre (>38 ºC), sudores nocturnos o pérdida inexplicable de peso > 10 % en los últimos 6 meses

Tabla 4. Modificación de Cotswolds

Utilizar **X** si existe enfermedad voluminosa
Indicar número de regiones ganglionares afectas con un subíndice (II_3)
El estadio III puede dividirse en III_1 (con o sin afectación nodal esplénica, hiliar, celiaca o portal) y III_2 (con afectación de ganglios paraaórticos, iliacos, mesentéricos)
El estadiaje debe clasificarse en estadio clínico (**CS**) o patológico (**PS**)
La afectación patológica de un órgano determinado debe indicarse mediante un subíndice (**M**= MO, **H**= Hígado, **L**= Pulmón, **O**= Hueso, **P**= Pleura, **D**= Piel)
En la **RC** incierta / no confirmada persisten anomalías radiológicas de significado dudoso

Tabla 5. Criterios de imagen para la estadificación; recomendaciones de la Reunión de Cotswolds

Afectación de **ganglio linfático**	Tamaño por TAC > 1'5
Afectación **esplénica**	Bazo palpable o esplenomegalia radiológica
Afectación **hepática**	Múltiples defectos focales confirmados por 2 técnicas de imagen
Definición de enfermedad voluminosa o masa ***Bulky***	Masa mediastínica mayor de un tercio del diámetro torácico a nivel T5-T6

Estudio de extensión

Laparotomía exploradora

La laparotomía exploradora ha contribuido enormemente al conocimiento y manejo del LH, ninguna de las nuevas exploraciones radiológicas introducidas posteriormente en el diagnóstico del LH ha sido capaz de reemplazarla, fundamentalmente por su incapacidad para diagnosticar correctamente la existencia de enfermedad esplénica. Sin embargo, las modernas técnicas de imagen (PET) combinadas con los diferentes factores pronósticos actuales han llegado a sustituir casi por completo la laparotomía, técnica por otro lado cruenta y no exenta de morbilidad a corto y largo plazo (fundamentalmente por la esplenectomía asociada).

La laparotomía exploradora ha contribuido enormemente al conocimiento y manejo del LH.

Tomografía axial computerizada (TAC)

La investigación radiológica debe incluir radiografía simple de tórax (para determinar masa bulky en mediastino) y TAC completo. La TAC torácica permite una mejor identificación del mediastino y estrucuras adyacentes que la radiografía.

La TAC torácica permite una mejor identificación del mediastino y estrucuras adyacentes que la radiografía.

Tomografía por emisión de positrones (PET)

La tomografia por emisión de positrones con 2-fluoro-2-desoxi-D-glucosa (FDG-PET) es la innovación más importante de los últimos años en técnicas de imagen para el LH. El estadiaje convencional se ha basado en la TAC junto con información clínica e histológica de la médula ósea que resulta en la clasificación de Ann-Arbor. La FDG-PET utiliza el principio del mayor consumo de glucosa por el tejido tumoral respecto a tejido normal. La realización de esta técnica de imagen provoca modificaciones en el estadiaje respecto a la TAC, Hutchinson en una serie de 61 pacientes que compara la TAC y el FDG-PET modifica a estadios más avanzados al 17% de los pacientes y a estadios más bajos al 5%. Esta nueva técnica ya se utiliza en la práctica clínica sin que haya existido un riguroso estudio de su verdadero papel. Una cuestión importante es saber si debe modificarse el plan terapéutico de aquellos pacientes en que se cambia el estadio.

La PET es la innovación más importante de los últimos años en técnicas de imagen para el LH.

La utilización conjunta de la TAC (de alta resolución) y PET (PET-TAC o PET-SCAN) proporciona mejor información con menos falsos positivos y negativos en una enfermedad donde con frecuencia tras el tratamiento quedan pequeñas masas residuales no tumorales.

Actualmente es obligado realizar una PET-SCAN al final del tratamiento (uno o dos meses después para minimizar posibles falsos positivos) y sería recomendable disponer de una PET-SCAN previo al tratamiento que nos permitiría interpretar mejor las imágenes post-tratamiento. Sin embargo, la utilización de esta técnica de imagen tras dos o tres ciclos de tratamiento para evaluar respuesta y determinar así el plan terapéutico es una estrategia cada día más aceptada.

TRATAMIENTO

Introducción

La mayoría de los pacientes con LH se curan con los actuales tratamiento. Los mayores éxitos fueron logrados inicialmente por la RT y por el desarrollo de regímenes de poliquimioterapia. Sin embargo la alta toxicidad inmediata y, fundamentalmente, tardía en forma de segundas neoplasias y enfermedades cardiopulmonares ha hecho que busquemos mejores estrategias terapéuticas, que sean más eficaces pero con la menor toxicidad posible.

Quimioterapia (QT)

Hasta la mitad del siglo pasado el LH era una enfermedad incurable, la introducción en 1967 del esquema MOPP permitió la curación de más del 50% de pacientes incluso en estadios avanzados, a costa, sin embargo, de alta toxicidad inmediata, esterilidad y leucemias secundarias. En 1975 Bonadonna introduce el protocolo ABVD para los pacientes refractarios a MOPP con buena respuesta, posteriormente se han utilizado ambos protocolos de forma alternante MOPP/ABVD, con muy buenos resultados. Se sustituyó la mostaza nitrogenada por ciclofosfamida sin disminuir su efectividad pero con menos efectos tóxicos, resultando COPP/ABVD. Tras estudios comparativos de efectividad y toxicidad, en los últimos años el esquema quimioterápico de elección como tratamiento de primera línea ha sido ABVD. El ABVD dista mucho de ser perfecto, además del efecto tóxico de la dacarbacina (emesis, flebitis) o de la bleomicina (toxicidad pulmonar que ocasiona muertes) un 25-35% de los pacientes en estadios avanzados no responden a ABVD y requieren protocolos de rescate, entre ellos el BEACOPP (tabla 7) del grupo GHSG (grupo alemán para el estudio del LH) que se ha mostrado como una de la combinaciones de quimioterápico más efectiva (82% respuestas y 86% de supervivencia global a los diez años), lógicamente tampoco exento de efectos secundarios como infertilidad o leucemias secundarias.

Tras estudios comparativos de efectividad y toxicidad, en los últimos años el esquema quimioterápico de elección como tratamiento de primera línea ha sido ABVD.

Tabla 7. Esquemas de poliquimioterapia ABVD y BEACOPP

ABVD (ciclos cada 28 días)			
Fármaco	mg/m^2	vía	días
Adriamicina	25	iv	1 y 15
Bleomicina	10	iv	1 y 15
Vinblastina	6	iv	1 y 15
Dacarbacina	375	iv	1 y 15

BEACOPP (ciclos cada 21 días)				
Fármaco	mg/m^2		vía	días
	Basal	Escalado		
Bleomicina	10	10	im/iv	8
Etoposida	100	200	iv	1, 2, 3
Adriamicina	25	35	iv	1
Ciclofosfamida	60	1250	iv	1
Vincristina	1,4 (max 2)	1,4 (max 2)	iv	8
Procarbacina	100	100	vo	1-7
Prednisona	40	40	vo	1-14
G-CSG		sí	sc	+8

Radioterapia (RT)

La RT es aún el tratamiento más eficaz cuando se administra como agente único, sin embargo, tiene su principal indicación en LH con masa bulky junto con la QT y como tratamiento de consolidación. La eliminación de la RT del esquema terapéutico de pacientes con pronóstico desfavorable se traduce en un aumento de las recaídas lo que indica que continúa siendo fundamental en el tratamiento del LH, sin embargo, durante los últimos 5 años el tratamiento con RT ha cambiado drásticamente. La RT sobre campo afecto, incluso sobre ganglio afecto, ha reemplazado a la RT de campo extendido en Y invertida o en manto. La teórica masa residual tras la quimioterapia administrada disminuye el tamaño *necesario* del campo para la RT, disminuyendo así la exposición sobre órganos sanos no afectos. El motivo para esta disminución del área o campo de RT radica en el hecho de que la RT ya no se utiliza sola como monoterapia, así que no es necesario radiar zonas no afectadas por la enfermedad donde la QT sí habrá actuado. En diferentes estudios la disminución de la zona radiada no se ha traducido en disminución de la supervivencia libre de enfermedad ni en la supervivencia global y sí en una reducción de neoplasias secundarias (GHSG protocolo HD8).

Necesitaremos aún una década para determinar si la disminución en la intensidad de la RT se traduce en disminución en segundas neoplasias aunque los datos preliminares así parecen indicarlo. Está claramente establecido que tanto el cáncer de pulmón como el cáncer de mama es dependiente de la dosis de RT recibida.

La disponibilidad de nuevas técnicas de imágenes muy precisas como la PET-SCAN así como el desarrollo de nuevas formas de radioterapia como el IMRT (radioterapia de intensidad modulada) han permitido una mayor intensidad en la zona afecta con disminución en tejidos colindantes.

La única indicación de tratamiento con RT como monoterapia es el LH con predominio linfocítico nodular que afecta a una zona ganglionar única y periférica frecuentemente cuello, axila o ingle, y raramente a mediastino.

FACTORES PRONÓSTICOS

A pesar que el estadio según la clasificación de Ann Arbor continúa siendo uno de los determinantes más importantes para estratificar a los pacientes con LH, en la actualidad se reconocen otras características de importancia pronóstica que de alguna forma continúan relacionadas mayoritariamente con la extensión y volumen de la enfermedad .

Los pacientes con LH se estratifican en tres niveles que permiten adecuar el tratamiento: Estadios Localizados Favorables, estadios localizados desfavorables y estadios avanzados.

Los pacientes con LH se estratifican en tres niveles que permiten adecuar el tratamiento.

Estadios localizados favorables

En estadios I/II podemos diferenciar un grupo de pacientes con criterios pronósticos favorables (40-45% de los pacientes) de otro grupo con criterios desfavorables en función principalmente de la edad, masa mediastínica, áreas afectas, velocidad de sedimentación y estadio clínico (tabla 6).

La mayoría de los grupos corporativos tratan los estadios I/II favorables con quimioterapia y radioterapia combinadas. La administración de 3-4 ciclos de ABVD seguida de RT con campo reducido o IFRT (RT sobre campo o área afecta) a dosis de 20-30 Gy es el esquema más utilizado. Los esfuezos de los diferentes grupos de tratamiento del LH van destinados a disminuir la QT

La mayoría de los grupos corporativos tratan los estadios I/II favorables con quimioterapia y radioterapia combinadas.

y RT para poder así reducir los efectos secundarios, fundamentalmente segundas neoplasias y alteraciones cardiorespiratorias, en esta línea está el ensayo clínico en fase III HD10 del grupo alemán GHSG que compara en cuatro brazos diferentes ABVD 2 o 4 ABVD seguido de RT 20 o 30 Gy, tras 53 meses de seguimiento no parece que existan diferencias en SG entre los diferentes brazos. Diferentes grupos (EORTC, UK, GELA) están basando los esquemas de tratamiento en función del resultado del PET tras el tercer ciclo, disminuyendo tratamiento en caso de resultado negativo.

Estadios localizados desfavorables

En estadios I/II con factores de riesgo desfavorables también la combinación de QT y RT es la estrategia recomendada, sin embargo, el número de ciclos, la dosis de RT y si ésta es realmente de ayuda son cuestiones en continuo debate y que intentan responderse con diferentes ensayos clínicos. Aunque ABVD seguida de RT es el tratamiento estándar, diferentes grupos están comparando este esquema con MOPP/ABV, BEACOPP seguido de IFRT sin hallar por ahora diferencias en la SLE o en la SG.

> En estadios I/II con factores de riesgo desfavorables también la combinación de QT y RT es la estrategia recomendada.

Estadios avanzados

Los pacientes con LH en estadio III/IV reciben habitualmente 6 u 8 ciclos de ABVD y no reciben RT si logran RC con la QT. En caso de enfermedad residual tras 6 ciclos reciben RT adicional sobre campos afectos. Con esta estrategia a los 7 años la SLE es >70% y la SG>80%. Sin embargo los esquemas de QT ABVD y MOPP/ABVD en estadios avanzados, muestran supervivencias libres de enfermedad a los 15 años del 45-50% con una supervivencia global de tan sólo el 65%. Esto ha llevado a diversos grupos cooperativos al ensayo de nuevos protocolos de QT, entre ellos el GHSG (grupo alemán para el estudio del linfoma de Hodgkin) quien desde 1992 ha venido desarrollando el esquema BEACOPP (tabla 7) en sus diversas formulaciones; base, 14 (esquema base administrado cada 14 días en vez de cada 21 con soporte de G-CSF) o escalado (dosis crecientes) con muy buenas respuestas y superioridad sobre ABVD y COPP/ABVD en supervivencia global (90%) aunque con mayor tasa de efectos secundarios determinada por el número de leucemias agudas mieloides y síndromes mielodisplásicos observados.

> Los pacientes con LH en estadio III/IV reciben habitualmente 6 u 8 ciclos de ABVD.

ABVD no está globalmente aceptado como tratamiento de

elección para estadios avanzados de LH. Los nuevos esquemas con dosis escaladas como el BEACOPP parecen superiores en mejorar la supervivencia de estos pacientes, sin embargo aún deben demostrarse.

Tabla 6. LH estadios I/II favorables y desfavorables en función de factores de riesgo

	EORTC	**GHSG**
Factores de riesgo	a) Masa mediastínica b) Edad > 50 a c) VSG> 50 sin o > 30 con síntomas B d) >4 regiones nodales	a) Masa mediastínica b) Enf extranodal c) VSG> 50 sin o > 30 con síntomas B d) >3 regiones nodales
Favorable	Estadio clínico I-II (supradiafragmático) sin ningún factor de riesgo	Estadio clínico I-II sin ningún factor de riesgo
Desfavorable	Estadio clínico I-II (supradiafragmático) con al menos un factor de riesgo	Estadio clínico I ó IIA con al menos 1 factor de riesgo Estadio clínico IIB con c/d pero sin a/b

EORTC: *Organización Europea para el Estudio y Tratamiento del Cáncer*
GHSG: *Grupo alemán para el estudio del linfoma de Hodgkin*

TRATAMIENTO DE LAS RECAÍDAS

LH refractario o en recaída

La duración de la primera respuesta a la QT inicial es el factor de mayor valor pronóstico en la posibilidad de alcanzar nuevas respuestas con esquemas quimioterápicos de rescate. Un estadio avanzado (III/ IV) en el momento de la recaída y la presencia o no de anemia también se han mostrado como factores pronósticos para lograr segundas RC con SG prolongadas.

Los pacientes de LH refractario o en recaída se dividen en tres *grupos:*

1. Paciente primariamente refractarios.
2. Pacientes con recaída precoz.
3. Pacientes con recaída tardía.

Es importante esta distinción porque los esquemas QT convencionales, ningún paciente primariamente refractario alcanzará una SG mayor de 8 años, sin embargo la supervivencia proyectada a los 20 años de pacientes con recaídas precoces la logran el 11%, y con recaídas tardías el 22%.

1. *Paciente primariamente refractarios,* son aquellos que nunca alcanzan remisión completa (RC) progresan durante el tratamiento o recaen antes de los 90 días de finalizar el tratamiento. Con tratamiento de 2ª línea (mini-BEAM, DHAP, MINE) estos pacientes presentan una SLE a los 5 años alcanzada por el 17% y una SG lograda por el 26%. Cuando reciben intensificación y rescate con progenitores hematopoyéticos (trasplante autólogo de progenitores hematopoyéticos, TAPH) la SLE es del 42% y la SG del 48% a los 5 años. Sin embargo sólo el 33% de los pacientes primariamente refractarios conseguirán un tratamiento de intensificación con progenitores hematopoyéticos (PH) esto se debe a que no se logra recoger suficientes PH para realizar el procedimiento, a que presentan mal estado general (ECOG> 2) o edad avanzada para la realización del TAPH.

> Los pacientes primariamente refractarios nunca alcanzan RC.

2. *Pacientes con recaída precoz,* son los que recaen en los primeros 12 meses tras la RC. Los resultados con TAPH son superiores a QT convencional de rescate.

> Los pacientes con recaída precoz son los que recaen en los primeros 12 meses tras la RC.

3. *Pacientes con recaída tardía,* recaen >12 meses tras lograr la RC. Aunque los resultados con TAPH parecen superiores a QT convencional, su indicación siempre ha estado rodeada por controversia debido a que la QT convencional de segunda línea obtiene SG del 55% a los 5 años.

> Los pacientes con recaída tardía recaen después de 12 meses tras lograr la RC.

Pacientes que recaen tras RT presentan resultados satisfactorios con QT y no se consideran candidatos a TAPH.

TRASPLANTE AUTÓLOGO DE PROGENITORES HEMATOPOYÉTICOS

El TAPH logra supervivencias prolongadas en el 30-65% de los pacientes refractarios o en recaída. La disminución de la mortalidad relacionada con el procedimiento, en los últimos años de un 15% a <5% ha disparado su indicación. Sin embargo, y aunque los resultados son mejores que los obtenidos con QT convencional, los escasos ensayos clínicos randomizados comparativos existentes han puesto siempre en duda su auténtica eficacia. Recientemente se han publicado diversos estudios randomizados (GHGS/EBMT, *British National Lymphoma Investigation Trial*) que muestran SLE a los 3 años del 53% con TAPH versus 10% con QT de segunda línea sin posterior TAPH.

> El TAPH logra supervivencias prolongadas en el 30-65% de los pacientes refractarios o en recaída.

TRASPLANTE ALOGÉNICO DE PROGENITORES HEMATOPOYÉTICOS

El efecto injerto contra linfoma del trasplante alogénico

parece suficiente para tener este tipo de terapéutica en mente en los LH refractarios o en recaída, sin embargo, la edad de presentación del LH que limita la disponibilidad de donantes familiares para la realización de este trasplante, y la alta mortalidad del procedimiento (>75% en pacientes primariamente refractarios) no han predispuesto a su realización. El efecto injerto contra LH se ve claramente sobrepasado por el efecto, en muchas ocasiones letal, del injerto contra huésped. El desarrollo de alo transplantes con regímenes de acondicionamiento reducido, los denominados mini o micro alotransplantes, han permitido disminuir la mortalidad relacionada con el procedimiento y ha favorecido que actualmente diferentes grupos cooperativos (GEL/TAMO, EBMT, GHSG, EORTC) estén llevando a cabo ensayos multicéntricos en fase II en pacientes refractarios o en recaída.

EFECTOS SECUNDARIOS DEL TRATAMIENTO

El LH ha pasado de ser una patología mortal a ser una de las neoplasias más curables.

El LH ha pasado de ser una patología mortal a ser una de las neoplasias más curables. Sin embargo, a medida que el número de pacientes que sobrevive con LH aumenta y son controlados durante más años, queda claro que su supervivencia media no llega a ser igual a la de la población general. La mortalidad debida a neoplasias secundarias, complicaciones cardiacas y procesos infecciosos puede llegar a exceder la mortalidad de la enfermedad de base.

Infecciones

El efecto secundario más importante de la QT es la mielosupresión.

El efecto secundario más importante de la QT es la mielosupresión que contribuye al aumento de las infecciones, pero quizás es también el mejor manejado y por ello sin efectos a largo plazo. Las infecciones por bacterias capsuladas en pacientes esplenectomizados es otra situación a tener en cuenta, aunque la desaparición de la laparotomía exploratoria con esplenectomía como parte del estadiaje del LH ha hecho disminuir su incidencia.

Toxicidad pulmonar

La toxicidad pulmonar puede ser causada por bleomicina o por RT.

La toxicidad pulmonar puede ser causada por bleomicina o por RT. La incidencia de toxicidad por bleomicina es variable aunque puede llegar según las series publicadas al 46%. Factores que contribuyen a esta toxicidad son la edad, insuficiencia renal, dosis acumulada de bleomicina, RT sobre pulmón, enfermedad pulmonar previa o fumador. Algunos autores relacionan mayor toxicidad por bleomicina con la utilización concomitante de G-CSF.

Neoplasias secundarias

Las neplasias secundarias incluyen tumores sólidos, leucemias agudas y Linfomas No Hodgkin.

La probabilidad de desarrollar leucemia aguda no linfoblástica es de 20 a 70 veces la de la población normal y se observa entre los 3 y 10 años tras el tratamiento, disminuyendo en los años siguientes. No parece que la RT incremente el riesgo de leucemia aguda, sí lo hace la utilización de agentes alquilantes.

El tumor sólido más frecuente es el cáncer de mama, la incidencia de cáncer de pulmón, gastrointestinal o tiroides, aunque menor, va en aumento. La probabilidad de desarrollar una neoplasia secundaria es de un 24-28% a los 20-25 años, el pico de incidencia se observa a los 15-20 años tras finalizar el tratamiento. El factor de riesgo más importante es haber recibido RT, aunque se observan tambien tras QT sola. La edad temprana en el momento del tratamiento incrementa el riesgo relativo para desarrollar segundas neoplasias, quizas por ser sus tejidos más sensibles a las radiaciones ionizantes. Fumar incrementa el riesgo de cáncer de pulmón atribuible a la radioterapia.

La incidencia de neoplasias secundarias se ha mantenido estable a lo largo del tiempo (similar en los años 60, 70, 80 y 90) es probable que esto se deba a que los esquemas que incluían RT han sido similares, se espera que en los próximos años y como reflejo en la disminución de los campos y la dosis de RT se observe una menor incidencia de segundas neoplasias.

Las neplasias secundarias incluyen tumores sólidos, leucemias agudas y linfomas No Hodgkin.

Fumar incrementa el riesgo de cáncer de pulmón atribuible a la radioterapia.

Toxicidad cardiovascular

Tanto la RT como la QT pueden provocar toxicidad cardiovascular. Comparado con la población general, la incidencia de afectación cardiaca está aumentada de 3 a 5 veces tras el tratamiento del LH. Aquí, también una edad temprana al diagnóstico y tratamiento del LH incrementan el riesgo de la toxicidad.

Tanto la RT como la QT pueden provocar toxicidad cardiovascular.

Las alteraciones provocadas por la RT incluyen enfermedad coronaria, enfermedad valvular, disfunción miocárdica, alteraciones pericárdicas y alteraciones en la conducción eléctrica. La afectación del endotelio vascular, que llevaría a una arteriosclerosis acelerada y ésta a su vez, a un mayor riesgo de estenosis vascular y trombosis de las arterias del músculo cardiaco, parece un hecho importante en la fisiopatología del daño cardiaco coronario secundario a la RT. También la fibrosis provocada por alteraciones en la microcirculación del miocardio sería un fenómeno importante en las alteraciones cardiacas.

El efecto cardiotóxico de la QT está producido fundamentalmente por las antraciclinas (dosis >500 mg/m2) y en menor medida por la vincristina. La toxicidad de la QT es directa sobre el miocito y suelen producir insuficiencia cardiaca y afectación valvular. La QT tiene un efecto sinérgico con la RT en la toxicidad cardiovascular.

Infertilidad

Dependiendo del tipo y dosis de QT y/o RT existirá esterilidad temporal o permanente.

Dependiendo del tipo y dosis de QT y/o RT existirá esterilidad temporal o permanente en varones, o pérdida de función ovárica transitoria o menopausia en mujeres. Los testículos son más sensibles que los ovarios a la RT, así una dosis de RT >1.2 Gy probablemente se asocia a escasa probabilidad de recuperar la espermiogénesis, sin embargo en mujeres de 15 a 40 años se requieren dosis de 2'5-5 Gy para provocar esterilidad en el 30-40%. En cuanto a la QT, la procarbacina es el fármaco quimioterápico que más se asocia a esterilidad.

Función tiroidea

A los 10-15 años de RT cervical bilateral, el 50% de los pacientes presentan hipotiroidismo o más raramente hipertiroidismo, requiriendo tratamiento sustitutivo.

FUTUROS TRATAMIENTOS

Con los esquemas terapéuticos actuales de QT y RT se curan el 85-90% de los pacientes, aunque como ya hemos señalado, con importantes efectos secundarios y un alto índice de neoplasias secundarias. Por ello es necesario buscar nuevas vías terapéuticas que logren la curación el 100% de los pacientes y con mínimos efectos secundarios.

Nuevos citostáticos:
Vinorelbina
Gemacitabina

Nuevos citostáticos

Vinorelbina, un alcaloide de la vinca que ha mostrado eficacia en pacientes tratados previamente con vincristina o vinblastina, y la Gemcitabina, un análogo de las purinas que ha mostrado eficacia en pacientes con LH en recaída y en pacientes multitratados (respuestas globales del 53%) son los fármacos más prometedores incorporados recientemente al arsenal terapéutico del LH.

Agentes biológicos:
Rituximab.

Agentes biológicos

Rituximab, anticuerpo monoclonal frente al CD20 eficazmente utilizado en el tratamiento de los LNH de tipo B, se ha utilizado en el LH acompañando a protocolos de rescate en LH de mal pronóstico, el fundamento de su utilización se basa en el origen B de la célula RS y la probable existencia de células RS madres (*stem cells RS*) que expresarán CD20.

El tratamiento con anticuerpos monoclonales dirigidos frente a CD30, CD25 y CD64 está actualmente en investigación en ensayos clínicos fase III con resultados esperanzadores. Probablemente la combinación de QT/RT con agentes biológicos permitirá una eliminación de las células tumorales residuales y de esta forma supervivencias libres de enfermedad más largas.

Nuevas vías terapéuticas

La importancia de la activación de las diferentes señales celulares hace de ellas posibles dianas terapéuticas, como el papel que parece jugar el NfkB en el desarrollo y supervivencia de la célula de RS, donde su inhibición podría ser una vía terapéutica prometedora. Diversos fármacos en estudio actualmente, tienen como diana esta NfkB, entre ellos el inhibidor de los proteosomas bortezomib, fármaco de probada actividad en el mieloma múltiple. El bloqueo farmacológico de los receptores con actividad tirosin kinasa (RTK) también parece una posible vía de actuación aunque la célula RS expresa múltiples RTK y la inactivación de uno sólo no sería suficiente para inducir la apoptosis celular.

Si fuésemos capaces de identificar los oncogenes que intervienen en la patogénesis del LH podríamos desarrollar estrategias terapéuticas dirigidas a inhibir su función y lograr el paro madurativo y la apoptosis de la célula RS.

Todavía no está claro el papel que juega el característico micromedioambiente celular del LH (eosinófilos, linfocitos T y macrófagos principalmente) en el mantenimiento y desarrollo de la célula RS, ni tampoco porqué no eliminan esta célula tumoral. Cuando conozcamos toda esta biología, podremos desarrollar nuevas estrategias para el tratamiento del LH.

No está claro el papel del micromedioambiente celular del LH en el mantenimiento y desarrollo de la célula RS.

BIBLIOGRAFÍA

DIEHL V. Hodgkin's *Disease, From Pathology Specimen to Cure.* N Engl J Med 2007; 357 (19): 1968-1971.

HODGKIN T. *On some morbid apparences of the absorbent glands and spleen.* Med Chir Trans 1832;17:69-97.

WILKS S. *Cases of elargement of the lymphatic glands and spleen (or Hodgkin's disease) with remarks.* Guys Hosp Rep 1865;11:56-67.

International Statistical Classification of Diseases and Health Related Problems (The) ICD-10. 2008 Edition.

KÜPPERS R., YAHALOM J., JOSTING A. Advances in Biology, Diagnostic, and treatment of Hodgkin's lymphoma. Biology of Blood and marrow Transplantation. 2006;12:66-76.

RAEMAEKERS J.M., VAN DER MAAZEN R.W. *Hodgkin's lymphoma: news from an old disease. The Netherlands Journal of Medicine.* 2008;66:457- 466.

SUREDA A. *Linfoma de Hodgkin.* En: Hematología Clínica, 5ª edición. Sans Sabrafen. Ed Elsevier España. 2006; 579-605

EVENS A.M., HUTCHINGS M., DIEHL V. *Treatment of Hodgkin lymphoma: the past, presente and future.* Nature Clinical Practice Oncology. 2008: 5 (9); 543-556.

SAID J.W. *Immunodeficiency-related Hodgkin Lymphoma and its mimics.* Adv Anat Pathol. 2007;14 (3):189-194.

DIEHL V, SEXTRO M, FRANKLIN J, ET AL: *Clinical presentation, course, and prognostic factors in lymphocyte-predominant Hodgkin's disease and lymphocyte-rich classical Hodgkin's disease: Report from the European Task Force on Lymphoma project on lymphocyte-predominant Hodgkin's disease.* J Clin Oncol 1999;17:776-783.

HUTCHINGS M., LOFT A., HANSEN M. ET AL. *Positrion emision tomography with or without computed tomography in the primary staging of Hodgkin's lymphoma.* Haematol 2006;91:482-489.

JUWEID M.E. *Utility of positron emission tomography (PET) scanninig in managing patients with Hodgkin's Lymphoma.* Hematology 2006;259-265.

MOXLEY J.H. III, DE VITA V.T., BRACE K., FREI E. III. *Intensive combination chemotherapy and X-radiation in Hodgkin's disease.* Cancer Res 1967;7:1258-1263.

BONADONNA G., ZUCALI R., MONFARDINI S., ET AL. *Combination chemotherapy of Hodgkin's disease with adria-*

mycin, bleomycin, vinblastine, imidazole carboxamide versus MOPP. Cancer 1975;36:252-259.

ENGERT A., SCHILLER P., JOSTING A. ET AL. *Involved-field radiotherapy is equally effective and less toxic compared with extended-field radiotherapy after four cycles of chemotherapy in patients with early-stage unfavorable Hodgkin's lymphoma; results of the HD8 trial of the German Hodgkin's Lymphoma Study Group.* J Clin Oncol 2003;21:3601-3608.

MEYER A., GOSPODAROWICZ M.K., CONNORS J.M., ET AL. *Randomized comparison of ABVD chemotherapy with a strategy that includes radiation therapy in patients with limited-stage Hodgkin's lymphoma: National Cancer Institute of Canada Clinical Trials Group and the Eastern Cooperative Oncology Group.* J Clin Oncol 2005;23:4634-4642.

HAGENBEEK A., EGHBALI H., FERMÉ C., ET AL. *Three cycles of MOPP/ABV hybrid and involved-field irradiation is more effective than subtotal nodal irradiation in favorable supradiaphragmatic clinical stage I-II Hodgkin's disease: preliminary results of the EORTC-GELA H8-F randomized trial in 543 patients.* Blood 2000;96 (abstract #575).

NOORDIJK E.M., THOMAS J., FERMÉ C., ET AL. *First results of EORTC-GELA H9 randomized trials: the H9-F trial (comparing 3 radiation dose levels) and H9-U trial (comparing 3 chemotherapy schemes) in ptients with favorable or unfavorable early stage Hodgkin's lymphoma.* J Clin Oncol 2005;23:561S.

ENGERT A., PLUETSCHOW A., EICH H.T., ET AL. *Combined modality treatment of two or four cycles of ABVD followed by involved field radiotherapy in the treatment of patients with early stage Hodgkin's lymphoma: update interim analysis of the randomised H10 Study of the German Hodgkin Study Group (GHSG).* Blood 2005;106 (abstract #2673).

FERMÉ C., EGHBALI H., MEERWALDT J.H. ET AL. *Chemotherapy plus involved-field radiation in early-stage Hodgkin's disease.* N Engl J Med 2007;357:1916-27.

CARDE P., HAGENBEEK A., HAYAT M., ET AL. *Clinical staging versus laparotomy and combined modality with MOPP versus ABVD in early-stage Hodgkin's disease: the H6 twin randomized trials from de European Organization of Research and Treatment of Cancer Lymphoma Coopertaive Group. J Clin Oncol 1993;*11:2258-2272.

NORRDIJK E.M., CARDE P., DUPOUY N., ET AL. *Combined-modality therapy for clinical stage I or II Hodgkin's Lymphoma: long-termo results of the European Organization for Research and Treatment of Cancer H7 randomized controled trials.* J Clin Oncol 2006;24:3128-3135.

KLIMM B.C., ENGERT A., EICH H., ET AL. *Comparison of BEACOPP and ABVD chemotherapy in intermediate stage Hodgkin's lymphma: results of the fourth interim analysis of the HD trials of the GHSG.* J Clin Oncol 2005;23:abstract 6507.

FERMÉ C, EGHBALI H., HAGENBEEK A., ET AL. *MOPP/ABV hybrid and irradiation in unfavorable supradiaphragmatic clinical stages I-II Hodgkin's disease: comparasion of three treatment modalities. Preliminary results of the EORTC-GELA H8-U randomized trial in 995 patients.* Blood 2000;96: abstract 576.

FERMÉ C., DIVNE M., VRANVOKY A., ET AL. *Four ABVD and involved-field radiotherapy in unfavorable supradiaphragmatic clinical stages (CS) I-II Hodgkin's lymphoma: preliminary results of the EORTC-GELA H9-U trial.* Blood 2005;106: abstract 813.

SUREDA A. *Autologous and allogenic stem cell transplantation in Hodgkin's Lymphoma.* Haematol Oncol Clin North Am 2007; 21:943-960.

SCHMITZ N, PFISTNER B., SEXTRO M., ET AL. *Aggressive conventional chemotherapy compared with high-dose chemotherapy requiring autologous haemapoietic stem cell transplantation for relapsed chemosensitive Hodgkin's disease: a randomised trial.* Lancet 2002; 359:2065-2071.

KARL S.P., ANDSERLINI P., SUREDA A. *Allogenic transplantation for Hodgkin lymphoma.* British Journal of Haematology. 2008: 143; 468-480.

ALEMAN B. M., VAN LEEUWEN F.E. *Are we improving the long-term burden of Hodgkin's Lymphoma patients with modern treatment?* Hematol Oncol Clin N Am 2007: 21; 961-975.

ALEMAN B. M., VAN DEN BELT-DUSEBOUT A. W., DE BRUIN M.L. ET AL. *Late Cardiotoxixity after treatment of Hodgkin's Lymphoma.* Blood 2007: 109 (5); 1878-1886.

SWERDLOW A.J., HIGGINS C.D., SMITH P. ET AL. *Myocardial infarction mortality risk after treatment for Hodgkin's*

Lymphoma: a collaborative British cohort stady. J Natl Cancer Inst 2007: 99 (3); 206-214.

MARTIN W.G., RISTOW K.M., HABERMANN T.M., ET AL. *Bleomycin plmonary toxicity has a negative impact on the outcome of patients with Hodgkin's lymphoma.* J Clin Oncol 2005;23:7614-7620.

BUGLIO D., GEORGAKIS G., YOUNES A. *Novel small-molecule therapy of Hodgkin Lymphoma.* Expert Rev Anticancer Ther. 2007:7 (5); 735-740.

Tema 25. Mieloma múltiple

María Esther Clavero Sánchez, Jesús A. García Bautista y Antonio Navarro Castro

El mieloma múltiple (MM) es una neoplasia de células B caracterizada por una acumulación incontrolada de células plasmáticas clonales de la médula ósea, la producción de una inmunoglobulina monoclonal detectable en suero y/ u orina y la presencia de lesiones osteolíticas. El MM puede aparecer de novo o evolucionar desde una gammapatía monoclonal de significado incierto (GMSI) que, a diferencia del MM, no es una entidad tumoral. La incidencia es de 3 a 5 casos por 100.000 habitantes año, representa el 1% de todas las neoplasias y el 10% de las hemopatías malignas. La edad media al diagnóstico es de 65 años y sólo el 15 % tiene menos de 50 años.

El MM es una neoplasia de células B.

DIAGNÓSTICO Y MONITORIZACIÓN DEL MIELOMA MÚLTIPLE

El diagnóstico es relativamente sencillo, una vez planteada la sospecha clínica. Las pruebas básicas a realizar son el análisis de proteínas en suero y orina y el estudio de médula ósea. De todos modos es fundamental ser precisos en la distinción entre los MM sintomáticos, los asintomáticos y otras gammapatías monoclonales, especialmente GMSI, ya que la actitud terapéutica a seguir es diferente para cada caso.

Diagnóstico:
Análisis de proteínas en suero y orina.
Estudio de la médula ósea.

Cuantificación de proteínas

Es habitual la detección en suero y/u orina de una inmunoglobulina (Ig) monoclonal (componente monoclonal, CM). El método de elección para llevar a cabo el proteinograma es la electroforesis, y posterior identificación del isotipo de las cadenas ligeras y pesadas por inmunofijación (IFE) muy sensible para detectar CM residuales tras el tratamiento. La detección de cadenas ligeras monoclonales en orina (proteinuria de Bence-Jones) requiere la recogida de orina de 24 horas. También podemos detectar cadenas ligeras libres en suero que no se unen a cadenas pesadas, lo que es muy útil para el diagnótico y monitorización de MM no secretores.

Estudio de médula ósea

Se debe realizar examen citomorfológico de MO para demostrar la presencia de plasmocitosis.

Se debe realizar examen citomorfológico de MO para demostrar la presencia de plasmocitosis. Normalmente y según los criterios más extendidos, la infiltración suele ser superior al 10%, aunque cifras menores no descartan el diagnóstico, si se demuestra la presencia de CP monoclonales. Se recomienda no sólo hacer aspirado de médula ósea sino también biopsia de médula, sobre todo en aquellos casos de duda diagnóstica. Dentro del estudio de médula ósea es fundamental el análisis del inmunofenotipo y de la citogenética.

El estudio del inmunofenotipo mediante citometría de flujo permite analizar la clonalidad de las CP, la distinción entre la CP normal y la neoplásica se basa en la detección de una expresión restringida de la cadena ligera de las Ig o por la presencia de anomalías fenotípicas como ausencia de CD19, presencia de CD56, CD13, CD33 o CD117, o una expresión moderada de CD38. Normalmente estos datos deben aclarar los cuadros en los que se plantee el diagnóstico diferencial con las GMSI que presentan >3% de CP normales en la MO con respecto a la celularidad plasmática total, a diferencia del MM donde la inmensa mayoría de CP son anormales. La presencia o ausencia de ciertos antígenos se correlaciona con mal pronóstico. Así, los MM que expresan CD19 y CD38 y carecen de CD117 se asocian con supervivencias más cortas. En cualquier caso, la mayor utilidad del inmunofenotipo es en el estudio de la enfermedad residual mínima (ERM) dada su capacidad de detectar la presencia o persistencia de CP anormales después de un esquema de tratamiento.

Respecto a los estudios citogenéticos, su papel fundamental se debe a su valor pronóstico, tanto que hoy por hoy se considera obligatoria su realización dentro de los estudios biológicos del MM. El cariotipo de MO nos puede dar información sobre las alteraciones cromosómicas, pero el reducido índice proliferativo de la CP dificulta obtener metafases analizables, lo que ha hecho necesario el desarrollo de técnicas de hibridación in situ (FISH) en interfase que no requieren metafases. En un paciente de nuevo diagnóstico y candidato a recibir tratamiento debe realizarse un estudio de FISH que incluya al menos dos sondas para detectar las traslocaciones que conllevan peor pronóstico como la t(4;14) y t(14;16) y la delección p53.

Con respecto a los estudios radiológicos en el MM normalmente debemos realizar una serie ósea radiológica completa para detectar las lesiones osteolíticas del MM. En la actualidad disponemos de otras pruebas diagnósticas como la resonancia magnética (RM) o la tomografía de emisión de positrones (PET) si bien son normalmente utilizadas en situaciones especiales como lesiones osteolíticas de cabeza femoral, lesiones sacras de difícil visualización o sospecha de plasmocitomas en el caso de compresión medular. Algunos autores han apuntado una posible ventaja de la RM y/o PET respecto a la radiología convencional a la hora de identificar lesiones óseas.

Debemos realizar una serie ósea radiológica completa para detectar las lesiones osteolíticas del MM.

CRITERIOS DIAGNÓSTICOS DEL MIELOMA MÚLTIPLE

Existen dos *esquemas principales* que son los más ampliamente aceptados y utilizados para el diagnóstico del MM:

Criterios del Grupo de Estudio Southwest Oncology Group (SWOG):

1. *Criterios mayores:*
   - A. Plasmocitoma comprobado histológicamente.
   - B. Plasmocitosis medular superior al 30%.
   - C. Componente M: Ig G >3.5 g/dl, Ig A >2g/dl o cadenas ligeras en orina κ o λ > 1 g/ 24 horas (sin amiloidosis).
2. *Criterios menores:*
   - a. Plasmocitosis médula ósea 10 y 30%.
   - b. Componente M: IgG<3.5 g/dl, Ig A<2 g/dl o cadenas ligeras en orina <1 g/dl.
   - c. Lesiones osteolíticas.
   - d. Déficit de inmunoglobulinas normales (Ig G<600 mg/dl, Ig A<100 mg/dl, IgM<50 mg/dl).

Se diagnosticará un MM con un criterio mayor y uno menor o bien tres menores en los cuales deben estar incluidos A y B.

Criterios de Kyle. Son más sencillos de emplear en la práctica:

1. Cuadro clínico compatible en presencia de plasmocitosis >10% en médula ósea, o

2. Plasmocitoma confirmado histológicamente con al menos uno de los siguientes datos:
   a. Componente M en suero: IgG>3 g/dl, IgA>2g/dl.
   b. Cadenas ligeras en orina >1 g/24 horas.
   c. Lesiones osteolíticas.

CUADRO CLÍNICO

Cuadro clínico del MM:
Cuadro constitucional.
Manifestaciones óseas.
Manifestaciones hematológicas.
Manifestaciones metabólicas.
Manifestaciones renales.
Manifestaciones neurológicas.
Exploración física.

Las *principales manifestaciones clínicas del MM* son:

1. *Cuadro constitucional:* astenia, anorexia, pérdida de peso. Son frecuentes al inicio del proceso o en algún momento de la evolución en la mayoría de los pacientes.

2. *Manifestaciones óseas:* es la sintomatología más frecuente, se deben a la destrucción de la masa ósea por la proliferación de las células plasmáticas y el aumento de la actividad de los osteoclastos. Normalmente en la radiología se puede apreciar osteoporosis generalizada y/o múltiples lesiones osteolíticas *en sacabocados,* habitualmente más patentes en huesos planos o en la columna vertebral donde son típicos los aplastamientos de los cuerpos vertebrales. La sintomatología más frecuente consiste en dolor óseo, deformidades y fracturas patológicas.

3. *Manifestaciones hematológicas:* anemia, leucopenia y trombopenia, como consecuencia de la modificación de la hemopoyesis normal a nivel medular por parte de la proliferación plasmocitaria. Entre otros síntomas, aunque menos frecuentes, se encuentran la diátesis hemorrágica causada por trombopenia o interacción del componente M con los factores de coagulación.

4. *Manifestaciones metabólicas:*
   - Síndrome de hiperviscosidad, debido a la hiperproteinemia, que cursa con alteraciones visuales, respiratorias e incluso aumento de la tendencia hemorrágica.
   - Hipercalcemia que suele manifestarse como deshidratación, estreñimiento, estupor…
   - Hiperuricemia con algunos casos de depósito de uratos y litiasis renal.

5. *Manifestaciones renales:* el 50% de los pacientes presenta insuficiencia renal de origen multifactorial, por infiltración, excreción de cadenas ligeras, hipercalcemia, hiperuricemia, etc. Suele ser de tipo crónico y en algunos casos se ha descrito fallo renal agudo.

6. *Manifestaciones neurológicas:* son frecuentes las neuralgias y radiculalgias por afectación vertebral. La progresión en el conducto raquídeo de las masas mielomatosas puede originar

un cuadro de compresión medular, lo que se considera una urgencia oncológica por el riesgo de paraplejía por daño medular irreversible.

7. *Exploración física:* no suele haber visceromegalias ni adenopatías. Los hallazgos más frecuentes en la exploración son los derivados de las complicaciones neurológicas, si existen, la palidez mucocutánea por anemia y la hipersensibilidad a la presión ósea en los lugares de infiltración y de las lesiones osteolíticas.

EVALUACIÓN DE LA EXTENSIÓN

Desde su publicación en 1974, el método más empleado para definir la extensión de un MM es el esquema de Durie y Salmon (D/S).

CLASIFICACIÓN DE DURIE Y SALMON[1]

Estadio[2]	**Criterios**	
Estadio I	Cumple todos los siguientes: - Hb>10g/dL - Calcemia normal - Radiología normal	- Bajo CM: - IgG < 5 g/dL - IgA < 3g/dL - Proteinuria BJ <4g c/24h
Estadio II	No cumple los criterios del estadio I ni del estadio III	
Estadio III	Cumple ≥1 de los siguientes: - Hb <8,5g/dL - Calcemia >11,5g/dL - Lesiones óseas severas	- Alto CM: - IgG > 7g/dL - IgA > 5g/dL - Proteinuria BJ >12g c/24h

[1] Cada vez menos utilizada, refleja masa tumoral, escaso valor pronóstico
[2] Los estadios se subdividen en A y B según la función renal está normal o alterada (creatinina > 2mg/dL)

Este esquema se basa en la carga tumoral del proceso y tiene importantes implicaciones pronósticas respecto al resultado terapéutico y de supervivencia. Se reconocen tres estadios de menor a mayor carga tumoral. Clásicamente se ha definido que enfermos en estadio I tendrían una mediana de supervivencia de 64 meses, los del estadio II de 32 meses y los del estadio III tan sólo de 6 meses, si bien la presencia de nuevos y esperanzadores fármacos hace que hoy en día se hayan propuesto diversas revisiones de estos datos de supervivencia.

FACTORES PRONÓSTICOS

Resulta controvertido definir los principales factores pronósticos del MM dada su gran heterogeneidad biológica y clínica, sin embargo se podrían considerar los siguientes *factores como índices principales de mal pronóstico:*

1. Alta carga tumoral que suele relacionarse con MM sintomático.
2. Insuficiencia renal con creatinina >2 mg/dl.
3. Albúmina <3g/dl.
4. β2 microglobulina sérica >3 mg/l.
5. Proteina C reactiva >0.4 mg/dl.

Para simplificar todos estos factores se propuso por el grupo internacional de mieloma, el denominado índice pronóstico internacional (IPI).

Índice pronóstico internacional

Estadio 1: β2M <3,5mg/L y albúmina >3,5g/dL
Estadio 2: No criterios de estadio 1 ó 2 (β2M 3,5- 5,5 o albúmina < 3,5)
Estadio 3: β2M > 5,5mg/dL

OPCIONES TERAPÉUTICAS EN LOS PACIENTES CON MIELOMA DE NUEVO DIAGNÓSTICO

El MM afecta principalmente a personas de avanzada edad.

El mieloma múltiple (MM) afecta principalmente a personas de edad avanzada, de hecho la mitad de los pacientes en el momento del diagnóstico tienen más de 70 años. Sigue siendo una enfermedad incurable; su curso clínico se caracteriza por ciclos de remisión y recaídas, hasta que finalmente la enfermedad se vuelve refractaria, momento en que la media de supervivencia no supera los 6-9 meses. A medida que la enfermedad avanza, la disminución de la resistencia a las infecciones, la importante destrucción del esqueleto con dolores óseos, fracturas patológicas e hipercalcemia, la anemia, la insuficiencia renal y con menos frecuencia las complicaciones neurológicas y la hiperviscosidad causan morbilidad y posteriormente la muerte del paciente. En los últimos años se han producido importantes avances en el conocimiento de la biología del MM y sabemos que, en la fisiopatología del mismo, tan importantes como las alteraciones genéticas intrínsecas a las células plasmáticas, lo es la interacción de éstas con el micromedioambiente medular. En la última década se han desarrollado nuevos fármacos, como las drogas inmunomoduladores (IMiDs) y los inhibidores de proteosomas, que tienen la capacidad de actuar a través de un doble mecanismo, tanto sobre las células tumorales como sobre el micromedioambiente medular. La eficacia observada con estos nuevos fármacos en pacientes con MM en recaída o refractarios ha condicionado su uso en pacientes con MM de nuevo diagnóstico. La aproximación terapéutica será diferente en función de determinadas variables biológicas como la edad, estado general y patología concomitante. En primer lugar abordaremos el tratamiento de los pacientes de edad avanzada y a continuación nos centraremos en el tratamiento de los pacientes jóvenes. Si bien el límite puede ser arbitrario y puede variar en función de las características propias de cada individuo, se acepta los 65 años de edad como el punto de corte para considerar a un paciente candidato o no a tratamiento intensivo.

Se acepta los 65 años de edad como el punto de corte para considerar a un paciente candidato o no a tratamiento intensivo.

1. *Pacientes mayores de 65 años no candidatos a trasplante autólogo.*

La combinación melfalán y prednisona (MP) ha sido durante los últimos 40 años el estándar de tratamiento para este grupo de pacientes. Con este esquema, consistente básicamente en ciclos intermitentes de MP, se logran entre un 50-60% de respuestas, con remisiones completas (RC) prácticamente inexistentes y la mediana de supervivencia se sitúa entre 2 y 3 años. La respuesta al tratamiento constituye el principal factor pronóstico en los pacientes con MM y se sabe que la obtención de la RC se asocia a una prolongada supervivencia libre de progresión y supervivencia global; sin embargo, como hemos mencionado, se sabe que con el estándar MP las RC son muy escasas (>2%). Por tanto la posibilidad de utilizar nuevos fármacos en pacientes mayores de 65 años resulta muy atractiva.

FÁRMACOS INMUNOMODULADORES

Inhibidores de proteosomas:

Bortezomib

Fármacos inmunomoduladores:
Bortezomib
Talidomida
Lenalidomida

Es el primer inhibidor de proteosomas utilizado en la práctica clínica, capaz de actuar sobre las células plasmáticas, induciendo apoptosis e inhibiendo su proliferación y la interacción de éstas con el microambiente medular, actuando fundamentalmente mediante la inhibición del complejo IkB-NFkB. Se ha realizado un ensayo clínico en el cual bortezomib fue combinado con el estándar MP, en términos de supervivencia, la mediana de supervivencia libre de progresión (SLP) fue de 27.2 meses con una SG (supervivencia global) estimada a 3 años del 85%. La dosis se estableció de 1.3 mg/m2 los días 1, 4, 8 y 11 del ciclo, y en combinación con el estándar MP. Respecto a la toxicidad merece destacar la neuropatía periférica, así como toxicidad hematológica, aunque ésta aparece con más frecuencia en los primeros ciclos y va disminuyendo a partir del tercer ciclo. Este ensayo ha sido la justificación del estudio VISTA en que V-MP ha sido comparado con MP de forma randomizada en más de 600 pacientes y se ha demostrado que V-MP prolonga significativamente la mediana del tiempo hasta la progresión con respecto a MP, así como la supervivencia global, además las respuestas a V-MP fueron más rápidas y duraderas. Así pues la incorporación del bortezomib al estándar MP redunda en un notable beneficio en cuanto a tasa de respuestas y de remisiones completas (RC) obtenidas, lo que parece traducirse en el aumento del tiempo hasta progresión y supervivencia global de los pacientes.

Talidomida

Talidomida es un derivado del ácido glutámico.

Es un derivado del ácido glutámico que fue utilizado en los años 1950 como sedante y antiemético para los vómitos inducidos por el embarazo. Este último uso dio lugar a su retirada del mercado al comprobarse que era teratogénico, hasta los años 80 en que se utilizó en patologías como la lepra o la enfermedad injerto contra huésped. Posteriormente, se conocieron otras propiedades de este fármaco como su efecto antiangiogénico e inmunomodulador, lo que llevó a investigar su efecto antitumoral. En pacientes con MM de nuevo diagnóstico mayores de 65 años se han realizado varios ensayos clínicos utilizando esquemas basados en talidomida. Se ha observado un perfil de toxicidad significativamente más acusado para MP-Talidomida respecto al estándar MP. Los acontecimientos adversos grado 3 o 4 más frecuentemente observados en los pacientes tratados con MP-Tal fueron las infecciones, toxicidad hematológica, neuropatía periférica y fenómenos tromboembólicos. Estos últimos son especialmente importantes, por lo que debe recomendarse el uso asociado de profilaxis antitrombótica.

Lenalidomida

Lenalidomida es más potente y menos tóxico que la talidomida.

Es un fármaco análogo de la talidomida, las ventajas que posee sobre talidomida son su mayor potencia como agente inmunomodulador junto con menor toxicidad, puesto que no produce neuropatía, somnolencia o estreñimiento. En los ensayos clínicos realizados la tasa de RC es superior en los pacientes que toman lenalidomida a los pacientes con el estándar MP, el perfil de toxicidad es aceptable, siendo la neutropenia el acontecimiento adverso grado 3-4 más frecuente. Por lo tanto se plantea en general como una atractiva opción de tratamiento para estos pacientes.

En conclusión, con la incorporación de estos nuevos fármacos, estamos asistiendo a un cambio en el estándar de tratamiento de los pacientes con MM mayores de 65 años y todos aquéllos no candidatos a trasplante o en recaída.

PACIENTES MENORES DE 65 AÑOS CANDIDATOS A TRASPLANTE AUTÓLOGO.

La estrategia terapéutica universalmente aceptada para los pacientes jóvenes consiste en un tratamiento de inducción a base de quimioterapia o dosis altas de dexametasona, seguido de una intensificación con altas dosis de quimioterapia y trasplante de progenitores hematopoyéticos (TPH) si bien los resultados de las diferentes series no son concluyentes. Cuando se analiza en profundidad el beneficio que aporta el trasplante se constata que éste es mayor para aquellos pacientes que obtienen la RC tras el TPH, puesto que los pacientes que tras el trasplante obtienen remisión parcial (RP) tienen una SG y SLP similar a los pacientes que están en RP tras la qumioterapia y que por motivos diversos no se han intensificado. Por tanto el factor crucial para prolongar la SG es alcanzar la RC, independientemente del método por el que se alcance. Podría concluirse que actualmente el principal beneficio del TPH es el derivado de ser un método eficaz para aumentar la tasa de RC.

Actualmente el principal beneficio del TPH es el derivado de ser un método eficaz para aumentar la tasa de RC.

Tratamiento de inducción convencional

Los tratamientos de inducción clásicos se basan en dosis altas de dexametasona o en combinaciones poliquimioterápicas que pueden incluir agentes alquilantes, con la precaución de que la exposición al melfalán sea la mínima, al objeto de no comprometer la obtención de células madre. El esquema más ampliamente utilizado ha sido el denominado VAD (vincristina y adriamicina en perfusión de 4 días y dexametasona) con el que se obtiene alrededor de un 60% de respuestas con un 5-10% de RC. Con los regímenes poliquimioterápicos se obtiene un 70% de respuestas pretrasplante, incluyendo un 10% de RC. En nuestro país se ha utilizado ampliamente el esquema tipo VBMCP/VBAD, con una elevada tasa de respuestas y baja toxicidad. Por otra parte, la alternancia de ciclos basados en alquilantes (VBMCP) y de ciclos basados en dexametasona (VBAD) permite la recolección de progenitores hematopoyéticos sin problemas de movilización. Con estos regímenes poliquimioterápicos la tasa de respuestas postrasplante es del 70-90% incluyendo un 30-40% de RC.

El régimen de inducción ideal es aquel que produce una elevada tasa de respuestas con poca toxicidad y sin comprometer la obtención de células madre.

El régimen de inducción ideal es aquel que produce una elevada tasa de respuestas con poca toxicidad y sin comprometer la obtención de células madre. Con la introducción de los nuevos fármacos (talidomida, bortezomib, lenalidomida), estamos asistiendo a una nueva era en el tratamiento del MM. Actualmente se están llevando a cabo numerosos estudios con diferentes combinaciones de fármacos, con resultados prometedores en todos ellos, con tasas globales de respuestas muy elevadas y con la ventaja sobre la quimioterapia convencional de producir las respuestas con gran rapidez. Este hecho permite efectuar tratamientos de inducción muy cortos y, por consiguiente, menos tóxicos, dejando al paciente menos expuesto a fármacos y con más posibilidades de tratamiento en el momento de la recaída.

OPCIONES TERAPÉUTICAS EN EL MIELOMA REFRACTARIO O EN RECIDIVA

En el año 2007 el *Internacional Myeloma Working Group* (IMWG) propuso algunos conceptos para mejorar la homogeneización de los *criterios de recidiva:*

1. *Enfermedad estable:* pacientes que no cumplen los criterios de respuesta mínima o enfermedad progresiva.
2. *Enfermedad progresiva:* exige al menos uno de los siguientes datos:
    1. Aumento mayor o igual al 25% de la banda M en suero, o en orina.
    2. Plasmocitosis en MO >10%.
    3. Nuevos plasmocitomas o evidente aumento de los existentes.
    4. Hipercalcemia claramente relacionada con el MM.
3. *Recidiva clínica:*
    1. Aparición de nuevos plasmocitomas o lesiones óseas o evidente progresión de las lesiones existentes.
    2. Hipercalcemia.
    3. Caída de la Hb > o igual a 2 g 4, emergencia de insuficiencia renal.
    4. Recidiva desde RC: reaparición del componente M, plasmocitosis en MO mayor o igual al 5% y /o aparición de cualquier otro signo de progresión.

Los pacientes primariamente resistentes a quimioterapia de inducción representan un problema terapéutico no resuelto, no existiendo una opción óptima de tratamiento para esta situación. Las combinaciones que incluyen nuevos medicamentos (talidomida, bortezomib, lenalidomida) pueden rescatar a algunos pacientes refractarios primarios.

Los pacientes en recidiva después de haber respondido inicialmente a la quimioterapia constituyen un grupo heterogéneo, con pronóstico distinto según el escenario de la recidiva, desde la refractariedad absoluta con progresión de la enfermedad hasta la recidiva muy tardía que puede responder de nuevo al tratamiento inicial.

Para todos estos casos las opciones terapéuticas se han visto mejoradas con la introducción de los nuevos medicamentos. Así, los pacientes mayores van a ser tratados preferentemente con las combinaciones de melfalán y prednisona con los nuevos fármacos, y según su situación social y facilidad de desplazamiento o no al hospital deberemos elegir entre pautas orales con talidomida o lenalidomida o intravenosas con bortezomib. La toxicidad de los tratamientos previos puede marcar también la decisión de la opción terapéutica a elegir. Si el paciente tiene poca reserva medular será prudente evitar alquilantes y fármacos mielosupresores, aunque la lenalidomida puede originar neutropenia, la asociación de factores de crecimiento minimizará este problema. Cuando hay toxicidad neurológica previa tendrán ventaja las combinaciones de lenalidomida sobre la talidomida y el bortezomib. En pacientes que recidiven con insuficiencia renal, el bortezomib combinado con dexametasona será el tratamiento de elección, mientras que la lenalidomida deberemos ajustarla según el aclaramiento de creatinina. En cambio en pacientes con trombosis previas o alto riesgo de enfermedad tromboembólica, el bortezomib será de utilización preferente frente a talidomida o lenalidomida, no obstante la enfermedad tromboembólica no es contraindicación para el tratamiento con IMIDs siempre que se haga una anticoagulación adecuada.

Cuando hay toxicidad neurológica previa tendrán ventaja las combinaciones de lenalidomida sobre la talidomida y el bortezomib.

TRASPLANTE ALOGÉNICO EN EL MIELOMA MÚLTIPLE

El trasplante alogénico constituye la única opción terapéutica con la que se obtienen remisiones a largo plazo, pero desafortunadamente una elevada mortalidad relacionada con el trasplante y una elevada morbilidad debida a la enfermedad injerto

El trasplante alogénico constituye la única opción terapéutica con la que se obtienen remisiones a largo plazo.

contra huésped crónica (EICHc) hacen que cada vez se realice con menos frecuencia. En estos momentos está muy extendido la realización del procedimiento en tándem, es decir, trasplante autólogo seguido de alogénico con acondicionamiento de intensidad reducida, que permitiría mejorar el estado de la enfermedad antes del trasplante alogénico y de este modo optimizar sus resultados.

PREVENCIÓN/TRATAMIENTO DE LAS COMPLICACIONES DEL MIELOMA MÚLTIPLE

Las principales manifestaciones clínicas de los pacientes con MM derivan de la pérdida de la masa ósea.

Las principales manifestaciones clínicas de los pacientes con MM derivan de la pérdida de la masa ósea, detectándose mediante radiología convencional alteraciones esqueléticas hasta en un 79% de los pacientes. El incremento de la actividad de los osteoclastos en estos pacientes está mediado por la liberación local en el microambiente medular de factores estimulantes de su actividad a través de la interacción entre el osteoclasto, la célula tumoral y otras células no malignas. Esta afectación se traduce en forma de fracturas patológicas, compresión medular, hipercalcemia y dolor, constituyendo una de las principales causas de morbilidad en estos pacientes.

Unos de las opciones a tener en cuenta en estos pacientes es la radioterapia, aunque el papel de ésta es cada vez más limitado. En la actualidad las indicaciones más habituales son la presencia de un dolor localizado no controlado secundario a una lesión mielomatosa y la compresión medular. Por otro lado las intervenciones quirúrgicas pueden ser necesarias de forma preventiva en caso de fractura inminente o ante una columna inestable.

Pero el tratamiento farmacológico es el más extendido; los bifosfonatos son un grupo de agentes farmacológicos análogos del pirofosfato endógeno, con capacidad de inhibición específica de los osteoclastos que han demostrado diversa actividad en la prevención de las lesiones esqueléticas de los pacientes con MM así como en el tratamiento de la hipercalcemia inducida por el tumor. En general todo paciente con MM sintomático debe seguir tratamiento con bifosfonatos durante unos dos años desde el diagnóstico. Los bifosfonatos de elección son el ácido zoledrónico (4 mg) o el pamidronato (90 mg), por vía intravenosa cada 3 ó 4 semanas, debiendo reducirse dosis en pacientes con insuficiencia renal. Normalmente, después de dos años, y si el paciente presenta una respuesta estable, se debe suspender el tratamiento. Es importante recordar que antes del inicio de los bifosfonatos se deberá realizar una exploración bucodentaria y tratar adecuadamente las piezas en mal estado para prevenir una de las principales complicaciones del tratamiento como es la aparición de la osteonecrosis mandibular. Durante el tratamiento con bifosfonatos se deberá evaluar de forma habitual la función renal y suplementar con calcio.

Otra de las manifestaciones más frecuentes es la insuficiencia renal. En general se debe intentar prevenir el deterioro de la función renal mediante una hidratación adecuada (hasta 3 litros al día) y evitando la administración de fármacos nefrotóxicos.

Con respecto a las infecciones bacterianas recurrentes, constituyen una complicación frecuente en los pacientes con MM y la primera causa de muerte. Aunque de origen multifactorial, las complicaciones infecciosas son debidas principalmente a una disfunción de las células B que ocasiona la disminución de la producción de inmunoglobulinas normales. Los microorganismos más frecuentemente implicados son el S. pneumoinae y el H. influenzae, aunque en pacientes con fracaso renal o enfermedad avanzada, más del 90% de los episodios infecciosos son debidos a bacilos gram negativos o S. aureus.

Las complicaciones infecciosas son debidas principalmente a una disfunción de las células B que ocasiona la disminución de la producción de inmunoglobulinas normales.

Las alteraciones neurológicas en los pacientes con MM son poco frecuentes y normalmente secundarias a las alteraciones metabólicas características de esta enfermedad como la hipercalcemia o la uremia. La compresión medular debe considerarse una urgencia médica que requiere diagnóstico y tratamiento en menos de 24 horas.

La anemia es la alteración hematológica más comúnmente encontrada en los pacientes con MM. La etiología de la anemia es multifactorial. Además del soporte transfusional se ha demostrado eficaz el tratamiento con EPO humana recombinante, su administración se ha asociado a una reducción significativa de las necesidades trasfusionales y una mejora de la calidad de vida. Se recomienda la administración de EPO en los pacientes con anemia sintomática y cifras de hemoglobina <10g/dl, siendo el objetivo principal incrementar los niveles de hemoglobina hasta 12 g/dl.

La anemia es la alteración hematológica más comúnmente encontrada en los pacientes con MM.

BIBLIOGRAFÍA

RICHARSON PG, HIDESHIMA T, ANDERSOSN KC. *Novel biological therapies, Myeloma Multiple. Remedica state of the art series.* Remedica: London-Chicago, 2004;57-78.

DURIE BG, KYLE RA; BELCH A, ET AL. *Myeloma management guidelines: a consensus report from the scientific advisor of the international Myeloma Foundation,* Hematol J 2003:379-398.

JOSE MARÍA FERNANDEZ-RAÑADA DE LA GÁNDARA, ADRIÁN ALEGRE AMOR. Tercera edición. *Terapia en oncohematología 2004.*

JOSE FRANCISCO TOMÁS, JESÚS SAN MIGUEL IZQUIERDO. *Documentos consenso Hematología, Mieloma Múltiple 2008.*

ALEGRE, A, AGUADO B, LAHUERTA JJ Y COLS. *Clinical Efficacy of Bortezomib Based Therapy in Plasma Cell Leukemias 49th ASH Annual Meeting December 8-11, 2007.* Atlanta, Georgia Blood Supl 1 [2726].

MORGAN GJ,SCHEY SA, WU P Y COLS.: *Lenalidomide (Revlimid) in combination with cyclophosphamide and dexamethasone (RCD) is an effective and tolerated regimen for myeloma patients.* Br J Haematol 2007; 137:268-269.

ALEXANIAN R, WEBER D, DELASALLE K Y COLS.: *Clinical outcomes with intensive therapy for patients with primary resistant multiple myeloma.* Bone Marrow Transplant. 2004; 34:229-234.

J.SANS-SABRAFEN, C.BESSES RAEBEL, J.L. VIVES CORRONS. *Hematología Clínica 2006.*

WANG M, DELASALLE K, GIRALT S Y COLS.: *Rapid control of previously untreated multple mieloma with bortezomib-lenalidomide-dexamethasone Blood 2007,* 110:3611a.

Tema 26. Otras gammapatías monoclonales, gammapatía monoclonal de significado incierto, enfermedades de las cadenas pesadas

María Esther Clavero Sánchez, Elisa Prieto Sánchez y Jesús Palomares Rodríguez

Las gammapatías monoclonales (GM) constituyen un grupo de trastornos caracterizados por la proliferación clonal de células linfoides B en los últimos estadios madurativos (células plasmáticas y/o plasmocitos) que producen una Inmunoglobulina (Ig) homogénea de carácter monoclonal (componente M o CM). El carácter monoclonal lo define la expresión de un solo tipo de cadena ligera (ϰ o λ, restricción de cadena ligera) y, cuando la paraproteína es completa, un sólo tipo de cadena pesada. Son muy frecuentes, aparecen en un 1%-5% de personas mayores entre 50 y 80 años. Normalmente es un hallazgo casual, hasta en dos tercios de los casos (GMSI) mientras en el resto se deben a una neoplasia linfoide de estirpe B. El 25 % de las GMSI acaban evolucionando a una GM maligna, en general a MM.

Las gammapatías monoclonales (GM) constituyen un grupo de trastornos caracterizados por la proliferación clonal de células linfoides B.

GAMMAPATÍA MONOCLONAL DE SIGNIFICADO INCIERTO

El término GMSI se aplica a situaciones en las que, si bien existe un componente monoclonal, no hay evidencia de mieloma múltiple, macroglobulinemia de Waldeström, amiloidosis u otros procesos afines. La GMSI suele ser un hallazgo de laboratorio y presenta una incidencia elevada, incrementándose con la edad. Con técnicas sensibles (inmunofijación) se puede encontrar en un 0.3% de los sujetos de 25-49 años, en el 2% de los de 50-79 años y hasta en el 10% de los mayores de 80 años. Lo más habitual es el hallazgo del componente monoclonal en el espectro electroforético del suero con una cantidad inicial menor de 3 g/dl. El tipo de Ig más frecuente es la Ig G, seguido de Ig A e IgM.

El término GMSI se aplica a situaciones en las que, si bien existe un componente monoclonal.

En el aspirado medular la cifra media de plasmocitos es del 3% y siempre inferior al 10%.

La cadena ligera más frecuente es la ϰ, en el 60-70% de los casos. En el aspirado medular la cifra media de plasmocitos es del 3% y siempre inferior al 10%.

Con respecto a los fundamentos diagnósticos han de cumplirse los siguientes *criterios:*

1. Presencia de componente M IgG < 3 g/dl, IgA<2 g/dl en suero.
2. Menos del 10% de plasmocitos en médula ósea.
3. Mínima o ausente excreción de cadenas ligeras monoclonales en orina.
4. Inmunoglobulinas normales en suero no disminuidas.
5. Paciente asintomático sin anemia, insuficiencia renal, ni lesiones osteolíticas.
6. Ausencia de procesos que cursen con componente M asociado (procesos linfoproliferativos, cuadros infecciosos, etc.).

Tratamiento

La GMSI no precisa tratamiento pero sí un control evolutivo periódico, pues existe un riesgo de transformación a MM.

La GMSI no precisa tratamiento pero sí un control evolutivo periódico, pues existe un riesgo de transformación a MM u otras entidades afines. Normalmente la probabilidad acumulada de progresión a MM es del 12% a los 10 años, 25% a los 20 años y del 30% a los 25 años siendo por tanto el riesgo acumulado del 1% anual. Se recomienda realizar controles analíticos cada 3 meses el primer año, cada 6 meses en los 2 años siguientes y una vez al año posteriormente si no hay variaciones. No es precisa la realización de medulograma en estos controles, aunque se ha tratado de emplear métodos biológicos y de imagen que indiquen un mayor riesgo de malignización, no existen criterios claros predictivos establecidos en este sentido. Es importante reseñar que una fracción de pacientes progresa a MM asintomático quiescente en los que tampoco es preciso aplicar tratamiento.

MIELOMA MÚLTIPLE ASINTOMÁTICO QUIESCENTE O *SMOLDERING.*

El MM asintomático, quiescente o *smoldering* es una neoplasia de células plasmáticas.

El MM asintomático, quiescente o *smoldering* es una neoplasia de células plasmáticas que cumple criterios diagnósticos de un MM, pero sin presentar síntomas como son las lesiones osteolíticas, la anemia, la insuficiencia renal o la hipercalcemia. Suele tratarse de un MM estadio I del sistema de Durie y Salmon. De todos los MM de nuevo diagnóstico, aproximadamente entre el 15 y 30% son quiescentes. El riesgo de progresión a

MM sintomático es aproximadamente del 10% por año y debido a su mayor riesgo de progresión, los pacientes diagnosticados de esta forma atípica de MM necesitan un seguimiento estrecho. La recomendación aceptada en la actualidad es que estos pacientes no precisan tratamiento para el MM. Se han realizado varios estudios con el objetivo de identificar parámetros selectivos de aquellos casos de MM quiescentes en los que se podría recomendar un tratamiento anticipado por presentar alto riesgo de progresión a MM sintomático. Estos parámetros permitirían, asimismo, identificar aquellos pacientes con bajo riesgo de progresión que podrían permanecer en abstención terapéutica. Entre estos parámetros se incluyen la cuantificación del componente monoclonal (>3g/dl) la presencia de proteinuria de Bence-Jones (>50 mg/orina de 24 horas) el isotipo de inmunoglobulina monoclonal (IgA) la presencia de un MM de tipo *elvolving*, el presentar una infiltración de células plasmáticas en la médula ósea superior al 10% o el presentar lesiones óseas incipientes visualizadas por técnicas radiológicas más sensibles como puede ser la resonancia magnética nuclear.

En un estudio reciente se ha relacionado el porcentaje de células plasmáticas fenotípicamente aberrantes (CPa) dentro del compartimento de CP de la médula ósea (MO) (CPa/CP MO) en el momento del diagnóstico inicial como elemento que distinguiría dos grupos de pacientes con diferente riesgo de progresión a MM sintomático. Por un lado, los pacientes con un porcentaje CPa/CP MO >95% y, por otro, los pacientes con una cifra inferior. Para los primeros la supervivencia libre de progresión a MM sintomático a 5 años es del 11% frente al 64% para los segundos. Por otra parte el descenso de Igs normales supone otro factor de riesgo de progresión a MM sintomático. De forma similar el riesgo se multiplica cuando se asocia un CM alto en suero (>3g/dl) e infiltración medular >10% de CP.

Con respecto al tratamiento del MM quiescente no existe en la actualidad una indicación de tratamiento, se recomienda un seguimiento estrecho cada 3 meses, con el objetivo de detectar la progresión a MM sintomático, momento en el que se hace preciso iniciar el tratamiento. La media de tiempo hasta la progresión a MM sintomático es de unos 18 meses.

No existe una indicación de tratamiento para el MM quiescente.

CRITERIOS CLÍNICO-BIOLÓGICOS DE MM QUIESCENTE

1. Componente monoclonal en suero y/o orina. 2. Infiltración de células plasmáticas en MO>10%. 3. Ausencia de afectación orgánica por MM (síntomas CRAB): no incremento de calcio en suero, no afectación renal, no anemia y no lesiones óseas.

MM Sintomático	MM Asintomático
- CM en suero y/o orina - Infiltración de CP en MO o plasmocitoma - Daño de órganos o tisular[1]	- CM sérico >30g/L y/o - Infiltración de CP > 10% - No daño de órganos o tejidos

[1] Hipercalcemia, insuficiencia renal, anemia, lesiones óseas, otros: hiperviscosidad, amiloidosis, infecciones de repetición (> 2 episodios en 1 año).

MACROGLOBULINEMIA DE WALDESTRÖM

La macroglobulinemia de Waldeström es un proceso linfoplasmocitoide de bajo grado de origen B, derivado de una proliferación monoclonal de linfocitos B que infiltran médula ósea y órganos linfoides, con capacidad para sintetizar y secretar a sangre periférica cantidades elevadas de inmunoglobulina M (IgM) monoclonal. Tiene una baja incidencia, de unos dos casos por millón y medio de habitantes, siendo la media de edad de unos 65 años. Es un proceso que presenta gran heterogeneidad clínica. Entre sus manifestaciones clínicas pueden aparecer hepatoesplenomegalia y linfoadenopatías. El síntoma más frecuente es la anemia normocítica, con una media de hemoglobina al diagnóstico de unos 10 g/dl. Los pacientes con este proceso tienen en suero un componente monoclonal Ig M. La principal complicación es el síndrome de hiperviscosidad en caso de una elevada tasa de esta Ig M, que puede complicarse con hemorragias retinianas y manifestaciones neurológicas y cardiológicas. Los factores pronósticos más importantes son la presencia de anemia, la edad, la pérdida de peso y la crioglobulinemia. La media de supervivencia de los pacientes es de unos 65 meses. Los pacientes sin síntomas no deben ser tratados y se realizará sólo seguimiento.

> La macroglobulinemia de Waldeström es un proceso linfoplasmocitoide de bajo grado de origen B.

> Los factores pronósticos más importantes son la presencia de anemia, la edad, la pérdida de peso y la crioglobulinemia.

Para el diagnóstico se requieren los siguientes *criterios:*

1. Componente monoclonal en suero tipo Ig M mayor de 1g/dl.
2. Infiltración de células linfoplasmocíticas en biopsia de médula ósea >10%.
3. No criterios diagnósticos de mieloma múltiple.

Tratamiento

Como ya se ha señalado, si el paciente se encuentra asintomático no precisa tratamiento. Pero si existe clínica o progresión marcada del cuadro (anemia, adenomegalias masivas, etc) hay que tratar. El tratamiento clásico es el empleo de agentes alquilantes citostáticos orales como el clorambucilo a dosis de 2-4 mg/día. Actualmente está más extendido el tratamiento con análogos de las purinas como la clorodeoxiadenosina (2Cda) o cladribina en infusión o fludarabina durante 5 días cada cuatro semanas.

El tratamiento clásico es el empleo de agentes alquilantes citostáticos orales.

Otra opción terapéutica que se está convirtiendo en habitual es iniciar la terapia con rituximab (antiCD20) cada 7 días durante 4 semanas, aunque se recomienda combinar con otros fármacos.

En enfermos jóvenes y resistentes se pueden emplear las dosis altas de quimioterapia y el TPH autólogo o alogénico, pero todavía no hay la suficiente experiencia. Otras alternativas en la actualidad son la lenalidomida o el bortezomib.

Si el paciente presenta síntomas de hiperviscosidad se debe iniciar plasmaféresis precoz, en principio de forma diaria y, según el estado hemodinámico del paciente, se espaciarán cada 2 o 3 días, hasta la completa desaparición de la sintomatología. Más tarde se podrán repetir cada una o dos semanas, en especial si no se puede usar tratamiento citostático o bien es ineficaz.

Como tratamiento de soporte, si hay anemia podemos utilizar eritropoyetina. En caso de infecciones es recomendable usar antibioterapia de amplio espectro, y si hay neutropenia debe valorarse el uso G-CSF 5µg/kg peso día.

PLASMOCITOMA ÓSEO SOLITARIO

El plasmocitoma óseo solitario es una proliferación tumoral aislada de células plasmáticas en alguna región ósea. No han de existir criterios clínicos ni biológicos de mieloma múltiple y ha de existir confirmación histológica de la lesión (punción con aguja fina o biopsia) para establecer el diagnóstico. En este caso no hay infiltrado medular plasmocitario en el aspirado medular ni

El plasmocitoma óseo solitario es una proliferación tumoral aislada de células plasmáticas en alguna región ósea.

componente monoclonal. Sólo ocasionalmente, debido al tamaño del tumor, se puede detectar una banda proteica monoclonal en suero, siendo lo más frecuente que los estudios de proteínas e inmunoglobulinas sean normales. Las localizaciones más habituales son las vértebras dorso-lumbares, la parrilla costal, el esternón y los huesos largos. En ocasiones es un hallazgo casual. A pesar de que aproximadamente el 50% de los casos evoluciona a mieloma múltiple, la media de supervivencia de este cuadro es de unos diez años. La radioterapia local es el tratamiento de elección, ya que logra la curación prolongada en la mayoría de los casos. En ocasiones se precisa tratamiento por cirugía ortopédica ante el riesgo de una fractura patológica. Si durante el seguimiento se detectara la progresión a MM será necesario reestadiar y decidir tratamiento oportuno.

PLASMOCITOMA SOLITARIO EXTRAÓSEO

> Las localizaciones más habituales de plasmocitoma extraóseo son la cavidad oral, tracto respiratorio y el tracto gastroduodenal.

El plasmocitoma extraóseo se define por los mismos criterios que el plasmocitoma óseo pero su localización es extraósea. Las localizaciones más habituales de plasmocitoma extraóseo son la cavidad oral, tracto respiratorio y el tracto gastroduodenal. Su pronóstico es en general favorable y son raros los casos que evolucionan a MM. La radioterapia es también el tratamiento de elección, pudiendo ser curativa en un número importante de casos. En ocasiones se precisa tratamiento mediante resección quirúrgica, lo que contribuye a mayor seguridad para evitar la recidiva local. Al igual que en el plasmocitoma óseo solitario el seguimiento analítico de estos pacientes para descartar gammapatía sistémica incluyendo pruebas específicas como inmunofijación, y el seguimiento radiológico cada 6 meses durante el primer año y sucesivamente según criterio clínico, son recomendables por el riesgo de potencial evolución a MM.

MIELOMA NO SECRETOR

> Los MM no secretores no presentan diferencias clínicas respecto a los MM secretores salvo las derivadas de la no existencia de depósito de componente monoclonal.

La mayoría de los pacientes con MM presentan componente monoclonal en suero y/ u orina, pero existen casos en los que con criterios diagnósticos de MM no se objetiva nunca este componente a lo largo de su evolución. Los MM no secretores no presentan diferencias clínicas respecto a los MM secretores salvo las derivadas de la no existencia de depósito de componente monoclonal y la dificultad para aplicar los criterios de respuesta de seguimiento basado en la cuantificación del CM. Podemos distinguir dos formas: 1. *MM no secretor,* en el que se detecta la presencia de proteína monoclonal en citoplasma de las células plasmáticas y 2. *MM no productor,* en la que no se detecta la proteína monoclonal en las células plasmáticas.

No hay diferencias clínicas con respecto a otros MM salvo que a la hora de evaluar la respuesta es preciso monitorizar la clínica, la infiltración medular y la afectación ósea debido a la baja carga de proteína monoclonal.

SÍNDROME DE POEMS

La asociación de polineuropatía, osteosclerosis, endocrinopatía, componente monoclonal y lesiones cutáneas constituye un cuadro sindrómico paraneoplásico inducido en las displasias plasmocelulares conocido como *síndrome de POEMS.* Es una entidad poco frecuente y en ocasiones tiene un comportamiento muy agresivo. El componente monoclonal suele ser Ig A Lambda y cursa con lesiones óseas condensantes, escleróticas en lugar de las lesiones líticas de los MM típicos. Puede existir una lesión única en cuyo caso el tratamiento ha de ser la radioterapia local. Los pacientes pueden presentar además papiledema, sobrecarga de volumen extravascular con edema periférico, derrame pleural o ascitis, trombocitosis y enfermedad de Castleman asociada.

> La asociación de polineuropatía, osteosclerosis, endocrinopatía, componente monoclonal y lesiones cutáneas constituye un cuadro sindrómico paraneoplásico inducido en las displasias plasmocelulares conocido como *síndrome de POEMS.*

Con respecto al tratamiento, suelen usarse corticoides con bajas dosis de alquilantes o poliquimioterapia, algunas lesiones pueden necesitar radioterapia. En algunos casos de pacientes jóvenes se administra quimioterapia seguido de autotrasplante de progenitores hematopoyéticos. El pronóstico de estos pacientes es mejor que el del MM y algunas series presentan medianas de supervivencia superiores a 165 meses.

FORMAS ATÍPICAS O VARIANTES DEL MIELOMA MÚLTIPLE

- MM asintomático, quiescente o *smoldering.*
- Plasmocitoma solitario óseo.
- Plasmocitoma solitario extramedular.
- Mieloma IgD.
- MM no secretor u oligosecretor.
- MM osteoesclerótico (síndrome de POEMS).
- Enfermedad de las cadenas pesadas.
- Leucemia de células plasmáticas.

Las enfermedades de las cadenas pesadas son gammapatías monoclonales en las que el componente monoclonal está constituido exclusivamente por un fragmento de cadena pesada de inmunoglobulina al tiempo que carece de cadenas ligeras.

ENFERMEDAD DE LAS CADENAS PESADAS

Son gammapatías monoclonales en las que el CM está constituido por un fragmento de cadena pesada de inmunoglublina, careciendo de cadenas ligeras. Se trata de un único tipo de gammapatía monoclonal debido a que la Ig monoclonal tiene una estructura anormal siendo una inmunoglubulina incompleta. Por tanto, las enfermedades de las cadenas pesadas son gammapatías monoclonales en las que el componente monoclonal está constituido exclusivamente por un fragmento de cadena pesada de inmunoglobulina al tiempo que carece de cadenas ligeras. Se clasifican según el tipo de cadena pesada de inmunoglobulina y existen cuatro variedades: cadena pesada gamma (γ) alfa (α) mu (μ) y delta (δ).

Son procesos muy infrecuentes, la mayoría de los casos corresponden a enfermedad de las cadenas pesadas alfa.

BIBLIOGRAFÍA

RICHARDSON PG, HIDESHIMA T, ANDERSON KC. *Novel biological therapies, Myeloma Multiple. Remedica state of the art series.* Remedica: London-Chicago, 2004; 57-78.

DURIE BG, KYLE RA; BELCH A, ET AL. *Myeloma management guidelines: a consensus report from the scientific advisor of the international Myeloma Foundation.* Hematol J 2003:379-398.

JOSE MARÍA FERNÁNDEZ-RAÑADA DE LA GÁNDARA, ADRIÁN ALEGRE AMOR. *Terapia en Oncohematología,* Tercera edición, Ed. Mosby-Doyma, 2004.

JOSÉ FRANCISCO TOMÁS, JESÚS SAN MIGUEL IZQUIERDO. *0s Documentos consenso Hematología, Mieloma Múltiple 2008.*

ALEGRE, A, AGUADO B, LAHUERTA JJ Y COLS: *Clinical Efficacy of Bortezomib Based Therapy in Plasma Cell Leukemias 49th ASH Annual Meeting December 8-11, 2007.* Atlanta, Georgia Blood Supl 1 [2726].

MORGAN GJ, SCHEY SA, WU P Y COLS: *Lenalidomide (Revlimid) in combination with cyclophosphamide and dexamethasone (RCD) is an effective and tolerated regimen for myeloma patients.* Br J Haematol 2007; 137:268-269.

ALEXANIAN R, WEBER D, DELASALLE K Y COLS: *Clinical outcomes with intensive therapy for patients with primary resistant multiple myeloma.* Bone Marrow Transplant. 2004; 34: 229-234.

J.SANS-SABRAFEN, C.BESSES RAEBEL, J.L. VIVES CORRONS. *Hematología Clínica 2006.*

WANG M, DELASALLE K, GIRALT S Y COLS: *Rapid control of previously untreated multple mieloma with bortezomib-lenalidomide-dexamethasone Blood 2007,* 110:3611a.

VIJAY A, GERTZ MA. *Waldenström macroglobulinemia.* Blood 2007 Jun15; 109; 5096-103.

Tema 27. Patologías del sistema mononuclear fagocítico

Carmen Marrero Santos, Antonio León Mendoza, Mario Ríos de Paz, Ana Oliva Hernández, Ana Sánchez Quintana y Juan García Talavera-Casañas

INTRODUCCIÓN Y CARACTERÍSTICAS DE LAS DISTINTAS CÉLULAS DEL SISTEMA MONONUCLEAR FAGOCÍTICO

La SMF es un conjunto heterogéneo de síndromes de distinta naturaleza que tienen en común la participación de células del sistema monocito-macrófago.

La patología del sistema mononuclear fagocítico (SMF) incluye un conjunto heterogéneo de síndromes de distinta naturaleza que tienen en común la participación de células del sistema monocito-macrófago. En los últimos años se ha llegado a un mejor conocimiento de la filiación y clasificación de este grupo de enfermedades. El concepto de *sistema mononuclear fagocítico* fue introducido por Van Furth en el año 1969 y sustituyó a los previos de *sistema reticuloendotelial* y *sistema reticulohistiocitario.* Hoy designa al conjunto de poblaciones celulares derivadas de un precursor medular común que, siguiendo la línea de diferenciación monocítica, maduran hasta células histiocitarias que tienen su asiento en los tejidos periféricos. Consideramos células histiocitarias a los histiocitos del tejido conectivo, células de Kupffer hepáticas, macrófagos alveolares del pulmón, osteoclastos, microglia, macrófagos de médula ósea, piel y bazo, así como las células de Langerhans de la piel y mucosas.

Los histiocitos son las células funcionalmente activas del SMF.

Los histiocitos son las células funcionalmente activas del SMF y se caracterizan por su capacidad fagocítica y su actividad como células presentadoras de antígenos. La fagocitosis es efectuada por macrófagos activados y puede ser inespecífica (eliminación y limpieza de restos celulares) o específica (mediada por el reconocimiento la fracción Fc de las inmunoglobulinas). La concepción actual es que las poblaciones más especializadas en la presentación y el procesamiento periférico de antígenos son las denominadas células dendríticas.

Las células dendríticas, descritas por primera vez en 1973 por Steinmann y Cohn son capaces de desarrollar pinocitosis de antígenos exógenos y procesarlos intracelularmente en pequeños péptidos que son presentados a los linfocitos T junto a moléculas del complejo mayor de histocompatibilidad generando la respuesta inmune. Las células dendríticas proceden de un precursor medular inmaduro siguiendo su propia línea de diferenciación.

Esencialmente incluyen tres *poblaciones:*

1-Las células de Langerhans que se encuentran en la epidermis, la mucosa oral y gastrointestinal y el tracto genital.

2-Las células dendríticas de la dermis (dendrocitos).

3-Las células dendríticas del tejido linfoide, denominadas interdigitantes cuando asientan en la zona T de los ganglios linfáticos y foliculares si se encuentran en el folículo, existiendo también en la zona marginal esplénica y en el timo.

> Las poblaciones celulares del SMF pueden ser identificadas por sus características morfólogicas, citoquímicas, ultraestructurales y por métodos inmunológicos.

Las poblaciones celulares del SMF pueden ser identificadas por sus características morfólogicas, citoquímicas, ultraestructurales y por métodos inmunológicos (inmunofenotipo) tal como se resume en la tabla 1. En general las células del SMF desde sus primeras etapas de diferenciación hasta el histiocito poseen receptores específicos para la Fc de la IgG y la fracción C3 del complemento, cuya densidad aumenta a medida que progresa su maduración, son positivas para las reacciones citoquímicas de la fosfatasa ácida, esterasas inespecíficas, β-glucuronidasa y α1-antitripsina y poseen la capacidad de adherirse al vidrio, también más marcada en las células maduras.

Recuerdo fisiológico de la monocitopoyesis

> Los monocitos derivan de un precursor común con los granulocitos.

Los monocitos derivan de un precursor común con los granulocitos, que en un momento dado se diferencia a monoblasto (ya dirigido a la línea que nos ocupa) y que se transforma en promonocito. Éste (precursor del monocito) representa aproximadamente 3% de la celularidad de la médula ósea.

La maduración de aquéllos hasta las formas maduras comprende una 50-60 horas, en las que observan cambios en la lobulación del núcleo y del aspecto del citoplasma.

Los precursores monocitarios expresan el M-CSF (o factor estimulante de colonias monocitarias) receptores para la lisozima, para el Fcγ.

Los monocitos maduros expresan de forma intensa el CD 11b y el CD 18. Ahora bien, el marcador característico de la línea monocitaria-macrofágica es el CD14, que resulta ser un receptor para lipopolisacáridos responsables de la activación y parecen tener un papel en la apoptosis. A medida que se produce la diferenciación a macrófago, las células expresan el CD68, receptor para una glicoproteína que podría participar en el metabolismo lipoproteico.

Macrófagos

Los macrófagos son células de gran tamaño (20-80μ) que presentan un núcleo relativamente pequeño, vesiculoso y lateralizado, con nucleolos visibles. El citoplasma es amplio, con abundantes vacuolas con material fagocitado en diferentes estados de degradación. Su inmunofenotipo de membrana es CD68+ y proteina S100+ pero, a diferencia de las células de Langerhans, el CD1a es negativo.

Células dendríticas

Las células de Langerhans son grandes, presentan citoplasma eosinófilo con prolongaciones grandes, núcleo ovoide hendido (aspecto característico de *grano de café*) y nucléolo poco prominente siendo las mitosis escasas o ausentes. La correcta filiación se hace con el estudio ultraestructural, caracterizado por la presencia de gránulos de Birbeck (alargados y de 200 a 400 nm de longitud y 33 nm) y específicos de esta variante celular. Igual que en los macrófagos el CD68 y la proteina S100 son positivos, así como el antígeno CD1a.

Tabla 1. Inmunofenotipo de las distintas poblaciones celulares del SMF

<table>
<tr><th>Célula</th><th>CD14</th><th>CD68</th><th>Lisozima</th><th>CD1a</th><th>Proteina S100</th><th>Otras</th></tr>
<tr><td>Monoblasto</td><td>+</td><td>-</td><td>+</td><td>-</td><td>-</td><td rowspan="4">CD11b
CD11c
HLA-DR
CD62L</td></tr>
<tr><td>Promonocito</td><td>+</td><td>-</td><td>+</td><td>-</td><td>-</td></tr>
<tr><td>Monocito</td><td>+</td><td>+</td><td>+</td><td>-</td><td>+</td></tr>
<tr><td>Macrófago</td><td>+</td><td>+</td><td>+</td><td>-</td><td>+</td></tr>
<tr><td>Cel. Langerhans</td><td rowspan="2">Variable</td><td>+</td><td>+</td><td>+</td><td>+</td><td>CD86</td></tr>
<tr><td>Célula dendrítica dermis</td><td>+</td><td>+</td><td>-</td><td>+</td><td>XIII (+)</td></tr>
</table>

CLASIFICACIÓN DE LAS PATOLOGÍAS DEL SMF

De manera esquemática la patología del SMF puede ser clasificada en 4 *grupos:*

1) *La patología maligna:* Tumores malignos derivados de la transformación neoplásica de células monocitarias y sus precursores, macrófagos o células dendríticas.

2) *Las histiocitosis proliferativas, también denominadas de malignidad incierta (Catovsky):* Proliferacion de células diferenciadas (macrófagos o células dendríticas) de curso clínico variable. Han sido consideradas por algunos autores dentro de las proliferaciones inmunes atípicas.

3) *Histiocitosis reactivas:* Secundarias a otras enfermedades que causan una proliferación de células maduras del SMF. Destacan por su personalidad propia y su potencial gravedad los *síndromes hemofagocíticos reactivos.*

4) *Histiocitosis acumulativas:* Enfermedades congénitas por defectos del metabolismo de ciertas sustancias que originan acúmulo de histiocitos de depósito (tesaurocitos) y que pueden ser fatales por compromiso de la funcionalidad de los órganos afectos.

PATOLOGÍA MALIGNA DEL SMF

La clasificación de las enfermedades malignas del SMF se basa en el tipo celular y en el lugar.

La clasificación de las enfermedades malignas del SMF se basa en el tipo celular proliferante y en el lugar donde predomina. En general, podemos distinguir dos *grupos de neoplasias:*

1) *Variantes leucémicas.* El órgano diana es la médula ósea. Corresponden fundamentalmente a las leucemias con participación de monocitos o de sus precursores (monoblasto, promonocito).

2) *Variantes no leucémicas.* Se refieren a los tumores malignos localizados de histiocitos y las formas diseminadas clásicamente denominadas histiocitosis malignas (tabla 2).

Mucho más raras son las *formas de presentación atípica:* Tumores localizados derivados del monocito (o sus precursores) o leucemias de histiocitos.

1) *Variantes leucémicas:* Entidades en las que lo más frecuente es la participación de monocitos o sus precursores de la médula ósea. Las leucemias agudas (LA) mieloblásticas con participación de monocitos corresponden a las variantes M4 y M5

Tabla 2. Clasificación de la patología maligna del sistema mononuclear fagocítico

Formas leucémicas		
Célula predominante	Patología	Datos claves en el diagnóstico (criterios FAB)
Monoblasto	L.A. Mieloblástica M5a (L.A. Mieloblástica M5b)	Leucemia aguda = >30% de blastos en MO M5a: >80% de la infiltración medular está constituida por monoblastos (excuyendo serie eritroide) M5b >20% de promonocitos y monocitos (excluyendo serie eritroide) o monocitosis en sangre periférica (>5.000/mm3) M4: Participación mixta precursores monocíticos (>20% <80%) + de la granulopoyesis (>20%) o monocitosis en sangre periférica (>5.000/mm3) LMMC: Mielodisplasia + monocitosis >1.000/mm3 LMMC juvenil: Leucocitosis + trombopenia. Monocitos atípicos y hepatoesplenomegalia
Promonocito Monocito	(L.A. Mieloblástica M5a) L.A. Mieloblástica M5b L.A Mieloblástica M4 L. Mielomonocítica crónica (LMMC) LMMC juvenil (enf. Hardisty)	
Formas no leucémicas		
	Patología	Datos claves en el diagnóstico
Macrófago	Tumores localizados (1) Formas diseminadas (2)	Histopatología, ultraestructura, inmunofenotipo
Cel. Langerhans	Tumores localizados (1) Formas diseminadas (2)	Diagnóstico diferencial
Formas de presentación particular		
Monoblasto-Monocito	Sarcoma granulocítico Leucemia cutis	Histopatología, ultraestructura, inmunofenotipo Diagnóstico diferencial
Macrófago Cel. Langerhans	Leucemia aguda a histiocitos	Citomorfología, ultraestructura, inmunofenotipo
(1) Corresponden a la denominación clásica de reticulosarcoma o linfoma histiocítico (2) Corresponden a la denominación clásica de histiocitosis maligna		

de la clasificación FAB, y serán tratadas más extensamente en el capítulo correspondiente. La Leucemia Mielomonocítica Crónica se aborda en el capítulo de SMD/SMP.

Variantes leucémicas: Entidades en las que lo más frecuente es la participación de monocitos o sus precursores de la médula ósea.

Variantes no leucémicas: Tumores derivados de histiocitos.

Tumores localizados: se conocían con el término de sarcoma de células reticulares o Rappaport.

2) *Variantes no leucémicas:*

Tumores derivados de histiocitos: Neoplasias agresivas muy infrecuentes y difíciles de diagnosticar por su baja frecuencia y sus características anatomopatológicas a veces similares a neoplasias indiferenciadas.

Tumores localizados: Se conocían con el término de sarcoma de células reticulares o linfoma *histiocítico verdadero* (Rappaport) e incluidos dentro de la clasificación de linfomas en el año 1966. Hoy sabemos que este término incluía entidades clasificables hoy dentro de los linfomas B y T, junto a verdaderos tumores derivados de histiocitos cuyas manifestaciones simulan el comportamiento de un verdadero linfoma. Por ello, la última clasificación de linfomas (REAL) ha excluido el término *linfoma histiocítico* de su nomenclatura.

Los tumores verdaderos derivados de células histiocitarias pueden presentarse a cualquier edad, aunque con más frecuencia entre la 3ª y 5ª década de vida. Pueden derivar de los macrófagos (sarcoma macrofágico) en cuyo caso se presentan como tumoraciones comúnmente extranodales, de rápido crecimiento y con frecuente localización intestinal. Histológicamente se observa una proliferación pleomórfica de células grandes con núcleo excéntrico y citoplasma eosinófilo que expresan la lisozima así como el CD68 pero no el CD1a.

De los tumores derivados de las celulas de Langerhans hay menos de 50 casos referidos en la literatura Los órganos diana son por este orden los ganglios linfáticos, piel, hígado, bazo, huesos y con menor frecuencia pulmón, tubo digestivo, amídgalas y sistema nervioso central. El inmunofenotipo de estas células resulta esencial para su diagnostico (CD68+, CD1a+ y S100+). Cuando el aspecto de estas células es más maduro puede plantear el diagnostico diferencial con las histiocitosis de células de Langerhans de malignidad incierta. En estos casos, la aparición en adultos y la presencia de abundantes mitosis y de escaso infiltrado inflamatorio apoyan el diagnóstico de malignidad.

En lo que respecta al tratamiento de los tumores histiocitarios no existe consenso. Los pacientes pueden ser tratados con cirugía y radioterapia local en variantes localizadas. También se han utilizado regímenes quimioterápicos similares a los linfomas agresivos. El pronóstico es malo con tendencia a las recaídas y diseminación.

HISTIOCITOSIS MALIGNA

Robb-Smith y Scott describieron en 1939 una enfermedad de curso rápido y progresivo que denominaron *reticulosis medular histiocítica* caracterizada por fiebre, pérdida ponderal, debilidad, adenopatías generalizadas, hepatoesplenomegalia y en sus formas más evolucionadas ictericia, coagulopatía, púrpura, anemia y leucopenia.

Histiocitosis maligna: enfermedad de curso fatal caracterizada por la proliferación neoplásica e invasiva por histiocitos atípicos.

En 1966 Rappaport introdujo el término de histiocitosis maligna para englobar una enfermedad de curso fatal caracterizada por la proliferación neoplásica e invasiva por histiocitos atípicos de aspecto inmaduro que infiltran hígado, bazo, médula ósea, ganglios linfáticos y con frecuencia piel, tracto respiratorio y otros órganos. Hoy en día se considera que la histiocitosis maligna es una patología excepcional cuya etiología es desconocida, derivada de la diseminación de los tumores histiocíticos malignos, que puede derivar tanto de la célula dendrítica y de Langerhans como del macrófago. Ninguna alteración genética ni molecular ha podido ser relacionada certeramente con la enfermedad por lo que muchos aspectos relacionados con la etiología y patogenia de la misma permanecen sin resolver.

Puede presentarse a cualquier edad y predomina en sexo masculino en proporción 2-3:1. En ocasiones es difícil de distinguir de determinados linfomas agresivos. Afecta con frecuencia el tracto respiratorio (infiltrados pulmonares derrame pleural) anillo de Waldeyer y piel. Otras manifestaciones típicas derivan del síndrome hemofagocítico acompañante, son frecuentes los fenómenos de autoinmunidad (test de antiglobulina directa positivo y otros autoanticuerpos circulantes). También la coagulopatía de consumo con marcadores de hiperfibrinolisis a lo que contribuye la alteración en la función hepática por infiltración. La ictericia aparece casi desde el inicio de la enfermedad debido a la eritrofagocitosis, liberándose pigmentos hemáticos que ocasionan una hiperbilirrubinemia indirecta, alcanzando cifras de bilirrubina superiores a los 20 mgr/dl. Otros parámetros a tener en cuenta son el aumento de la LDH, del ácido úrico y de los reactantes de fase aguda. Un dato fundamental es el aumento de lisozima sérica y urinaria.

El diagnóstico diferencial se nos plantea con las histiocitosis reactivas, leucemia aguda monoblástica t(8;16) con hemofagocitosis y determinados síndromes linfoproliferativos (anaplásico CD30...). En cuanto a estos últimos nos remitimos a la siguiente tabla (tabla 3).

No existe ningún régimen quimioterápico eficaz para las histiocitosis malignas. Habitualmente se utilizan regímenes poliquimioterápicos similares a los linfomas, tales como la combinación de alcaloides de la vinca, ciclofosfamida, antraciclinas, cortiocoides o epipodofilotoxinas, siendo los resultados desalentadores. Existen escasas experiencias de transplante de progenitores hematopoyéticos en casos bien documentados de histiocitosis malignas, que no permiten extraer conclusiones. En todo caso el pronóstico de la enfermedad es muy desfavorable, con medianas de supervivencia inferiores a los 6 meses.

Tabla 3. Diagnóstico diferencial de las histiocitosis malignas con neoplasias linfoides

Patología	Rasgos comunes	Diagnóstico diferencial
Linfoma anaplásico CD30+ (ALCD)	Adenopatías, síntomas B, hepatoesplenomegalia. Células de gran tamaño que infiltran ganglios linfáticos	En ALCD no es frecuente la coagulopatía ni la hemofagocitosis Células que expresan el marcador CD30+, t(2;5) + NPM-ALK+
Linfoma NK nasal	Tracto respiratorio, región nasal, hepatoesplenomegalia, sd. hemofagocítico, coagulopatía	Lesiones angiocéntricas, marcadores T y NK (CD2, CD56) Componente histicocítico maduro
Linfoma hepatoesplénico Tγδ	Hepatoesplenomegalia Sd. hemofagocítico Frecuente coagulopatía	Adenopatías ausentes Reordenamiento clonal del receptor Tγδ Componente histicocítico maduro
Linfohistiocitosis hemofagocítica	Adenopatías Hepatoesplenomegalia Posible afección respiratoria Sd. hemofagocítico Frecuente coagulopatía	Edad de presentación Infiltrado por linfocitos granulares NK policlonales Componente histicocítico maduro
Otros linfomas agresivos	Adenopatías, síntomas B, hepatoesplenomegalia	Histopatología Marcadores linfoides B (CD19, CD20, CD79b) o T (CD2, CD3, CD5, CD7) Reordenamiento clonal del TCR o del gen de las inmunoglobulinas

Formas particulares de presentación

En raras ocasiones las neoplasias derivadas del monocito o de sus precursores se presentan como formas tumorales con médula ósea normal. El sarcoma monocítico corresponde a la afectación tumoral aislada de un determinado organo, y se engloba dentro de los sarcomas granulocíticos (formas de presentación extramedular de la leucemia aguda mieloblástica, especialmente frecuentes en la M2 con t(8;21), M4 y M5).

La leucemia cutis corresponde a una forma de diseminación cutánea propia de leucemias monocíticas en las que la enfermedad medular no es inicialmente detectable. Ambas evolucionan finalmente a formas verdaderamente leucémicas, por lo que el tratamiento es el mismo que las leucemias agudas.

La leucemia cutis corresponde a una forma de diseminación cutánea propia de leucemias monocíticas.

HISTIOCITOSIS DE MALIGNIDAD INCIERTA

También denominadas *histiocitosis proliferativas,* tienen como característica principal la proliferación de histiocitos monoclonales habitualmente asociados a células T y B activadas. Suelen obedecer a reacciones inmunitarias atípicas de etiología desconocida que afectan distintos órganos. Se han observado remisiones espontáneas en su evolución sin necesidad de tratamiento. Estudios recientes han demostrado que el histiocito proliferante presenta alteraciones moleculares que pueden implicar la participación de distintos oncogenes y la disregulación de genes supresores de tumor.

Histiocitosis de malignidad incierta o fistiocitosis proliferativas.

Se clasifican según su origen celular en dos grandes grupos: las que proceden de la célula dendrítica y las que proceden del macrófago tal como se expone en la tabla 4.

Tabla 4. Clasificación de la patología de malignidad incierta del sistema mononuclear fagocítico

Derivadas de células dendríticas		
Origen celular	Patología	Datos claves en el diagnóstico
Célula de Langerhans*	Granuloma eosinófilo Enfermedad de Hand-Schuller-Cristian Enfermedad de Letterer-Siwe	Morfología compatible con células de Langerhans Gránulos de Birbëck. CD1a+
Células dendríticas de la dermis (dendrocitos)	Xantogranuloma juvenil	Lesiones cutáneas características Células de aspecto espumoso Factor XIII+ CD1a-

Derivadas del macrófago		
Célula de predominante	Patología	Datos claves en el diagnóstico
Macrófago	Enfermedad de Rosai-Dorfman	Macrófagos en los senos foliculares Infitrado pleomórfico CD68+, CD1a-, S100+, lisozima +
* Corresponden a la denominación clásica de histiocitosis X		

Histiocitosis proliferativas de células dendríticas

Incluyen las histiocitosis de las células de Langerhans y de las células dendríticas de la dermis.

Histiocitosis de células de Langerhans o histiocitosis X

Su incidencia es de un caso entre 2 millones, su origen es desconocido y el curso clínico variable. Se trata de una proliferación de células de Langerhans atípicas que se ha interpretado como una reacción inmunitaria atípica a un estímulo desconocido. Se han demostrado alteraciones citogenéticas y expresión aberrante de oncoproteínas como la P53, c-myc y H-ras e incluso una evolución final prácticamente indistinguible de una histiocitosis maligna.

El granuloma eosinófilo, la enfermedad de Hand-Schüller-Christian y el síndrome de Letterer-Siwe, se consideran en la actualidad distintos patrones de presentación de la enfermedad en la edad pediátrica, que difieren en su extensión y pronóstico.

El dato definitivo en el diagnóstico (tabla 5) es la demostración de células de Langerhans en la biopsia, células que expresan el antígeno CD1a+ y contienen granulos de Birbëck. La enfermedad se presenta habitualmente en niños y adultos jóvenes y sólo un 10% de los casos se diagnostica después de los 30 años.

Tabla 5. Criterios del *Writing Group Histiocyte Society* (1987) para el diagnóstico de histiocitosis de células de Langerhans[33]

Diagnóstico presuntivo	Biopsia con hallazgos morfológicos compatibles
Diagnóstico probable	Biospia compatible + 2 o más de los siguientes hallazgos: Histoquímica positiva para ATPasa, proteina S100, α-manosidasa o lectina peanut
Diagnóstico definitivo	Gránulos de Birbeck por microscopía electrónica CD1a+

El granuloma eosinófilo es la forma más frecuente (60-80% de las histiocitosis X) y de mejor pronóstico. Predomina en varones (3:1) y la edad más común de presentación es entre los 5-10 años. Afecta con mayor frecuencia a huesos planos, sobre todo cráneo, aunque también lo podemos encontrar en mandíbulas, vértebras, pelvis y huesos largos Existen dos formas clínicas: las monoostóticas o localizadas y las poliostóticas o múltiples que cursan con dolores óseos y frecuentemente con tumefacción dolorosa en las partes blandas adyacentes a la lesión, con conservación del estado general y ocasionalmente con complicaciones derivadas de la compresión de órganos vecinos, como compresión medular cuando la lesión afecta a vértebras. El aspecto radiológico de la lesión es el de una imagen osteolítica de perfil redondeado u oval (*en sacabocados*) o a veces de bordes geográficos o festoneados. El curetaje de la lesión resulta curativo cuando se trata de una forma monoostótica. En las formas poliostóticas la radioterapia sobre la lesión es el tratamiento de elección, que puede lograr un control definitivo sobre la misma. En casos de lesiones múltiples puede adoptarse una actitud expectante sobre aquellas que no muestren indicios de progresión ni causen dolor.

El granuloma eosinófilo afecta con mayor frecuencia a huesos planos.

La enfermedad de Hand-Schüller-Christian cursa con la triada característica de defectos óseos del cráneo, diabetes insípida y exoftalmos. La edad de presentación es de 1-3 años, y se debe a la acumulación de tejido granulomatoso en huesos craneales y de la cavidad orbitaria, La diabetes insípida es la endocrinopatía más frecuentemente asociada a esta forma de presentación, aunque el panhipopituitarismo, hipogonadismo hipogonadotrópico y otras disfunciones hormonales son frecuentes como consecuencia de la afectación de hipófisis o hipotálamo.

La enfermedad de Hand-Schüller-Christian cursa con la triada característica de defectos óseos del cráneo, diabetes insípida y exoftalmos.

La enfermedad de Letterer-Siwe es la forma diseminada, de presentación más precoz y de peor pronóstico. Aparece en niños menores de 1-2 años que debutan con lesiones cutáneas de origen infiltrativo, pápulas que evolucionan a la ulceración, de predominio en cara, abdomen y zonas intertriginosas. Histológicamente las células de Langerhans infiltran la dermis y epidermis. El curso clínico es desfavorable y evoluciona a la afectación progresiva de huesos, hígado, bazo, pulmones, riñones, que configura la forma precozmente diseminada y de peor pronóstico de la enfermedad.

La enfermedad de Letterer-Siwe es la forma diseminada, de presentación más precoz y de peor pronóstico.

Existen formas atípicas de histiocitosis de células de Langerhans en adultos jóvenes y pueden presentarse con manifestaciones clínicas realmente heterogéneas. Las formas pulmonares parecen relacionarse con el hábito tabáquico, cursando con infiltrados pulmonares de evolución crónica acompañados de sintomatología inespecífica (tos, dolor torácico y ocasionalmente hemoptisis). También puede afectar al tubo digestivo, sistema nervioso central y tracto genital.

En pacientes con formas agresivas, los esquemas quimioterápicos intensivos y el transplante de progenitores hematopoyéticos son las principales opciones a considerar. Se han ensayado distintas combinaciones que incluyen alcaloides de la vinca (vincristina, vinblastina), antimetabolitos (metotrexate, mercaptopurina), epipodofilotoxinas (etopósido), agentes alquilantes (ciclofosfamida) y esteroides (prednisona), que obtienen entre un 25-75% de respuestas dependiendo de las características de la enfermedad. Los mismos fármacos pueden ser utilizados en monoterapia de forma paliativa.

El pronóstico de las histiocitosis de células de Langerhans es extraordinariamente variable, siendo factores predictivos la edad de presentación y el número de órganos afectos. En menores de 2 años la expectativa de supervivencia se sitúa en los 40 meses, los mayores de 2 años que presentan signos de disfunción orgánica es de 72 meses y en el resto de 145 meses.

Xantogranuloma juvenil

> El xantogranuloma juvenil es una dermatosis benigna de niños y adolescentes caracterizada por la presencia de nódulos pequeños amarillo o café-rojizos.

Dermatosis benigna de niños y adolescentes caracterizada por la presencia de nódulos pequeños amarillo o café-rojizos de 4 a 20 mm con predominio por la cara, nuca, tronco y en la superficie de las extremidades que aparecen en los primeros años de vida. Puede tener afectación de otros órganos, con o sin manifestaciones en la piel, siendo especialmente característica la afección ocular que puede presentarse uni o bilateralmente.

La enfermedad afecta por igual a ambos sexos y la etiología es desconocida. El diagnóstico se realiza mediante biopsia aunque las lesiones son patognomónicas. En la biopsia se aprecian histiocitos con citoplasma claro y células gigantes multinucleadas espumosas de tipo Touton. Los histiocitos se identifican con una población de células dendríticas dérmicas denominadas dendrocitos, que no expresan el CD1a aunque sí la proteína S100 y característicamente, el factor XIII. Su pronóstico es excelente excepto si afecta al iris, ya que puede llevar a hifema, uveitis y glaucoma secundario, precisando en estos casos tratamiento con corticoides tópicos, sistémicos e incluso radioterapia externa (300-400 cgy) si no se obtiene respuesta.

Enfermedad de Rosai-Dorfman

La enfermedad de Rosai-Dorfman se trata de una enfermedad de etiología desconocida.

Descrita por Rosai y Dorfman en 1969, se trata de una enfermedad de etiología desconocida, aunque para algunos autores ligada al herpesvirus tipo 6. No se han demostrado reordenamientos clonales que sugieran naturaleza neoplásica. Se presenta en la primera o segunda década de vida y tiene predilección por la raza negra. Las formas típicas (60-70%) se caracterizan por una linfadenopatía masiva e indolora de curso crónico que se dispone a modo de conglomerados formados por adenopatías de gran tamaño (5-10 cm). La afectación adenopática tiene predilección por los territorios cervicales y en menor medida axilares, paratraqueales e inguinales, y se acompaña de fiebre y frecuentemente, hepatoesplenomegalia. Existen además un 30-40% de formas atípicas caracterizadas por la afectación extranodal, de las cuales un 15-20% son formas extranodales puras, y podemos encontrar formas cutáneas a modo de lesiones papulares de 3-4 cm únicas o múltiples con apariencia de xantomas así como presentaciones en glándulas salivares, ojos, tracto respiratorio, tubo digestivo, huesos, sistema nervioso central, pulmón, hígado y riñón. El bazo y médula ósea no se afectan. Ambas formas se asocian con distintos fenómenos autoinmunes.

El diagnóstico es anatomopatológico, debiendo diferenciarse de las histiocitosis malignas y de las histiocitosis de células de Langerhans. El dato característico es la presencia de una proliferación de macrófagos de gran tamaño. El macrófago proliferante puede ser fácilmente identificado por su fenotipo de membrana (CD68+, CD1a-, S100+, lisozima +). Es característica la riqueza de expresión de moléculas de adhesión como CD11b, CD11c, CD62L+ y CD103+.

Con respecto al tratamiento, en un 20-30% de los pacientes el proceso se resuelve espontáneamente. En las formas atípicas con sintomatología importante o disfunción orgánica, la radioterapia, corticoides, ciclofosfamida y alcaloides de la vinca pueden inducir remisiones parciales.

Al igual que otras histiocitosis proliferativas, la enfermedad de Rosai Dorfman tiene un curso clínico incierto. En las formas diseminadas, el curso clínico más habitual es insidioso alternando periodos de exacerbación y de remisión.

HISTIOCITOSIS REACTIVAS Y SÍNDROMES HEMOFAGOCÍTICOS

Se trata de proliferaciones de histiocitos normales reactivas a estímulos de distinta naturaleza y su manifestación clínica más relevante es el síndrome hemofagocítico (SHF).

Etiología

La etiología de los SHF puede ser notablemente variada (tabla 6). Destacar que entre las causas de SHF se incluyen algunas anomalías hereditarias que favorecen el desarrollo de un cuadro complejo denominado *histiocitosis hemofagocítica familiar.*

Tabla 6. Etiología de los síndromes hemofagocíticos

Infecciones	Virales	HIV, herpesvirus (VHS, VVZ, CMV, VEB, Herpesvirus tipo 6 y 8), rubéola, parvovirus, virus hepatotropos y otros
	Bacterianas	Micobacterias, brucella, listeria, serratia, legionella, salmonella, stap. aureus, enterobacterias y otros
	Parasitarias	
Neoplasias	Linfoides: Linfoma B difuso de célula grande, linfomas T periféricos, linfoma T $\gamma\delta$ y en el linfoma NK	
	No linfoides: carcinomas (pulmón, tubo digestivo, vejiga), tumores de células germinales	
Conectivopatías	Artritis reumatoide, lupus eritematoso sistémico (brote lúpico agudo) otras	
Miscelánea	Fármacos (hidantoínas), vacunas, E. Kawasaki, sarcoidosis, sd. Chediak-Higashi, hereditarios	

Los síndromes hemofagocíticos se manifiestan por un cuadro de fiebre, hepatoesplenomegalia y adenopatías que reflejan la hiperplasia de órganos ricos en células del SMF y la secreción de citoquinas proinflamatorias por macrófagos activados. Son constantes la pancitopenia y el incremento de reactantes de fase aguda. La ictericia es frecuente así como los indicadores serológicos de autoinmunidad.

El diagnóstico se realiza mediante el estudio histológico de los órganos afectos, siendo el aspirado de médula ósea de especial interés por su sencillez y rendimiento diagnóstico. La médula ósea suele ser hipercelular siendo característica la presencia de histiocitos de hábito maduro y sin atipias, pero que presentan abundante material de fagocitosis en su citoplasma en una imagen citomorfológica muy característica.

El tratamiento del síndrome hemofagocítico es el tratamiento de la enfermedad de base además de medidas de soporte como son las transfusiones. Frecuentemente se requieren medidas de soporte hematológico con transfusiones. El uso de corticoides, inmunoglobulinas, plasmaféresis e incluso alcaloides de la vinca se justifica por su capacidad de disminuir la activación macrofágica y puede mejorar el control sintomático hasta que la causa de base se resuelva.

Linfohistiocitosis hemofagocítica

Enfermedad que afecta a la primera infancia (2 meses-7 años; 2/3 de los niños se diagnostican en los primeros 3 meses de vida) considerada una respuesta inmunitaria atípica de curso clínico fatal. Desde el punto de vista anatomopatológico el cuadro se caracteriza por la infiltración de múltiples órganos por células de hábito linfoide atípico predominando linfocitos activados, incluyendo linfocitos granulares de fenotipo T y NK policlonales, junto a histiocitos maduros con intensa actividad hemofagocítica.

La linfohistiocitosis hemofagocítica es una enfermedad de la primera infancia considerada de una respuesta inmunitaria atípica de curso clínico fatal.

Clínicamente comparte las características comunes a los síndromes hemofagocíticos, siendo constantes la fiebre, hepatoesplenomegalia y pancitopenia, destacando una importante coagulopatía. Además son característicos los trastornos neurológicos secundarios a la infiltración, que cursan habitualmente como una meningoencefalitis. No lesiona hueso y no se observa reacción eosinófilia, lo que ayudan a distinguirla de la enfermedad de Letterer-Siwe.

La etiología y la patogenia de la enfermedad no están del todo aclaradas, pero en una parte significativa de pacientes existe un patrón de herencia autosómico recesivo que se relaciona con la mutación en el gen de las perforinas PRF1 que origina un déficit de perforina. El transplante medular alogénico ya sea de médula de donante o de progenitores de cordón es el único tratamiento potencialmente curativo.

Histiocitosis acumulativas

Las histiocitosis acumulativas o tesaurismosis son un grupo de enfermedades hereditarias poco frecuentes debidas a un déficit de enzimas lisosomiales (hidrolasas-fosfatasas ácidas)

Las histiocitosis acumulativas o tesaurismosis son un grupo de enfermedades hereditarias.

que ocasiona la acumulación de distintos sustratos metabolicos como el glucógeno, glucosaminglucanos o esfingolípidos entre otros, en células del sistema mononuclear fagocítico.

Su herencia es autosómica recesiva salvo para la enfermedad de Hunter y la enfermedad de Fabry, que están ligadas al cromosoma X. Representan en conjunto el 1% de los trastornos mendelianos descritos y el 10% de las enfermedades genéticas con el defecto primario establecido. Su distribución es pan-étnica salvo para la enfermedad de Gaucher y Tay–Sachs que presentan una mayor prevalencia en judíos askenazis.

La acumulación de sustratos se inicia en el periodo intrauterino y los primeros síntomas suelen presentarse durante los primeros años de vida, aunque algunas se presenten en edad juvenil y adulta. Tienen carácter progresivo y degenerativo con cuadros neurodegenerativos graves e infiltración de distintos órganos.

El diagnóstico de este tipo de enfermedades no resulta sencillo a pesar de que no es difícil identificar los histiocitos tesaurismóticos en el aspirado de médula ósea o mediante estudio histopatológico del órgano afecto. Estos histiocitos adquieren un aspecto típicamente espumoso, como consecuencia de la acumulación de vacuolas con abundante material de depósito. Más difícil es identificar el sustrato e identificar la enzima deficitaria para establecer el diagnóstico específico.

Hay descritas más de 50 enfermedades que se agrupan convencionalmente bajo los nombres de los sustratos no degradados (glucogenosis, esfingolipidosis, mucopolisacaridosis, mucolipidosis y otras) de las que profundizaremos solamente en las de mayor relevancia clínica.

Enfermedad de Gaucher

Se caracteriza por el depósito intracelular de glucocerebrósidos como consecuencia de la deficiencia autosómica recesiva de glucosilceraminidasa codificada en la región q21 del cromosoma 1. Afecta a individuos de todas las razas aunque es más frecuente en la población judía de origen ashkenazi.

> La enfermedad de Gaucher se caracteriza por el depósito intracelular de glucocerebrósidos.

Los histiocitos tesaurismóticos infiltran hígado, bazo, médula ósea y con cierta frecuencia piel, timo y otros órganos, adquiriendo el aspecto típico de células de Gaucher. Se trata de histiocitos de 20-80μ cuyo aspecto citoplasmático recuerda al pergamino y con uno o varios núcleos excéntricos de cromatina picnótica. Destaca su intensa actividad fosfatasa ácida parcialmente tartrato resistente.

Se distinguen tres *subtipos de enfermedad:*

Las *formas adultas (tipo I)* suponen el 99% de los casos, y se diagnostican frecuentemente al estudiar una esplenomegalia de larga evolución y en ocasiones gigante en la edad adulta. Coexisten hepatomegalia e indicios de afectación ósea con dolores óseos recurrentes o alteraciones radiológicas como la típica deformidad en frasco de Erlenmeyer (ensanchamiento en forma de campana de la región distal del fémur).

Son frecuentes las citopenias, el aumento de las transaminasas, de la fosfatasa ácida sérica y de la enzima convertidora de la angiotensina (ECA).

Las *formas infantiles (tipos II y III)* están marcadas por los trastornos neurológicos graves y la severidad de la afectación ósea y pulmonar. En el tipo II las manifestaciones aparecen en el primer año de vida, y fundamentalmente son apraxia oculomotora, hipertonía, estrabismo y retroflexión de la cabeza. Es la forma de peor pronóstico produciéndose la muerte en los dos primeros años de vida. En el tipo III las manifestaciones son algo más tardías, cursando con trastornos neurológicos, afectación ósea y respiratoria que se desarrollan en los primeros años de vida.

El diagnóstico de la enfermedad de Gaucher se basa en la sospecha clínica y en el hallazgo de las células características de la enfermedad en los órganos del SMF. Es de gran valor la determinación de la actividad de la betaglucosidasa en extractos de granulocitos incluso para el diagnóstico de personas heterocigotas para la enfermedad (estudio de portadores). En la actualidad es factible realizar el diagnóstico prenatal y el consejo genético mediante amniocentesis o estudio de vellosidades coriónicas, si bien hay que tener en cuenta que la posibles mutaciones del gen de la enzima son diversas.

En cuanto al tratamiento, los pacientes con enfermedad de Gaucher y manifestaciones clínicas relevantes son subsidiarios de la administración intravenosa de la enzima deficitaria, sin embargo el único tratamiento curativo es el trasplante alogénico de progenitores de médula ósea o de cordón umbilical.

Enfermedad de Niemann-Pick

Es una lipoidosis en la que el depósito intracelular está constituido por esfingomielina, debido al déficit de esfingomielinasa que se transmite con patrón autosómico recesivo. Se caracteriza por la presencia de histiocitos espumosos (denominados células de Niemann-Pick) con inclusiones de material ceroide

La enfermedad de Niemann-Pick es una lipoidosis en la que el depósito intracelular está constituido por esfingomielina.

(lipofuscina) que en ocasiones adquieren un color azul verdoso y que se acumulan en los órganos ricos en células del sistema mononuclear fagocítico, con especial predilección por la afección neurológica con grave retraso mental, manchas *rojo cereza* en el fondo de ojo (similares a la enfermedad de Tay-Sachs) adenopatías, hepatoesplenomegalia, exantema cutáneo, infiltrados pulmonares y lesiones óseas. El curso clínico es variable existiendo varias formas (denominadas A, B, C y D) con distinto curso evolutivo y severidad. El transplante de progenitores hematopoyéticos es la única opción potencialmente curativa, aunque, al igual que en la enfermedad de Gaucher, se están desarrollando líneas de terapia génica.

Otras tesaurismosis

El síndrome del histiocito azul marino está considerado por muchos una variedad de la enfermedad de Niemann–Pick al tratarse de un déficit parcial de esfingomielinasa. Se caracteriza por la presencia de histiocitos cuyos gránulos citoplasmáticos toman una coloración azul verdosa con la tinción de May Grunwald-Giemsa, que pueden descubrirse a cualquier edad, aunque es más frecuente antes de los 20 años. Su clínica es similar al de resto de las tesaurismosis pero con un curso más benigno.

El síndrome del histiocito azul marino está considerado por muchos una variedad de la enfermedad de Niemann–Pick.

La enfermedad de Wolman consiste en una acumulación de triglicéridos y colesterol por déficit enzimático de esterasas ácidas. Clínicamente es similar a la enfermedad de Niemann-Pick.

La enfermedad de Tangier se debe a una deficiencia de alfalipoproteínas, por lo que se acumulan ésteres de colesterol. Además de la hepatoesplenomegalia es muy característica la coloración anaranjada en el anillo de Waldeyer, visible con la simple inspección.

BIBLIOGRAFÍA

CATOVSKY D, GARCÍA-TALAVERA J. *Malignant diseases of the mononuclear phagocytic system, Sangre.* 1982;27:819-30.

ESPINÓS PÉREZ D, GARCÍA-TALAVERA J, ÁLVAREZ-SALA WALTHER JL. *Sistema mononuclear fagocítico. Concepto, fisiología y patología.* Medicine hematología. 2010; Vol III: 692-714.

ZITVOGEL L, REGNAULT A, LOZIER A, ET AL. *Erradication of estabilished tumours using a novel cell-free vacine. Dendritic cell dervived exoxomes.* Nature medicine 1998;4:594-600.

PILERI A.A, GROGAN T.M, HARRIS N L. *Tumours of histiocytes and accesory dendritic cells: an immunohistochemical approach to classification from the international lymphoma study group based on 61 cases.* Histopatology 2002;41:1-29.

FELIU E. *Sistema mononuclear fagocítico. Patología del sistema mononuclear fagocítico. Histiocitosis de células de Langerhans. Síndromes histiocíticos malignos. Histiocitosis acumulativas.* En: Sans Sabrafens. 2010.

HARRINGTON D, MASIH A, PURTILO D. *Atypical immune proliferations. En Hoffman R, Benz E, Shattil S et al. Hematology. Basic principles and practice.* Ed. Churchill Livingstone. Second edition. New York, 1995;1387-1398.

HUI CH, SUTTLE J. *Erythrophagocytosis associated with AML-M5 and t(8;16).* Br J Haematol. 2001;113:845.

LIPTON J. HISTIOCYTIC SYNDROMES. En *En Hoffman R, Benz E, Shattil S et al. Hematology. Basic principles and practice.* Ed. Churchill Livingstone. Second edition. New York, 1995;839-851.

MURAKAMI I, GOGUSEV J, FOURNET JC, ET AL. *Detection of molecular cytogenetic aberrations in langerhans cell histiocytosis of bone.* Hum Pathol 2002;33:555-60.

TRAVIS WD, BOROK Z, ROUM JH, ET AL. *Pulmonary Langerhans cell granulomatosis (histiocytosis X). A clinicopathologic study of 48 cases.* Am J Surg Pathol 1993;17:971-86.

KRAUS MD, HALEY JC, RUIZ R, ET AL. *Juvenile xanthogranuloma: an immunophenotypic study with a reappraisal of histogenesis.* Am J Dermatopathol 2001;23:104-11.

HOROWITZ C, BENEKE J. *Human herpesvirus 6 revisited.* Am J Clin Pathol 99:583, 1993.

UNIYAL SK, BEENA KR, RAMESH V, ET AL. *Cutaneous Rosai-Dorfman disease preceding inguinal lymphadenopathy.*

Int J Dermatol 2002 Jul;41(7):404-6

PLESS M, CHANG BM. *Rosai-Dorfman disease. Extranodal sinus histiocytosis in three co-existing sites.* A case report.J Neurooncol. 2003;61:137-41. Hum Pathol 2000;31:380-381.

ARICÓ M, DANESINO C, PENDE D. *Phatogenesis of haemophagocytic lymphohistiocytosis.* Br J Haematol 2001;114:761-769.

ARICO M, ALLEN M, BRUSA S, ET AL. *Haemophagocytic lymphohistiocytosis: proposal of a diagnostic algorithm based on perforin expression.* Br J Haematol 2002;119:180-8.

FABREGA S, LEHN P. *Gene therapy of Gaucher's and Fabry's diseases: current status and prospects.* J Soc Biol 2002;196:175-81.

KOLODNY EH. *Niemann-Pick disease.* Curr Opin Hematol 2000;7:48-52.

HSU YS, HWU WL, HUANG SF ET AL. *Niemann-Pick disease type C (a cellular cholesterol lipidosis) treated by bone marrow transplantation.* Bone Marrow Transplant 1999;24:103-7.

CANDONI A, GRIMAZ S, DORETTO P ET AL. *Sea-blue histiocytosis secondary to Niemann-Pick disease type B:a case report.* Ann Hematol 2001; 80: 620-2.

Tema 28. Trombocitopenias. Trombopatías congénitas y adquiridas

Rosario Pérez Moyano, Jesús A. García Bautista y Mª Angustias Molina Arrebola

TROMBOCITOPENIAS

Las trombocitopenias o trombopenias se definen como recuentos de plaquetas inferiores a 150.000/l. En condiciones fisiológicas, la producción diaria de plaquetas compensa las pérdidas por consumo y por destrucción de los elementos maduros en el sistema mononuclear fagocítico (SMF) quedando un tercio retenidas en el bazo. Mediante los autoanalizadotes hematológicos podemos obtener los siguientes parámetros plaquetarios de normalidad: nº de plaquetas: 150-380x109/L, VPM (volumen plaquetario medio), 6.5-10.5 fl, PCT (plaquetocrito), 0.100-0.450% y PDW (variabilidad del tamaño plaquetar): 15-19.

Las trombocitopenias son recuentos de plaquetas inferiores a 150.000/l.

La etiología más frecuente de la trombocitopenia es la destrucción plaquetaria acelerada, la cual, estimula la trombocitopoyesis, incrementa la cantidad, tamaño y tasa de maduración de los megacariocitos precursores. Cuando la velocidad de destrucción supera el aumento compensador de la producción, se comprueba la trombocitopenia. También existe una destrucción compensada sin trombopenia en los pacientes portadores de prótesis valvulares cardiacas o tras esplenectomía.

La etiología más frecuente de la trombocitopenia es la destrucción plaquetaria acelerada

Las causas más frecuentes de disminución en la producción plaquetaria afectan a los compartimentos de las células madre o a los megacariocitos, por lesión directa o por proliferación desorganizada en un compartimento precursor normal.

Las trombopenias son la causa más frecuente de sangrado, especialmente el provocado por intervenciones o traumatismo.

Las trombopenias son la causa más frecuente de sangrado, especialmente el provocado por intervenciones o traumatismo. Son también características la púrpura petequial y/o equimótica, las epistaxis, las gingivorragias y las metrorragias. Es típico de las trombopenias por afectación medular la aparición de sangrado a nivel neurológico, siendo poco frecuentes el sangrado digestivo y urinario.

Las trombopenias de *hallazgo casual* presentan generalmente cifras de plaquetas estables y superiores a 50x109/L, sin clínica hemorrágica. Se plantea la posibilidad de un estado trombocitolítico parcialmente compensado pero agravado por factores adicionales, tales como déficits nutricionales, tóxicos e infecciones víricas o bacterianas.

Las trombopenias de *hallazgo casual* presentan generalmente cifras de plaquetas estables y superiores a 50x109/L, sin clínica hemorrágica.

Clasificación fisopatológica

En cuanto al mecanismo patogénico las trombocitopenias se dividen en centrales (trombocitopoyesis alterada) y periféricas (por aumento de las pérdidas o secuestro):

1. Central: con presencia o no de megacariocitos en médula ósea y vida plaquetaria normal.

1.a. *Amegacariocítica:*

- Depresión medular por tóxicos profesionales, medicamentos, sustancias radiactivas, infecciones (especialmente rubéola congénita).
- Invasión medular por leucemia, cáncer metastásico.
- Insuficiencia medular: aplasia, hipoplasia, mielofibrosis, síndrome de Fanconi, trombocitopenia idiopática, trombocitopenia cíclica, trombocitopenia hereditaria, trombocitopenia amegacariocítica con malformaciones congénitas.

1.b. *Megacariocítica:*

- Anemia perniciosa
- Síndrome de Wiskott-Aldrich
- Síndrome de Bernard-Soulier
- Síndrome de Gray
- Macrotrombocitopenia estructural
- Alcohol
- Déficit de trombopoyetina
- Anomalía de May-Hegglin
- Síndrome de Alport
- Síndrome de Flechtner

2. Periférica: con número aumentado o normal de megacariocitos en la médula ósea y vida plaquetaria acortada.

2.a. *Inmunológicas:* aumento de inmunoglobulinas (IgG o IgM) sobre la superficie de las plaquetas.

2.a.1 *Inmunológicas agudas*

- Enfermedades víricas (muy frecuentes en niños)
- Fármacos: Sales de oro, quinidina, heparina
- Neonatales
- Isosensibilización transfusional

2.a.2. *Inmunológicas crónicas*

- Lupus eritematoso sistémico (LES)
- Síndromes linfoproliferativos
- Infección por el HIV
- Cirrosis hepática
- Hipertiroidismo
- Sarcoidosis
- Trasplante de médula ósea (enfermedad de injerto contra el huésped)
- Hemoglobinuria paroxística nocturna
- Síndrome de Evans
- Idiopática (enfermedad de Werlhof)

2. b. *Hiperconsumo:*

- Sepsis
- Hiperesplenismo
- Microangiopatías trombóticas
- Hemangiomas cavernosos
- Síndrome HELLP
- Coagulación intravascular diseminada
- Hemorragia intensa
- Circulación extracorpórea
- Hemodiálisis

2. c. *Distribución incorrecta:*

- Hiperesplenismo
- Atrapamiento en hígado u otros órganos
- Atrapamiento cavernomatoso
- Hipotermia

Diagnóstico biológico

Tras la comprobación de una trombopenia real, el diagnóstico debe estar basado en los siguientes *parámetros:*

1. Fragilidad capilar aumentada en trombopenias intensas.
2. Tiempo de hemorragia prolongado (normal <9.5 min) es poco específico.
3. Retracción deficiente del coágulo con <10x109/L plaquetas (normal< 60 min).

4. Vida media plaquetaria marcada con 111In acortada en las de origen periférico.
5. Presencia de anticuerpos antiplaquetarios en las de causa inmunológica.
6. Frotis de sangre periférica: tras el diagnóstico por contador electrónico de partículas, una trombopenia siempre debe confirmarse por observación microscópica de la extensión de sangre (método Fonio de recuento manual) descartando satelitismo plaquetario, agregados plaquetarios y plaquetas gigantes, confirmando además la normalidad en las otras series hematológicas.
7. Estudio de médula ósea mediante punción-aspirado, valorando presencia o no de megacariocitos así como rasgos displásicos en las 3 series u otras hemopatías.
8. Estudio familiar si procede.
9. Estudio de anticuerpos antinucleares, antifosfolípidos, serologías virales, estudio de adenopatías, ecografía abdominal, etc. para descartar patología sistémica.

Terapéutica sintomática

Son *medidas* aplicables en caso de cualquier sangrado de origen trombopénico, como efecto hemostático:

1. *Glucocorticoides:* efecto directo sobre endotelio vascular, a dosis de 0.25 mg/k/día, o alternos de prednisona.
2. *Antifibrinolíticos sintéticos:* ácido epsilon-aminocaproico (100 mg/k/día, cada 4h) y ácido tranexámico (10 mg/k/día). Corrigen la hiperfibrinolisis local, están contraindicados en caso de coaulopatía de consumo.
3. *Transfusión de plaquetas:* recurso de urgencia para prevenir o yugular hemorragias en caso de trombopenias de alto riesgo.

TROMBOCITOPENIAS INMUNOLÓGICAS AGUDAS

Los isoanticuerpos antiplaquetarios poseen relevancia clínica.

Los isoanticuerpos antiplaquetarios van a ser siempre de origen adquirido y poseen relevancia clínica en las siguientes *circunstancias:*

1. *Seudotrombopenia inmune:*

Los agregados plaquetarios, visualizados en el frotis de sangre periférica y causa de falsos recuentos mecanizados, se deben a la presencia de anticuerpos antiplaquetarios o criptoanticuerpos, manifestados sólo in vitro, contra antígenos plaquetarios no expresados in vivo, o criptoantígenos, por cambios en la conformación de la membrana plaquetaria por activación, descenso de temperatura (aglutininas frías) o contacto con algunas sustancias (EDTA, quelante del calcio, PFA, heparina). Se precisa hacer recuento al microscopio y nuevo recuento de plaquetas en muestra anticoagulada con citrato. Puede existir coincidencia familiar y expresar una base autoinmune, aunque no tiene por sí mismo trascendencia clínica.

2. *Trombocitopenia cíclica periférica:*

Se caracteriza por fluctuaciones extremas de los valores plaquetarios sincrónicamente con la menstruación en ciclos de 20 a 40 días y con manifestaciones hemorrágicas en los periodos de trombocitopenia. Más raramente se observan en varones o mujeres sin relación con ciclo menstrual. Se trata de una destrucción plaquetaria inmune periférica, cíclica, mediada por anticuerpos antiplaqueta. Una teoría se basa en la fluctuación de la actividad del receptor FcRII de los macrófagos influida por los cambios hormonales del ciclo menstrual. No existe un tratamiento específico efectivo aunque sí se ha observado que las gammaglobulinas en dosis altas puede retrasar la aparición de la fase trombopénica.

3. *Trombocitopenia isoinmune congénita del recién nacido:*

Es la causa más común de trombopenia en el neonato con una frecuencia de 1/800-1000 recién nacidos. Se trata de la transferencia transplacentaria de isoanticuerpos maternos, resultantes de la inmunización activa previa durante el primer embarazo, dirigidos frente a un antígeno plaquetario específico fetal heredado del padre. El antígeno más común es el PLA1, el cual está presente en el 97-98% de la población normal. La clínica hemorrágica en forma de púrpura habitualmente, aunque puede ser de mayor gravedad, se suele iniciar a las 24-72 h del nacimiento y, al cabo de 1 a 2 semanas la cifra suele descender al mínimo y no se prolonga más de 2 a 4 semanas. A tener en cuenta que casi el 50% inician la clínica durante el periodo intraútero, en torno a las 30-35 semanas de edad gestacional. La hemorragia intracraneana se observa en un 10% de los casos y la mortalidad global es del 13%. El diagnóstico se realiza por la presencia en suero materno de anticuerpos que reaccionan contra las plaquetas fetales. El tratamiento se realiza ante la sospecha clínica, sobre todo en casos graves, mediante transfusión de plaquetas lavadas, inmunoglobulinas IV, corticoides y/o exanguínotransfusón.

> La trombocitopenia isoinmune es la causa de trombopenia en el neo-

4. *Trombocitopenia isoinmune postransfusional:*

Es muy infrecuente y ocurre a los 5-8 días de una transfusión de cualquier componente sanguíneo. Es debida al fenómeno de *seudoespecificidad* por la formación de isoanticuerpos antiplaquetarios que actúan como autoanticuerpos cuando el plasma del donante contiene el antígeno PLA1 soluble. La mayoría de los casos ocurre en enfermos cuyas plaquetas carecen del antígeno PLA1 y están preinmunizados. Afecta con preferencia a las mujeres, sobre todo si hay antecedentes de fetos con antígeno PLA1 heredado del padre. La administración de plaquetas es ineficaz y sólo pueden ser transfundidas plaquetas PLA1 negativas. El tratamiento consiste en Igs IV y, en casos graves, la exanguinotransfusión puede ser útil. Tras la recuperación, no suele repetirse a pesar de persistir el aloanticuerpo.

5. *Refractariedad inmune a la transfusión de plaquetas:*

Destrucción de las plaquetas transfundidas por aloanticuerpos contra los antígenos HLA de clase I (anti-HPA-1b y anti HPA-5b9) derivados de la administración de hemoderivados que contienen plaquetas, por sensibilización.

6. *Trombocitopenia aloinmune pasiva:*

Trombocitopenia brusca pocas horas después de la transfusión de un producto sanguíneo, por acción de anticuerpos plaquetarios específicos presentes en el producto transfundido (HPA-1a y 5b).

7. *Trombocitopenia inducida por fármacos (TIF):*

Se trata de una reacción idiosincrásica que tiene lugar en un pequeño porcentaje de pacientes expuestos a una determinada droga. Por ejemplo, con quinidina aparece en 1/100.000, y para las sales de oro en 1/100 pacientes expuestos.

La trombopenia puede ser aguda o más insidiosa si es de causa autoinmune.

La trombopenia puede ser aguda o más insidiosa si es de causa autoinmune, también dependiendo de la previa sensibilización. En este caso, puede aparecer de forma inmediata si existe sensibilización (respuesta inmune secundaria) o a los 5-7 días si es un primer contacto (respuesta inmune primaria). Puede acompañarse de leucopenia (quinidina, cimetidina, penicilina) o de anemia hemolítica inmune (paracetamol, penicilina). El diagnóstico se base en la historia clínica, exclusión de otras causas y confirmación de la causa (evidencia in vitro de anticuerpos antiplaquetarios).

La clínica, desde púrpura leve a hemorragia grave, desaparece de 1 a 3 días tras la supresión del fármaco, según su metabolismo, y normalización de la cifra de plaquetas. En caso de mecanismo inmune puede ser más lenta. Debe sustituirse toda la medicación por otra de composición química diferente. En caso de mecanismo inmune y clínica grave, pueden indicarse corticoides y/o inmunoglobulinas IV. Tener en cuenta la transfusión de plaquetas, en casos graves, no siendo efectivas en 2-3 días por disociación lenta del complejo fármaco-anticuerpo.

Mecanismos:

a) *Mecanismo central:* clorotiazidas, estrógenos, etanol y tolbutamida.

b) *Daño plaquetario directo:* ristocetina, sulfato de protamina, bleomicina.

c) *Mecanismo inmune:* destacan quinina, quinidina, heparina y sales de oro. Otros: ácido acetilsalicílico, clorotiazida, diazepan, interferón, ácido valproico, danazol, metamizol, actinomicina, difenilhidantoína, alfametildopa, digitoxina, amrinona, fenoprofeno, ranitidina, arsenicales, furosemida, rifampicina, bleomicina, heparina, cimetidina, hidroclorotiazida, sulfamidas, cloroquina, indometacina, sulindaco, meticilina, penicilina.

En este grupo se aceptan 3 posibles *mecanismos patogénicos:*

- *Inmunocomplejos:* interacción específica entre los antígenos de la membrana plaquetaria y los anticuerpos inducidos por el fármaco sus metabolitos.

- *Mecanismo de adsorción:* el fármaco es capaz de desencadenar una respuesta inmune, uniéndose los anticuerpos al fármaco libre en plasma así como al derivado unido a la membrana celular.

- *Mecanismo autoinmune:* el fármaco produciría cambios en la membrana celular favoreciendo la aparición de neoantígenos inmunizantes. Similar al generado en las citopenias autoimunes.

- *Mecanismo patogénico unificado:* un mismo fármaco puede desencadenar la trombopenia a través de más de un mecanismo, generando anticuerpos dependientes o no del fármaco.

d) *Mecanismo desconocido:* codeína, heroína,…

La TIH es un desorden protrombótico adquirido y transitorio inducido por el uso de dicho anticoagulante.

La ***trombocitopenia secundaria a heparina (TIH)*** es un desorden protrombótico adquirido y transitorio inducido por el uso de dicho anticoagulante, con una mortalidad del 2-3%. Puede *clasificarse en:*

- *Tipo I:* actualmente no se incluye en la definición de TIH. Se trata de una reducción leve en la cifra de plaquetas, no inmune, de aparición precoz y asintomática, recuperándose espontáneamente sin suspender la heparina.

- *Tipo II:* de mecanismo inmune, supone un descenso en el recuento de plaquetas mayor al 50% de las cifras previas (aunque la cifra sea mayor de 150 x 10^9) de inicio precoz, 5-10 días de iniciado el tratamiento o antes si el contacto previo con heparina fue en los últimos 100 días. En un 3-5% puede existir una trombopenia diferida entre 9 y 40 posteriores a la suspensión de la heparina.

Se caracteriza por la formación de autoanticuerpos del tipo IgG dirigidos contra complejos constituidos por la citoquina conocida como factor 4 plaquetario (F4P) y heparina. Difiere de la inducida por otros fármacos en el hecho de que se acompaña con frecuencia de trombosis, venosas o arteriales en el 50% de los casos, lo que se atribuye a un fenómeno de activación y agregación plaquetaria dependiente de la heparina que se encuentra unida a la fracción IgG y al F4P, sobre la superficie plaquetar. A esto se une la producción de factor tisular por monocitos y generación de trombina. Es posible la presencia brusca (a los 5-30 min de la HNF y a las 2 h de la HBPM) de una reacción inflamatoria sistémica aguda con fiebre, escalofríos, taquicardia, cefalea, amnesia y parada cardiorrespiratoria.

La clínica trombótica más frecuente es la TVP de miembros inferiores y embolismo pulmonar.

La clínica trombótica más frecuente es la TVP de miembros inferiores y embolismo pulmonar. La trombosis arterial, menos frecuente, se manifiesta como ACV, IAM o isquemia de miembros inferiores que requieren amputación. Otros fenómenos son necrosis cutáneas y necrosis hemorrágica adrenal.

Las hemorragias son poco frecuentes, en la mayoría mucocutáneas y gastrointestinales. Es más frecuente con heparina no fraccionada (3-5%) que en las de bajo peso molecular (0.5-1%).

Se recomienda valorar *cifras plaquetarias* en: 1) todos los pacientes previo a inicio de heparina, 2) a las 24 h de aquellos expuestos a heparina en los 100 días anteriores, 3) cada 48 h en caso de uso de HNF entre los 4 y 14 días, 4) cada 48h en pacientes quirúrgicos y médicos con HBPM entre los 4 y 14 días. No es preciso en gestantes.

El diagnóstico de la TIH es clínico y de laboratorio, basado éste en pruebas funcionales (activación plaquetaria en presencia de heparina a concentraciones terapéuticas) e inmunológicas (más sensibles y menos específicas). En estas últimas se incluye la detección de anticuerpos IgG contra PF4-heparina por ELISA (sensibilidad 91-97% y especificidad 50%) y el inmunoensayo sobre gel.

El tratamiento de la TIH se iniciará sólo ante la sospecha y consiste en suspender todo tipo de heparina, pero con ello no se previenen las trombosis pues el 60% de los episodios trombóticos tiene lugar en las primeras 24 h tras su retirada. Existe contraindicación relativa a la transfusión de plaquetas. La introducción de dicumarínicos si se precisan debe retrasarse hasta que remonte la cifra de plaquetas. En España los anticoagulantes alternativos disponibles en el tratamiento de la TIH son fondaparinux y lepirudina, este último es el último aprobado en nuestro país para esta indicación. La dosis de lepirudina es de 0.1-0.4 mg/Kg en bolo inicial (se evita si existe alto riesgo hemorrágico) seguido de una infusión continua de 0.1-0.15 mg/kg/h con control de TTPA (1.5-2.5 veces el control normal). Es preciso un ajuste de dosis en caso de insuficiencia renal, según las *cifras de creatinina:*

- 1.6-2 mg/dl: reducir la perfusión en el 50%
- 2.1-3 mg/dl: reducir un 70%
- >6 mg/dl: bolos de 0.1 mg/dl a días alternos

Debe tenerse en cuenta la posibilidad de reacción anafiláctica frente a lepirudina.

TROMBOCITOPENIAS INMUNOLÓGICAS CRÓNICAS. PÚRPURA TROMBOCITOPÉNICA IDIOPÁTICA (PTI)

La PTI se define como trombopenia aislada.

También llamada *enfermedad de Werlhof,* se define por exclusión como trombopenia aislada, con o sin diátesis hemorrágica, con número aumentado o normal de megacariocitos en médula ósea, sin otra enfermedad o alteración subyacente, no atribuible a la acción viral o bacteriana, ni de tóxicos químicos o medicamentosos. Se debe a la acción de autoanticuerpos contra glucoproteinas de la superficie plaquetar, que inducen destrucción de éstas en el sistema mononuclear fagocítico (SMF). Pasa a denominarse PTI crónica cuando transcurren 6 meses tras el diagnóstico.

Factores etiológicos y fisiopatología

La hipótesis más extendida es aquélla en la que se plantea la viriasis como desencadenante de autoanticuerpos por: inmunidad cruzada entre proteínas de la membrana plaquetaria y antígenos víricos, producción de anticuerpos anti-idiotipo y modificación de las proteínas de membrana inducida por el propio virus.

Entre los factores predisponentes, el más frecuente es el sexo femenino, sobre todo jóvenes (20-55 años) con posible influencia hormonal; así como relación con antígenos HLA-B8, HLA –B12, HLA-DR2 y HLA-A28.

Mecanismo de producción de autoanticuerpos plaquetarios: la disregulación inmune que conduce a la formación de dichos anticuerpos no se ha esclarecido, parece que asienta en el compartimento de linfocitos T, conduciendo a la formación de clones de linfocitos B autorreactivos y productores de autoanticuerpos. La presencia de inmunocomplejos circulantes está relacionada con PTI asociada a procesos sistémicos, infecciosos o farmacológicos.

Destrucción plaquetaria: las plaquetas recubiertas por autoanticuerpos de tipo IgG a pequeñas concentraciones son fagocitadas por macrófagos activados, en el bazo. Cuando existe IgM fijada o C3, además de IgG o ésta a altas concentraciones, la mayoría se elimina en hígado, incluso en médula ósea. La sobreproducción compensadora de plaquetas es insuficiente, con la tasa de trombopoyetina normal o ligeramente incrementada.

Clasificación

1. Primarias: las más frecuentes.

2. Secundarias: enfermedades linfoproliferativas, por ejemplo, aparece en el 2% de las leucemias linfáticas crónicas, en linfoma de Hodgkin, 15-25% de Lupus, infección por VIH, VHC, inmunodeficiencias, enfermedad inflamatoria intestinal, hepatitis crónica activa, tiroiditis, etc.

Clínica

Dependiendo de la edad:
PTAI infantil
PTAI adulto

En el 30-40% de los casos el diagnóstico es fortuito. El resto presenta clínica muy variable, desde púrpura petequial no palpable y equimótica en miembros inferiores, a sangrado grave por mucosas. Son frecuentes las gingivorragias, epistaxis y metrorragias, y menos la hematuria y hemorragia digestiva. Los recuentos son generalmente por debajo de 10x109/L. Dependiendo de la edad podemos *diferenciar entre:*

- *PTAI infantil:* existe un antecedente de infección vírica (respiratorio, VEB, CMV, rubeola, parvovirus y hepatitis A) 2-3 semanas antes, incluso tras vacunación. Debe descartarse enfermedad congénita así como visceromegalias y/o adenopatías no secundarias a la infección. La curación puede ser espontánea en el 83% de los casos o evolucionar a la cronicidad en el resto, pero con recuperación final. La clínica es leve y el riesgo de hemorragia intracraneal es muy bajo y aparece al inicio o si persiste a los 6-12 meses.

- *PTAI del adulto:* la púrpura en piel y mucosas es más frecuente pero no suele aparecer clínica con más de 50x109/L plaquetas ni debe ser grave con >10x109/L. Tiene una remisión espontánea en el 10% y cronifican un 43%. Debe descartarse:

seudotrombopenia, hiperesplenismo, infección por VIH, mielodisplasias, microangiopatías y origen farmacológico.

Diagnóstico

- Trombopenia <50x10^9.
- Megatrombocitos en frotis de sangre periférica.
- Aumento de volumen plaquetario y amplitud en curva de distribución.
- Anemia si existe sangrado, si no, descartar hemólisis autoinmune (síndrome de Evans).
- Tiempo de hemorragia alargado aunque no proporcional la trombopenia.
- Autoanticuerpos plaquetarios (AAP): El incremento de la tasa de IgG fijada a la plaqueta en estos pacientes es constante pero no específico. Se requiere una elución del supuesto autoanticuerpo y reproducir su capacidad de reacción con plaquetas de otros individuos por técnicas de inmunofluorescencia. Dicha prueba es positiva hasta en el 85% de los casos con clínica hemorrágica, por lo que si dicha clínica no existe, podrían ser valoradas como trombopenia casual. Contribuye a clasificar la etiología inmune de la trombocitopenia en la mayoría de los casos, realizado mediante técnicas adecuadas.
- Análisis de los megacariocitos y cinética plaquetaria mediante estudio de médula ósea, ayudando a descartar otra patología y para los casos con anticuerpos antiplaquetarios negativos. La celularidad es abundante, los megacariocitos pueden estar aumentados o normales, poco granulados, con escasas plaquetas adheridas, con vacuolización e hialinización citoplásmica. La supervivencia plaquetaria está disminuida, con retención en compartimento no circulante, predominantemente bazo, aunque también en hígado, en casos graves. El turnover plaquetario suele estar aumentado. Está indicado el estudio por isótopos radiactivos en casos de AAP negativos y sin causa aparente y para valorar una posible respuesta a esplenectomía.

Debe distinguirse de las falsas trombopenias: por error técnico, anticuerpos anti-EDTA (hacer hemograma en un segundo anticoagulante), macrotrombopenia constitucional, anisocitosis plaquetar en síndromes mielodisplásicos.

> Debe distinguirse de las falsas trombopenias.

Tratamiento

Debe conseguirse una cifra plaquetaria que evite el sangrado, por lo que no debe tratarse con cifras >30-50x10^9/L sin sintomatología hemorrágica y valorando patología acompañante potencialmente sangrante. Dado que la capacidad de sangrado es variable a nivel individual, se establece la cifra <10x10⁹/L plaquetas para iniciar tratamiento con o sin sangrado activo, siendo este valor el que nos indicará la eficacia de la terapéutica. Se indican las siguientes *líneas:*

Primera línea:
Corcitoides
Igs polivalentes IV
Igs anti-D

Primera línea:

- Corticoides: indicados si cifra de plaquetas <20-30x109/L, asociados a antifibrinolíticos, o <50x10⁹/L si existe sangrado por mucosas o factores de riesgo cardiovascular. Mecanismo de acción: inhiben la captación de plaquetas recubiertas de anticuerpos por los macrófagos, inhiben la producción de anticuerpos y actúan a nivel vascular. Efectos secundarios: hiperglucemia, hipertensión, osteoporosis, etc. *Alternativas:*

. Prednisona a dosis de 1 mg/k/día durantes 3-4 semanas, observando respuesta en más del 65% de los pacientes en 2 semanas, pero sólo prolongada a más de 6 meses en el 10-20%. Debe mantenerse la dosis mínima que mantenga la cifra de plaquetas suficientes para evitar el sangrado.

. Metilprednisolona 15-30 mg/k/d IV (hasta 1g/d), 3 días, junto a Inmunoglobulinas y transfusión de plaquetas si existe riesgo vital.

. Dexametasona 40 mg/d oral, 4 días

- Inmunoglobulinas (Igs) polivalentes IV: indicado en las urgencias hemorrágicas, previo a esplenectomía, retraso de la esplenectomía en niños, embarazadas, a dosis de 1 g/k/día, 2 días, en infusión IV lenta, efectiva en el 85% de los pacientes. En niños 0.8/k en dosis única y posterior 2ª dosis si precisara. Provocan una saturación de los receptores Fc de SMF lo que disminuye el secuestro plaquetar esplénico. Efectos adversos: anafilaxia, cefaleas, náuseas e insuficiencia renal.

- Inmunoglobulina anti-D: efectiva sólo en pacientes Rh positivos no esplenectomizados, su mecanismo es el bloqueo de los receptores Fc del SMF por los eritrocitos recubiertos de anti-D, provocándose una hemólisis limitada. Dosis 50-75 μg/k/día, infusión IV de 10-15 min.

Segunda línea:
Esplenectomía

Segunda línea:

- Esplenectomía: El bazo es el principal lugar productor de anticuerpos y donde se destruyen las plaquetas. Está indicada en pacientes que no responden a corticoides o precisan dosis altas para mantener una cifra hemostática de plaquetas. La respuesta suele ser de un 60-70% con posible recaída en los dos primeros años. Se garantiza una hemostasia quirúrgica con cifras >50x109/L, relacionándose la respuesta con la infusión previa de Igs IV. Se aconseja descartar la presencia de bazo accesorio que pudiera ser motivo de fallo postesplenectomía. El principal riesgo es la infección bacteriana posterior, mayor en niños, recomendándose la vacunación 2 semanas antes y cada 15 años contra neumococo, haemophilus B y neisseria meningitidis. No hay acuerdo para el uso de antibioterapia posterior.

Tercera línea:

- Danazol: Con respuestas en el 20-30% de lo casos, esta indicado en edad avanzada y esplenectomizados. Disminuye el número de receptores Fc de los macrófagos esplénicos, a dosis de 400-800mg/día, un mímimo de 6 meses. Puede provocar toxicidad hepática, masculinización y amenorrea.

Tercera línea:
Danazol
Inmunosupresores

- Inmunosupresores:

. Azatriopina: a dosis de 2 mg/kg/día, mínimo de 4 meses, con respuestas del 20-40%, en edades avanzadas y cínica activa. Riesgo de procesos proliferativos hematológicos o mielosupresión.

. Ciclofosfamida: a dosis de 1-2 mg/k/día oral o 1-1,5 g/m 9 IV, en bolo. Puede provocar cistitis hemorrágica, esterilidad, alopecia y neoplasias. Su efecto puede persistir un largo plazo de tiempo.

. Monoclonal anti-CD20: en PTAI refractaria. Ofrece buena tolerancia.

. Alcaloides de la vinca (vincristina y vinblastina): en pacientes refractarios pero no de edad avanzada por posible íleo paralítico u neuropatías.

. Dapsona: respuestas del 50% a dosis de 75-100 mg/día. Descartar déficit de glucosa-6PDH por la posibilidad de generar anemia hemolítica.

Cuarta línea:

Sólo en situaciones de urgencia vital podría estar indicada la transfusión de plaquetas, previa infusión de Ig IV a 1 g/k/día junto ácido aminocaproico (5 g iniciales seguidos de 1 g/5h) y pulsos de metilprednisolona (1 g IV) 3 días.

Cuarta línea:
Ttransfusión de plaquetas

TROMBOPENIA EN EL EMBARAZO

Se consideran cifras bajas de plaquetas durante el embarazo a aquellas menores de 120.000/ml, observándose en el 7-8% del total de gestaciones. Una vez descartada la pseudotrombopenia por causas dilucionales, anticuerpos anti-EDTA, etc, su diagnóstico, tratamiento y control debe ser multidisciplinar entre el ginecólogo y hematólogo.

Las *causas de trombopenia durante el embarazo* pueden ser:

1. *Gestacional* (detectada en el tercer trimestre): 110-150000 plaq/ml. Diag. por exclusión. Se normalizan de 2 a 12s posparto.

2. *Autoinmune idiopática* (P.T.I.) como causa más frecuente en 1º trimestre (1/1000 emb). Descenso progresivo a <100000 plaq, con historia previa en anteriores emb. Ac antiplaq 80%.

3. *Inducida por drogas* (ej : tiazidas, hidralacina, cocaina).

4. *Enfermedades sistémicas:*

a) Específicas de la gestación: Pre-eclampsia, síndrome Hellp, síndrome de hígado graso.

b) No específicas: PTT, síndrome hemolítico urémico, Lupus, síndrome antifosfolípido, CID, infección viral: VIH, VEB, CMV, alteración primaria o 2ª de médula ósea, déficit nutricional (B12, fólico), hiperesplenismo, tiroidopatía, miastenia y/o timoma, enf. de Addison, DMID, vitíligo, síndrome de Evans.

Si existe constancia de PTI en la madre, el riesgo aumenta y puede afectar a un 15-65% de los recién nacidos, no indicando directamente la cifra de plaquetas de la madre el riesgo en el hijo.

PÚRPURA TROMBOCITOPENICA ASOCIADA A LUPUS ERITEMATOSO SISTÉMICO

Ocurre en el 10-15% de los casos y puede constituir durante años la única manifestación de la enfermedad. Una alta incidencia familiar y la frecuencia compartida de los antígenos del sistema HLA DRW2 relacionan ambos procesos.

TROMBOCITOPENIA ASOCIADA A VIH

En estos casos existen inmunocomplejos circulantes elevados y anticuerpos antiplaquetarios, a los que se ha atribuido la aparición de la trombocitopenia, la cual se considera favorecida por el estado alterado de la inmunorregulación con inversión del cociente de linfocitos T CD4/CD8, así como el posible hiperesplenismo. A veces, es la primera manifestación de la enfermedad.

MACROTROMBOPENIAS GENÉTICAS

Se observa la presencia de plaquetas gigantes con escasa

afectación de la función plaquetaria y, a menudo, asociada a alteraciones extrahematológicas.

Macrotrombopenias genéticas:
Macrotrombopenia asociada a MYH-9
Macrotrombopenia familiar mediterránea
Síndrome velocardiofacial

1. Macrotrombopenias asociadas a MYH9

Recientes hallazgos han localizado una alteración molecular en el gen MYH-9, en el locus 22q12-13, que codifica la cadena pesada A de la miosina no muscular (NMMHC-A) asociada a diversas entidades clínicas que cursan con trombopenia y presencia de plaquetas de mayor tamaño al normal (macrotrombopenias). El mecanismo fisiopatológico común estriba en una incapacidad de los megacariocitos para estructurar correctamente su citoesqueleto y mantener una producción eficaz de plaquetas. Debido a que no identifican las plaquetas macrocíticas, el nº de plaquetas está disminuido en los recuentos automáticos, siendo >50x10^9/L las cifras microscópicas, y el VPM sólo se haya ligeramente elevado (11-15 fl). El cuadro más representativo es la anomalía de May-Hegglin, que cursa con inclusiones en el citoplasma de los neutrófilos similares a cuerpos de Döhle. También pertenecen a este grupo el síndrome de Sebastián (macrotrombopenia con inclusiones en neutrófilos) el síndrome de Fechtner (macrotrombopenia, sordera neurosensorial, nefritis y catarata) y su variante el síndrome de Epstein (sin catarata). La clínica hemorrágica, variable dentro de la misma familia, suele ser leve, estar ausente o presentarse tras intervenciones quirúrgicas y habitualmente no necesitan tratamiento en este sentido.

2. Macrotrombopenia familiar mediterránea

Se trata de una trombopenia hereditaria generalmente leve, es transmitida con un patrón autosómico dominante y recibe este nombre por haber sido descrita en Italia y la península balcánica. Estos pacientes presentan plaquetas de tamaño mayor al normal y recuento disminuido en rango variable. Algunos casos presentan una mutación en el gen de la GPIb similar a la encontrada en algunos pacientes con SBS, si bien este hallazgo no es constante. En la mayoría de casos en los que no se detecta la mutación ni disminución de ninguna de las glicoproteínas de la membrana plaquetar, el diagnóstico es de exclusión. La severidad de la diátesis hemorrágica es variable y directamente relacionada con el número de plaquetas circulantes y su funcionalidad.

3. Síndrome velocardiofacial

Causado por la microdelección del cromosoma 22q11 y constituido principalmente por insuficiencia velofaríngea, malformaciones cardiacas, dificultades de aprendizaje y facies característica. La macrotrombopenia no suele cursar con diátesis hemorrágica incluso en las intervenciones cardiacas. Los recuentos automáticos infravaloran el contaje y el VPM, con contajes microscópicos de $100\text{-}130x10^9/L$. En algún caso se ha asociado al síndrome Bernard-Soulier.

Las trombopatías son las alteraciones de la funcionalidad normal de las plaquetas.

TROMBOPATÍAS

Las trombopatías son las alteraciones de la funcionalidad normal de las plaquetas. Estas enfermedades se manifiestan con hemorragias o sangrado excesivo de predominio mucocutáneo, es decir, equímosis, petequias, epistaxis, gingivorragias y menorragias como manifestaciones más comunes. Generalmente se sospecha su presencia ante pacientes con sangrado sugerente de trastorno plaquetar y contaje normal. Estos cuadros pueden presentar plaquetas de morfología normal o alterada y contaje de plaquetas normal o disminuido. El tiempo de hemorragia está alargado en prácticamente todos los pacientes con trombopatías, si bien hoy en día el diagnóstico se basa en las pruebas automatizadas de agregación plaquetar. El patrón de reactividad en estos tests a los diferentes agonistas plaquetares (colágeno, ADP, epinefrina, ristocetina) es útil a la hora de enfocar el posible defecto en la función. Los métodos automatizados de medición de la función plaquetas reproducen in vitro el proceso de adhesión y agregación plaquetaria tras la lesión de un vaso sanguíneo. Habitualmente emplean sangre total citratada, no centifugada, que se expone a inductores fisiológicos de la agregación plaquetar, dando lugar a la obturación de un conducto. El tiempo empleado para causar esta obturación es la medida estimada de la funcionalidad plaquetar, considerando patológicos los alargamientos de este tiempo. Una de las utilidades fundamentales de estos tests es la distinción entre las trombopatías inducidas por fármacos (especialmente los inhibidores de la ciclooxigenasa) y los defectos intrínsecos de los mecanismos de la agregación plaquetar.

Congénitas	*Adquiridas*
Defectos de adherencia de las plaquetas al subendotelio vascular (síndrome de Bernard-Soulier)	Uremia Hepatopatías
Defectos de agregación plaquetaria (trombastenia de Glanzmann)	Síndromes mieloproliferativos Macroglobulinemia de Waldenström
Defectos de liberación plaquetaria	Lupus eritematoso sistémico
Disminución del contenido plaquetario de los	Cardiopatías congénitas

gránulos densos Síndrome de Hermansky-Pudlak Síndrome de Wiskott-Aldrich Síndrome de Chediak-Higashi Aplasia de radio con trombocitopenia Trombocitopatía asociada a déficit de factor Von Willebrand Disminución del contenido de gránulos alfa (síndrome de plaquetas grises) Deficiencias de liberación del ácido araquidónico Deficiencias de cicloxigenasa y tromboxano-sintetasa Defectos en la movilización del calcio Otros defectos Déficit funcional de factor plaquetario 3 Defectos no precisados en: osteogénesis imperfecta, síndrome de Ehlers-Danlos, síndrome de Marfan, deficiencia de hexocinasa y glucosa-6-fosfatasa, síndrome de Down y trombocitopenias megacariocíticas	Leucemia aguda Anemia aplásica Anemia perniciosa Escorbuto Circulación extracorpórea Transfusiones múltiples Coagulación intravascular diseminada Inducida por medicamentos: Ácido acetilsalicílico Antiinflamatorios: Indometacina Sulfinpirazona Fenilbutazona Ticlopidina Dextrano Penicilinas Antibióticos betalactámicos sintéticos

Tabla 1. Clasificación de las trombopatías. Tomado de Farreras-Rozman: Medicina Interna, 14ª Edición. Ediciones Harcourt S.A. 2000.

TROMBOPATÍAS CONGÉNITAS

Defectos en la adhesión: síndrome de Bernard-Soulier

El SBS es una enfermedad congénita autosómica recesiva.

El síndrome de Bernard-Soulier (SBS) es una enfermedad congénita autosómica recesiva. Su prevalencia es muy baja (1 caso/1x10^6hab). Estos pacientes muestran ausencia del complejo glicoproteico Ib/IX/V de la membrana plaquetar, por lo que la función de adhesión de las plaquetas al FvW fijado al endotelio está comprometida o ausente. Además, la ausencia de la GPIb condiciona un defecto en la formación de las membranas del megacariocito, lo que da lugar a la producción de plaquetas gigantes, dismórficas, y en número reducido.

El diagnóstico de la enfermedad está basado en la presencia de plaquetas gigantes en sangre, trombopenia y clínica hemorrágica mucocutánea de intensidad generalmente moderada a severa. Las pruebas de agregación son normales con agonistas de la agregación, pero alteradas con ristocetina y en presencia de plasma normal, dato crítico en el diagnóstico diferencial con la EvW. Además, la citometría de flujo mostrará ausencia del marcador CD42. Debe hacerse también el diagnóstico diferencial con las macrotrombopenias hereditarias y la PTI.

La EG es un raro trastorno de la funcionalidad plaquetar.

Defectos de la agregación: Trombastenia o enfermedad de Glanzmann

La enfermedad de Glanzmann (EG) es un raro trastorno de la funcionalidad plaquetar, aunque por sus manifestaciones es una de las trombopatías potencialmente más graves. Su patrón de herencia es autosómico recesivo. El mecanismo fisopatológico es un defecto en la agregación plaquetar por deficiencia del complejo GP IIb/IIIa en la membrana plaquetaria, lo que impide la correcta fijación al fibrinógeno y por tanto la agregación de plaquetas al trombo inicial. Se han propuesto tres subtipos de la enfermedad atendiendo al nivel de fibrinógeno intraplaquetar: bajos (EG tipo I) normales (EG tipo II) y EG variante en la que los niveles de complejo IIb/IIIa son normales pero no fijan fibrinógeno, lo que sugiere un déficit cualitativo.

Generalmente cursa con sintomatología hemorrágica entre moderada y grave, que se inicia en la infancia y suele ir mejorando con la edad. Los pacientes presentan un alargamiento del tiempo de hemorragia o resultados patológicos en las pruebas de agregación.

El diagnóstico se basa en la observación de un déficit de agregación con los agonistas habituales (ácido araquidónico, epinefrina, colágeno o ADP) mientras que la respuesta a la ristocetina está conservada, ya que los receptores del FvW están intactos. La citometría de flujo confirmará el diagnóstico al evidenciar la ausencia del marcador CD41 (que corresponde al complejo proteico GPIIb/IIIa. El diagnóstico diferencial debe hacerse con la Enfermedad de von Willebrand (EvW) y con otras trombopatías, especialmente con las que cursan con contaje y morfología plaquetares normales, como los defectos de secreción.

En las intervenciones importantes y las hemorragias graves debe usarse la transfusión de plaquetas.

El manejo terapéutico debe incluir medidas preventivas (higiene dental, evitar los fármacos antiagregantes, control de las menorragias con tratamientos hormonales). Para intervenciones menores o exodoncias puede ser útil el uso de antifibrinolíticos, sistémicos o tópicos. En las intervenciones importantes y las hemorragias graves debe usarse la transfusión de plaquetas, si bien existe el riesgo de aloinmunización frente al complejo IIb/IIIa, lo que puede hacer inútil la infusión de plaquetas de donante. Para los casos severos y refractarios puede plantearse el uso del fator VIIa recombinante.

Defectos de secreción o liberación de los gránulos

Bajo este epígrafe se incluye a una serie de cuadros caracterizados por una deficiente función de secreción de sustancias por las plaquetas activadas. Aunque su diagnóstico es difícil, se cree que puedan ser en su conjunto las trombopatías más frecuentes. Estos trastornos pueden deberse a una disminución del número de gránulos plaquetarios o de su contenido (enfermedades del *pool* del almacenamiento, *storage pool diseases*) o bien a cualquier alteración en los mecanismos que regulan la actividad de la plaqueta activada.

Defectos de secreción:
Alteraciones del contenido de los gránulos densos.
Ausencia de gránulos alfa.

Alteraciones del contenido de los gránulos densos: cursan con déficit de nucleótidos (ATP, ADP) y serotonina, por lo que está comprometida la agregación plaquetar dependiente de ADP. Una variante de estos trastornos es el síndrome de Hermansky-Pudlak, que cursa además con albinismo (afecta al 25% de las personas albinas) diátesis hemorrágica por trombopatía y depósito de pigmento en las células del sistema mononuclear fagocítico. También se han observado alteraciones de los gránulos densos asociadas a otras enfermedades congénitas como el Síndrome de Wiskott-Aldrich o la trombopenia con aplasia de radio (TAR).

Ausencia de gránulos alfa: los gránulos alfa secretan factor plaquetario 4, betatromboglobulina, vWF, trombospondina, fibronectina y factor de crecimiento (PDGF). La manifestación más característica es el ***síndrome de la plaqueta gris,*** en el que la observación morfológica evidencia las típicas plaquetas de aspecto grisáceo pálido, agranular. Habitualmente la clínica hemorrágica es leve. El patrón de reactividad en las pruebas de agregación es variable, si bien suelen agregar con normalidad al ADP y de forma defectuosa al colágeno. El PDGF no almacenado en los gránulos puede acabar ocasionando fibrosis medular.

Trastornos de la liberación del contenido de los gránulos

Habitualmente obedecen a trastornos en alguna de las vías que regulan los mecanismos de activación de las plaquetas, con frecuencia en el metabolismo del ácido araquidónico o en las vías de transmisión de las señales inducidas por los agonistas. La agregabilidad por agonistas refleja un patrón similar al observado en presencia de antagonistas de la ciclo-oxigenasa como el ácido acetil-salicílico (AAS). Los defectos congénitos de fosfolipasa A2 o diglicérido-lipasa son muy infrecuentes. La acción de estos enzimas requiere de la presencia de calcio, lo que ha hecho sospechar de algunas trombopatías atribuibles a alteraciones en la movilización del calcio.

Defectos de la actividad coagulante

Está descrito el déficit funcional del factor plaquetario 3, importante en la fijación de factores de coagulación portadores de dominios gamma-carboxiglutámico. El diagnóstico se basa en la demostración de que las plaquetas no fijan factor Xa y habitualmente se asocia a otras trombopatías.

TROMBOPATÍAS ADQUIRIDAS

Trombopatías adquiridas:
SMPC
Uremia
Hepatopatía
Fármacos
Otras patologías

Síndromes mieloproliferativos crónicos

Los defectos de la función plaquetar presentes en los síndromes mieloproliferativos crónicos (SMPC) son bien conocidos, y suponen una importante causa de morbilidad en estos cuadros. Las alteraciones funcionales más frecuentemente encontradas son la disminución del factor plaquetar 3 y la disminución de la captación de serotonina. En los estudios de agregabilidad suele observarse falta de respuesta a epinefrina, y en ocasiones también al colágeno.

Otro aspecto de creciente interés es el papel que el hematocrito y los leucocitos circulantes puedan jugar en una posible interacción con las plaquetas, relacionado con la génesis de los eventos trombóticos, en tanto que podría apoyar la utilidad del tratamiento citorreductor frente a otras alternativas.

Uremia

Las alteraciones de la coagulación y de la función plaquetar que suponen un aumento del riesgo hemorrágico en pacientes con insuficiencia renal crónica son diversas y no del todo conocidas. Se estima que un 6% de los pacientes con IRC sufren algún tipo de hemorragia en su evolución. Además de otros factores favorecedores de la hemorragia (anemia, la heparinización de los sistemas de diálisis, afectación de las mucosas por la enfermedad) hasta un 70% de los pacientes presentan un tiempo de hemorragia alargado o resultados patológicos en las pruebas de agregación. Entre las causas se han propuesto una deficiencia de la actividad del factor plaquetario 3, un déficit de producción de tromboxano y un aumento en la formación de prostaciclina, además de la presencia de metabolitos acumulados en la membrana plaquetar. La respuesta clínica a la infusión de crioprecipitado ha hecho pensar en una posible implicación del FvW.

Hepatopatías

En los pacientes con cirrosis hepática o hepatopatías crónicas confluyen diversas circunstancias que favorecen la tendencia hemorrágica: trombopenia por hiperesplenismo, coagulopatía adquirida por insuficiencia hepatocelular, desregulación de los mecanismos de fibrinolisis. Además, está comprometida la función plaquetar por diversos mecanismos: reducción de la concentración de GPIb, disfibrinogenemia y alta concentración de productos de degradación de fibrinógeno plasmáticos que podrían interferir con el complejo GPIIb-IIIa y comprometer la agregación.

Fármacos

Respecto a las trombopatías inducidas por fármacos, la más conocida y habitual es la causada por AAS. El AAS es un inhibidor de la ciclo-oxigenasa, lo que bloquea la síntesis por la plaqueta de endoperóxidos, principalmente tromboxano A2. El efecto de cada dosis es irreversible y detectable durante 4 o 5 días. Otros antiinflamatorios (indometacina, fenilbutazona) la sulfinpirazona y el miconazol tienen un efecto similar pero de duración más corta.

Otras patologías

Se han demostrado alteraciones de la función plaquetar en pacientes con lupus eritematoso sistémico, leucemias agudas, aplasia medular, síndromes mielodisplásicos y anemia perniciosa. En la circulación extracorpórea se produce una degranulación de las plaquetas por contacto con la superficie de los sistemas.

TRATAMIENTO

El manejo terapéutico de los pacientes con trombopatías es básicamente sintomático. Estos pacientes deben evitar en lo posible la toma de antiagregantes plaquetares, y tomar medidas preventivas del sangrado cutáneo-mucoso (higiene dental, nutrición y aporte adecuado de vitamina C, prevención de actividades potencialmente peligrosas o traumáticas…). En ocasiones de sangrado leve o ante intervenciones dentales o quirúrgicas menores, es útil el uso de antifibrinolíticos sistémicos o tópicos. Las hemorragias graves requerirán transfusión de plaquetas o medidas más agresivas. En el sangrado asociado a trombopatía urémica es útil el DDAVP, en ocasiones asociado a crioprecipitado y a transfusión de hematíes para mantener un hematocrito adecuado. Se están ensayando algunos fármacos, como p-hidroxibenceno sulfonato de dietilamina (etamsilato), p-hidroxibenzosulfonato de calcio (205E), aparentemente capaces de mejorar la función plaquetar.

> El manejo terapéutico de los pacientes con trombopatías es básicamente sintomático.

BIBLIOGRAFÍA

M.L. LOZANO, L. NAVARRO-NÚÑEZ, C. MARTÍNEZ Y J. RIVERA. *Alteraciones de las plaquetas. Etiopatogenia, clasificación, manifestaciones clínicas, diagnóstico y actitudes terapéuticas.* Medicine Hematología: 2010: Vol III: 1465-1474.

FARRERAS-ROZMAN: *Medicina Interna,* 14ª Edición. Ediciones Harcourt S.A. 2000.

Trombocitopenias y Trombocitopatías. En: Farreras Rozman. Medicina Interna. Ed. Doyma. 2000. 14 ed: 1646-1648.

II CURSO DE FORMACIÓN CONTINUADA. *Trombosis y Hemostasia.* Sociedad Española De Trombosis Y Hemostasia. 2008.

N. PUJOL-MOIX, E. MUÑIZ, C. BESSES. En: Sans-Sabrafen J, Besses Raebel C, Vives Corrons JL. *Hematología clínica.* Barcelona: Elsevier España, S.A; 2006: 1107-126.

NURDEN AT. *Qualitative disorders of platelets and megakaryocytes.* J Thromb Haemost 2005;3: 1773-82.

NURDEN AT, NURDEN P. *Inherited thrombocytopenias.* Haematologica, 2007 Sep;92(9):1158-64.

KUNISHIMA S, MATSUSHITA T, KOJIMA T, AMEMIYA N, CHOI YM, HOSAKA N, ET AL. *Identification of six novel MYH9 mutations and genotype-phenotype relationships in autosomal dominant macrothrombocytopenia with leukocyte inclusions.* J Hum Genet 2001; 46:722-9.

Tema 29. Enfermedad tromboembólica. Trombofilias congénitas y adquiridas

Rosario Pérez Moyano, Sara Pérez Moyano y Mª Angustias Molina Arrebola

INTRODUCCIÓN

La trombosis venosa (TV) o tromboembolismo venoso (TEV) con una incidencia actual de 1-2 casos por cada 1.000 sujetos al año y de una relevante morbimortalidad, supone, en Europa, un millón de pacientes afectos anuales, siendo su mortalidad del 3% (tabla 1).

Tabla 1. Incidencia de la enfermedad tromboembólica venosa

	Europa (casos 10000 hab/año)	**España casos/año**
ET	60	25000
TVP	160	65000
ETEV total	220	90000

Sus manifestaciones más frecuentes son la trombosis venosa profunda (TVP) en miembros inferiores (MMII) y el embolismo pulmonar (EP), aunque puede ocurrir en otros territorios y con un peor pronóstico. La complicación más grave a medio plazo es el síndrome postrombótico (SPT) que ocurre en un 20% de pacientes y, a corto plazo, la muerte súbita por EP que ocurre en el 1-2% de los casos.

El principal reto está en la identificación y estratificación de factores que incrementan el riesgo de desarrollar episodios de TV para identificar individuos con mayor probabilidad de recurrencia y facilitar la toma de decisiones dirigidas a la prevención e, incluso, el tratamiento.

El principal reto está en la identificación y estratificación de factores que incrementan el riesgo de desarrollar episodios de TV.

El término *Trombofilia* hace referencia a los factores que afectan al sistema hemostático, condicionando un estado protrombótico, y que están presentes en más del 50% de los pacientes con trombosis venosa.

GÉNESIS DE LA TROMBOSIS

En 1854 Virchow planteó la tríada formada por *cambios en la pared vascular, el enlentecimiento del flujo sanguíneo y la estasis circulatoria* en las válvulas venosas, los cuales intervenían en la patogenia de la trombosis. En la trombosis arterial la alteración de la pared vascular y la activación plaquetaria desempeñan el papel más importante (trombo blanco). Por el contrario, en la trombosis venosa (trombo rojo, rico en fibrina y hematíes) el estasis circulatorio y las alteraciones de la hemostasia son los factores con mayor importancia patogénica, sin que se haya demostrado que la lesión de la pared del vaso desempeñe un papel significativo, excepto en circunstancias especiales, como la cirugía de cadera.

> En la trombosis arterial la alteración de la pared vascular y la activación plaquetaria desempeñan el papel más importante.

> En la trombosis venosa el estasis circulatorio y las alteraciones de la hemostasia son los factores con mayor importancia patogénica.

Como se observa en la figura 1, existe en el endotelio una serie de mecanismos capaces de limitar la formación y el crecimiento del trombo. Entre ellos tienen importancia dos moduladores de la actividad de la trombina: el heparansulfato, un glucosaminoglucano que cataliza la inhibición de trombina y factor Xa por antitrombina III (AT-III) y la trombomodulina, que unida a la trombina es capaz de aumentar la capacidad de esta última de activar a la proteína C (PC). Por otra parte, el endotelio libera activador del Plasminógeno Tisular (tPA) lo que provoca la activación de la fibrinolisis. Asimismo, sintetiza Prostaglandina I2 (PGI2) que inhibe la agregación plaquetaria, ácido 13-hidroxioctadecadienoico, que inhibe la adherencia plaquetaria, y óxido nitroso, capaz de inhibir la adherencia y la agregación.

En las arterias, la trombogénesis es promovida por la pérdida del endotelio, y puede ser causada por estrés hemodinámico, productos derivados del tabaco, aumento de colesterol y enzimas liberadas por plaquetas y leucocitos. La trombosis arterial casi siempre ocurre como una complicación de la arteriosclerosis. La fisura o la rotura de una placa ateromatosa expone el subendotelio a la sangre circulante, formándose un trombo en la íntima que puede invadir la luz vascular. Este trombo puede embolizar, provocar una oclusión aguda de la luz vascular o incorporarse gradualmente a la placa.

> La trombosis arterial casi siempre ocurre como una complicación de la arteriosclerosis.

En el torrente sanguíneo los hematíes tienden a ocupar la porción central de la luz desplazando selectivamente las plaquetas hacia la periferia. En regiones donde se producen turbulencias, aparecen agregados plaquetarios en la parte exterior de la corriente sanguínea y, simultáneamente, se acumulan en dichas zonas factores de coagulación activados y mediadores de la agregación plaquetaria.

La estasis sanguínea constituye el principal factor predisponente de la trombosis venosa, como lo demuestra el hecho de que su localización más frecuente sea en las extremidades inferiores, en las que hay enlentecimiento de la corriente sanguínea, y sobre todo en el fondo de las válvulas venosas en las que el flujo es especialmente lento.

Se reconocen cuatro *estadios* en el desarrollo de la TV:

a) Estasis en el sistema valvular con depósito de hematíes, plaquetas y leucocitos, junto a generación local de trombina, gracias al aporte de factores de coagulación activados;

b) La trombina generada induce agregación de plaquetas y formación de fibrina, con aparición de un agregado primario, o nido, de plaquetas y fibrina;

c) El depósito de capas sucesivas de plaquetas y fibrina sobre el agregado primario determina su propagación;

d) Cuando el crecimiento es suficiente se producen bloqueo del flujo venoso, por oclusión de la luz, y extensión retrógrada del trombo.

En los pacientes con trombosis arterial es frecuente encontrar acortamiento de la supervivencia plaquetaria, hecho que demuestra el papel de las plaquetas en la génesis de estos episodios. En el curso de trombosis venosa se han descrito elevaciones de diversos factores de coagulación y disminución de inhibidores, así como alteraciones del sistema fibrinolítico, expresión de la alteración del mecanismo hemostático.

En la predicción de recurrencia de un episodio trombótico pueden intervenir algunos de los siguientes *factores* a tener en cuenta:

- Trombosis residual en eco-doppler
- Elevación del dímero D tras suspender anticoagulación
- ↓ APTT
- Neoplasia asociada
- TVP idiopática
- TEP como primer evento
- Presencia de más de un defecto trombofílico
- Síndrome antifosfolípido
- Fuerte historia familiar de TVP

- Riesgo recidiva déficit AT-III: 10,5 % al año
- Riesgo recidiva FVL: 3,5% al año
- Sexo masculino

FACTORES DE RIESGO TROMBÓTICO

Se distinguen dos grandes grupos, unos *primarios,* producidos por anomalías de la hemostasia claramente identificadas, y otros *secundarios,* entre los que se incluirían diversas situaciones clínicas asociadas a un riesgo aumentado de trombosis, en las que ésta debe tener un origen complejo y multifactorial.

A) Factores de riesgo trombótico primarios

Trombofilia es la susceptibilidad genética de padecer un evento tromboembólico.

El concepto de *trombofilia* se utiliza para describir la susceptibilidad genética de padecer un evento tromboembólico. La clínica trombótica sucede ya en la juventud, suele haber historia positiva familiar, con trombosis recurrentes, en localizaciones inusuales y suelen presentar una severidad desproporcionada al estímulo causal. Aunque existe una predisposición, sin embargo, para llegar a desarrollar la enfermedad, en ocasiones se requiere la interacción con otros factores genéticos o ambientales.

Son causas de *riesgo trombótico primario,* actualmente descritos, las siguientes:

- Deficiencia de antitrombina
- Deficiencia de proteína C
- Deficiencia de proteína S
- Resistencia a la proteína C activada (RPCa)
- Factor V Leiden (FVL)
- Mutación 20210A gen de la protrombina (PT20210A)
- Locus del grupo sanguíneo del sistema ABO

La incidencia en la población general caucásica, en pacientes con trombosis venosa (TV) y riesgo asociado, de las principales causas de trombofilia congénita (riesgo relativo, riesgo absoluto y tasa de recurrencia) aparecen en las tablas 2 y 3.

Según datos del registro RIETE (*registro internacional de la enfermedad tromboembólica*) y en el momento de tener incluidos 21.367 pacientes consecutivos con ETEV objetivamente diagnosticada, con 4.494 casos (21%) en los que se había efectuado un estudio de trombofilia, éste resultó positivo para al menos un defecto en el 32,4% de los estudiados. Las alteraciones encontradas con mayor frecuencia fueron el FVL (376 pacientes) anticuerpos antifosfolípido (289 pacientes) y la mutación G20210A de la protrombina (263 pacientes). En 243 pacientes se observó una deficiencia de inhibidores (54 casos con déficit de AT, 64 déficits de PC, y 125 pacientes con deficiencia de PS). La eficiencia de solicitar la trombofilia va a ser superior en pacientes menores de 50 años respecto a los de más de 50 años (26%; IC 95%: 24-28) y, además, la probabilidad de encontrar un defecto trombofílico era particularmente alta en ETEV asociada a embarazo (51%; IC 95%: 32-51). En el análisis individualizado de los defectos trombofílicos, cabe destacar la menor incidencia de EP en portadores de mutación FV Leiden. Los pacientes con positividad a anticuerpos antifosfolípidos presentaron una mayor incidencia de recurrencias trombóticas en los primeros tres meses de seguimiento (5,7% vs. 2,1% en pacientes con estudio de trombofilia negativo).

Tabla 2. Prevalencia de las principales trombofilias

	Prevalencia población sana	**Prevalencia población con TV**	**Riesgo relativo**	**Incidencia anual de TV**
Deficiencia de ATIII	0,02-0,04	0,5-2	10-50	1,7-4,0
Deficiencia de proteína C	0,2-0,4	10	0,7-2,5	
Deficiencia de proteína S	0,03-0,13	1-3	10	0,7-3,2
Factor V de Leiden (FVL)				
+/–	4	10-20	3-5	0,1-0,7
+/+	0,04	1	20	ND
PT G20210A				
G/A	3	6-10	2-3	0,1-0,4
A/A	0,03	0,5-1	15	ND
Grupo ABO.No-O	50	75	1,8	ND
FVL+PT	0,1	1	20	ND
FVL o PT y No-O	2	4-10	4-7	ND
Déficit anticoagulante y polimorf. protrombótico	<0,01	0,04	>20	ND
Déficit combinado de anticoagulantes	<0,001 <0,01	>20	ND	

ND: no determinado; PT: protombina

Tabla 3. Porcentaje de pacientes con deficiencias hereditarias asociadas a TV, que han sufrido un primer episodio trombótico antes de los 15, 24 y 50 años

	>15 años	**>24 años**	**>50 años**
Def. Antitrombina III	10	50	85
Def. Proteína S	1	40	80
Def. Proteína C	1	15	50-80
RPCa	1	5	25

DÉFICIT DE ANTITROMBINA (AT)

La AT es el principal inhibidor irreversible de trombina y factores Xa, IXa y XIa de la coagulación.

Es el principal inhibidor irreversible de trombina y factores Xa, IXa y XIa de la coagulación. Presente en el 0,01% de la población, genera el 0,5-2% de los primeros episodios de TEV, multiplicando el riesgo por 10, siendo eventos más graves y de mayor mortalidad, por lo que es aconsejable en estos pacientes la anticoagulación indefinida. De herencia AD, el estado homocigoto es incompatible con la vida. El 70% de los afectos genera patología a edades tempranas, primer evento con 25-35 años en el 50% de ellos. El índice de recidivas sin tratamiento asciende al 10,5% al año (3,8-22,8) y el índice de trombosis en familiares asintomáticos es del 1,7% al año, lo cual lleva a recomendar la profilaxis en situaciones de riesgo.

Existen déficits adquiridos por alteración en su síntesis (hepatopatías, asparraginasa, anticonceptivos orales, hormonoterapia y embarazo), pérdidas aumentadas (s. nefrótico, enteropatías pierde-proteínas o tras plasmaféresis), hiperconsumo (CID, hemodiálisis y heparinización) y tras fase aguda.

Tipos de déficit de AT:

- *Tipo I:* Reducción cercana al 50% de los niveles circulantes de AT (antigénica y funcional) por déficit en la traducción o secreción del alelo mutado. Genera mayor gravedad trombótica.
- *Tipo II:* Niveles plasmáticos de AT normales (70-100%), debido a que el alelo mutado se encuentra en el plasma, aunque no sea funcional (alrededor del 50% funcional). Este tipo de deficiencia se subclasifica en tres grandes grupos (defectos del sitio reactivos, en el lugar de unión a la heparina y pleotrópicos).

La variante Cambridge II (A384S) representa un 0.2% en diferentes poblaciones europeas, incrementa el riesgo trombótico en 9 veces siendo la principal causa de deficiencia de AT en pacientes con TV (1,7%).

DÉFICIT DE PROTEÍNA C (PC)

La PCa contribuye a la inhibición de los complejos protombóticos finales.

Proteína de síntesis hepática, vitamina K dependiente. De herencia AD, su déficit está presente en el 0.2-0.5% de la población general y es causa del 2-3% de los primeros eventos trombóticos. La proteína C activada (PCa) (activación catalizada por la trombina unida a trombomodulina) al inactivar al factor VIIIa y al factor Va, contribuye a la inhibición de los complejos protrombóticos finales: tenasa y protrombinasa. La mayoría de los pacientes son heterocigotos, de diferente penetrancia, con un primer evento a los 40-50 años y un índice de recidivas sin tratamiento de 5-1%

anual, así como del 0,7% anual en familiares asintomáticos. Está implicada en la *púrpura fulminas* neonatal que causa ceguera y hemorragia cerebral, en pacientes homocigotos. Los valores de actividad de la PC varían con la edad y género así como con el contenido lipídico, reduciéndose en casos de CID, enfermedad hepática y en el tratamiento con cumarínicos.

Tipos de deficiencias de PC:

- *Tipo I,* el más común, heterocigotos, con niveles de PC de un 50%.
- *Tipo II,* con niveles normales, pero actividad reducida.

Puede generar riesgo de necrosis cutánea en el inicio de los tratamientos con antivitaminas-K por descenso marcado de los niveles de proteína C y S, estando implicada en el riesgo de recidivas en el cambio de heparina a antivitamina-K.

DÉFICIT DE PROTEÍNA S (PS)

De herencia AD, tiene una prevalencia en la población general estimada entre el 0,03-0,13%, ascendiendo al 1-3% en pacientes con TEV. Lo más frecuente es la presentación heterocigota, siendo infrecuente la deficiencia en homocigosis, causante de púrpura *fulminans* en neonatos. El riesgo relativo de TEV en portadores es de 11,5, riesgo absoluto de 5-8,5 y la recurrencia del 77%. El índice de TEV en familiares asintomáticos es de 0,7% anual y la edad media del primer evento es entre 30/50 años.

Del 20 al 40% actúa como cofactor de la PC, por lo que su déficit afectará al mecanismo anticoagulante de esta proteína. El resto, 60-80%, forma un complejo con una proteína reguladora del complemento. Los niveles varían con el género, mayor en varones, y se ve reducido en caso de tratamiento hormonal, cumarínicos, embarazo, anticuerpos antifosfolípido, CID, y hepatopatía, por lo que se recomienda confirmar los niveles. *Tipos:*

- *Tipo I:* 75%, con niveles antigénicos y actividad funcional de PS total y libre reducidos.
- *Tipo III o IIa:* 25%, con PS libre y funcional descendidas por una mayor unión al complemento, con PS total antigénica normales.
- *Tipo II:* el más raro, niveles antigénicos (totales y libres) normales, pero con una baja actividad *funcional* como cofactor de la PCa. Sensible al anticoagulante lúpico, a la resistencia a la PCa (RPCa) o a las altas concentraciones de factor II, VIIa y VIIIa.

FACTOR V LEIDEN (FVL) Y RESISTENCIA A LA PROTEÍNA C ACTIVADA (RPCa)

El FUL y RPCa es el defecto genético más común en los TEV.

Es el defecto genético más común en los TEV. Es de transmisión AD, y se trata de una mutación puntual (V R506Q, F1691A) descrita en 1994, que modifica la arginina localizada en el primer sitio de ruptura proteolítica del factor V (FV) activo por la PCa (Arg506Gln) cuya consecuencia funcional es un FVa más resistente a la inactivación por la PCa y que provoca que el tiempo de tromboplastina parcial activado (TTPA) de un portador no se prolongue tras la adición de PCa, por lo que se denomina *resistencia a la proteína C activada.*

Dicha alteración aparece en el 2-5% de la población, en el 20% de los eventos TEV no seleccionados y el 50% de individuos de familias con trombofilia inexplicada, variando el riesgo de 3-7 veces más en heterocigotos a 20 veces en homocigotos. El índice de recidivas sin tratamiento es de 3,5% al año, la edad de aparición del primer evento son los 35-40 años. La ingesta de anticonceptivos orales multiplica el riesgo por 35 y el embarazo por 7.

Existen *circunstancias* que provocan RPCa sin ser portadores de FVL:

- Mutación factor V Cambridge; haplotipo factor V HR2.
- Adquirida: niveles elevados de factor VIII, anticoagulante lúpico, embarazo, neoplasias.

PROTROMBINA G20210A (PT20210A)

El PT20210A es el segundo poliformismo protombótico.

Es el segundo polimorfismo protrombótico y afecta al gen de la protrombina, en la zona 3' no codificante, asociándose a mayores niveles de esta molécula en plasma. Presente en el 3% de la población sana (inferior al 0,1% en homocigosis) pero asciende hasta el 6-9% en los pacientes con TV. Por tanto, el riesgo relativo de TV en portadores es 3-4 veces mayor que en no portadores, valores que ascienden a 10-20 en homocigotos. El riesgo trombótico asociado a la PT20210A es inferior que el asociado a las deficiencias plasmáticas en PC, PS o AT, incluso que a la mutación FVL. Se ha visto relacionado especialmente con patología trombótica arterial en la mujer, y multiplica el riesgo por 16 si se asocia a anticonceptivos o terapia hormonal, así como en complicaciones relacionadas con el embarazo (abortos precoces y tardíos, abruptio placentae, preeclampsia, CIR).

DEFECTOS GENÉTICOS COMBINADOS

La ETEV es una enfermedad multigénica y multifactorial, en la que intervienen factores genéticos y ambientales. La incidencia de defectos combinados es baja, siendo el defecto combinado más frecuente la combinación en un mismo sujeto de los polimorfismos protrombóticos. Los más estudiados son la combinación del FVL y la mutacion del gen de la protrombina. La presencia simultánea de ambos defectos no es simplemente aditiva, sino sinérgica en cuanto al riesgo trombótico (incrementa 20 veces el riesgo de TV). Recientemente se ha sugerido un efecto similar para la combinación del grupo no-O con ambos polimorfismos protrombóticos. Se ha visto que la asociación de PT20210A a la deficiencia de AT, PS y a la mutación FVL incrementa el riesgo de TV, sin embargo, no es así cuando se asocia a la deficiencia de PC.

La ETEV es una enfermedad multigénica y multifactorial, en la que intervienen factores genéticos y ambientales.

GRUPO SANGUÍNEO NO-O

En 1969 Jick et al describen la asociación del grupo sanguíneo ABO con el riesgo de TV. Posteriores estudios independientes han confirmado dicha asociación y se ha concluido que en sujetos con grupos no-O, presente en el 50% de la población sana, incrementa casi 2 veces el riesgo de TV, valores muy cercanos a los identificados para los polimorfismos protrombóticos (FV de Leiden y protrombina 20210) no siendo una asociación directa, dado que está en relación con los niveles de FVIII y factor von Willebrand (FvW) presentes en mayor nivel que en los sujetos no-O y contribuyentes a un mayor riesgo trombótico. Miñano et al, sugieren que los grupos sanguíneo no-O aumentan el riesgo y la gravedad de la TV en portadores de polimorfismos protrombótico, por tanto, la fenotipificación o genotipado del grupo ABO contibuiría a la evaluación del perfil de riesgo y podría tener implicaciones para la política de profilaxis y tratamiento de la trombosis.

NIVELES ELEVADOS DE FACTOR VIII (FVIII), FIX y FXI

El FVIII es un importante cofactor en la activación del FX por el complejo tenasa (FVIIIa/FIXa). Los niveles elevados de FVIII podrían ser potencialmente protrombóticos por producir un incremento de estabilidad en dicho complejo o por conferir una cierta RPCa. Niveles superiores a 150 UI/dl, independientes de la fase aguda y con una heredabilidad del 40%, se asocian a

Niveles altos tanto de FXI como de factor IX se asocian a un incremento entre 2-3 veces de riesgo trombótico.

un incremento del riesgo de padecer trombosis, con una OR:4,8 (95% IC: 2,3 a 10). La prevalencia en la población general es del 11% y en los pacientes con trombofilia de un 25%. Se ha visto que los niveles de FVIII pueden variar en parte en función del tipo de grupo sanguíneo (ABO) y se ha observado relación con el cromosoma 18.

También se ha descrito que niveles altos tanto de FXI como de factor IX (ambos por encima del percentil 90) se asocian a un incremento entre 2-3 veces de riesgo trombótico.

DÉFICIT DE FACTOR XII

El FXII es una β -glucoproteína monocatenaria sintetizada en el hígado.

El factor XII (FXII) es una β-glucoproteína monocatenaria sintetizada en el hígado, e incluido clásicamente en el denominado *sistema de contacto*, si bien la función más conocida del FXII, y la descrita en primer lugar, es el inicio de la vía intrínseca de la coagulación mediante la activación del factor XI. Posteriormente se han descrito otras funciones, entre las que destacan las actividades anticoagulante, profibrinolítica, proinflamatoria, antiadhesiva y antiangiogénica. Diversos factores influyen en los valores plasmáticos de FXII, tanto ambientales como genéticos. Entre estos últimos, además de las muy poco frecuentes deficiencias congénitas, destaca un polimorfismo descrito recientemente y definido por la sustitución de citosina por timina en la posición 46 del gen del factor XII (C46T). El nucleótido 46 se encuentra incluido en la secuencia Kozak, una región reguladora de la traducción del ARNm. El cambio C46T origina un nuevo codón de inicio ATG, que altera la eficiencia de la traducción. Como consecuencia, los valores plasmáticos de FXII y FXIIa están disminuidos en los portadores del alelo T.

La prevalencia del déficit factor XII entre la población es del 1,5 al 3%. En la mayoría, el déficit es parcial con una actividad entre el 25-50%

Dada la participación del FXII tanto en la cascada de la coagulación como en la activación del plasminógeno, la reducción de los valores circulantes de FXII podría estar implicada en diferentes enfermedades hemostáticas, tanto hemorrágicas como trombóticas (en territorio venoso y/o arterial), sin embargo, los individuos con déficit sólo los pacientes con afectación homocigota de la mutación C46T tienen un riesgo superior de trombosis, clasificándose como de riesgo trombótico moderado.

FACTORES DE RIESGO TROMBÓTICO SECUNDARIOS O ADQUIRIDOS

Hasta el 35% de los casos con TV presenta alguna de las alteraciones genéticas que incrementa el riesgo trombótico, lo cual justifica tanto la extensiva búsqueda de nuevos factores de riesgo genético como el estudio de los ya conocidos en pacientes con TV.

Destacamos:

1. *Edad:* se describen eventos trombóticos en 1/100.000 niños, 1/10.000 a los 20 años (asociadas a cirugía/trauma), 1/200 a los 70 (asociada a patología médica) y 1/100 en la edad más avanzada (idiopática). El catéter endovascular es el factor más importante, 60% de los casos de trombosis en cualquier tramo de edad pediátrica y llega al 90% de los procesos TE neonatales.

Factores de riesgo trombótico secundarios:
Edad
Neoplasia
Cirugía y traumatología
Obesidad
Inmovilización
ACO y TH
Embarazo y puerperio
Patología médica asociada

El defecto congénito hallado con más frecuencia es el factor V Leiden, seguido de la mutación de la protrombina (2,3-3%), deficiencia de antitrombina (1%) deficiencia de PC (0,6-1%), deficiencia de PS (1- 1,2%), deficiencias combinadas (2-6%) y aumento de la lipoproteína A(7,5%). La *púrpura fulminans neonatal* es la manifestación clínica característica de las deficiencias severas de PC (tasas muy bajas de PC [<1%]) y PS, con lesiones equimóticas y purpúricas, anemia microangiopática y CID. Su tratamiento es la reposición con plasma fresco. Son predictores de mala evolución, en niños, los niveles elevados de FVIII, dímero D o ambos al diagnóstico y la persistencia de al menos uno de ellos después de los 3-6 meses de anticoagulación. El síndrome postrombótico, desarrollado en 1/3 de las TVP, suele ser moderado.

2. *Neoplasia:* su presencia está implicada en un 3-18% de las TVP y conlleva mayor riesgo de recurrencia. La incidencia de TEV en pacientes con cáncer es de un 2%, siendo un factor de riesgo independiente, multiplicándolo por 4-6,5 veces, aún más si se asocia a QT. Es más frecuente en tumores cerebrales, hematológicos, adenocarcinomas de páncreas, útero, ovario, estómago y riñón. Después de un primer episodio de TEV, la incidencia de cáncer aumenta del 7% en los primeros 6 meses al 34% a los 5 años tras el diagnóstico, por lo que puede ser un indicador de neoplasia oculta. Existen datos implicados tales como la obstrucción venosa por compresión mecánica, reactantes de fase aguda, inmovilización, yatrogenia (cirugía, RT, QT, catéteres) etc.

La incidencia de TEV en pacientes con cáncer es de un 2%.

3. *Cirugía y traumatología:* implicados en el 50% de los TEV, si no se realiza profilaxis, sobre todo en intervenciones de más de 30 minutos y en mayores de 40 años. Más frecuente en

cirugía ortopédica (rodilla, cadera), así como abdominal, ginecológica, urológica (próstata), neurocirugía, trasplante renal.

4. *Obesidad*: más a partir de un índice de masa corporal >27%.

5. *Inmovilización*: aumenta el riesgo si es mayor 3 días, más en casos de lesión medular, hospitalización, férulas en miembros inferiores, viajes,...

6. *Anticonceptivos orales* (ACO) y *Terapia hormonal* (TH): se ha observado que la toma de ACO aumenta el riesgo de TVP en 4 veces, incluso los de bajas dosis, constituyendo la causa más frecuente de TVP en mujeres jóvenes. Los estrógenos y gestágenos combinados aumentan los factores procoagulantes (FVII, IX, X, XII y XIII) disminuyen los anticoagulantes (PS, ATIII) determinándose un menor riesgo con gestágenos solos.

7. *Embarazo y puerperio:* debido a los cambios hemostáticos y hemodinámicas, la ETEV es la principal causa no obstétrica de morbimortalidad materna y la principal causa de muerte en el posparto.

8. *Patología médica asociada:*

- Cardiopatía isquémica
- Diabetes mellitus
- EPOC
- Dislipemias (efecto antitrombótico de la HDL)
- Síndrome de hiperviscosidad (síndromes mieloproliferativos, gammapatías monoclonales)
- Síndrome nefrótico
- Trombocitopenia inducida por heparina
- Perfusión de concentrado protrombínico
- Drepanocitosis
- Prótesis valvulares y vasculares artificiales
- Hemobloginuria paroxística nocturna
- Enfermedad inflamatoria intestinal crónica
- Hiperhomocisteinemia adquirida
- Síndrome antifosfolípido

GESTACIÓN Y PATOLOGÍA TROMBOEMBÓLICA ASOCIADA

El riesgo de ETEV en una mujer embarazada es 5-6 veces superior al de una mujer no embarazada.

El riesgo de ETEV en una mujer embarazada es 5-6 veces superior al de una mujer no embarazada. La incidencia real de TVP antenatal se estima en 1-2/1.000 embarazos, pero puede ser más de 4 veces superior en el periodo posparto, sobre todo si es tras cesárea de urgencia. El 80% de las mujeres con TVP durante el embarazo desarrollan un síndrome postrombótico, y un 60% presenta insuficiencia venosa a los 5 años de seguimiento. El 80-90% de las TVP se van a producir en la extremidad izquierda, por la compresión de la vena ilíaca de ese lado. Los cambios hemostáticos y hemodinámicos tales como elevación de diversos factores de la coagulación (FVIII, F von Willebrand, FV, fibrinógeno, resistencia a la proteína C activada) disminución de inhibidores fisiológicos de la hemostasia (proteína S) y por la inhibición de los mecanismos de la fibrinolisis (aumento de PAI 1 y 2) así como la estasis venosa, no se corrigen, habitualmente, hasta pasadas las 6 semanas posparto.

Secuencia diagnóstica de ETV en la mujer embarazada:

- *Sospecha clínica de TEP:* realización de una gammagrafía de ventilación/perfusión (mayor irradiación fetal) o bien un angio-TAC. Si la prueba realizada no es concluyente, podemos realizar un eco-doppler bilateral. Si éste es negativo, pero tenemos una alta sospecha clínica de TEP, estaría indicada la realización de una angiografía o bien eco-doppler seriados.

- *Sospecha clínica de una TVP de miembros inferiores:* realizar un eco-doppler. Si la prueba es normal, debe valorarse la realización de eco-doppler seriado si tenemos una alta sospecha clínica de TVP. En caso de que el eco-doppler sea no concluyente, se aconseja la realización de venografía con protección fetal o una angio-RNM (de elección).

Durante la gestación, el parto y el posparto, los niveles de dímero D suelen estar elevados y aumentan a medida que avanza la gestación, considerando que un dímero D normal durante la gestación (al igual que en la mujer no gestante) excluye una TV.

Prevención de complicaciones obstétricas en pacientes con trombofilia

Las heparinas de bajo peso molecular (HBPM) no atraviesan la placenta, se asocian a menor incidencia de trombocitopenia inducida por heparina, alcanzan una vida media más larga y su efecto es más predecible, todo ello en comparación con la heparina no fraccionada. El riesgo de hemorragia mayor de las HBPM en el embarazo se estima en un 1,98%, y el riesgo de recurrencia en gestantes con ETEV tratadas con dosis terapéuticas de HBPM, en un 1,15%. Actualmente se admite que las HBPM son eficaces y seguras en el tratamiento de la ETEV durante el embarazo (nivel 1B).

Las HBPM son eficaces y seguras en el tratamiento de la ETEV durante el embarazo.

La dosis de HBPM en fase aguda debe ser ajustada al peso y, dado que su vida media se ve reducida durante el embarazo, se aconseja su administración 2 veces al día. A lo largo del embarazo y, dado que en éste aumenta el volumen de distribución, deben alcanzarse niveles de factor anti-Xa de 0,5-1,2 UI/ml a las 3-4 h de la inyección. En caso de inducción electiva del parto o cesárea programada, debe suprimirse la dosis de heparina 24 h antes. Si existe un alto riesgo de ETEV, se pasará a HNF vía e.v. y suspender 4-6 h antes del parto. También se podría plantear en estos casos la implantación de un filtro de cava 1 semana antes de la inducción del parto.

Pauta a seguir en patología de la gestación:

- Mujer con abortos de repetición o antecedentes de feto muerto anteparto: se recomienda el despistaje del síndrome antifosfolípido (grado 1A). En caso de ser éste positivo y en ausencia de ETEV o trombosis arterial previa, se recomienda el uso de HBPM o HNF a dosis profilácticas o intermedias durante el embarazo y la adición de aspirina a dosis bajas (recomendación 1B).
- Trombofilia congénita (no SAF) y sin antecedentes obstétricos: existe controversia y se recomienda individualizar cada caso.
- Preeclampsia grave o crecimiento intrauterino retardado: despistaje del síndrome antifosfolípido (grado 1A). En caso de que sean diagnosticadas pero en ausencia de ETEV o trombosis arteriales previas, no hay evidencia sobre el uso de HBPM o HNF a dosis profilácticas o intermedias durante el embarazo y la adición de aspirina a dosis bajas.
- Se sugiere profilaxis anteparto y posparto en mujeres embarazadas sin antecedentes de ETEV y con déficit de antitrombina III. Recomendación 2C.
- Resto de las trombofilias: cuando la mujer esté embarazada sin antecedentes de ETEV se sugiere la vigilancia clínica o profilaxis anteparto con HBPM o HNF y siempre profilaxis 6 semanas posparto. Recomendación 2C.

ETEV EN PEDIATRÍA

La incidencia anual de TEV en niños oscila entre el 0,07 y el 0,5 por cada 10.000 niños (1 mes a 18 años), 5,3 casos por cada 10.000 ingresos hospitalarios, apareciendo en un 80% de los casos con factores predisponentes, siendo el catéter endovascular el factor más importante, presente en el 60% de los casos de trombosis en cualquier tramo de edad pediátrica y en el 90% de los procesos TE neonatales.

La incidencia anual de TEV en niños oscila entre el 0,07 y el 0,5 por cada 10.000 niños.

El defecto congénito hallado con más frecuencia es el Factor V Leiden, seguido de la mutación de la protrombina (2,3-3%) deficiencia de Antitrombina III(1%) deficiencia de PC (0,6-1%) deficiencia de PS (1- 1,2%) deficiencias combinadas (2-6%) y aumento de lipoproteina A (7,5%).

El defecto congénito hallado con más frecuencia es el Factor V Leiden.

La localización venosa es más frecuente que la arterial, con excepción de los ACV (incidencia anual de 3-8/100.000 y alcanza a 25-35 casos por cada 100.000 nacidos vivos en el periodo neonatal). No hay diferencia de sexos, excepción de la trombosis venosa renal, doble de frecuente en el sexo masculino. Existen 2 picos de mayor tendencia a la trombosis, primer año de vida (9-18%) y pubertad (50-58%). En el primer mes de vida, la tasa se sitúa en 24 casos por cada 10.000 ingresos en las unidades de cuidados intensivos neonatales, condicionada por la hiperviscosidad, catéteres, déficit de ATIII, PC, PS y plasminógeno y patología basal. La trombosis de la vena renal, con la triada nefromegalia, trombopenia y hematuria, supone el 10% de las trombosis venosas neonatales. En niños mayores es asociada a síndrome nefrótico, quemaduras, LED o trasplante renal.

La *púrpura fulminans neonatal* es la manifestación clínica característica de las deficiencias severas de PC (tasas muy bajas de PC, por debajo del 1%) y de PS, con lesiones equimótico-purpúricas, anemia microangiopáticas y CID, tratándose con plasma fresco.

El riesgo de recurrencia tras una TVP espontánea es de 6-21%. Son indicadores de mala evolución, en niños, los niveles elevados de FVIII, dímeros D o ambos al diagnóstico y la persistencia de al menos uno de ellos después de los 3-6 meses de anticoagulación. El síndrome postrombótico que afecta a 1/3 de las TVP, suele ser moderado.

El riesgo de recurrencia tras una TVP espontánea es de 6-21%.

HIPERHOMOCISTEINEMIA (HHCY)

Homocisteína (HCY) es un aminoácido sulfurado no esencial que deriva de otro sí esencial, la metionina, encontrado en abundancia en las proteínas animales, única fuente de HCY en el hombre. Se forma en el hígado a partir de un proceso de desmetilación de la metionina, en la que interviene la enzima metionina-adenosiltransferasa (MAT) produciendo la adenosil-metionina, que al ceder grupos metilos, pasa a adenosil-homocisteína. Ésta es hidrolizada en adenosina y HCY. La HCY así formada es una molécula muy agresiva para el endotelio vascular; en condiciones fisiológicas normales, es eliminada mediante dos rutas metabólicas: remetilación y transulfuración.

La concentración intracelular de HCY es, en condiciones fisiológicas, muy reducida (1-5 nmol/g). Cuando se aumenta su síntesis o se inhibe su catabolismo, aumenta la exportación hacia el espacio extracelular. El 70-80% de la HCY en plasma está unida a proteínas y el resto libre, sumando ambas la HCY total.

En la HHCY existe un desequilibrio entre la producción (relacionada con el aporte de metionina) el consumo periférico (dependiente de las vitaminas B2, B12 y ácido fólico) y su metabolización hepática a cisteína (dependiente de la vitamina B6). El déficit vitamínico absoluto tanto por falta de aporte o malabsorción, como relativo, por alteraciones enzimáticas, es causa de HHCY. La concentración de HCY en ayunas oscila entre 5 y 15 µ mol/l. Los *límites superiores de la normalidad* son:

En la HHCY existe un desequilibrio entre la producción, el consumo periférico y su metabolización hepática a cisteína.

- 10 µmol/l (embarazadas y menores de 15 años).
- 15 µmol/l (15 y 65 años).
- 20 µmol/l (mayores de 65 años) (Refsum, 2004).

Se estima que aproximadamente el 5-7% de la población presenta HHcy, clasificándose en:

- Moderada (16 a 30 µmol/l).
- Intermedia (30 a 100 µmol/l).
- Severa (superior a 100 µmol/l).

La HHCY constituye un factor de riesgo independiente de padecer enfermedad cardiovascular (ECV) así como trombosis arteriales y venosas. El mecanismo del daño vascular es complejo y múltiple incluyendo disfunción endotelial por toxicidad directa a través de generación de radicales libres y disminución de enzimas antioxidantes, acciones proinflamatorias y protrombóticas, así como proliferación celular y formación de tejido conjuntivo.

Causas de HHCY:

Causas de HHCY:
Hereditarias
Fisiológicas
Patológicas
Fármacos

1. *Hereditarias* (población heterocigota 0,5-1,5%):

- Deficiencia de la enzima CBS (homocistinuria clásica). Cursa con HCY entre 200- 500 µmol/l.
- Alteración de la remetilación. La variante termolábil de la enzima metiltetrahidrofolao reductasa (TL-MTHFR) reduce su actividad en un 50%. Genotipos: CC u homocigotos normales (tipo salvaje), CT o heterocigotos mutantes, el más frecuente (44.9%) y TT, homocigotos mutantes.

2. *Fisológicas:* aumentos de hasta un 25% en presencia de defectos genéticos.

- Edad. Aumenta con la edad, por disminución de la eficiencia de la enzima CBS, cambios en la dieta y deterioro de la fución renal.
- Sexo. Hombres y mujeres premenopáusicas. El nivel aumenta un 25%.
- Tratamiento hormonal, disminuyen el nivel de Hcy.
- Embarazo. La Hcy desciende un 50-60%, por hemodilución y a la reducción de albúmina.
- Raza. La raza negra muestra niveles menores, debido a la dieta y a la escasa prevalencia de la variante termolábil de la MTHFR.
- Dieta. La HCY desciende con dietas ricas en frutas y verduras. El café, antagonista de la vitamina B6, aumenta Hcy.
- Alcohol. Aumenta los niveles por acción directa sobre los folatos.

3. *Patológicas:*

- Déficit de folato y/o piridoxina.
- Déficit de vitamina B12: La HHCY aparece relacionada con el déficit tisular de cobalamina, aunque aún no estén presentes alteraciones hematimétricas (anemia y/o macrocitosis) mejorando, incluso, las posible alteraciones neurológicas relacionadas, tras su aporte.
- Insuficiencia renal crónica, interfiere en el catabolismo y excreción renal.
- Miscelánea. Se han visto niveles moderadamente elevados en trasplante renal y cardíaco, leucemias, linfomas, psoriasis, drepanocitosis, policitemia vera, trombocitemia esencial, hipotiroidismo y LES.

4. *Fármacos:*

- Antifolatos: Anticonvulsivantes (sólo los inductores de las enzimas hepáticas tales como difenihidatoína, fenobarbital, primidona y carbamazepina); metotrexate, fenotiacinas, antidepresivos tricíclicos, tuberculostáticos, sulfamidas y trimetropin interfieren en la remetilación de la HCY.
- Inhibidores de la absorción de la vitamina B12. Óxido nitroso, antagonistas de los receptores H2 y omeprazol.
- Antagonistas vitamina B6. Azabirina, isoniacida, cicloserina, niacina, hidralacina, carbamazepina, valproato y teofilina, interfieren con la función de la vitamina B6.
- Otros. Hipolipemiantes, diuréticos, levodopa, metformina.

HHCY como factor de riesgo independiente en la enfermedad vascular cerebral:

1. Accidente cerebrovascular y su recurrencia. OR (odds ratio) de 2,5.
2. Enfermedad aterosclerótica periférica. OR de 6,8.
3. Enfermedad arteriocoronaria: OR de 1,8 siendo el riesgo aparente atribuible a la HHcy hasta del 10%.
4. Enfermedad tromboembólica venosa: OR de 2,5 para un nivel de HCY mayor de 18,5 μmol/l, siendo el riesgo de 3 a 4 veces mayor si excede los 20 μmol/l (Simioni,1996). La homocigosidad para la C677T no se valora por sí mismo como factor de riesgo, por lo que no se considera básico en los estudios de trombosis.
5. Trombosis cerebral: La HHCY no es un factor independiente, aunque sí en relación con otros tipos de trombofilia y toma de anticonceptivos.
6. Oclusión de la vena central de retina: en asociación con otros estados trombofílicos como RPCa, FVL, mutación del gen de la protrombina anticuerpos antifosfolípidos.
7. Otras patologías relacionadas: Enf. de Alzheimer, enf. de Chron, cáncer de colon.

Tratamiento de la HHCY:

Habitualmente no se precisan dosis diarias superiores a 5 mg de ácido fólico, 50 mg de B6 y 1 mg de B12, e incluso se ha considerado que el consumo diario de 400 μg de folato sería suficiente para la prevención de ECV. El ácido fólico es un tratamiento inocuo y de bajo coste, cuyo único riesgo potencial es el de enmascarar un posible déficit de B12. Se ha aplicado el tratamiento con vitamina B12 y acido fólico en prevención 2ª de patología cardio-vascular para tratar de evitar recurrencias de eventos cardioembólicos.

El SAF describe la asociación de AAF con un cuadro clínico de hipercoagulabilidad.

SÍNDROME ANTIFOSFOLÍPIDO

El término síndrome antifosfolipídico (SAF) o síndrome de Hughes, se utiliza para describir la asociación de anticuerpos antifosfolipídicos (AAF) grupo heterogéneo de inmunoglobulinas dirigidas contra fosfolípidos de carga negativa o neutra, con un cuadro clínico de hipercoagulabilidad caracterizado por trombosis de repetición y abortos o pérdidas fetales recurrentes que, a menudo, se acompaña de trombocitopenia discreta o moderada.

Mecanismos patogénicos: Son heterogéneos e incluyen

activación de las células endoteliales, inhibición directa de la vía de la proteína C activada, alteraciones de la función plaquetaria y activación del complemento, asociado o no a una predisposición genética. El SAF puede presentarse de forma aislada, denominándose *SAF primario*, o bien, asociado a otras enfermedades autoinmunes sistémicas (20-30% de los casos de LES) así como a infecciones, neoplasias o en relación con la toma de fármacos, siendo llamado *SAF secundario.* La similitud antigénica entre las secuencias de cadenas de aminoácidos o la conformación estructural entre los antígenos de los agentes infecciosos y los tejidos del huésped pueden activar una respuesta contra las regiones específicas que comparten. Esta respuesta anormal frente a diversos antígenos se conoce como fenómeno de *mimetismo molecular.*

Manifestaciones clínicas: la forma más frecuente de manifestarse un SAF es como una TVP de miembros inferiores, con o sin TEP (asociado en el 50% de los casos) y con un elevado riesgo de recurrencia sin profilaxis antitrombótica. La TV es más frecuente que la TA. Las TA más frecuentes son las oclusiones de las arterias intracraneales, así como a coronarias, renales, mesentéricas y adrenales. Ocasionalmente, estas trombosis cerebrales se asocian a livedo reticularis e hipertensión arterial (*síndrome de Sneddon*).

La afectación cardiaca más frecuente es la valvular (prevalencia superior al 30%) siendo la más afectada la mitral seguida de la aórtica, y estando relacionada con fenómenos cardioembólicos. Suele provocar una insuficiencia valvular y la lesión oscila entre el engrosamiento de las valvas y la formación de verrugas (endocarditis trombótica no bacteriana o de Libman-Sacks).

La afectación cardiaca más frecuente es la valvular.

A nivel renal, los fenómenos trombóticos provocan lesiones de la arteria renal o de sus ramas, infartos renales, trombosis de las venas renales o lesiones vasculares intrarrenales caracterizadas por una microangiopatía trombótica. También se han descrito algunos tipos de glomerulonefritis y glomeruloesclerosis.

A nivel pulmonar, el tromboembolismo ocurre en 1/3 de los pacientes, sumándose la hipertesión pulmonar con posible fallo cardiaco derecho, distrés respiratorio y hemorragia intraalveolar.

A nivel osteoarticular, la osteonecrosis sin desencadenantes y las artralgias aparecen en el SAF primario y secundario, pero las artritis es típica del SAF secundario asociado a LES.

Las manifestaciones digestivas, infrecuentes, aparecen en forma de episodios de isquemia intestinal, infartos hepáticos y esplénicos, trombosis del eje esplenoportal e, incluso, trombosis de las venas suprahepáticas.

La afectación ocular incluye la trombosis de la vena central o de la arteria central de la retina y la neuropatía óptica.

Las manifestaciones cutáneas que se han descrito son muy variadas e incluyen livedo reticularis, vasculitis necrotizante, úlceras y nódulos cutáneos, tromboflebitis, necrosis y gangrena cutánea, hemorragias subungueales *en astilla*, equimosis y púrpura.

Las alteraciones hematológicas fundamentales asociadas a los AAF son la púrpura trombocitopénica idiopática (>20%), con descensos plaquetarios moderados y asintomáticos, y la anemia hemolítica autoinmune Coombs directo positivo o la microangiopática. La presencia de anticuerpos antiprotrombina, con tiempo de protrombina bajo, provoca escaso sangrado y responde a corticoides.

Entre las manifestaciones neurológicas más frecuentes destacan los accidentes cerebrovasculares, con evolución a demencia multiinfarto, y la epilepsia en pacientes con LES; y entre las infrecuentes aparece la mielitis transversa, la corea y el Sd de Guillen-Barré. La clínica de migraña puede ser más frecuente en estos pacientes y se ha descrito asociación con alteraciones neuropsiquiátricas y procesos similares a la esclerosis múltiple.

Las complicaciones obstétricas son frecuentes en el SAF.

Las complicaciones obstétricas son frecuentes en el SAF. Los AAF son actualmente una de las principales causas conocidas de abortos de repetición, con una prevalencia aproximada del 10% entre mujeres no seleccionadas con antecedentes de abortos previos y con una incidencia del 90% para las mujeres con AAF positivos. Pueden existir pérdidas que ocurren en cualquier momento a lo largo del embarazo, siendo más frecuentes en el segundo y tercer trimestre, pero parece que la muerte fetal es más específica del SAF. Otras complicaciones obstétricas asociadas son retraso en el crecimiento intrauterino, preeclampsia, prematuridad, muerte y sufrimiento fetal. El mecanismo fisiopatológico está basado en fenómenos trombóticos a nivel de la circulación uteroplacentaria, mala perfusión sanguínea, placentación anómala inicial e infarto placentario posterior.

El denominado *SAF catastrófico* aparece en el 1% de los casos y se define por la afectación simultánea de tres o más órganos, sistemas o tejidos, desarrollada en menos de una semana, la confirmación histopatológica de la obstrucción de los pequeños vasos en, al menos, uno de dichos órganos o tejidos y la confirmación en el laboratorio de la presencia de AAF (anticoagulante lúpico y/o anticuerpos anticardiolipina). Suele existir un factor precipitante (infección, cirugía, neoplasia, suspensión de anticoagulantes...). El 50% de los pacientes suelen presentar fenómenos trombóticos recurrentes en el mismo territorio vascular que el episodio previo. Presenta una mortalidad del 30-45%, en su mayoría por afectación neurológica. Son factores de mal pronóstico los pacientes con LES, >36 años, afección pulmonar y renal, así como títulos altos de AAF.

Diagnóstico del SAF: los criterios para la clasificación del SAF revisados y establecidos en el *XI International Congress on Antiphospholipid Antibodies,* en noviembre de 2004, se exponen a continuación, requiriéndose la presencia de *al menos uno de los criterios clínicos y al menos uno de los de laboratorio.* Debe evitarse la clasificación como SAF si entre el episodio clínico y la determinación positiva de los AAF han transcurrido menos de 12 semanas o más de 5 años.

El 50% de los pacientes suelen presentar fenómenos trombóticos recurrentes en el mismo territorio vascular que el episodio previo.

Criterios clínicos

1. Trombosis vascular:

Uno o más episodios clínicos de trombosis arterial, venosa o de pequeño vaso en cualquier órgano o tejido, confirmados mediante estudios de imagen, Doppler o histológicos, con la excepción de la trombosis venosa superficial. Para la confirmación histopatológica, debe estar presente la trombosis sin evidencia de inflamación en la pared vascular.

2. Manifestaciones obstétricas:

a) Una o más muertes idiopáticas de un feto morfológicamente normal tras la 10ª semana de gestación.

b) Uno o más partos prematuros de un neonato morfológicamente normal antes de las 34 semanas de gestación, debidos a preeclampsia o eclampsia grave, o a una insuficiencia placentaria grave.

c) Tres o más abortos espontáneos consecutivos antes de las 10ª semana de gestación, previa exclusión de anomalías en la anatomía materna, alteraciones hormonales o cromosómicas paternas y maternas.

Criterios de laboratorio

1. Anticuerpos anticardiolipina (AAC) isotipo IgG y/o IgM en suero o plamsa, a título medio o alto, en 2 o más ocasiones, separadas al menos 12 semanas, y por técnica de ELISA.

2. Anticoagulante lúdico (AL) en plasma, en 2 o más ocasiones separadas al menos 12 semanas, determinadas de acuerdo con las directrices de l*a Sociedad Internacional de Trombosis y Hemostasia.**

3. Anticuerpos anti-β2GPI de isotipo IgG y/o IgM en suero o plams, a título moderado o alto, en 2 o más ocasiones, separadas al menos 12 semanas, medidos mediante técnica de ELISA.

* a) Prolongación de las pruebas de coagulación dependientes de fosfolípidos.

b) No corrección de dichas pruebas de cribado al añadirle plasma, evidenciando la presencia de un inhibidor.

c) Confirmar la naturaleza dependiente de fosfolípidos del inhibidor.

d) Demostrar que no es un inhibidor específico de un F. de la coagulación.

Clasificación de los tipos de SAF según los datos de laboratorio:

- Tipo I: presencia de más de un criterio de laboratorio.
- Tipo IIA: sólo presencia de anticoagulante lúpico.
- Tipo IIB: sólo presencia de anticuerpos anticardiolipina.
- Tipo IIC: sólo presencia de anti-b2-glicoproteína.

Tratamiento del SAF: el tratamiento óptimo de los pacientes con SAF es controvertido y está en continua revisión. La actitud terapéutica no debe ir dirigida a la eliminación o reducción de los niveles de anticuerpos con terapias inmunodepresoras, ya que no existe una clara correlación entre las concentraciones de los AAF y los episodios trombóticos. *Bases del tratamiento* del SAF:

1. *Eliminación de factores de riesgo cardiovascular* y profilaxis correcta con heparina de bajo peso molecular en situaciones de riesgo.

2. *Profilaxis en individuos asintomáticos:*

- Pacientes con LES, AL con o sin AAC, atítulos altos: Hidroxicloroquina y ácido acetilsalicílico (AAS) (75-100 mg/día).
- Mujeres con antecedentes de SAF obstétrico: AAS indefinido (75-100 mg/día).
- AL persistentemente positivo y/o títulos medios/ altos de AAC de isotipo IgG en asintomáticos: control estricto de factores de riesgo vascular y tromboprofilaxis en situaciones de riesgo (cirugía, inmovilización, etc).

3. *Tromboprofilaxis secundaria:*

- Pacientes con trombosis y AAF pero que no cumplen los criterios establecidos, son tratados como a la población general.
- SAF definido y primera trombosis es indicación de anticoagulación indefinida con INR 2-3.
- SAF definido y trombosis arterial y/o venosa recurrentes: precisa anticoagulación indefinida con INR >3.

4. *Tratamiento del SAF catastrófico:*

- Tratar cualquier factor desencadenante: ej: antibióticos, amputación por necrosis de miembros, etc.
- Instaurar de forma precoz anticoagulación con heparina IV a dosis elevada.
- Reducir los niveles de AAF con recambios plasmáticos o gammaglobulinas endovenosas, junto a dosis altas de glu-

cocorticoides para tratar el síndrome de respuesta inflamatoria sistémica que generalmente acompaña.

- Otros fármacos: ciclofosfamida (en LES), rituximab (en trombocitopenia o anemia hemolítica autoinmune).
- Medidas de soporte vital: diálisis, ventilación asistida.

5. *Profilaxis de los abortos y las pérdidas fetales:*

- El embarazo en una mujer con AAF debe ser considerado de alto riesgo y ser sometido a una estrecha vigilancia del crecimiento fetal y del flujo de la arteria umbilical para detectar precozmente anomalías en la circulación uteroplacentaria.
- El AAS a dosis bajas (75-100 mg/ día) desde el momento de la concepción y a lo largo de todo el embarazo es eficaz y seguro en caso de que no haya trombosis previa ni pérdidas fetales. Así mismo, no contraindica el uso de anestesia peridural.
- La heparina de bajo peso molecular a dosis terapéuticas se asociaría a AAS se aconseja en casos en que existan trombosis previa, incluidas pérdidas fetales previas, preeclampsia grave o CIR, o, si se asocia trombofilia congénita, hasta la 6-8 semanas postparto. Se ha descrito un riesgo de hemorragia menor de sólo el 2.3%. Se recomiendan suplementos de calcio para evitar la osteoporosis. En caso de trombocitopenia inducida por heparina puede usarse daranoide y fondaparinux.
- Para la colocación de una aguja epidural deben transcurrir 12 o 24 h desde la última dosis de HBPM profiláctica o terapéutica respectivamente, debiendo reiniciarse la heparina 6-8 h tras el parto.
- La prednisona, a dosis bajas, en caso de intensa trombocitopenia autoinmune.
- Suspender los cumarínicos previos por su potencial teratogenicidad y sustituir por heparina de bajo peso molecular, que no atraviesa la placenta ni se elimina por leche materna.
- Inmunoglobulinas IV: indicadas en caso de presentarse complicaciones obstétricas a pesar de la heparina y AAS, a dosis de 0,4 g/kg/día durante 5 días o 1 g/kg en dosis única que se repiten mensualmente.

6. *Tratamiento de la trombocitopenia asociada a la presencia de AAF:* suele ser moderada (normalmente, la cifra de plaquetas es superior a 50.000/µL) y no requiere tratamiento. Si

es intensa, el tratamiento con prednisona suele ser efectivo. Otras alternativas son las gammaglobulinas endovenosas, el danazol o, incluso, la esplenectomía. Recientemente, el uso de rituximab se ha mostrado eficaz en casos refractarios

BIBLIOGRAFÍA

FARRERAS-ROZMAN: *Medicina Interna,* 14ª Edición. Ediciones Harcourt S.A. 2000.

J. CORRAL, R. GONZÁLEZ-CONEJERO, V. VICENTE. *Protocolo diagnóstico de trombofilia.* Medicine. 2008;10(22):1503-7

TESIS DOCTORAL: *Análisis de la trombofilia hereditaria: contribución de factores genéticos en la predisposición al tromboembolismo venoso en la población española.* Dª. Mª Isabel Tirado García. Directores: Dr. Jordi Fontcuberta y Dr. José Manuel Soria. Universidad de Barcelona. 2010.

CERVERA R, RUIZ-IZASTORZA G: *Avances en Síndrome Antifosfolípidico*. Ed Marge 2009.

AMERICAN COLLEGE OF CHEST PHYSICIANS EVIDENCE BASED CLINICAL GUIDELINES (8th Edition). Chest 2008; 133: 844S-886S.

Tema 30. Diagnóstico de la patología hemorrágica. Coagulopatías congénitas

Carmen Marrero Santos, Antonio León Mendoza, Ana Oliva Hernández, Mario Ríos de la Paz y Juan García Talavera-Casañas

INTRODUCCIÓN

Las alteraciones en la coagulación y las situaciones clínicas derivadas de estos procesos suponen en muchas ocasiones un problema de difícil diagnóstico, fundamentalmente por la urgencia que crea tanto en el paciente como en el médico la existencia de manifestaciones hemorrágicas.

El sistema hemostático desde el punto de vista fisiológico es el responsable de detener la hemorragia en los lugares de lesión del árbol vascular. Las alteraciones en los mecanismos que se encargan de la hemostasia secundaria dan origen a las coagulopatías congénitas. Estos trastornos pueden obedecer a una alteración cuantitativa o cualitativa de proteínas plasmáticas de la hemostasia primaria como el factor de VonWillebrand, de factores de la coagulación, o a un incremento anormal de la fibrinolisis, trastorno este último que se limita al déficit de $\alpha 2$ antiplasmina. La incidencia de las coagulopatías es muy variable, por ejemplo la enfermedad de VonWillebrand es el desorden hemorrágico hereditario más frecuente seguido de las hemofilias A y B. Los déficits de protrombina o de factor XIII son extremadamente raros.

> Las alteraciones en los mecanismos que se encargan de la hemostasia secundaria dan origen a las coagulopatías congénitas.

A nivel práctico podemos establecer diferencias clínicas entre el sangrado secundario a la alteración de la función plaquetar y el lecho vascular y el que se produce por defectos en factores de la coagulación (fig 1).

A la hora de orientar un sangrado *el clínico debe saber:*

- Quién sangra (edad, sexo, raza e historia familiar de sangrado).

- Cuándo sangra, si lo hace en relación a un estado patológico, a un traumatismo, tras cirugía,...
- Dónde se produce el sangrado, piel, mucosas, articulaciones.
- Qué es lo que sangra.

CONSIDERACIONES GENERALES

Aspectos clínicos:

Desde el punto de vista clínico la necesidad de concluir un diagnóstico de diátesis hemorrágica de origen congénito puede surgir de tres *situaciones:*

- Paciente remitido por clínica de sangrado.
- Paciente remitido por historia familiar de sangrado.
- Paciente que presenta alteración en las pruebas rutinarias de coagulación.

La realización en todos los casos de una detallada historia clínica, tanto personal como familiar, además de un minucioso examen físico, sigue siendo fundamental para llegar a un diagnóstico de sospecha o de orientación.

La edad de presentación del sangrado así como la forma de presentación de éste son de gran valor. Por ejemplo las hemorragias de predominio mucoso y cutáneo nos orientan más hacia un defecto en la hemostasia primaria mientras que los sangrados articulares o musculares profundos son más propios de las coagulopatías.

Figura 2. Clínica de la diátesis hemorrágica

Defecto	**Vascular o plaquetario**	**Defecto de la coagulación**
Localización	Superficiales, piel y mucosas	Tejidos blandos profundos
Aparición del sangrado	Inmediato	Horas-día
Sangrado con pequeños traumas	Sí	Poco frecuente
Petequias	Sí	No
Equimosis	Pequeñas y superficiales	Extensas y profundas
Hemartrosis - hematomas musculares	No o poco profundas	Frecuentes (H. A. y H. B)
Sangrado postquirúrgico	Inmediato y leve	Diferido y severo

Importante también es el momento en el que se presenta la hemorragia, por ejemplo, coagulopatías graves como las hemofilias o la afibrinogenemia dan clínica desde el nacimiento y con frecuencia presentan sangrados espontáneos, sin embargo otros déficits como la EVW, déficit de VII o V lo hacen más tardiamente o tras procedimientos invasivos. Parece lógico pensar que en aquellas deficiencias severas el diagnóstico será precoz y que las dificultades las vamos a encontrar en el estudio de pacientes con manifestaciones hemorrágicas menores y tardías que obedezcan a déficit moderados o leves.

Las manifestaciones hemorrágicas más frecuentemente consultadas son los hematomas, equimosis, epistaxis y metrorragias. No debemos olvidar que las epistaxis son frecuentes a lo largo de la infancia de niños sanos y que las metrorragias pueden obedecer a trastornos hormonales.

En cuanto al sangrado quirúrgico destacar que el sangrado intraoperatorio en la mayoría de las ocasiones se relaciona más con el procedimiento, una causa local o la patología de base, que con la existencia de una coagulopatía. En los trastornos congénitos de la coagulación es el sangrado postquirúrgico el que habitualmente precisa de nuestra actuación.

El diagnóstico de una coagulopatía congénita obliga a un estudio familiar lo más completo posible y que dependerá del tipo de déficit y de su patrón de transmisión.

> Las epistaxis son frecuentes a lo largo de la infancia de niños sanos y las metrorragias pueden obedecer a trastornos hormonales.

DIAGNÓSTICO DE LABORATORIO

Una vez realizadas una cuidadosa historia clínica y exploración nos dispondremos a realizar los pertinentes test de laboratorio. Partiendo del supuesto de que la sospecha es de una coagulopatía congénita habremos descartado previamente errores en la muestra, tales como contaminación con heparina, mala extracción, hemólisis, incorrecta calibración de los equipos. Entre las causas adquiridas cuya presencia se traduzca en alteraciones de la coagulación consideraremos los déficits de vitamina K, las hepatopatías, fármacos anticoagulantes, etc.

Realizaremos un primer estudio básico de coagulación que en la mayor parte de los centros incluye: recuento plaquetar, tiempo de hemorragia y/o prueba de funcionalismo plaquetar global (PFA100), el tiempo de protrombina (TP), el tiempo de tromboplastina parcial activado (TTPA) y el tiempo de trombina (TT).

El resultado normal de estos tests descarta la existencia de trastornos hemostáticos de significación clínica, salvo el déficit de factor XIII, algunos casos de EVW tipo I y el déficit de alfa 2 antiplasmina.

Coagulopatías congénitas:	**Coagulopatías adquiridas:**
Enfermedad de von Willebrand Hemofilia A y B Déficit de factor XI Alteraciones del fibrinógeno. Déficit de factor XIII Déficit de otros factores: déficit II déficit V,VII,X déficit combinados	Hemofilia adquirida Deficiencias adquiridas de la vía común CID Hipocoagulabilidades secundarias a fármacos

ENFERMEDAD DE VON WILLEBRAND

EvW es el trastorno congénito que se traduce en un déficit de FvW.

Denominamos enfermedad de Von Willebrand (EvW) al trastorno congénito que se traduce en un déficit cuantitativo y/o cualitativo del factor de Von Willebrand (FvW).

Su transmisión tiene carácter autosómico dominante y con menos frecuencia recesivo, como es el caso del tipo 2N y el tipo 3. Su prevalencia calculada está entre 1/100 a 3/100.000 individuos. Sin embargo, la EvW grave se observa en menos de 5 individuos por millón de habitantes en los países occidentales.

Destacar que aunque los parientes con el trastorno autosómico dominante trasmiten el gen anormal al 50% de su descendencia, se expresa la enfermedad de manera sintomática sólo en el 30-40% de éstos. De ello se deduce la variabilidad en la penetrancia de las alteraciones genéticas responsables de esta coagulopatía. La expresión fenotípica en cuanto a la severidad del sangrado es muy heterogénea, incluso entre individuos pertenecientes a una misma familia.

FvW es una glucoproteína de gran tamaño que se presenta en forma multimérica.

El factor de Von Willebrand (FvW) es una glucoproteína de gran tamaño que se presenta en forma multimérica. Se distribuye en un pool plaquetar, un pool plasmático y en el subendotelio.

La ausencia o defectos en la proteína impiden la adhesión de las plaquetas y la estabilidad del factor VIII dando lugar a las manifestaciones hemorrágicas.

Predominan las formas leves de la enfermedad, lo que, unido a la gran variabilidad de las concentraciones de la proteína

FvW, hacen que el diagnóstico pueda llegar a ser realmente difícil, y que en ocasiones se diagnostiquen déficits y no pacientes. Son muchos los autores que piensan que debe limitarse el diagnostico de enfermedad de Von Willebrand *clínicamente importante*, en especial del tipo 1, a los pacientes que sufren sangrado excesivo o anormal tras un procedimiento de cirugía mayor o menor, tras la toma de AINES o tras sufrir un traumatismo.

Varios factores pueden influir en la variabilidad de la concentración plasmática del FvW, debido a que se comporta como un reactante de fase aguda, aumentando con el ejercicio, el embarazo, la edad, el estrés, el tabaco, enfermedades y algunos fármacos. Los niveles en plasma de FvW son un 25% menores en los individuos del grupo 0 que en personas con otros grupos sanguíneos.

Diagnóstico de la enfermedad de Von Willebrand

Habitualmente la enfermedad se presenta con hemorragias mucocutáneas o sangrados postquirúrgicos. En el caso de las primeras suelen ser de carácter leve, sin embargo el sangrado puede ser severo tras traumatismos o tras la realización de procedimientos invasivos.

Manifestaciones frecuentes de la EVW:
- Epistaxis.
- Facilidad para la aparición de equimosis.
- Hematomas.
- Hemorragias prolongadas tras traumatismos leves.
- Sangrado ORL, sobre todo tras extracciones dentales, amigdalectomía,...
- Menorragia

Manifestaciones poco frecuentes de la EVW:
- Hematomas de partes blandas.
- Hemartrosis.

Son más características de las formas graves de la enfermedad, en concreto del tipo 2N y del tipo 3.

El estudio de laboratorio inicial debe incluir la determinación del tiempo de hemorragia o, en su defecto, de la función plaquetaria global (PDF100), el recuento de plaquetas, el tiempo de protrombina (TP) y el de tromboplastina parcial activado (APTT). Los pacientes tipo 1 con déficit leve de FvW pueden presentar normalidad en estas pruebas de screening. Sin embargo si nos encontráramos ante una enfermedad más grave la función plaquetaria y el APTT se presentarían alterados.

Para confirmar el diagnóstico se han de *determinar:* la actividad coagulante del factor VIII, la concentración del antígeno del FvW (AgFvW), la actividad del FvW (FVWCoA actividad del cofactor ristocetina) y la distribución de los multímeros del FvW por electroforesis en gel de agarosa.

La determinación cuantitativa se realiza mediante ELISA.

La determinación cuantitativa (FvW Ag) se realiza mediante ELISA, mientras que su función o actividad se determina al mezclar diferentes concentraciones de ristocetina con plasma del paciente y plaquetas normales en un agregómetro. El grado de actividad de FvW puede resultar proporcional o menor a la concentración de FvWAg, ello va a depender del subtipo de EvW.

El análisis de multímeros y la actividad del FVIII:C tienen gran importancia diagnóstica para diferenciar los diferentes subtipos de la EVW tipo 2.

La clasificación de la enfermedad de Von Willebrand atiende a la causa del defecto, si se trata de un déficit cuantitativo parcial como es el caso del tipo 1, cualitativo con FvW disfuncional como en el tipo 2 o si la proteína está ausente por completo, tal y como ocurre en el tipo 3.

SUBTIPOS DE ENFERMEDAD DE VON WILLEBRAND Y CARACTERÍSTICAS DE LABORATORIO.

	RCoF	**VWF:Ag**	**FVIII**	**RIPA**	**Multímeros**
Tipo 1	Disminuido	Disminuido	Disminuido	Poco disminuido.	Normal.
Tipo 2A	Muy disminuido	Disminuido	Disminuido	Disminuido	Ausencia de grandes multímeros
Tipo 2B Tipo 2M.	Normal o ligeramente disminuido	Normal o ligeramente disminuido	Normal o disminuido	Normal o aumentado	
Tipo 2N	Normal	Normal	Muy disminuido	Ligeramente disminuido	Normal
Tipo 3	Ausente	Ausente	Ausente	Ausente	Ausente

La gravedad de la enfermedad, al igual que ocurre en otras coagulopatías como la hemofilia, va a estar en función de la concentración plasmática basal del factor deficitario.

SEVERIDAD DE LA ENFERMEDAD DE VW

Clasificación	**Tipo**	**FVW:Rco UI/dL**	**FVIII:C UI/dL**
Leve	1	30-50	40-60
Moderada	1, 2B, 2M, 2N	10-30	20-40
Grave	1, 2A, 2M, 3	<10	<20

Enfermedad de vW tipo 1.

Es la forma más frecuente, constituyendo el 80% de los casos. Se trata de un defecto cuantitativo. En las formas familiares con clínica manifiesta de sangrado los niveles de FvWAg y la actividad FvWCoR suelen estar por debajo del 15% del valor normal. Los niveles de FVIII disminuyen en función de la intensidad de la enfermedad de vW tipo 1.

Al parecer la EvW tipo 1 resulta de un defecto de la secreción de FvW por los cuerpos de Weibel-Palade de las células endoteliales. Las reservas plaquetarias y endoteliales son normales en estos pacientes. Este hecho explica la respuesta a la infusión de desmopresina (ADDVP) que actúa como estímulo a nivel de la secreción.

Enfermedad de vW tipo 2.

Se trata de un defecto cualitativo del FvW plasmático. Esta alteración funcional puede consistir en cambios en la estructura del FvWAg que impidan su correcta unión al FVIII (tipos 2M y 2N) o que la alteración en el FvW se traduzca en una disminución de los multímeros de gran tamaño, lo que hace descender de manera notable la actividad del factor (FVWCoR) en comparación con el FvWAg.

> La vW tipo 2 se trata de un defecto cualitativo del FvW plasmático.

EvW tipo 2A: la ausencia de multímeros de pesos moleculares intermedio y alto se debe a una mayor sensibilidad del FvW a la proteolisis o a alteraciones en el transporte o secreción de la proteína. La heterogeneidad en los diferentes mecanismos que originan la ausencia de multímeros hace que la respuesta al ADDVP sea variable en estos pacientes.

EvW tipo 2B: el mecanismo fisiopatológico consiste en una mayor afinidad del FvW por la GPIb plaquetaria. Esto causa una depuración selectiva y disminución de la concentración de multímeros de alto e intermedio peso molecular. La mayor afinidad a las plaquetas también puede dar lugar a trombocitopenia. Todas aquellas situaciones que aumenten la secreción del FvW como son el embarazo, la inflamación o la admisitración de desmopresina pueden agravar la trombopenia. Este tipo de enfermos sangran, aunque cabría esperar que al tener propensión a la agregación plaquetaria sufriesen enfermedad trombótica. Un pequeño comentario acerca de la EvW de tipo plaquetario, también conocida como *pseudoenfermedad de vW,* en este caso la mayor unión plaquetaria de los multímeros del FvW es debida a una mutación en el receptor de la GPIb. Estos enfermos requieren transfusión de plaquetas y concentrados de FvW para control del sangrado.

EvW tipo 2M: se distingue de las anteriores por un patrón de multímeros normal. Hay una disminución desproporcionada de la actividad frente a la concentración de FvW (FvWCoR/FvWAg) debido a una mutación en el sitio de unión a la GPIb.

EvW tipo 2N: resulta de una mutación en el sitio de unión entre el FvW y el FVIII. El FvWag, la actividad de FvWCo y el análisis de multímeros no se ven alterados. La actividad del FVIII está disminuida lo que podría confundirnos con una hemofilia A leve.

Debemos sospechar subtipo 2N ante una mujer con niveles bajos de FVIII, clínica de sangrado o historia familiar de sangrado.

Enfermedad de vW tipo 3.

No existe FvWAg circulante y la actividad de FvWCo que podemos determinar es muy baja, así como también es baja la de FVIII (3-10% de lo normal).

Los pacientes presentan manifestaciones hemorrágicas graves, intensas y desde edad temprana.

Tratamiento de la enfermedad de von Willebrand

En lo referente al manejo clínico de los pacientes con EvW cualquiera que sea el tipo, es fundamental establecer el riesgo de sangrado individual. La predisposición a la hemorragia va a estar directamente relacionada con factores inherentes al paciente, pero también con procedimientos o situaciones sobre los cuales se precisa nuestra actuación médica desde el punto de vista de la prevención.

RIESGO DE SANGRADO EN EVW:

- Enfermedad de vW de alto riesgo de sangrado: tipo 3, tipo 2 y tipo 1 con niveles de FvW plaquetario anormales.
- Historia de sangrados.
- Tipo de hemorragia o traumatismo.
- Procedimiento quirúrgico o invasivo.

Basándonos en la fisiopatología de la enfermedad, el tratamiento tendrá como objetivos la corrección de los valores de FvW en plasma para conseguir una adecuada formación de agregados plaquetarios en la superficie vascular desendotelizada, controlando así las hemorragias mucosas y mantener los valores de FVIII adecuados para lograr una suficiente formación de fibrina actuando de esta manera sobre las hemorragias de partes blandas.

El tratamiento tendrá como objetivos:
- Corrección de valores de FvW en plasma;
- Mantener los valores de FVIII.

En la práctica clínica nos enfrentaremos a diferentes situaciones como son sangrados espontáneos, profilaxis quirúrgica, profilaxis a largo plazo, embarazo, parto,... El plantearnos la reposición de los valores de factor vW funcionalmente normal requiere conocer las características de los distintos tipos de enfermedad para realizar la elección en cada caso del tratamiento adecuado.

Las recomendaciones actuales existentes en las guías se basan en el análisis de los diferentes estudios y las opiniones de expertos en la materia.

ARSENAL TERAPÉUTICO PARA LA EVW

Antifibrinolíticos sintéticos.
Estrógenos
Desmopresina
Concentrados plasmásticos de FVW
Concentrados de plaquetas
Concentrados de FVIIa recombinante

TRATAMIENTO FARMACOLÓGICO:

Antifibrinolíticos sintéticos: Contamos con dos productos para el tratamiento hemostático sintomático. Son muy efectivos en sangrados de cavidad oral y como tratamiento adyuvante en sangrados o cirugías.

- Ácido ε-aminocaproico, cuyas siglas son EACA. Las dosis establecidas son de 300 mgr/kg/día cada 4- 6 horas y en niños 50-60 mgr/kg.

Tratamiento farmacológico:
Antifibrinolíticos sintéticos
Estrógenos
Desmopresina
Terapia sustitutiva

- Acido tranexámico o AMCHA a razón de 30 mgr/kg/día.

La administración puede hacerse vía oral, intravenosa o tópica. Están indicados en extracciones dentarias, epistaxis y menorragias. Cuidado en hematomas renales, hematurias y coagulopatía intravascular diseminada. Precisa ajuste de dosis en insuficiencia renal. Puede existir riesgo de fenómenos trombóticos en pacientes con patología o propensión a la enfermedad tromboembólica.

Estrógenos: Respuesta variable e impredecible. In vitro producen una estimulación directa de la célula endotelial incrementando la síntesis de FvW. Limitados al tratamiento de las menorragias moderadas. Parece un hecho reconocido que el consumo de anticonceptivos orales que contienen estrógenos sintéticos y progesterona atenúa la menorragia en mujeres con todos los tipos de EvW tal vez por un efecto directo sobre el endometrio.

Desmopresina: En 1977 el tratamiento de esta enfermedad experimentó un gran cambio al desarrollarse el primer estudio clínico utilizando desmopresina (ADDVP) en extracciones dentales en pacientes con hemofilia A y EvW. Es en la década de los 80 cuando comienzan a introducirse en Europa los preparados comerciales vWF/FVIII inactivados para virus. La desmopresina (ADDVP) es un análogo sintético de la vasopresina que incrementa la liberación por parte de las células endoteliales de FvW, con el consiguiente aumento de la actividad y de los niveles de FVIII. El ADDVP es el tratamiento de elección en la mayoría de sujetos con tipo 1. Su efecto es de corta duración, estimándose entre 6-8 horas. Se puede administrar por vía endovenosa, subcutánea o nasal. La dosis es de 0'3 μg/Kg disueltos en salino en infusión de 30'. Como efectos adversos destacar que puede producir sobrecarga circulatoria e hiponatremia por lo que no se recomienda su uso en ancianos, cardiópatas o menores de 3 años. El control de la respuesta a la desmopresina se realiza a través de FvWRCo. Se considera respuesta biológica al aumento de 3 a 5 veces los niveles basales. La desmopresina se puede también administrar en forma de nebulizador nasal en mujeres con vW tipo 1 y menorragias. La dosis es de 300 μg de ADDVP una vez en cada narina, normalmente calculados por puff.

Hay otra serie de efectos secundarios relacionados con la infusión y que en muchas ocasiones ceden con la ralentización de la misma, como son: hiper/hipotensión, mareos, taquicardia, cefalea, rubor,... Se han de monitorizar también los electrolitos en sangre, recordemos su efecto antidiurético y su uso debe hacerse con precaución en cirugía cerebral, ocular y coronaria.

Terapia sustitutiva: Los concentrados de factor son el tra-

RESPUESTA A LA DESMOPRESINA EN LOS TIPOS DE EVW

En tipo 3: inefectiva. En tipo 2Ay 2M: valor limitado al incrementar la síntesis de un FvW disfuncional no normalizándose la estructura multimérica de FvW y el tiempo de hemorragia no se modifica o sólo se acorta parcialmente. En tipo 2B: libera multímeros anormalmente hiperfuncionales que agregan las plaquetas en la circulación. No se recomienda por trombocitopenia transitoria. Tipo 2 N: Pacientes con la mutación R854 Q parecen obtener beneficio terapéutico con la administración de ADDVP (la más frecuente en 2N) pero los pacientes que presentan mutación R 816W y C 1060R aumentan escasamente los niveles de FVIIIC.

tamiento de elección en la hemorragia intensa y en la profilaxis de la cirugía mayor en enfermos moderados y graves. Se trata de concentrados de FvW/FVIII de pureza intermedia o alta que disponen de una buena cantidad de FvW y mayor o menor cantidad de multímeros de alto peso molecular.

La eficacia está en torno al 95% en la mayoría de las series,

INDICACIÓN DE LOS CONCENTRADOS DE FVW/FVIII

EvW Tipo 3 EvW Tipo 2B Pacientes con EVW que no respondan a ADDVP

tanto en tratamiento a demanda como en profilaxis. Los niveles de FvW disminuyen al 50% a las 12 h de su administración. Los niveles de FVIII pueden mantenerse elevados hasta 48 h después de la administración del producto.

Ratio pureza intermendia pasteurizado: FvW:RCo/FVIII:C 2.4 (HAEMATE P).

Ratio alta pureza: 1.1

- *Concentrados de factor en sangrado espontáneo o por traumatismo:* dosis recomendada: 40-80 IU vWF:RCo /Kg y 20-40 IU FVIII:C/Kg. Cada 8-12 horas (individualizar según tipo y gravedad). Se deben monitorizar FvWCoR y FVIII C. Puede requerirse una dosis inicial de 80 IU vWF:Rco/kg especialmente en los pacientes tipo 3. En algunos pacientes con tipo 3 y tipo 1 con bajos niveles de FvW plaquetar el tratamiento con concentrado plasmático puede resultar insuficiente y precisar de la administración de concentrado de plaquetas. Éstas debe administrarse una vez los valores de FVW han alcanzado las 15 IU/dL.

- *Profilaxis quirúrgica:* desmopresina iv: En EvW tipo 1, si vamos a necesitar más de tres días de tratamiento, se suelen asociar concentrados de factor. Si no es así y se trata de cirugía menor/cavidad oral podemos utilizar ADDVP asociándolo a antifibrinolíticos y monitorizando FvWRCo y VIII.

Objetivo de la profilaxis quirúrgica con concentrado de factor y recomendaciones de uso:

- Dosis individualizada.
- 1 IU vWF:RCo/Kg eleva los niveles de vWF:RCo a 2 IU/dL.
- Niveles previos vWF:Rco y FVIII:C y luego monitorizar al menos una vez al día.
- Iniciar la infusión 1-2 horas antes del procedimiento.
- Alcanzar niveles terapeúticos de 100 IU/dL de FvWCoR y un nadir de 50 IU/dL durante los tres primeros días.
- La infusión continua ha demostrado ser efectiva (1-2 IU/Kg /h).
- Cirugía mayor: 7-14 días: dosis inicial: 40-60 Ukg. Mantenimiento: 20-40 U/Kg 8-24h.
- Cirugía Menor, 1-5 días: dosis inicial: 30-60 IU/kg. Mantenimiento: 20-40 U/Kg cada 12-24h. Monitorización, basal, pico y luego una vez más. Niveles vWFRCo y FVIII > 50IU/dL. Por 3-5 días.
- No exceder FvW:RCo 200 IUdL o FVIII 250-300 IUdL.
- *Enfermedad de Von Willebrand y embarazo.*

CIRUGÍA MENOR: Biopsias. Extracciones dentales. Cirugía encías. Catéter venoso central. Procedimientos laparoscópicos.

CIRUGÍA MAYOR: Cirugía cardiotorácica. Cesárea. Craneotomía. Histerectomía. Prostatectomía. Colecistectomía.

En tipo 1 y tipo 2 los niveles aumentan durante la gestación, pero lo hacen a partir de la semana 10-11. Disminuyen tras el parto y se recomienda monitorizarlos hasta 2 semanas después del mismo. En el caso de EvW tipo 1 se recomienda ADDVP durante el parto y mantenerlo 2-3 días después del mismo. En la EvW tipo 3 se admnistrarán concentrados de factor. En la tipo 2B recordar que puede aparecer trombopenia o agravarse la existente.

- *Enfermedad de vW y anestesia locorregional.*

Riesgo de sangrado en el parto:
-Minimo si FVIIIC > 40IU/dL.
-Mayor o significativo si < 20 IU/dL.

No hay consenso en los niveles de FvWRCo y FVIII que ofrecen seguridad para anestesia regional. Aún así se acepta que se puede considerar la anestesia locorregional como segura si los niveles son de 50 UI /dl o mayores y el estudio de coagulación es normal.

Efectos adversos de concentrados de factor.

COMPLICACIONES DEL TRATAMIENTO CON CONCENTRADOS DE FACTOR VW/VIII.
- Enfermedad tromboembólica.
- Desarrollo de inhibidores.
- Transmisión de agentes infecciosos.

Eventos tromboembólicos: sobre todo si el paciente tiene factores de riesgo asociados.

Transmisión de virus y priones.

Aloanticuerpos contra FvW: Entre un 10-15% de pacientes con EvW tipo 3 desarrollan inhibidor. La prevalencia e historia natural del inhibidor es similar a la de la hemofilia A. Estos pacientes que desarrollan aloanticuerpos en contra del factor exógeno suelen presentar reacción anafiláctica a la infusión del factor por formación de inmunocomplejos. La opción principal de tratamiento es la utilización de factor VIII recombinante, el inconveniente es que tiene vida media acortadísima en el vW tipo 3 (2'5 h) por lo que se suele utilizar en infusión continua.

HEMOFILIAS

La hemostasia secundaria o coagulación se define como el conjunto de reacciones que suceden por la activación secuencial de factores, y que conducen a la formación de fibrina (insoluble) a partir del fibrinógeno. La vía extrínseca o del factor tisular y la vía intrínseca o de los factores de contacto convergen en la vía común, que activa la protrombina en trombina, que, a su vez, ac-

La hemostasia secundaria o coagulación es el conjunto de reacciones que suceden por la activación secuencial de factores.

tiva el fibrinógeno en fibrina. Esta última constituye la reacción principal de la hemostasia secundaria.

El defecto de cualquiera de los factores implicados conlleva una alteración en la formación del coágulo de fibrina y, con ello, un aumento de las posibilidades de sangrado. Sólo tenemos una excepción y es el factor XII, cuya disminución se asocia a un incremento en la posibilidad de trombosis.

Genética y fisiología de los factores VIII y IX:

Los factores VIII y IX forman parte de la clásicamente conocida como vía intrínseca de la coagulación y el primero actúa como cofactor del segundo para formar ambos el llamado complejo tenasa, que activará al factor X.

El gen responsable de la codificación del factor VII de la coagulación se encuentra en el brazo largo del cromosoma X. Se trata de una glicoproteína de síntesis hepática, que se encuentra en el plasma a una concentración de 0'1-0'2 µgr/ml y circula unido al factor von Willebrand, el cual lo protege de la degradación por proteínas plasmáticas. Tiene una vida media de unas 12 horas, que desciende a unas 3 horas en ausencia de factor von Willebrand.

La estructura del factor VIII consta de 6 regiones que se conocen como: A1, A2, B, A3, C1, C2.

El gen responsable de la síntesis del factor IX se encuentra en el cromosoma X, muy cerca del anterior. El factor IX (también de síntesis hepática) mantiene una concentración en plasma de entre 4-5 ngr/ml y tiene una vida media entre 18-24 horas.

Conceptos básicos:

Con el término *hemofilia* designamos al déficit de: factor VIII (hemofilia A), factor IX (hemofilia B o enfermedad de Christmas) y factor XI (hemofilia C). A la hemofilia C nos referiremos al hablar de los trastornos infrecuentes de la coagulación

Se trata de una enfermedad conocida desde hace más de 1.700 años. Entre los judíos se contemplaba que si de una mujer los 2 primeros varones fallecían por sangrado al practicar la circuncisión, al tercero no se le circuncidara. Gran parte del interés vino porque fue una entidad que afectó a miembros de las casas reales europeas a finales del siglo XIX y XX.

HEMOFILIAS A y B

La hemofilia A tiene una incidencia estimada de 1 caso por cada 5.000 recién nacidos vivos, mientras que la hemofilia B tiene una incidencia de 1 por cada 30.000. No se observa una clara predilección por ningún grupo étnico

Los niveles de actividad del factor deficitario permiten clasificar la Hemofilia en: *grave* (actividad del factor menor del 1%) *moderada* (entre 1-5%) y *leve* (por encima del 5%). Esta clasificación no es aplicable al déficit del factor XI, porque en este caso los niveles de actividad no se correlacionan de forma tan fuerte con la intensidad del sangrado.

Las hemofilias A y B se heredan como un rasgo recesivo ligado al cromosoma X. Es decir, una mujer tiene 2 cromosomas X, con lo cual el sano suple al que tiene el gen alterado y no va a padecer la enfermedad; mientras que en el caso del varón, puesto que el cromosoma X es único, si está afecto, padecerá la condición de hemofílico. Es decir, la mujer transmite la enfermedad. Así, de un hemofílico nacerán todas las hijas portadoras y todos los hijos sanos. Una portadora tiene el 50% de probabilidades de tener hijos hemofílicos y el 50% de tener hijas portadoras.

Las hemofilias A y B se heredan como un rasgo recesivo ligado al cromosoma X.

Definición de portadora. Estudio prenatal

Podemos hablar de mujer portadora como aquella que tiene la alteración responsable del trastorno hemofílico en la estructura genética responsable de la codificación del factor correspondiente.

La madre de un varón hemofílico es portadora obligada, pero resulta esencial establecer el estado de portadora entre las familiares de portadoras obligadas (hijas, hermanas) sobre todo en el caso de que deseen tener descendencia.

Una vez que se dispone de la identificación de la secuencia de los genes responsables de la codificación de los factores VIII y IX, es posible realizar estudios de las alteraciones responsables y su correlación con la gravedad de la enfermedad. La alteración más frecuente y con mayor intensidad asociada a la hemofilia A grave es la inversión del intrón 22, que se asocia además con un incremento en la posibilidad de desarrollar inhibidores frente al factor VIII exógeno administrado.

Diagnóstico

Tanto en la hemofilia A como en la B es característico un alargamiento del TTPa (tiempo de tromboplastina parcial activada) que se corrige al repetirlo añadiendo plasma normal al 50% con el plasma problema. El tipo concreto de hemofilia se diagnostica dosificando el factor correspondiente. El TP (tiempo de protrombina) es normal.

Control de tratamiento: se realiza con la determinación de la actividad del factor a intervalos definidos tras la infusión.

Clínica

Clínica:
Hemartros
Hemorragias musculares
Hemorragias intracraneales espontáneas

Hemorragias intraarticulares (hemartros): son la manifestación más característica de la hemofilia (tanto A como B) y ocurren tras pequeños traumatismos o de forma espontánea. La presencia frecuente de sangre en el espacio articular origina una reacción inflamatoria que, si se repite, acaba por dañar el cartílago articular y ocasiona la llamada *artropatía hemofílica,* que acaba en deformidad de la extremidad y con un grado de impotencia funcional que puede llegar a requerir corrección quirúrgica.

Hemorragias musculares: la más grave, por la trascendencia clínica que puede llegar a tener, es el hematoma de psoas. Debe sospecharse esta situación ante todo hemofílico con dolor abdominal brusco y de irradiación a fosa iliaca. Puede confundirse con un cuadro apendicular. El diagnóstico de seguridad ha de hacerse de entrada para evitar una cirugía e instaurar el tratamiento lo más precoz posible, ya que, dejado evolucionar, puede acabar en un hemoperitoneo. Otros hematomas pueden afectar a músculos de las extremidades y éstos, dejados evolucionar, pueden originar síndromes compartimentales.

Hemorragias intracraneales espontáneas: son más infrecuentes, aunque deben sospecharse ante un paciente con coagulopatía y cefaleas brusca e inexplicable por otra causa. No son tan frecuentes como en el déficit de XIII.

Tratamiento

Farmacológicos: Desmopresina. Tratado al principio del capítulo.

Sustitutivo. Administración del factor deficitario

- *Tratamiento del episodio hemorrágico*

Hemartros: debe administrarse el factor deficitario lo antes posible, ya que la precocidad en la instauración del tratamiento condiciona en gran medida el desarrollo posterior. Es discutible si es útil la evacuación de la sangre de la articulación; los defensores argumentan que cuanto menos tiempo permanezca la sangre en contacto con la articulación menos probabilidad de irritación y reacción inflamatoria posterior y de desarrollo de artropatía hemofílica.

Profiláctico:

Se basa en la administración periódica del factor, aunque no haya sangrados, con objeto de tener la mayor parte del tiempo unos niveles que disminuyan claramente la probabilidad de sangrado. Dentro del tratamiento profiláctico, tenemos dos modalidades: profilaxis primaria (consiste en comenzar a administrar factor aunque no haya habido nunca un sangrado); profilaxis secundaria (administrarlo una vez que haya aparecido el primer sangrado de importancia, p. ej. hemartros).

El factor que se administrará para el tratamiento de los episodios hemorrágicos y la profilaxis tiene 2 orígenes: *plasmático* (obtenido de donantes sanos) y los fabricados a partir de tecnología *recombinante* en determinadas líneas celulares. Actualmente se tiende a modificar las moléculas del factor, de forma que aumente la vida media de los factores en el interior del organismo.

Terapia génica

Se basa en la inserción del gen correcto en el cromosoma X y para ello se ha ensayado con inserción en adenovirus inactivados, pero aunque se obtienen niveles normales inicialmente de factor, éstos vuelven a decrecer.

Terapia génica es la inserción del gen correcto en el cromosoma X.

Inhibidores en hemofilia. Detección. Manejo del episodio hemorrágico. Erradicación del inhibidor.

Hoy en día la complicación más temida en el tratamiento es la aparición de *inhibidores,* es decir, la aparición en el paciente de anticuerpos frente al factor exógeno administrado. Esta complicación se presenta hasta en 20% de los hemofílicos A y es mucho menos frecuente en los hemofílicos B. Son aloanticuerpos de naturaleza IgG y están dirigidos fundamentalmente a los dominios A2, A3, C1 y C2. En el caso del factor IX, la unión del inhibidor puede originar reacciones anafilácticas.

La detección del inhibidor se realiza mediante la incubación de una mezcla de plasma normal con el plasma del paciente al 50% durante 2 horas. La falta de corrección del TTPa es indicativa de la presencia de inhibidor. La concentración se expresa en unidades de Bethesda. Obligatoriamente hay que hacer despistaje de inhibidores periódicamente a todo paciente que se infunde factor y siempre antes de una cirugía.

Ante un sangrado en un paciente con inhibidor hemos de usar los llamados agentes bypass: concentrados de complejo protrombínico activado (FEIBA) y factor VII recombinante activado.

Sin embargo, ante un paciente con inhibidor, el objetivo es su erradicación, y ello se logra mediante los llamados tratamientos de inmunotolerancia, que consisten en administrar cantidades variables de factor de forma que el organismo termine por no reaccionar frente al mismo. A veces los protocolos asocian inmunosupresores.

DÉFICIT DEL FACTOR XI (HEMOFILIA C)

El factor XI es una glicoproteína de síntesis hepática.

El factor XI es una glicoproteína de síntesis hepática y en los megacariocitos, y circula en el plasma como una doble cadena (unida por puentes disulfuro) de 160.000 D. Cada una de las dos partes de la molécula consta de una cadena pesada (con 4 dominios A) y una cadena ligera. El gen responsable de su síntesis se encuentra en el brazo largo del cromosoma 4. Tiene una vida media de unas 80 horas. La concentración plasmática oscila en torno a 5 μ gr/ml. Es activado por el factor XIIa y su principal función es la de estimular la génesis de trombina en la superficie de las plaquetas activadas. Se ha visto que las plaquetas activadas también desempeñan, entre otras, una función parecida a la del factor XI.

Esta enfermedad fue descubierta por Rosenthal et al en 1953. Tiene una frecuencia aumentada en los judíos ashkenazi, aunque puede aparecer en otros grupos étnicos. Se distinguen tres genotipos (I, II y III). Se ha encontrado déficit de factor XI en los afectos de síndrome de Noonan.

Clínica

La gravedad de las manifestaciones no tiene una clara correlación con los niveles de factor. Los pacientes con antecedentes familiares de sangrado y déficit de XI tendrán tendencias similares. Son raros los hemartros.

Diagnóstico

Alargamiento del tiempo de tromboplastina parcial activada, con tiempo de protrombina y de trombina normales.

Tratamiento

Se disponen de 2 concentrados de factor XI. La dosis usualmente empleada es de 30 UI/kg o menos.

DÉFICIT DEL FACTOR XIII

Fisiología

En el proceso de la hemostasia, la red de fibrina soluble formada por la activación del fibrinógeno es transformada en una malla insoluble que resiste la acción de las enzimas proteolíticas, de forma que se evita su disolución prematura. Esta misión la lleva a cabo el factor XIII de la coagulación, cuya existencia fue postulada en 1944 por Robbins al comprobar como la fibrina formada a partir de componentes purificados era soluble en ácidos débiles, a diferencia de lo que ocurría con la formada en plasma.

El factor XIII es una proteína sintetizada en el hígado y en monocitos que circula en el plasma en forma de tetrámero.

El factor XIII es una proteína sintetizada en el hígado y en monocitos que circula en el plasma en forma de tetrámero: dos cadenas A (responsables de la actividad catalítica) y dos cadenas

B (que actúan como transportador de la A); el peso total es de 330.000 D. El factor XIII se activa por la trombina.

El gen que codifica la subunidad A está en el brazo corto del cromosoma 6 y el responsable de la subunidad B en el brazo largo del cromosoma 1. Se sintetiza una forma compuesta por 2 subunidades A en los megacariocitos y en la placenta y, a pesar de carecer de subunidad B, conserva su actividad. La concentración plasmática oscila entre 10-20 μgr/ml y una actividad del mismo superior al 8% de la normal es suficiente para prevenir complicaciones hemorrágicas severas. Tiene una vida media de 9 días. El factor XIII plaquetario representa el 50% del total del organismo.

El déficit congénito de factor XIII (el primer paciente reconocido afecto de esta coagulopatía fue identificado en 1960 por Duckert) es una enfermedad extremadamente rara, que se hereda con carácter autonómico recesivo y de la que, desde la primera descripción, existen en el mundo unos 200 casos vivos conocidos. A pesar de su forma de herencia, en los casos de mujeres heterocigotos, se observa una frecuencia aumentada de abortos de repetición.

Se reconocen tres subtipos de esta enfermedad, según la subunidad que falte: tipo I (descenso/ausencia de A y B); tipo II (falta la A); tipo III (carecen de la B).

Diagnóstico

Es característico un resultado normal de las pruebas habituales de coagulación: TP, TTPa, TT y tiempo de hemorragia. Se debe a que no hay un defecto en la formación del coágulo, sino en la estabilidad del mismo. La solubilidad del coágulo de un plasma pobre en factor XIII en una solución de urea 5M o de ácido monocloroacético al 1% está claramente aumentada, con disolución del coágulo incluso en minutos, mientras que en un plasma normal el coágulo es estable hasta 24 horas después. El diagnóstico diferencial debe hacerse con defectos cualitativos del fibrinógeno y déficit de α-2 antiplasmina o de PAI-1.

Clínica

Los pacientes afectos de esta coagulopatía tienen un riesgo aumentado de sangrados importantes, potencialmente mortales. *Los más frecuentes son:*

> Los pacientes afectos de esta coagulopatía tienen un riesgo aumentado de sangrados importantes, potencialmente mortales.

- Hemorragias tardías en la cicatriz del cordón umbilical en el momento del nacimiento (en ocasiones éste es el dato de sospecha inicial).

- Las hemorragias intracraneales espontáneas o después de traumatismos mínimos son una de las complicaciones más frecuentes (hasta en 25% según algunas series) y en ocasiones es la primera manifestación de esta enfermedad.

- Hemorragias en tejidos blandos, con propensión a formar quistes hemáticos.
- Abortos de repetición en las mujeres; no hay un claro incremento en la incidencia de metrorragias respecto a las mujeres sanas. Se le atribuye un papel facilitador, junto al fibrinógeno y fibronectina, de la unión del citotrofoblasto al endometrio.
- Retardo en la cicatrización de heridas y sangrado diferido post-quirúrgico.

En los varones puede asociarse infertilidad y oligozoospermia. No son tan frecuentes los hemartros o sangrados articulares como en la hemofilia.

Tratamiento

De las hemorragias: consiste en la administración del factor deficitario. A pesar de la vida media larga, en hemorragias intracraneales.

Profiláctico: administrar el factor XIII a dosis alrededor de 20 UI/kg con una frecuencia entre 3 y 4 semanas (es posible por la vida media tan larga de dicho factor) aunque no haya sangrado, y de este modo asegurar un nivel de actividad residual que evite la aparición de sangrados graves que comprometan la vida del paciente.

Durante el embarazo, la vida media del factor XIII se acorta por lo que se requiere disminuir el periodo entre infusiones.

Las fuentes de factor XIII exógeno para estos pacientes son: 1) el plasma fresco congelado inactivado y los crioprecipitados; 2) preparado comercial de factor XIII de origen humano.

Déficit adquirido de factor XIII

Se pueden observar déficit asociados a la púrpura de Schonlein-Henoch, a la enfermedad de Crohn y a la colitis ulcerosa. En los déficits asociados a estas entidades puede haber clínica hemorrágica con actividad superior al 5%.

Inhibidor adquirido frente al factor XIII

Se han encontrado asociados a gammapatía monoclonal y a algunas enfermedades autoinmunes. Pero fundamentalmente se asocian a tratamientos con isoniazida.

DÉFICIT DE PROTROMBINA

La protrombina es la forma inactiva de la trombina, responsable de la activación del fibrinógeno en fibrina, fenómeno central de la hemostasia secundaria.

La protrombina es la forma inactiva de la trombina.

Se trata de una glicoproteína de 72.000 D de peso, de cadena simple, sintetizada en el hígado. El gen encargado de su codificación está en el brazo largo del cromosoma 11. Consta de 5 regiones, a saber: 1) el propéptido; la región rica en ácido γ -carboxiglutámico (donde se fija el Ca^{+2} y la vitamina K, además de mediar la unión a los fosfolípidos de membrana); 3) 2 regiones bucle (contiene 3 puentes disulfuro y la segunda de ellas es el sitio de unión del factor Va); 4) región catalítica. Se halla en una concentración de 150 µgr/mL. Para su activación se requiere del concurso del factor Xa, Ca^{+2} y factor V, sobre la superficie de plaquetas activadas. Tiene una vida media de unas 60-80 h.

Una vez activada en trombina, activa el fibrinógeno y los factores V, VIII y XIII, además del TAFI (inhibidor de la fibrinolisis activado por la fibrina); es capaz de romper la unión del factor von Willebrand y el factor VIII; estimula la agregación plaquetaria. Además, unida a la trombomodulina, actúa como estímulo positivo de la proteína C. Asimismo, puede tener función de citoquina y actividad pseudofactor de crecimiento.

Las alteraciones congénitas de la protrombina son muy infrecuentes, de hecho hay poco más de 30 familias identificadas. Se transmiten de forma autosómica recesiva. No hay una predisposición racial o étnica, aunque muchos provienen del sur de Europa y se han encontrado varios pacientes en Irán.

Podemos clasificarlas en tres *tipos:* 1) producción disminuida de una protrombina funcionalmente normal; 2) alteración cualitativa (alteraciones en la función); 3) combinaciones entre ambas (es decir, cantidad menor de una forma anómala de protrombina).

Así, dependiendo de la alteración que predomine, se va a observar un defecto en la formación del coágulo, así como en la agregación plaquetaria y de las reacciones en las que la trombina está involucrada. En el caso de las disprotrombinemias, si la alteración estructural afecta a la región propeptídica, lo que se suele observar es un retardo en la generación de trombina, pero la generada va a actuar correctamente; si el defecto se sitúa en la región catalítica, la trombina obtenida es funcionalmente anómala.

Clínica

Es importante hacer notar la correlación pobre entre los niveles de protrombina y la frecuencia y severidad de las manifestaciones de sangrado. Ello se debe, sobre todo, a que las alteraciones estructurales, según el tipo o lugar de la misma, va a haber protrombinas con mucha tendencia hemorragípara y otras formas con menos.

Las manifestaciones más frecuentemente observadas son: hematomas con facilidad, epistaxis sangrados profusos tras extracción dentaria.

Las manifestaciones más frecuentemente observadas son: hematomas con facilidad, epistaxis sangrados profusos tras extracción dentaria. Los sangrados postquirúrgicos pueden aparecer con niveles de actividad inferiores al 40% de lo normal. En el caso de las mujeres, las metrorragias y sangrados periparto son los signos de sangrado más frecuentes, aunque también se han descrito pérdidas fetales. El aumento del sangrado con la ingesta de salicilatos tiene su base en la implicación de la trombina en la agregación plaquetaria. Los hemartros son de ocurrencia inusual. Las hemorragias intracraneales espontáneas se asocian con las concentraciones o actividades muy bajas.

En general, las personas heterocigotas y con niveles funcionales por encima del 50% o bien no presentan síntomas hemorrágicos o éstos son leves.

Diagnóstico

Historia personal y familiar de sangrados. En las pruebas básicas de coagulación se observa una prolongación del tiempo de protrombina y del tiempo de tromboplastina parcial activada, con un tiempo de trombina y de sangrado normales. El diagnóstico definitivo lo da la determinación de los niveles de protrombina y las pruebas funcionales de la misma.

Diagnóstico diferencial

Déficit de factor V y VII (tienen las mismas pruebas básicas alteradas).

Hipoprotrombinemias adquiridas: enfermedades hepáticas; déficit de vitamina K. Pseudodisprotrombinemias, como las asociadas a cefalosporinas de 3ª generación, por la presencia en este grupo de antibióticos de una cadena N-metiltiotetrazol, que impide la γ-carboxilación de los residuos glutámico.

Anticuerpos anti-protrombina: pueden verse asociados a la presencia de anticoagulante lúpico o al síndrome antifosfolípido.

Tratamiento

No disponemos de preparados purificados de protrombina, por lo que se pueden usar: infusiones de plasma fresco congelado inactivado y concentrados de complejo protrombínico. Ante hemorragias graves se administrará un bolo inicial de 10-20 ml/kg, seguida de una dosis de 3 ml/kg cada 24 horas. Una actividad por encima del 30% se estima suficiente para tratar el sangrado. Los concentrados de complejo protrombínico contienen, además, cantidades variables de factores VII, IX y X. Tienen la ventaja de la vida media prolongada, menor volumen de infusión (con lo que se evita el riego de sobrecarga). Sin embargo, se han descrito fenómenos embólicos asociados a su uso; por ello deben usarse con cautela y a las mínimas dosis para lograr el efecto deseado.

Tratamiento profiláctico: Se contempla en pacientes con clínica importante y recurrente de sangrado. Consiste en infusiones cada 3-5 semanas (debido a la larga vida media) de plasma fresco.

Tratamiento profiláctico: consiste en infusiones cada 3-5 semanas de plasma fresco.

DÉFICIT DE FACTOR V

La existencia del factor V fue postulada en 1943 por Quick al comprobar cómo se prolongaba el tiempo de protrombina en el plasma que llevaba muchas horas extraído, e intuyó la existencia de un *factor lábil*. Por la misma época, Owren, descubrió el luego llamado factor V al estudiar a una paciente con historia de sangrado.

El factor V es una glicoproteína de 330.000 D que se sintetiza en el hígado (la fracción presente en el plasma) y en los megacariocitos (el que se almacena en los gránulos alfa plaquetarios y que representa hasta el 20% del total). El gen responsable está en el brazo largo del cromosoma 1. La molécula consta de 6 regiones: 1) regiones o dominios A1 y A2 (sobre el que se fija el Xa); 2) región B (no es necesario para la acción procoagulante); 3) región A3 (junto con la porción C2 interactúan con la membrana celular); 4) regiones C1 y C2. Presenta una analogía estructural de hasta el 40% con el factor VIII. Circula en una concentración de 7 μgr/ml. Puede ser activado por el factox Xa, trombina y las proteasas plaquetarias. Una vez activado, se une a la membrana plasmática de la plaqueta, la célula endotelial y hace de receptor para el Xa y la trombina (formando los 3 el complejo protrombinasa). La activación de la protrombina en presencia del factor Va unido al Xa es mucho más efectiva que si se produce sólo con el Xa.

El factor V es una glicoproteína de 330.000 D que se sintetiza en el hígado y en los megacariocitos.

Las alteraciones congénitas del factor V tienen una incidencia estimada menor de 1 por cada millón de habitantes. Se transmite de forma autosómica recesiva.

Encontramos 3 *grupos de pacientes:* a) factor V cuantitativamente reducido, pero estructuralmente normal; b) grados variables de alteración cualitativa y cuantitativa, sin llegar a la falta total de la proteína; c) anormalidades en la función, con cantidades normales. En función del grado de reducción podemos clasificarlos en leve, moderado y grave.

Clínica: Los niveles plaquetarios del factor V tienen una correlación mejor con la severidad de los síntomas que los plasmáticos. De hecho, pacientes con niveles de actividad de factor V menores del 1% tienen muchas menos hemorragias articulares que los hemofílicos graves. Son síntomas frecuentes la facilidad para los hematomas, epistaxis, sangrado por la cicatriz del cordón umbilical, hemorragias perioperatorias. Se producen hemartros, pero éstos suelen ser después de traumatismos y no suelen llegar a artropatía. Pueden presentar hemorragias intracraneales.

Diagnóstico: Antecedentes personales y familiares de sangrado. Es relativamente frecuente la historia familiar de consanguinidad. Alargamiento del tiempo de protrombina y del tiempo de tromboplastina parcial activada, con un tiempo de trombina y de sangrado normales. El diagnóstico definitivo lo da la determinación de los niveles de factor V y la investigación de la capacidad funcional del mismo.

El diagnóstico definitivo lo da la determinación de los niveles de factor V y la investigación de la capacidad funcional del mismo.

Diagnóstico diferencial

Niveles descendidos de forma adquirida: enfermedades hepáticas; coagulación intravascular diseminada. Déficit combinado de factor V y VIII. Se han descrito anticuerpos frente al factor V en pacientes postquirúrgicos; en aquellos tratados con penicilina y aminoglucósidos; asociados a algunas neoplasias, infecciones (TBC). Más de la mitad son transitorios y desaparecen espontáneamente al cabo de semanas o meses. En caso contrario puede emplearse corticoterapia o gammaglobulinas.

Tratamiento

En el caso de sangrados leves tipo epistaxis o tras extracción dentaria, pueden usarse antifibrinolíticos. En hemorragias más graves, se usa plasma fresco congelado inactivado en dosis de carga de 15-20 ml/kg, seguido por dosis diarias de 3-6 ml/kg. Se ha empleado la infusión de plaquetas como fuente de factor V, pero éstas deben reservarse para los casos de anticuerpos anti factor V circulantes, ya que en caso contrario se corre el riesgo de inducir aloanticuerpos antiplaquetarios.

DÉFICIT DE FACTOR VII

Se trata de una glicoproteína de síntesis hepática, vitamina K dependiente, de 50.000 D de peso. El gen responsable de su codificación está en el cromosoma 13. Se encuentra en el plasma a una concentración de 0'5 µgr/ml. Se activa por el factor Xa y otras proteínas, como el IXa, XIIa y la trombina. La unión del factor VIIa al factor tisular que queda al descubierto en las células dañadas va a activar tanto al factor X como al IX, con lo que se inicia la cascada de la coagulación. Queda así bastante establecido que la formación del complejo, factorVIIa-factor tisular es el fenómeno fundamental en el inicio de la coagulación sanguínea.

Déficit de Factor VII se trata de una glicoproteína de síntesis hepática Se trata de una glicoproteína de síntesis hepática, vitamina K dependiente, de 50.000 D de peso.

El primer caso documentado de déficit de factor VII fue identificado por Alexander en 1951. Se trata de un defecto que se hereda de manera autosómica recesiva. Tiene una incidencia de 1/500.000 habitantes, sin predilección racial y con una incidencia similar en hombres y mujeres.

Los defectos pueden expresarse como: a) cantidad disminuida y función alterada (más del 50% de los pacientes); b) cantidad normal y función alterada.

Clínica

También se constata una baja correlación entre los niveles de actividad del factor y la gravedad de los síntomas. En parte se debe al factor tisular empleado en la determinación de la actividad (mejor correlación si se emplea factor tisular humano que si se hace con el de conejo). Se asume que con actividades por debajo del 1%, el riesgo de hemorragias severas (hemartros, hemorragias retroperitoneales, intracraneales), se asemeja bastante al de las hemofilias A y B graves. Se han descrito hasta 16% de hemorragias intracraneales en niños que nacieron por parto vaginal. En niveles inferiores al 10% puede presentarse clínica de hematomas con facilidad, epistaxis, sangrado postquirúrgico, cefalohematomas en el recién nacido.

Diagnóstico:

Historia personal o familiar de sangrados. Alargamiento del tiempo de protrombina con un tiempo de tromboplastina parcial activada y un tiempo de hemorragia normales. El diagnóstico definitivo lo da la determinación del factor VII.

Diagnóstico diferencial:

Déficit de factor X y la variante BM de la hemofilia B. En estos 2 casos también está prolongada la TTPa. Tratamiento con anticoagulantes orales, daño hepático (en el caso de síndrome de

Dubin-Johnson y de Rotor) y déficit de vitamina K. También se ha asociado a síndrome de Gilbert. Déficit combinados de factores: tipo III (están descendidos los factores VII, IX, X). Está descrito el defecto combinado de factor VII y X.

Tratamiento

De elección el VIIa recombinante. En sangrados moderados basta con una actividad por encima del 5-10%. En el caso de cirugías, conviene administrar factor para mantener unos niveles en torno al 25%.

DÉFICIT DE FACTOR X

Déficit de Factor X glicoproteína sintetizada en el hígado como una cadena polipeptídica simple y que circula en el plasma como una molécula de doble cadena de 58000 D.

Glicoproteína sintetizada en el hígado como una cadena polipeptídica simple y que circula en el plasma como una molécula de doble cadena de 58000 D. El gen responsable se encuentra en el brazo largo del cromosoma 13. La forma activa, en presencia de sus cofactores Va, Ca^{+2} y de plaquetas activadas, activa la protrombina en trombina. Tienen una vida media de 40 horas. Su herencia es autosómica recesiva. Se han identificado unas 50 familias. Se calcula una incidencia de 1/500.000 individuos, sin predisposición racial. Se ha observado un índice alto de consanguinidad entre los familiares de pacientes afectos.

Puede presentarse como cantidades normales o descendidas de moléculas estructuralmente anómalas o como descensos simples.

Clínica: Parece haber una mejor correlación entre los niveles de factor y la severidad de la clínica. Actividades inferiores al 1% dan clínica similar a la hemofilia correspondiente. Niveles por encima del 15% se asocian a escasa clínica espontánea de sangrado, aunque puede aumentar la hemorragia postquirúrgica o postraumatismo.

Diagnóstico:

TP y TTPa están prolongados y corrigen al mezclar al 50% el plasma problema con un pool de plasma normal. El tiempo en presencia del veneno de vívora de Rusell, que mide directamente la activación del factor X, está prolongado.

Diagnóstico diferencial:

Déficit aislados asociados a infecciones pulmonares, neoplasias (leucemias agudas mieloblásticas). Déficits asociados a amiloidosis por atrapamiento del mismo en el material amiloide.

Tratamiento

Plasma fresco congelado en dosis inicial de 15-20 ml/kg. Concentrados de complejo protrombínico: Se emplean en sangrados graves y precirugía. Debido al alto riesgo de fenómenos embólicos y CID, no debe sobrepasarse la cantidad necesaria para alcanzar una actividad del 50%.

ALTERACIONES CUANTITATIVAS Y CUALITATIVAS DEL FIBRINÓGENO.

Son numerosas las cuestiones que desde el punto de vista clínico nos podemos plantear ante trastornos de tan escasa incidencia como son las alteraciones congénitas del fibrinógeno. Una vez excluidas las causas adquiridas de afibrinogenemia y disfibrinogenemia nos encontramos con un diagnóstico en ocasiones imposible de concluir en nuestro medio y con un paciente cuyo manejo clínico va a resultar cuanto menos controvertido. Los trastornos del fibrinógeno se conocen desde hace muchas décadas, pero pese a ello al tratarse de patologías tan *raras* lo reflejado en la literatura en cuanto a su manejo nos puede resultar escaso, encontrándonos en nuestro día a día con numerosas cuestiones.

Confiemos en que los actuales intentos de registro y agrupación de casos pertenecientes a estas *coagulopatias raras o infrecuentes*, aporten un mayor grado de conocimiento, con la suficiente evidencia científica para que podamos apoyarnos en ellas y hacer más fácil y mejor el manejo de estos pacientes.

Fibrinógeno: modo de acción

El fibrinógeno es una glicoproteína soluble, de gran tamaño (340 kB) sintetizada en el hígado. Su concentración plasmática oscila entre 2.0 – 4.5 g/L y puede aumentar como reactante de fase aguda > 4.5 g/L. La vida media es de 3-5 días y el nivel más bajo de fibrinógeno plasmático que nos asegura la hemostasia es 1g/L. La molécula de fibrinógeno consta de tres pares de cadenas polipeptídicas denominadas α, β y γ que incorporan un total de 1500 aminoácidos. Estas cadenas son codificadas por tres genes coparticipativos: FGA FGB y FGG, localizados en el brazo largo del cromosoma 4. Las mutaciones o delecciones en estos genes producen cambios en la estructura primaria de la proteína que inducen alteraciones cuantitativas o cualitativas de la molécula. Alteraciones genéticas, que en el caso de las disfibrinogenemias pueden ocurrir en cualquier región de las secuencias lineales u originarse por alteraciones del ARN genómico o por defectos durante el proceso de transcripción. Las mutaciones más estudiadas son las observadas en las disfibrinogenemias (fibrinógenos cualitativamente anormales) de las que se han descrito alrededor de 300 y en de las que la mayoría se originan por cambios en la

El fibrinógeno es una glicoproteína soluble, de gran tamaño sintetizada en el hígado.

secuencia de aminoácidos. Mientras que sólo un pequeño grupo de estos fibrinógenos anormales se caracterizan por resultar de delecciones o inserciones segmentarias de aminoácidos.

Recordemos en lo referente a su modo de acción que la trombina escinde al fibrinógeno con la liberación de los fibrinopéptidos A y B, dando lugar a un monómero de fibrina que luego se polimeriza y se estabiliza finalmente por la acción del factor XIII y calcio. El ratio de conversión de XIII a su forma activa a través de la trombina es acelerado por la polimerización de la fibrina. El fibrinógeno además desempeña un papel fundamental en la agregación y adhesión plaquetaria.

El fibrinógeno además desempeña un papel fundamental en la agregación y adhesión plaquetaria.

Clasificacion de las alteraciones del fibrinógeno

En cuanto a la estructura y cantidad:

- Afibrinogenemia: la proteína está prácticamente ausente (niveles <0.5 g/L).

- Hipofibrinogenemia: la concentración de fibrinógeno oscila entre 0.5-1.17 g/l.

- Disfibrinogenemia: el defecto radica en la función anómala del fibrinógeno, con una cantidad de la molécula normal o algo disminuida. En la práctica puede resultar difícil diferenciar entre la hipo y la disfibrinogenemia.

- Hiperfibrinogenemia: se define por altas concentraciones de fibrinógeno en plasma. Observada en: condiciones fisiológicas (embarazo) y en algunas enfermedades (como reactante de fase aguda). Diversos trabajos han llegado a considerar los niveles altos de fibrinógeno como factor de riesgo cardiovascular y algunos polimorfismos de la cadena β se han relacionado con el IAM y los ACV.

ALTERACIONES CONGÉNITAS

Afibrinogenemia.

La afibrinogenemia es un déficit casi total del fibrinógeno circulante.

La afibrinogenemia congénita es una entidad extremadamente rara con una incidencia estimada en 1-2 casos/millón de habitantes. Herencia autosómica recesiva. Historia de consanguinidad entre los padres. No existe predisposición por sexos ni razas. Se caracteriza por un déficit casi total del fibrinógeno circulante. Descrita por primera vez por Rabe y Salomón en 1920. Los estudios genéticos de las hipo y afibrinogenemias han identificado mutaciones puntuales, delecciones y mutaciones que afectan al ensamblaje y secreción de la molécula. Por ejemplo delección del intron 1 en la cadena α o mutación sin sentido en los exones 7 y 8.

Manifestaciones clínicas: al nacimiento los pacientes suelen presentar cefalohematomas y el sangrado por el cordón umbilical está en torno al 75%. En la afibrinogenemia (niveles de fibrinógeno menores de 50 mgr/100 ml) es donde se presentan las hemorragias más graves (tanto espontáneas como, sobre todo, post-traumatismos), fundamentalmente hemorragias mucosas, tras cambio de la dentición, hematomas de partes blandas. La incidencia de hemartrosis está alrededor del 20% aunque no suele desarrollar en su evolución clínica artropatía como la de la hemofilia A. La incidencia de hemorragia cerebral es del 10%.

Los pacientes con hipofibrinogenemia no sangran de manera espontánea y el diagnóstico suele hacerse a raíz de complicaciones hemorrágicas quirúrgicas o traumatismos. En las hipo y afibrinogenemias se presentan ocasionalmente trombosis espontáneas o incluso después de la reposición con factor.

Disfibrinogenemia.

Se trata de una alteración cualitativa cuyo resultado es un fibrinógeno anormal. Es mucho más frecuente que las alteraciones cuantitativas de la molécula, incluso pudiera estar infradiagnosticada. La prevalencia de disfibrinogenemia estimada en un metaanálisis de 2.736 pacientes procedentes de 9 estudios, con Trombosis venosa profunda fue del 0'8%.

La disfibrinogenemia es una alteración cualitativa cuyo resultado es un fibrinógeno anormal.

El fibrinógeno resultante de las diferentes mutaciones es disfuncional, y en ocasiones lleva asociada una hipofibrinogenemia. El patrón de herencia de este trastorno es autosómico dominante. La heredabilidad de la disfibrinogenemia se demostró en dos familias en 1963 por Menaché (fibrinógeno París–1) y en 1964 por Beck (fibrinógeno Baltimore), este último sugirió una nomenclatura similar a la que se utiliza para designar las hemoglobinopatías.

Manifestaciones clínicas: Son muy variables y se estima que las disfibrinogenemias asintomáticas representan el 55% de los casos; 20- 27% presentan tendencia hemorrágica, menos de un 20% de los pacientes sufren trombosis como manifestación clínica de su trastorno. Las manifestaciones trombóticas de las disfibrinogenemias incluyen TVP, TEP, trombosis arterial o combinación de ambas (10%). Existen casos de abortos espontáneos y mala cicatrización de heridas. Los pacientes con hipodisfibrinogenemia suelen presentar tendencia hemorrágica.

Los pacientes con hipodisfibrinogenemia suelen presentar tendencia hemorrágica.

- *Disfibrinogenemia asociada a sangrado:* clínica hemorrágica postcirugía o postraumática. Muchas mujeres se diagnostican tras sangrados severos postparto, o pacientes que refieren mala cicatrización de las heridas. Son las mutaciones de la cadena alfa, en concreto en la región amino-terminal (aminoácidos 17-19).

- *Disfibrinogenemia asociada a trombosis:* en 1995 el Comité Científico y de Estandarizacion de la Sociedad Internacional de Trombosis y Hemostasia revisó 51 casos de disfibrinogenemia. Se confirmó en 26 casos que la aparición de fenómenos trombóticos obedecía exclusivamente a la existencia de un fibrinógeno anormal. Siete mujeres de quince que estaban embarazadas sufrieron ETV después del parto. Fue también más alta la incidencia de abortos y prematuridad. La edad en la que se diagnosticó la coagulopatía exhibía un amplio rango (16-50 años). Algunos de estos pacientes presentaron también historia de sangrado moderado.

Diagnóstico y diagnóstico diferencial

El diagnóstico de laboratorio para la valoración del fibrinógeno debe incluir técnicas que permitan determinar tanto su concentración como su función. La sospecha clínica se confirma en una primera etapa por el alargamiento de los test de rutina que valoran la hemostasia secundaria: el tiempo de protrombina y el tiempo de tromboplastina parcial activado. También son sensibles a las disfunciones del fibrinógeno: el tiempo de trombina y el tiempo de reptilase (ambos alargados). Es más, podemos encontrarnos con tiempos totalmente incoagulables. El inmunoanálisis o las técnicas de precipitación proteica nos dan una excelente medida del fibrinógeno total. El tiempo de hemorragia está alargado en los pacientes con afibrinogenemia debido a la ausencia de fibrinógeno plaquetar y en un 25% de los pacientes se suele asociar una trombopenia leve que no suele ser inferior a 100.000/µL.

El método Von Clauss nos ofrece una medida de fibrinógeno coagulable.

El *diagnóstico* concluyente de la disfibrinogenemia resulta sin duda más laborioso. Para ello contamos con los análisis funcionales, como el del método Von Clauss, que nos ofrece una medida del fibrinógeno coagulable. En este método se utiliza trombina para el paso de fibrinógeno a fibrina y después se mide la cantidad de fibrina en el coágulo. Debe sospecharse una disfibrinogenemia cuando exista una diferencia clara entre la cantidad de fibrinógeno determinada por inmunoquímica y la cuantificada por la técnica del coágulo de trombina (Von Clauss). El diagnóstico definitivo y la subclasificación de una disfibrinogenemia requieren del análisis de las cadenas de fibrinopéptidos por electroforesis en gel de poliacrilamida SDS y de la secuenciación de aminoácidos. Los avances en el estudio genético en los últimos años contribuyen de manera notable a ampliar el campo de conocimiento para estas entidades poco frecuentes.

Diagnóstico diferencial: a) alteraciones de la función hepática (hepatopatía crónica o inmadurez hepática); b) coagulopatía intravascular diseminada (uno de los criterios de CID es fibrinógeno menor de 1gr/L -ISTH DIC subcomité-); c) fibrinolisis química; d) transfusión masiva; e) tratamiento con L-asparraginasa; f) sangrado obstétrico (combinación de una pérdida sanguínea masiva y consumo de fibrinógeno).

Tratamiento:

Es en este terreno donde surgen más dudas, pero lo que parece claramente consensuado en la literatura en cuanto a indicaciones de tratamiento en la afibrinogenemia es:

- En individuos con sangrado activo.
- En pacientes que van a someterse a cirugía.
- Tratamiento profiláctico en el embarazo. Aconsejan mantener niveles de fibrinógeno >60 mg/dL.

Tratamiento sustitutivo

Crioprecipitado: actualmente en desuso en nuestro medio, pero no en otros países. Cada unidad de crioprecipitado contiene 250-300 mgr de fibrinógeno e incrementa 10 mgr/dl los niveles. La vida media del producto infundido está entre los 2-4 días. Para elevar al menos 100 mg/100ml en un individuo tipo se deben infundir de 10–12 unidades de crioprecipitado. Ha de tenerse en cuenta, para planificar los requerimientos posteriores, que el fibrinógeno que forma parte del pool plasmático se fragmenta a razón de 25% por día (Collen, 1972). Es fundamental monitorizar los niveles de fibrinógeno en sangre para determinar correctamente la dosis. Para la cirugía ortopédica hay autores que recomiendan administrar crioprecipitados diariamente durante 2-3 semanas.

Fibrinógeno comercial: Es un concentrado de fibrinógeno de alta pureza. De gran importancia es el estudio de Kreuz W et al: 12 pacientes (8 afibrinogenemias, 3 hipofibrinogenemias y 1 disfibrinogenemia). Recibieron un total de 151 dosis. La dosis media por kg de peso fue de 63'5 mgr/kg. La dosis media profiláctica precirugía fue de 76'9 mgr/kg. El aumento de los niveles de fibrinógeno estuvo entre 0.1g/l a 1.45 gr/l. Trataron 26 episodios hemorrágicos y se realizaron 11 procedimientos quirúrgicos. La respuesta fue buena en términos de seguridad y eficacia aunque en una de las cirugías la respuesta fue moderada. Un paciente

El fibrinógeno comercial es un concentrado de fibrinógeno de alta pureza.

afecto de afibrinogenemia, con factores de riesgo alto, desarrolló un evento tromboembólico tras la reposición. En estudios de farmacocinética, los pacientes afectos de afibrinogenemia con dosis de 70 mgr/kg de fibrinógeno sintético alcanzaron niveles en plasma de hasta 1 g/l. En otras series, el aumento de los niveles de fibrinógeno plasmático fue de 0.3 gr/l por gramo de producto administrado, con variaciones de 0.1-0.8 g/L.

Complicaciones del tratamiento: Reacciones alérgicas, enfermedades virales trasmisibles, desarrollo de anticuerpos antifibrinógeno y fenómenos trombóticos, estos últimos en más que probable relación a un estado pretrombótico previo a la terapia de sustitución con fibrinógeno.

Controversias actuales en lo referente al tratamiento:

- La indicación de profilaxis en la edad pediátrica, pese a que la incidencia de hemorragia cerebral en algunas series está estimada en el 10-20%. Una de las dudas hasta cierto punto razonables es la probabilidad de aparición de inhibidor. Sin embargo tan sólo hay dos casos de anti I referidos en la literatura.

- La indicación de tratamiento sustitutivo en las disfibrinogenemias. La gran variabilidad entre pacientes con una misma alteración genética, hace que el tratamiento de estos pacientes deba ser individualizado en cada momento.

- No está indicada la anticoagulación en el embarazo en aquellas mujeres que presentan alteraciones genéticas que determinan un mecanismo con predisposición a la trombosis si no las han padecido, debido a la gran heterogeneidad en la expresividad clínica.

- Tampoco está consensuada la duración de la anticoagulación post ETEV en los pacientes que presentan como único factor atribuible a la aparición de una trombosis su disfibrinogenemia.

A modo de resumen podríamos concluir según lo reflejado en la literatura que si existe historia de sangrado y el paciente va a ser sometido a procedimiento invasivo debemos hacer profilaxis reponiendo factor. Si ha presentado complicaciones trombóticas debe de recibir tratamiento anticoagulante aunque en ocasiones puedan estos mismos pacientes beneficiarse de tratamiento sustitutivo.

> Si existe historia de sangrado y el paciente va a ser sometido a procedimiento invasivo debemos hacer profilaxis reponiendo factor.

DÉFICIT CONGÉNITO COMBINADO DE FACTORES DE COAGULACIÓN

Los defectos combinados de factores de coagulación son raros o infrecuentes. Pueden ser causados por un defecto genético conjunto o la asociación de defectos individuales. Se han descrito varios que se representan en la siguiente tabla:

Los defectos combinados de factores de coagulación son raros o infrecuentes.

Tipos de déficit congénitos combinados

Tipo	*Factores deficitarios*
I	V, VIII
II	VI, IX
III	II, VII, IX, X
IV	VII, VIII
V	VIII, IX, XI
VI	IX, XI
VII	VII, XII

La presentación clínica abarca desde hemorragias leves o moderadas (epistaxis, menorragias, hemorragias dentales por exodoncias) a hemorragias graves casi siempre secundarias a traumatismos. Los que se presentan con mayor frecuencia son el tipo I (déficit de V, VIII) y el tipo III (déficit de II, VII, IX y X) ambos se heredan con carácter autosómico recesivo.

El *déficit tipo I* se ha descrito sobre todo en familias mediterráneas de origen judío. El gen implicado se encuentra en el brazo largo del cromosoma 18.

Los niveles de los valores antigénicos y la actividad funcional de ambos factores suele estar entre el 5 y el 15%. Los episodios hemorrágicos suelen presentarse después de cirugía o traumatismos y generalmente son moderados. El tratamiento profiláctico, antes de las intervenciones quirúrgicas, se basa en PFC a razón de 10 o 15 ml/kg y concentrados de Factor VIII. En ocasiones la utilización de DDAVP puede resultar beneficiosa en el control de diátesis hemorrágicas leves donde junto a antifibrinolíticos y medidas locales evitan infundir hemoderivados.

El *déficit tipo III* está determinado por niveles bajos de los factores II, VII, IX y X y la proteína C. Es muy raro y se suele manifestar con hemorragias graves. Es muy importante diferenciarlo, de no existir historia familiar o personal, de los pacientes con sobredosificación por dicumarínicos. En el tratamiento se utiliza CCP a 20 UIxKg, sin sobrepasar estas dosis por riesgo de aparición de episodios trombóticos. El PFC puede ser utilizado a razón de 15 ml/kg y en ocasiones se ha descrito efectividad con dosis altas de vitamina K.

En el tratamiento se utiliza CCP a 20 UIxKg.

BIBLIOGRAFÍA

J.SANS SABRAFEN, C.BESSES RAEBEL, J.L.VIVES CORRONS. *Hematología clínica. Hipocoagulabilidades congénitas.* Capítulo 35. 4ª edición, 2001.

COLMAN ET AL. *Hemostasis and thrombosis basic principles and clinical practice,* 5ª edición 2006.

BATLLE FORONDA, E. ROCHA HERNANDO. *Guía Práctica de Coagulopatías Congénitas.*

GOODNIGHT Y HATHAWAY. *Disorders of Haemosthasis and trombosis: a clinical guide.* 2ª edición. 2001

LETHAGEN S ET AL. *Von Willebrand factor/factor VIII concentrate (Haemate P) dosing based on pharmacokinetics: a prospective multicenter trial in elective surgery.* J Thromb Haemostast 2007; 5:1420-30.

FRANCHINI M. *Surgical prophylaxis in von Willebrand's disease: a difficult balance to manage. Blood Transfus.* 2008 Sep;6 Suppl 2:s33-8.

WOODS AI, BLANCO AN, CHUIT R, MESCHENGIESER SS, KEMPFER AC, FARÍAS CE, LAZZARI MA. *Major haemorrhage related to surgery in patients with type 1 and possible type 1 von Willebrand disease. Thromb Haemost.* 2008 Nov;100(5):797-802. Links.

A. GRINGERI AND P.M. *Mannucci, for The Italian Association of Haemophilia Centres. Italian guidelines for the diagnosis and treament of patients with haemophilia and inhibitors.* Haemophilia(2005) 11,611-619.

SANGOSTINO ET AL. *Enviromental risk factors for inhibitor development in children with haemophilia A: a case –control study.* Brit J Haematol 2005;130:422-427.

GARCÍA ARQUEZA, C. ET AL. *Cephalohemoatoma as the first manifestation of congenital factor XIII deficiency.* An Esp Pediatr 2000; 53(3):241-242.

RODRÍGUEZ MARTORELL, FJ. *Factor XIII de la coagulación en la diátesis hemorrágica y en la trombosis ¿pensamos en él?* Haematolígica 2008; 93 (extra1).

PEYVANDI ET AL. *Rare bleeding disorders Haemophilia* (2006) 12, (Suppl.3), 137-142.

KENNETH G. MANN Y MICHAEL KALAFATIS. *Factor V: a combination of Dr. Jekyll and Mr Hyde.* Blood 2003; 101 (1): 20-27.

HIPPALA ST ET AL. *Hemostatic factors and replacement of major blood loss with plasma –poor red cell concentrates.* Anesth Analg 1995; 81:360-5.

LAK M ET AL. *Bleeding and thrombosis in 55 patients with inherited afibrinogenemia.* Brit J Haematl 1999;107;204-206.

ACHARYA SS ET AL. *Rare bleeding disorders registry: Deficiencies of factor II, V, VII, X, XIII, fibrinogen and dysfibrinogenemias.* J Thromb Haemost 2004;2:248-56

HAYES T. *Dysfibrinogenemia and Thrombosis.* Arch Pathol Lab Med. November 2002; 126; 1387-90.

KREUZ W ET AL. *Pharmacokinetic properties of a pasteurised fibrinogen concentrate.* Transfusion and Apheresis Science 2005; 32; 239-246.

Tema 31. Coagulopatías adquiridas

Carmen Marrero Santos, Antonio León Mendoza, Ana Oliva Hernández, Mario Ríos de la Paz y Juan García Talavera-Casañas

HEMOFILIA A ADQUIRIDA

Introducción

El término hemofilia A adquirida hace referencia a la aparición de un déficit de factor VIII en individuos con hemostasia previamente normal. Se debe a la producción de autoanticuerpos frente al factor VIII. Se trata de un trastorno infrecuente, pero que puede desencadenar hemorragias graves, que comprometan la vida del paciente.

La hemofilia A adquirida se debe a la producción de autoanticuerpos frente al factor VIII.

Los autoanticuerpos son de naturaleza predominantemente policlonal, de subclase IgG4. Pueden aparecer autoanticuerpos de naturaleza monoclonal IgA e IgM en relación con neoplasias hematológicas. Se diferencian de los aloanticuerpos que aparecen en la hemofilia A hereditaria tras tratamiento, en que en la adquirida dichos anticuerpos van dirigidos frente a un único dominio de la molécula de factor VIII (A2 > A3 > C2) mientras que en la hereditaria van dirigidos contra dos o los tres dominios. Además los autoanticuerpos inactivan al factor VIII de manera incompleta, pudiendo encontrar en el plasma del paciente residuos (cinética tipo II) mientras que los aloanticuerpos lo inactivan de manera completa (cinética tipo I).

Epidemiología

Su incidencia es de 0.2 – 1 casos/millón de habitantes/año, aunque debido a la dificultad para su diagnóstico, puede estar infraestimada. La edad media de aparición es 60-70 años, aunque su distribución sigue dos picos de edad. Entre los 20-40 años, más frecuente en mujeres, y relacionado con el postparto. Y entre los 60-80 años, de predominio en varones.

La tasa de mortalidad se sitúa en torno a un 7.9-22%, transcurriendo en las tres primeras semanas desde el diagnóstico.

En un 50% su aparición se relaciona con la existencia de otra patología concomitante (tabla 1) destacando que un 10% lo hacen con neoplasias ocultas y un 10% aparecen en el periodo post-parto.

Diagnóstico y clínica

Se caracteriza por la aparición de hemorragia.

Se caracteriza por la aparición de hemorragia en pacientes sin historia previa de sangrado. Puede tratarse de una hemorragia espontánea o secundaria (traumatismo, cirugía, post-parto, exploraciones invasivas). A diferencia de la hemofilia A hereditaria, los sangrados tienen lugar preferentemente en la piel, músculos, tejidos blandos, y mucosas (epistaxis, sangrado gastrointestinal y urológico, hematomas retroperitoneales) siendo rara la hemartrosis. Es más frecuente en embarazadas primíparas con un título bajo (<5 UB) y desaparecer espontáneamente en un periodo de 30 meses, no reapariciendo en siguientes embarazos.

Debemos sospechar una posible hemofilia A adquirida ante todo paciente sin antecedentes personales, ni familiares previos de diátesis hemorrágica, que aparece con sangrado (tejidos blandos, mucosas, etc) y cuyos test de laboratorio revelan un APTT elevado, con TP y TT dentro de rango de normalidad, y con una cifra de plaquetas y obturación plaquetaria normal. Al realizar la mezcla del plasma problema con plasma normal, el APTT también se encuentra alargado, ya que el inhibidor también es capaz de inactivar el factor VIII del plasma normal. Al realizar la dosificación de factor VIII lo encontramos disminuido, y generalmente, el resto de los factores no se encuentran alterados. Una vez confirmado el déficit, se cuantifica el título de inhibidor mediante el método de Bethesda (incubación de plasma del paciente con plasma control durante 2 horas). La unidad Bethesda se define como la cantidad de inhibidor que es capaz de neutralizar a la mitad del factor VIII de la mezcla.

Algoritmo diagnóstico

Paciente con diátesis hemorrágica,
sin antecedentes personales, ni familiares

APTT $\uparrow$, TP N, TT N
Plaquetas y obturación plaquetaria normal

Mezcla con plasma normal: no corrige
Dosificación de factor VIII: $\downarrow$
Resto de factores normales

Cuantificación de inhibidor:
Método Bethesda

Tratamiento de episodios hemorrágicos

La decisión de un tratamiento farmacológico adecuado depende de la forma de presentación del sangrado, de la historia previa del paciente y de la presencia o no de patología concomitante.

1. **Agentes by-pass.** Encaminados al manejo de la hemorragia aguda. Han demostrado una eficacia, según las series estudiadas, de un 86-88% para el CCPA (complejo protrombínico activado) y 88% para rFVIIa (factor VII activo recombinante). Las *dosis recomendadas* son:
   - **FEIBA (CCPA):** 50 – 100 UI/Kg ev cada 8-12 horas hasta respuesta clínica.
   - **rFVIIa:** 90-120 µgr/Kg ev cada 2-3 horas hasta respuesta clínica.
2. **Tratamientos encaminados a aumentar los niveles de factor VIII.** Se utiliza para pacientes con bajo título de inhibidor (<5 UB).

Concentrados de factor VIII humano o recombinante: 20 UI/Kg en bolo ev, por cada UB de inhibidor, más una carga adicional de 40 UI/Kg. Monitorizando el factor VIII:C (actividad de factor VIII) 10 minutos tras la infusión, administrando una dosis adicional, si la recuperación no es la adecuada.

Desmopresina (DDAVP): sola o en combinación con concentrados de factor VIII a dosis de 0.3 µgr/kg/día sc durante 3-5 días.

Tratamiento encaminado a erradicación del inhibidor.

Tiene como finalidad la erradicación o supresión del clon celular responsable de la producción de autoanticuerpos frente al factor VIII. Se ha observado desaparición espontánea en pacientes con bajo título de inhibidor (<5 UB) en los inducidos por fármacos y en el asociado al embarazo. Sin embargo, en los asociados a enfermedades autoinmunes raramente desaparecen.

Los agentes inmunosupresores utilizados han incluido corticoesteroides, agentes citotóxicos (ciclofosfamida, azatioprina, 6-mercaptopurina, vincristina) inmunoglobulina a altas dosis, inmunoadsorción (plasmaféresis) así como regímenes de inmunotolerancia.

Se han obtenido buenos resultados con prednisona a dosis de 1-2 mg/Kg/día durante 3 semanas o en asociación con ciclofosfamida (1-2 mg/Kg/día).

Nuevos tratamientos

Recientemente hay estudios sobre el uso del rituximab a dosis de 375 mg/m2 semanal durante 4 semanas, con respuestas de hasta un 90% de los casos, siendo aún las series publicadas muy cortas.

Tabla 1. Patologías asociadas a hemofilia adquirida

PATOLOGÍA AUTOINMUNE	LES, artritis reumatoide, esclerosis múltiple, sdme. Sjögren, anemia hemolítica autoinmune, sdme. Goodpasture, miastenia gravis, enf. Graves, hipotiroidismo autoinmune
NEOPLASIAS HEMATOLÓGICAS	Síndromes linfoproliferativos (LLC, linfoma no Hodgkin, mieloma múltiple, macroglobulinemia de Waldeström) sdmes. mielodisplásicos, mielofibrosis, eritroleucemia
EMBARAZO	
TUMORES SÓLIDOS	Próstata, pulmón, colon, páncreas, estómago, colédoco, cabeza y cuello, cérvix, mama, melanoma, riñón
ENFERMEDAD INFLAMATORIA INTESTINAL	Colitis ulcerosa
ENFERMEDADES DERMATOLÓGICAS	Psoriasis, pénfigo
ENFERMEDADES RESPIRATORIAS	Asma, EPOC
DIABETES	

HEPATITIS B Y C	
ASOCIADO A FÁRMACOS	Penicilina y derivados, sulfamidas, fenitoína, cloranfenicol, metildopa, vacuna BCG, interferón α, fludarabina, levodopa, clopidogrel

COAGULOPATÍAS ADQUIRIDAS DE LA VÍA EXTRÍNSECA, INTRÍNSECA Y COMÚN

El diagnóstico diferencial de un defecto de la coagulación adquirido debe de hacerse a la cabecera del paciente. Resulta imprescindible el conocimiento de los antecedentes patológicos, su estado actual metabólico y de enfermedad, y los fármacos que está recibiendo. A todo lo anterior, por supuesto, añadir la interpretación del estudio básico de coagulación antes de entrar en dosificaciones costosas de factores.

Las *causas de deficiencias adquiridas* de los factores de la vía común las podemos ver en el cuadro siguiente:

DEFICIENCIA DE VIT K:
- Enfermedad hemorrágica del recién nacido.
- Absorción deficiente.
- Dieta insuficiente.
- Administración de vit A o E.
- Ingestión de fármacos.

METABOLISMO ANORMAL.
- Hepatopatía.
- Desnutrición.
- Ingestión de fármacos.

OTROS MECANISMOS:
- Amiloidosis: unión al factor X.
- Sdr nefrótico: pérdida del factor IX y antitrombina III.
- Homocisteinuria: deficiencia del factor VII.

El estudio de coagulación mostrará alargamiento del tiempo de protrombina, del tiempo de tromboplastina o de ambos. Conociendo la patología de base, la ingesta de fármacos y el resultado del test podemos orientar la deficiencia. A nivel práctico resulta de gran utilidad la siguiente tabla:

DEFECTO VÍA EXTRÍNSECA	PT	PTT	PTT mezcla
Déficit de factor VI	Prolongado	Normal	Corrige

DEFECTO VÍA INTRÍNSECA	PT	PTT	PTT mezcla 1:1
Deficiencia VIII,IX XI	Normal	Prolongado	Corrige
Anticoagulante lúpico	Casi siempre normal	Prolongado	No corrige
Anticuerpos contra factores VIII o IX	Normal	Prolongado	No corrige

DEFECTO VÍA COMÚN	PT	PTT	PTT mezcla 1:1
Hepatopatía/deficiencia de vit K - Menor - Grave	 Prolongado Prolongado	 Normal Prolongado	Corrige en ambos casos
Anticoagulantes: - Heparina - Dicumarínicos - Sobredosis de ambos	 Normal. Prolongado Prolongado	 Prolongado Normal Prolongado	

Tratamiento

Corregir en lo posible la patología de base o bien estabilizarla.

Déficit de vitamina K: administración de vitamina K oral o endovenosa. Si es por aporte insuficiente en la dieta, vitamina K vía oral a razón de 5 a 10 mgr/día. En los problemas de absorción se utiliza la vía subcutánea con dosis diarias de 5 mgr o 10 mgr.

En el apartado de coagulopatías secundarias a fármacos se especifica el manejo de los pacientes con sobredosificación de dicumarínicos.

Hepatopatía: en estos pacientes la hemorragia es multifactorial lo que supone mayores dificultades a la hora de plantearnos el tratamiento. En la mayoría de las ocasiones hay una lesión orgánica relacionada con el sangrado, varices esofágicas, gastritis... Aportaremos vitamina K aunque en pacientes con hepatopatía avanzada es una medida lógicamente insuficiente. Por lo que debemos hacer un estudio global de la situación tanto desde el punto de vista clínico como de los resultados de laboratorio.

La cifra de plaquetas suele estar muy descendida con el inconveniente de que las transfusiones de éstas suelen ser inefectivas debido al hiperesplenismo.

No obstante se recomienda mantenerlas por encima de 50.000 en caso de sangrado agudo o de cara a un procedimiento invasivo.

El fibrinógeno es otro de los factores de síntesis hepática y su aporte es imprescindible para el control del sangrado cuando éste está por debajo de 100 mgr/dl. Contamos para ello con fibrinógeno comercial.

La administración de plasma fresco congelado inactivado en las dosis habituales es otro de los eslabones del tratamiento, el inconveniente puede venir de las grandes cantidades de volumen necesarias para conseguir una normalización de los tiempos.

Por último recordar que los pacientes con hepatopatía grave presentan además un patrón de fibrinolisis anormal, con lo que los antifibrinolíticos sintéticos como el ácido tranexámico o el aminocaproico pueden aportar beneficios al tratamiento.

ALTERACIONES ADQUIRIDAS DEL FIBRINÓGENO

Las más frecuentes son las cuantitativas por defecto, como es el caso de la coagulación intravascular diseminada. Algunas situaciones pueden llevar aparejadas disfibrinogenemias: hepatopatías, nefropatías, mieloma múltiple, homocisteinemia,...

> Las alteraciones adquiridas del fibrinógeno son las cuantitativas por defecto

Afibrinogenemia – hipofibrinogenemias:

- Coagulación intravascular diseminada.
- Alteraciones de la función hepática.
- Fibrinolisis química.
- Tratamiento con L-asparraginasa.

Disfibrinogenemia: destacar situaciones que pueden llevar consigo implicadas disfibrinogenemias adquiridas, por ejemplo las hepatopatías, nefropatías, mieloma múltiple, homocisteinemia,...

HEMORRAGIA POR FÁRMACOS ANTICOAGULANTES

La utilización de fármacos anticoagulantes tiene su fundamento en la prevención y tratamiento de eventos trombóticos. El mayor riesgo derivado de su uso es la producción de hemorragias.

Anticoagulantes orales

Antes de iniciar su uso, se debe evaluar al paciente acerca del riesgo-beneficio de iniciar anticoagulantes orales y de las posibles complicaciones.

Los más utilizados a nivel clínico son el acenocumarol, la warfarina y la fenprocumona.

Los más utilizados a nivel clínico son el acenocumarol, la warfarina y la fenprocumona. Ejercen su efecto interfiriendo en la síntesis hepática de factores vitamina K dependientes (II, VII, IX, X, proteína C y proteína S). Para la mayoría de las indicaciones, el rango anticoagulante necesario se cifra en un INR 2-3. El efecto de los anticoagulantes orales es variable entre individuos y en un mismo individuo. Es necesario un control exhaustivo, puesto que una dosis deficiente puede producir trombosis y una dosis elevada puede desencadenar hemorragias.

Complicaciones: Hemorragia.

La hemorragia es la principal complicación del uso de estos fármacos.

Los estudios prospectivos han descrito un *riesgo* de:

- 0.1 – 1.0% pacientes/año para desarrollo de episodios fatales.
- 0.5 – 6.5% pacientes/año para desarrollo de episodios graves.
- 6.2 – 21.8% pacientes/año para dearrollo de sangrado menor.

Se ha descrito un *mayor riesgo de sangrado en:*

- Edad avanzada
- Mayor intensidad de anticoagulación
- Los primeros 90 días de tratamiento

Un INR>4.5 incrementa el riesgo de sangrado por 6 veces y este riesgo aumenta un 42% por cada punto que aumente el INR. El menor riesgo de sangrado se asocia a INR de 2-2.9. Ocasionalmente puede tener lugar una hemorragia con un INR<2.

Manejo de la hemorragia: Hay que tener en cuenta la vida media del anticoagulante. El acenocumarol es el de vida media más corta. El efecto anticoagulante desaparece en 3-5 días sin ingesta de fármaco. En pacientes con sobredosis, o candidatos a cirugía programada, se puede retirar el fármaco durante varios días, sin embargo en pacientes con sangrado activo es necesario revertir su efecto:

• *Vitamina K:* por vía endovenosa, subcutánea o vía oral. Está contraindicada la administración intramuscular. Por vía endovenosa se consigue una reversión de la anticoagulación en 6-8 horas, mientras que por vía oral son necesarias 24 horas. Indicada en pacientes excesivamente anticoagulados y de alto riesgo de sangrado, que van a ser sometidos a procedimiento invasivo o con sangrado activo.

• *Plasma fresco congelado* (PFC): la dosis recomendada es 15 ml/kg. La condición que limitan su uso es el compromiso cardiovascular, puesto que son necesarios grandes volúmenes para conseguir el efecto deseado.
• *Concentrados de complejo protrombínico* (CCP): se trata de concentrados plasmáticos de factor II, VII, IX y X. Las dosis recomendadas son de 25 UI/Kg para pacientes con INR 2-3.9 y de 35 UI/Kg para INR>4. Su administración tiene como riesgo la producción de eventos trombóticos. Está especialmente indicado en aquellos pacientes con hemorragia intracraneal y riesgo de sangrado vital o cuando necesitamos revertir el efecto anticoagulante con urgencia.

Heparina no fraccionada

Su mecanismo de acción se basa en el aumento de la afinidad de la antitrombina III por la trombina, mediante la formación de un complejo heparina-antitrombina III. Inhibe además al factor Xa, IX, XI y XII. Su efecto es dosis dependiente.

La heparina no fraccionada se administra por vía endovenosa.

Su administración habitual es por vía endovenosa. La vía media es dependiente de dosis y de la vía de administración, por término medio de 1-5 horas. Se monitoriza a través del APTT, siendo deseable obtener un aumento de 2 a 3 veces del normal.

Para revertir su efecto se debe administrar clorhidrato de protamina a dosis 1UI de protamina por cada UI de heparina (1UI de protamina inhibe a 1UI de heparina).

Complicaciones: Hemorragia.

En caso de *sospecha de hemorragia* por heparina no fraccionada:

1. Estrecha monitorización de APTT.
2. Administración de protamina a dosis de 1:1.
3. Si la hemorragia persiste pese a normalización de APTT: pensar en otra causa de sangrado, por ejemplo, déficit de factor, trombopenia, punto de sangrado, etc.

Heparinas de bajo peso molecular

Inhiben los factores Xa y IIa. Biodisponibilidad del 100%. Vida media de 240-480 minutos tras la administración subcutánea. Su eliminación es renal.

En caso de sobredosis se puede utilizar, al igual que en el caso de la heparina no fraccionada, clorhidrato de protamina. La protamina no tiene actividad frente a la acción anti factor Xa, con lo cual no se puede considerar un antídoto del todo efectivo para revertir hemorragias causadas por HBPM.

Complicaciones: Hemorragia.

En caso de *hemorragia* por HBPM:

1. Monitorización basal de actividad anti-Xa (si fuera posible, según las condiciones del laboratorio).
2. Administración de PFC: a dosis de 10-15 ml/Kg.
3. Dosis única de protamina, puede resultar útil puesto que revierte el efecto antitrombina.
4. Si no cede sangrado, otras opciones: factor VIIa recombinante (90 μg/Kg), plasmaféresis.
5. Tener en cuenta otras posibles causas de sangrado: puntos de sangrado, déficit de factores de la coagulación, etc.

Lepirudina

Lepirudina inhibe la activación plaquetaria mediada por trombina.

Su mecanismo de acción consiste en la inhibición altamente específica de la trombina, tanto circulante, como la unida al coágulo. Además inhibe la activación plaquetaria mediada por trombina. Su acción es independiente de la antitrombina III. Tiene una biodisponibilidad del 100% por vía endovenosa. Su vida media es de 60-120 minutos. Se elimina por los riñones. En caso de insuficiencia renal, su vida media se puede prolongar hasta 60 horas.

No existe un antídoto específico.

Complicaciones: Hemorragia.

En caso de *hemorragia* por lepirudina:

1. Monitorización estrecha de APTT.
2. Administración de PFC, a dosis de 10-15 ml/Kg.
3. En caso de sobredosificación, puesto que no existe antídoto, puede ser necesaria la hemofiltración, para eliminar el exceso de producto.
4. Tener el cuenta el efecto inhibidor sobre las plaquetas, monitorización de la funcionalidad plaquetaria (PFA 100).
5. Tener en cuenta otras posibles causas de sangrado: puntos de sangrado, déficit de factores de la coagulación, etc.

Fondaparinux

Fondaparinux es un inhibidor selectivo del factor Xa, sin efecto sobre la trombina.

Es un inhibidor selectivo del factor Xa, sin efecto sobre la trombina. Es antitrombina dependiente. Biodisponibilidad del 100%. Tiene una vida media de 17-21 horas.

No existe un antídoto específico.

Complicaciones: Hemorragia.

En caso de *hemorragia* por fondaparinux:

1. Monitorización de la actividad del factor Xa (si posible).
2. Administración de PFC a dosis de 10-15 ml/Kg.
3. Recomendable la administración de fibrinógeno.
4. Si hemorragia perisiste, otras opciones: factor VIIa recombinante (90 μg/Kg).
5. Tener en cuenta otras posibles causas de sangrado: puntos de sangrado, déficit de factores de la coagulación, etc.

COAGULACIÓN INTRAVASCULAR DISEMINADA

Introducción

La coagulación intravascular diseminada (CID) se caracteriza por la activación intravascular de la coagulación de forma incontrolada, de tal manera que se forman trombos ricos en fibrina en el interior de los vasos de pequeño y mediano calibre, comprometiendo el aporte sanguíneo a los tejidos y consecuentemente produciendo insuficiencia de múltiples órganos. Además, el consumo excesivo de factores de la coagulación y de plaquetas facilita la aparición de hemorragias.

La CID es la activación intravascular de la coagulación de forma incontrolada.

Puede acontecer de forma aguda, generalmente grave, o cursar de forma crónica, con manifestaciones trombóticas o hemorrágicas de escasa intensidad o ausentes. No es una entidad única, estando relacionada con una patología subyacente que actúa como desencadenante. Tiene una incidencia estimada de 1 por cada 1000 pacientes hospitalizados.

Etiología

Entre las posibles patologías desencadenantes, la sepsis es la predominante (35% de las sepsis se pueden complicar con una CID). Los traumatismos, las complicaciones del embarazo y las neoplasias (tanto tumores sólidos como hematológicas) son también causas frecuentes (ver tabla 1).

Tabla 1. Etiología de la CID

INFECCIONES	Gramnegativos (Neisseria meningitidis, Enterobacterias, Salmonella, Haemophilus, Pseudomonas) Grampositivos (Estafilococos) Anaerobios (Clostridium) Mycobacterium tuberculosis, Ricketsias Hongos (Aspergillus, Histoplasma, Candida) Virus (Varicela, CMV, Hepatitis, Rubeola) Protozoos (Plasmodium falciparum)
NEOPLASIAS	Tumores sólidos (adenocarcinomas, linfomas)

MALIGNAS	Leucemias (especialmente M3-promielocítica)
COMPLICACIONES OBSTÉTRICAS	Embolia de líquido amniótico, abruptio placentae, rotura uterina, eclampsia, feto muerto intraútero, aborto séptico
INSUFICIENCIA HEPÁTICA	Hepatitis aguda fulminante, shunt de LeVeen, HELLP y sdme. de hígado grado del embarazo, cirrosis, sdme. Reye
DAÑO TISULAR	Traumatismos (craneoencefálicos, aplastamientos), grandes quemados hipertermia, hipotermia, asfixia, rabdomiolisis, electrocución, etc
REACCIONES INMUNITARIAS INTRAVASC.	Anafilaxia, reacciones hemolíticas transfusionales, rechazo de trasplante renal, reacciones a fármacos
ENFERMEDADES VASCULARES	Hemangiomas gigantes, tumores vasculares, aneurismas aórticos, cirugía vascular, tumores y trombos intracardiacos, HTA maligna, vasculitis Dispositivos artificiales Cirugía con by-pass cardiopulmonar, asistencia ventricular, balón de contrapulsación aórtico
FÁRMACOS	Concentrados de factor IX y de complejo protrombínico, anticoagulantes orales (si déficit de proteína C o S)
MISCELÁNEA	Déficit congénito homozigoto de proteína C o S, pancreatitis, sdme. distrés respiratorio
VENENOS Y TOXINAS	

Fisiopatología

El factor tisular actúa como principal iniciador de las reacciones de la coagulación. Puede ser expuesto a la superficie, ya sea por un traumatismo, o por daño endotelial, o bien liberado por monocitos y células endoteliales por medio de estimulación de citocinas proinflamatorias (TNFα e IL-1). La activación de la coagulación tiene como consecuencia una excesiva formación de trombina, con exceso de consumo de factores tanto procoagulantes, como anticoagulantes, activación y agregación plaquetaria, y liberación de PAI-I. El aumento de consumo de factores anticoagulantes (proteína C, proteína S) así como la inhibición de la fibrinólisis por parte del PAI-I (inhibidor de activación de plasminógeno) y TAFI (inhibidor de fibrinólisis activable por trombina) hace que se produzca una formación de fibrina incontrolada, con fracaso en la fibrinólisis, y consecuente formación de trombos intravasculares y daño tisular.

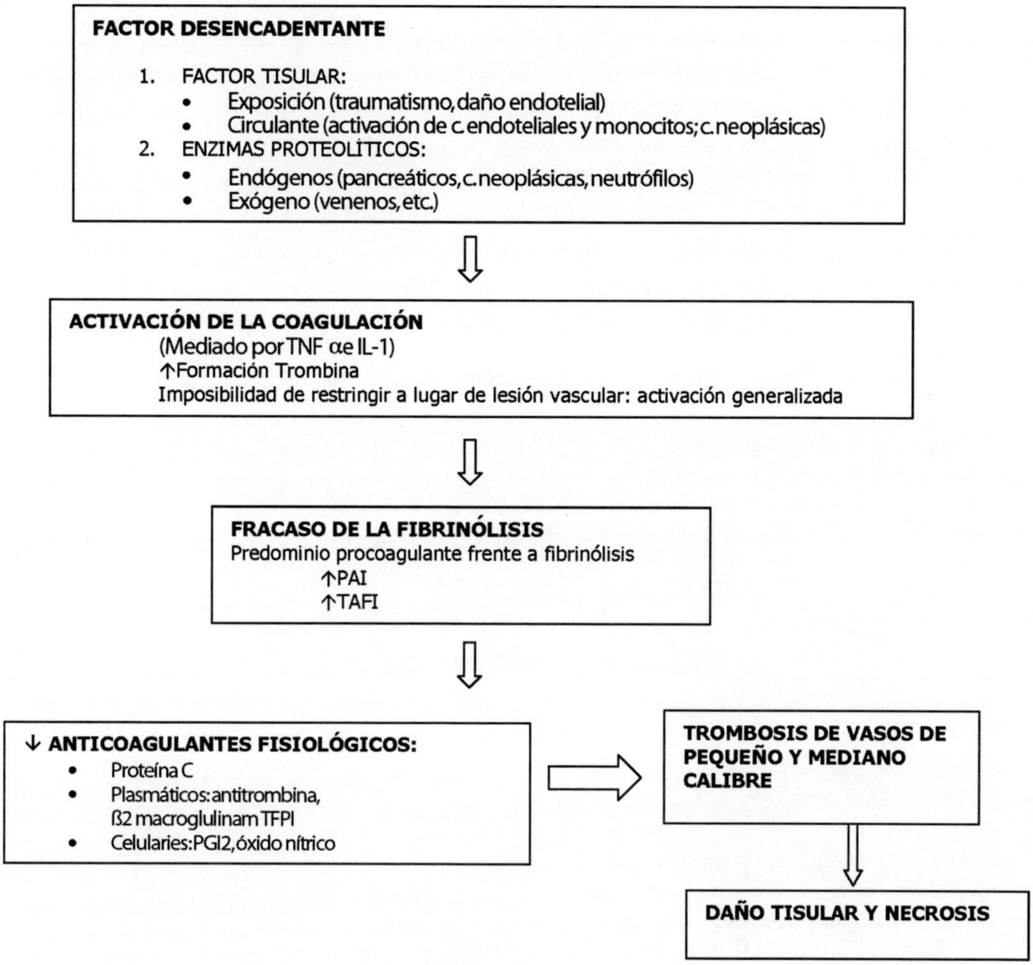

Clínica

En función de la intensidad de la reacción del organismo ante el agente causal, y de cuál sea el mecanismo que prevalezca, si procoagulante o fibrinolítico, la CID se manifestará con trombosis o con hemorragia. Así, en una sepsis predomina el mecanismo trombótico; en la CID secundaria a procesos obstétricos predomina el consumo de factores de la coagulación y plaquetas; y en la leucemia promielocítica predomina la activación de activadores del plasminógeno.

Debido a la trombosis microvascular podemos encontrar disfunción de múltiples órganos. Los más comúnmente afectados son: riñón, cerebro, pulmón, hígado y corazón, pudiendo encontrarnos insuficiencia renal, necrosis tubular aguda, insuficiencia hepática, respiratoria, alteraciones neurológicas, etc.

El tipo de hemorragias desencadenadas por una CID no comprometen la vida del enfermo, salvo hemorragias del SNC, que se da en pocos casos. Las más frecuentes son la púrpura cutánea equimótico-petequial y la hemorragia microvascular (puntos de punción, drenajes, cirugías, catéter, etc).

Diagnóstico

Nuestro diagnóstico de sospecha se debe fundamentar en el conocimiento de una enfermedad subyacente que actúa como desencadenante, junto con diagnóstico de laboratorio y manifestaciones clínicas equiparables a la existencia de una CID.

DIAGNÓSTICO DE CID: demostración de criterios fisiopatológicos

1. Patología asociada que puede desencadenar CID
2. Consumo de factores de coagulalción: ↑ TP, ↑APTT, ↑INR
3. Consumo de plaquetas: descenso brusco y progresivo desde inicio de sintomatología
4. Actividad hiperfibrinolítica: ↓ Fibrinógeno y ↑ Productos de degradación de la fibrina (D-dímero)
5. Consumo de factores antitrombóticos: ↓ proteína C. ↓ proteína S, ↓ antitrombina III

SCORE DIAGNÓSTICO DE CID

Recuento de plaquetas:
- > 100.000/µl = 0
- 50 – 100.000/µl = 1
- < 50.000/µl = 2

Elevación de productos de degradación de la fibrina:
- No elevados = 0
- Moderadamente elevados = 1
- Muy elevados = 2

TP ↑:
- < 3 s = 0
- 3 – 6 s = 1
- > 6 s = 2

Niveles de fibrinógeno:
- > 100 mg/dL = 0
- < 100 mg/dL = 1

- Si score ≥ 5, diagnóstico de CID declarada. Se recomienda repetir diariamente
- Si score < 5, no diagnóstico, pero sugestivo de CID. Se recomienda repetir cada 1-2 días

Tomado de: *Towards definition, clinical and laboratory criteria, and a scoring system for disseminated intravascular coagulation. Thromb Haemost 2001; 86: 1327-30*

Diagnóstico diferencial

- Hepatopatías
- Sepsis
- Transfusiones masivas
- Circulación extracorpórea
- Enfermedad tromboembólica venosa
- Microangiopatía trombótica
- Disfibrinogenemias

Tratamiento

La CID puede ser potencialmente mortal, aunque su evolución está condicionada por la patología de base. Su tratamiento se debe de basar en dos pilares, el tratamiento de la patología desencadentante, y un soporte vital adecuado.

La CID se trata con:
Ttratamiento de la patología desencadenante;
Soporte vital adecuado.

1. *Soporte transfusional.* No hay consenso acerca del soporte transfusional óptimo para estos pacientes. Para aquellos pacientes que presenten hemorragias o alto riesgo de sangrado, o que vayan a ser sometidos a procedimientos invasivos, debe incluir transfusión de plaquetas, PFC (plasma fresco congelado) y concentrados de hematíes.

El *objetivo* es mantener:

- En pacientes con sangrado, cifra de plaquetas >50.000. En pacientes sin sangrado mantener 10-20.000. Transfundir 1 UTP / aféresis.
- Niveles de fibrinógeno >100 mg/dL, mediante la administración de fibrinógeno comercial a dosis de 1-2 gr en función de requerimiento y consumo; o mediante crioprecipitado, a dosis de 1-4 U/10 Kg.
- TP y APTT dentro del rango más normal posible, en general, INR <1.5, mediante la utilización de PFC a dosis de 10-15 ml/Kg. Dado que son necesarios grandes volúmenes de PFC para conseguir el efecto coagulante deseado, otra opción es la utilización de CCP (concentrados de complejo protrombínico) a dosis 15-30 UI/Kg.

2. *Utilización de anticoagulantes:* el uso de heparinas es controvertido, su uso en pacientes sin eventos trombóticos es discutido, dado el potencial riesgo de sangrado. Hay cierto consenso acerca de su utilización en caso de evento tromboembólico, isquemia acral o púrpura fulminans. Se debe tener en cuenta su posible uso en aquella CID en que predomine la trombosis, por ejemplo, en la asociada a neoplasia. En general se recomienda el

uso de heparina no fraccionada a dosis de 18 UI/Kg/hora, utilizando un bolo inicial, si fuera necesario de 80 U/Kg.

3. *Antifibrinolíticos* (ácido ε-aminocaproico y ácido tranexámico). Pueden ser útiles en cuadros heomorrágicos con predominio de fibrinólisis (leucemia promielocítica y síndrome de Kassabach-Merrit).

4. *Inhibidores la coagulación.* El uso de antitrombina no ha demostrado un claro beneficio (*KyberSept Trial*). Sin embargo el uso de proteína C activada en pacientes con sepsis, ha demostrado en estudios recientes una mejoría frente a placebo, aunque su uso aún no está establecido, debido al riesgo de sangrado.

BIBLIOGRAFÍA

GUALTIERO PALARETI, BENILDE COSMI. *Anticoagulation. Practical Hemostasis and Thrombosis.* 2010: Chapter 13. Blackwell.

F. ZARAGOZÁ. *Hemorragias inducidas por fármacos.* Haematologica. Vol 90. Extraordinario. 2010: 365-368.

LEVINE MN, RSKOB G, BETH RJ, KEARON C SCHULMAN S. *Hemorrhagic complications of anticoagulant treatment.* Chest. 2004; 126: S287-S310.

ANSELL J, HIRSH J, POLLER L, ET AL. *The pharmacology and management of the vitamina K antagonists.* The seventh ACCP Conference on Antithrombotic and Thrombolytic Therapy. Chest 2004; 126:204S-233S.

RAJ S. KASTHURI AND NIGEL S. *Disseminated intravascular coagulation and other microangiopathies.* Practical Hemostasis and Thrombosis. 2010: Chapter 10. Blackwell.

J. MATEO ARRANZ, J. FONTCUBERTA BOJ. *Coagulación intravascular diseminada. Un viejo concepto para un hecho clínico complejo.* Haematologica. Vol.90. Extraordinario 1. 2005: 58-64.

MARCEL LEVI. *Diseminated intravascular coagulation.* A concise definitive review. Crit Care Med 2007 Vol 35, No.9.

TAYLOR FB JR ET AL. *Towards definition, clinical and laboratory criteria , and a scoring system for disseminated intravascular coagulation.* ThrombHaemost 2001 86: 1327-30.

Tema 32. Terapia antitrombótica

Mª Angustias Molina Arrebola, Rosario Pérez Moyano y Carmen Marreno Santos

Patogénesis de la trombosis:
Cambios en la pared vascular
Cambios en el flujo sanguíneo
Cambios en la composición de la sangre

En 1854, Virchow postuló la patogénesis de la trombosis con la tríada cambios en la pared vascular, cambios en el flujo sanguíneo y cambios en la composición de la sangre. En la trombosis arterial, el factor más implicado son los cambios en la pared vascular, por daño endotelial causado por los conocidos como factores de riesgo cardiovasculares (FRCV), arteriosclerosis, hipertensión arterial (HTA), dislipemia, tabaco y diabetes, que dan lugar a agregación plaquetar sobre el endotelio dañado. Los sucesos arteriales más frecuentes son la cardiopatía isquémica, los accidentes cerebro-vasculares (ACV) y la isquemia de miembros inferiores (MMII). La terapia de elección son los antiagregantes plaquetares. En la trombosis venosa, los factores más implicados son el flujo sanguíneo, siendo la estasis sanguínea y la inmovilización los factores predisponentes, así como cambios en la composición de la sangre, lo que viene determinado por los estados de hipercoagulabilidad. La enfermedad tromboembólica venosa (ETV) más frecuente es la trombosis venosa profunda (TVP) de MMII y el tromboembolismo pulmonar (TEP) aunque puede darse en otras localizaciones como miembros superiores, hígado, senos venosos cerebrales, vasos mesentéricos, retinianos, etc. La incidencia de ETV se estima en 1-3 episodios por 1000 personas/año, con una incidencia a lo largo de la vida del 5%. Las mayores complicaciones de la ETV son el síndrome postrombótico (20%) y la muerte por TEP (1-2%). El tratamiento de elección son los anticoagulantes, parenterales y orales. En relación con cardiopatías, en líneas generales, el tratamiento anticoagulante está indicado cuando predomina la estasis, como en la fibrilación auricular (FA) trombosis intraventricular o prótesis valvulares, mientras que la antiagregación se utiliza en la prevención y el tratamiento de la aterotrombosis coronaria.

ANTICOAGULANTES PARENTERALES

La HNF es un mucopolisacárido sulfatado de alto peso molecular.

Descubierta en 1916, la **heparina no fraccionada (HNF) o heparina sódica** ha sido el anticoagulante parenteral más usado hasta la aparición, en los años 80, de las heparinas de bajo peso molecular (HBPM). La HNF es un mucopolisacárido sulfatado de alto peso molecular (3.000-30.000 dalton, media 15.000). Se une a la Antitrombina (AT) anticoagulante natural, cuya función es neutralizar a la trombina (factor IIa) y, por tanto, inhibir la formación del coágulo; el efecto anticoagulante de la HNF se produce porque la unión a la AT multiplica por 1.000 su acción neutralizadora sobre la trombina. Además, inactiva a los factores Xa, IXa, XIa, y XIIa. En concreto, se dice que la HNF tiene una ratio anti-Xa/anti-IIa de 1:1. Se administra vía intravenosa (iv) generalmente con bomba de perfusión continua por su vida media corta (1-2 horas). Requiere una monitorización estricta mediante el ratio del tiempo de tromboplastina parcial activado (TTPa) (1,5-2,5 el plasma control). Con dosis terapéuticas, la HNF no produce alteraciones en el tiempo de protrombina (TP). Sus efectos adversos más importantes son la hemorragia (antídoto: sulfato de protamina), osteoporosis y trombopenia inducida por heparina (TIH) otros, menos frecuentes son reacciones cutáneas que pueden terminar en necrosis, alopecia, hipersensibilidad e hipertransaminemia.

Las HBPM han demostrado igual eficacia en el tratamiento y prevención de la ETV.

Las **heparinas de bajo peso molecular (HBPM)** obtenidas por fraccionamiento de la HNF, han demostrado igual eficacia en el tratamiento y prevención de la ETV que la HNF. Su función también es a través de la unión a la AT, pero por su menor peso molecular, no se une a otras proteínas, por lo que su efecto es más predecible; su unión a la AT inactiva de forma más eficaz al factor Xa que a la trombina (ratio anti-Xa/anti-IIa 1,9-8:1, dependiendo del tipo de HBPM) (tabla 1). Se administran vía subcutánea, 1 o 2 veces al día (d) lo que facilita el tratamiento. Además, los riesgos de hemorragia, TIH y osteoporosis son mucho menores que con la HNF. En general, no requieren monitorización. Únicamente en pacientes con fallo renal, embarazadas y niños, se recomienda monitorizar la inactivación del factor Xa (anti-Xa). La dosis de tratamiento es de 175-200 UI anti-Xa/kg/d, con administración cada 12 o 24 h; la dosis de profilaxis se establece en aproximadamente 2.500-5.000 UI anti-Xa/d con una única administración diaria. Estas dosis deben modificarse en función del riesgo tromboembólico, peso, función renal, etc. Una vez iniciada la anticoagulación parenteral, habitualmente debe seguirse con tratamiento anticoagulante oral (TAO) para prevenir la recurrencia. Las HBPM constituirían el tratamiento de elección, en sustitución del TAO, en embarazadas, pacientes con hipersensibilidad o contraindicación al TAO, ETV asociada a neoplasias activas, sujetos tratados con dosis adecuadas de TAO con episodios recidivantes de ETV o aquellos con dificultades para la monitorización de laboratorio.

Tabla 1. Características de las diferentes HBPM disponibles en el mercado

Producto	Nombre comercial	Método de fraccionamiento	Peso molecular (daltons)	Ratio anti-Xa / anti-IIa	Vida media plasmática (h)
Bemiparina	Hibor®	Despolimerización y filtración	3.600	8.0 / 1	4,1
Dalteparina	Fragmin®	Ácido nitroso	5.000	2.0 / 1	2,15
Enoxaparina	Clexane®	Bencilación y fragmentación alcalina	4.500	3,9 / 1	2.57
Nadroparina	Fraxiparina®	Ácido nitroso	4.300	3,6 / 1	2,45
Tinzaparina	Innohep®	Heparinasa	4.500	1,9 / 1	1,85

TRATAMIENTO ANTICOAGULANTE ORAL (TAO)

Su efecto anticoagulante se lleva a cabo al inhibir a la vitamina K (VK) (también se denominan fármacos antivitaminas K –AVK-) necesaria para que ciertos factores de la coagulación sintetizados en hígado sean funcionantes mediante un proceso de carboxilación que les proporciona una mayor afinidad por el Ca++ (factores procoagulantes II, VII, IX y X; factores anticoagulantes Proteínas C –PC- y S –PS-). Este efecto se observa en el alargamiento, tanto del TP, como del TTPa, si bien es el TP el que se utiliza para su control. Actualmente, y por recomendaciones de la OMS, el parámetro indicado para la monitorización del TAO es el INR, o *International Normalized Ratio,* o Razón Normalizada Internacional, resultado de elevar el ratio del TP del paciente al ISI o *International Sensivity Index,* que se obtiene al comparar la tromboplastina usada en el ensayo del TP con una tromboplastina estándar. El ISI suele tener un valor cercano a 1.

Indicaciones

Se emplea en el tratamiento y/o profilaxis de la enfermedad tromboembólica: TEP, TVP, FA, valvulopatías, prótesis mecánicas cardíacas, prótesis biológicas cardíacas durante un período mínimo de 3 meses, IAM extenso con trombo intracavitario, miocardiopatía dilatada, ACV isquémicos, etc. Se estima que, actualmente, los pacientes en TAO en España son más de 400.000, lo que equivale aproximadamente al 1% de la población. Si se dividen por patologías, las cifras aproximadas serían: prótesis valvulares cardíacas metálicas: 50.000 (12,5%); FA (> 65 años): 250.000 (62,5%); profilaxis secundaria ETV/trombofilia: 75.000 (18,75%); otros: 25.000 (6,25%). Con el TAO, la estimación de patologías evitadas cada año serían: ACV en prótesis cardíacas 5.000, en cardiopatías 10.000 y recidivas de ETV o arterial 7.500.

Farmacología

Anticoagulantes orales:
Curaminas
Inandionas

Existen dos grandes familias de anticoagulantes orales: cumarinas (acenocumarol, warfarina, fenprocumona) e inandionas (fenindiona). Son hidrosolubles y alcanzan el pico máximo plasmático a los 60-90 minutos (min). Circulan unidos a proteínas en un 97% (albúmina) y sólo la forma libre es activa. Son de metabolismo hepático (a través de enzimas microsomales, como el citocromo P-450) y los metabolitos se eliminan vía renal. Cruzan placenta, por lo que no deben administrarse en el embarazo en el primer trimestre por la posible embriopatía con malformaciones óseas, ni en el último trimestre por el elevado riesgo de hemorragia intracraneal en el feto en el caso de parto vaginal. Siguiendo los últimos consensos internacionales, los anticoagulantes orales deben suspenderse en cuanto exista conocimiento de embarazo (incluso antes, si la paciente tiene intención de quedarse embarazada) y sustituirlos por HBPM durante toda la gestación, con dosis ajustada al peso y al riesgo trombótico. No están contraindicados en la lactancia, en el caso de acenocumarol y warfarina; fenprocumona y fenindiona no se aconsejan en este periodo. El efecto anticoagulante de estos fármacos depende, por un lado, de la farmacocinética del propio fármaco, y por otro, de la vida media de los factores VK dependientes (factor II >60 h; VII 4-6 h; IX 20-24 h; X 48-72 h; PC 6 h y PS 42 h). Acenocumarol (Sintrom®) es el más usado en nuestro país y el área mediterránea; alcanza el nivel terapéutico a las 48-72 h de iniciar su administración y perdura durante 2-3 días tras la suspensión del tratamiento, lo que permite una gran agilidad en situaciones que requieran reversión de su efecto. Warfarina (Aldocumar®) es el más usado en el mundo anglosajón; el tiempo necesario para desaparecer el efecto se estima en 5 días, lo que le confiere mayor estabilidad, pero a la vez, mayor dificultad en la reversión. Fenindiona (Previscan®) es el más usado en Francia, con un comportamiento farmacológico similar a warfarina. Fenprocumona (Marcumar®) es el más usado en Alemania y es el que tiene una vida media más larga (7-10 d).

Dosificación

El TAO presenta unas características especiales que hacen necesario un cuidadoso control de su dosificación y una continua vigilancia clínica. Se pueden resumir como: dosis diaria muy variable a nivel individual, escasa separación entre dosis insuficiente y excesiva, interferencias por otros fármacos, interferencias por cambios en la dieta, posibilidad de complicaciones hemorrágicas o trombóticas a pesar de un control correcto, etc.

> El TAO presenta unas características especiales que hacen necesario un cuidadoso control de su dosificación y una continua vigilancia clínica.

Las presentaciones son: Sintrom® 1 y 4 mg, Aldocumar® 1, 2, 3, 5 y 10 mg, Previscan® 20 mg y Marcumar® 3 mg (los dos últimos no disponibles en España). En relación al acenocumarol, el más usado en nuestro medio, la dosis inicial suele ser de 1 a 3 mg/d, con un ajuste a los 3-4 días de tratamiento. No se recomiendan dosis de carga que pueden dar lugar a hemorragia y a necrosis cutánea de origen trombótico, en particular en casos de déficit de PC por la vida media corta de dicho inhibidor. Los posteriores controles y, dependiendo de las variaciones de INR, se harán cada 4-7-15 días aproximadamente el primer mes, y una vez ajustada y estabilizada la dosis, cada 4-8 semanas. El control de INR puede obtenerse por punción venosa, con muestras en tubo con citrato sódico como anticoagulante o por punción capilar, en coagulómetros portátiles. En el tratamiento es fundamental el cumplimiento correcto por parte del paciente. Se le debe informar de las recomendaciones a tener en cuenta en cuanto a dosificación, precauciones, interacciones con otros medicamentos o con alimentos y posibles efectos adversos.

Monitorización

Se realiza según controles de INR. La dosis para cada paciente es individual e impredecible, y va a depender de factores socioeconómicos, alimentación, peso, talla, metabolismo hepático, aclaramiento plasmático, medicación concomitante, polimorfismos genéticos, etc. El rango terapéutico aceptado en la profilaxis antitrombótica en general se establece entre 2 y 3. Se ha demostrado que INR inferiores a 2, incluso con la asociación de antiagregantes, no son tan eficaces, y que por encima de 3 el riesgo hemorrágico se eleva. Únicamente en determinadas patologías, como prótesis mitrales mecánicas, y con fibrilación auricular asociada, con un gran riesgo embolígeno, el rango terapéutico sube a 2,5-3,5. Se recomienda la asociación de un antiagregante, ácido acetil salicílico (AAS) 100 mg/d o clopidogrel 75 mg/d en caso de intolerancia a AAS, en prevención secundaria de la cardiopatía isquémica en pacientes con alto riesgo embólico, prótesis valvulares con cardiopatía isquémica asociada o/y ACV embólico, ACV embólicos a pesar de una correcta anticoagulación y FA con riesgo embólico moderado y alto y cardiopatía isquémica.

Interacciones

Son fundamentalmente con otros fármacos y con la alimentación. En cuanto a los medicamentos (tabla 2) se aconseja suspender el tratamiento anticoagulante oral y sustituirlo por HBPM cuando se administren antifúngicos tipo imidazol (miconazol, ketoconazol, fluconazol, itraconazol, etc.) por su elevado efecto potenciador (y si es posible, usar nistatina como alternativa) y rifampicina, por su potente efecto inhibidor al acelerar su catabolismo. Con los demás medicamentos que interfieren no es necesaria la suspensión del tratamiento anticoagulante, aunque sí se recomienda un control más frecuente para valorar la posible interacción. La administración conjunta de AINEs y AAS puede favorecer la aparición de erosiones gástricas, con el consiguiente riesgo de hemorragia digestiva (HD) por lo que es imprescindible asociar protección gástrica. No se recomienda la administración de medicación intramuscular, sea cual sea el medicamento, por el riesgo de hematoma local.

> No se recomienda la administración de medicación intramuscular por el riesgo de hematoma local.

En cuanto a la interacción con alimentos, no parece estar justificada la prohibición de ningún tipo de alimento, aunque se recomienda moderar la ingesta y un consumo regular de alimentos ricos en VK, como las verduras de hoja verde (espinacas, col, habas, brócoli, perejil, etc.). Se aconseja evitar los productos de herboristería, por su demostrada interacción (soja, ginseng, cola de caballo, etc.). Las bebidas alcohólicas en cantidades excesivas pueden hacer dificultoso el control del tratamiento, no así en cantidades moderadas. La diarrea interfiere en el tratamiento por alteración de la flora intestinal y dificultar la absorción de VK. El paciente debe saber que debe adelantar el control en caso de diarrea de más de 2 días de duración.

Tabla 2. Interacciones con el tratamiento anticoagulante oral

1. Interacciones más destacadas

a. Potencian

- Antimicóticos: Miconazol, fluconazol, itraconazol, ketoconazol, terbinafina (alternativa: nistatina)
- Antiarritmicos: Amiodarona (a las 2 semanas)

b. Inhiben

- Antiepilépticos (interacción mutua) (carbamacepina, fenitoína)
- Tuberculóstaticos (sobre todo rifampicina)
- Herbáceos (té, soja, ginseng, perlas de ajo, infusiones de romero, alcachofa, etc)

2. Otras interacciones

a. Potencian (control de INR en 5-7 d)

- Antiagregantes: Ticlopidina, pentoxifilina y AAS
- AINES: Indometacina, ác. mefenámico, fenilbutazona, diflunisal, piroxican, flurbiprofeno, meclofenamato, sulindaco, sulfinpirazona, celecoxib, rofecoxib
- Analgésicos: Paracetamol (no más de 2gr/día), dextropropoxifeno, tramadol
- Antibióticos: Penicilina (altas dosis), cefalosporinas (2ª y 3ª g), cloxacilina, aminoglucósidos, eritromicina, claritromicina, azitromicina, tetraciclinas, metronidazol, cotrimoxazol, cloramfenicol, ác nalidíxico, quinolonas
- Digestivo: cimetidina, cisaprida, sales de magnesio
- Cardiología: ác. etacrínico, propranolol, fosinopril, metildopa, diazóxido, amiodarona (en 2 semanas), quinidina, propafenona
- Hipolipemiantes: fibratos, lovastatina, simvastatina, fluvastatina, ác. omega-6
- Antidiabéticos orales: metformina, tolbutamida, clorpropamida, acarbosa
- Hormonas tiroideas: levotiroxina
- Antigotosos: colchicina
- Esteroides: prednisona a altas dosis, anabolizantes
- Antidepresivos: tricíclicos, trazodona
- Antihistamínicos: cetirizina
- Antiasmáticos: zarfilukast, zileuton
- Antineoplásicos: ciclofosfamida, azatriopina, danazol, tamoxifeno, interferón

b. Inhiben (control de INR en 5-7 d tras inicio)

- Alimentos ricos en vitamina K (espárragos, espinacas, coles de bruselas, coliflor..)
- Antibióticos: Dicloxacilina, griseofulvina
- Digestivo: Sales de aluminio, sucralfato

- Diuréticos: Espironolactona, tiazidas (indapamida, clortalidona)
- Hipolipemiantes: Colestiramina, colestipol (administrar 4-6 h antes de ACO)
- Antitiroideos: Propiltiourazilo, carbimazol
- Hormonas: Estrógenos
- SNC: Carbamacepina, barbitúricos, fenitoína, primidona, clordiazepóxido, haloperidol, meprobamato, trazodona, miansesina, glutetimida
- Respiratorio: Metilxantinas
- Antineoplásicos: Ciclosporina, aminoglutetimida, glutetimida, nafcilina, etretinato, tiopurinas

Duración del tratamiento

Dependerá de la patología subyacente. En cardiopatías, bien sean valvulopatías intervenidas, prótesis mecánicas o FA crónica, el tratamiento será indefinido; solamente en el caso de prótesis biológicas el tratamiento será de 3 meses, a no ser que se asocie otro factor de riesgo, como embolismo previo o FA. En un primer episodio de TVP, el tratamiento mínimo es de 3 meses, y su duración dependerá de los factores de riesgo trombógenos asociados, de la coexistencia de estados de trombofilia, etc. Tras el tratamiento, debe realizarse una ecografía de control: la existencia de trombosis residual es un factor de riesgo demostrado de recidiva trombótica. Es recomendable realizar control de dímero D a los 1, 3 y 6 meses de finalizar el tratamiento: de nuevo, la elevación del dímero D por encima de 500 ng/ml es otro factor de riesgo demostrado de recidiva. Si la trombosis fue idiopática, el tratamiento será, como mínimo, de 6 meses. En recidiva de TVP el tratamiento será a largo plazo o indefinido. El TEP requiere un mínimo de 6-12 meses, y al igual que la TVP, dependerá de si es un único episodio, si fue idiopático, si coexiste trombofilia, etc., para continuarlo a más largo plazo.

Es recomendable realizar control de dímero D a los 1, 3 y 6 meses de finalizar el tratamiento.

Contraindicaciones

Son *contraindicaciones absolutas para el TAO:* procesos hemorrágicos activos, HTA grave no controlada, aneurisma intracerebral o incumplimiento por parte del paciente. Son contraindicaciones relativas: retinopatía hemorrágica, malabsorción intestinal, alcoholismo activo, escaso nivel mental, tendencia al suicidio, epilepsia o gestación. En el caso de neoplasias activas, se desaconseja el TAO y se recomienda HBPM.

Efectos adversos

La complicación más importante durante el TAO es la hemorragia (0,6% de casos fatales a 9,6% de sangrados menores). La pauta a seguir dependerá de la gravedad de la hemorragia, INR y patología subyacente. En hemorragias que pongan en peligro la vida del paciente (cerebrales, digestivas graves) es necesaria la reversión inmediata para conseguir un INR < 1,3 mediante complejo protrombínico (CP) 20-40 UI/kg (1.000-2.500 UI) (de elección por su rápido efecto, infusión de 5-10 min con control de coagulación a los 10 min), plasma fresco congelado (PFC) 15 ml/kg, cada vez menos usado (requiere descongelación, compatibilidad de grupo sanguíneo, gran cantidad de volumen para conseguir efecto terapéutico) y VK 100-200 mg diluidos en suero salino fisiológico en infusión venosa de 1 h (se administrará siempre, aunque su efecto completo se consigue a las 4-6 h de su administración). Una vez revertido, y pasado el período hemorrágico grave, continuar con HBPM ajustada al peso y al riesgo embolígeno con una duración dependiendo del tipo de hemorragia: en intraparenquimatosas cerebrales, considerar a largo plazo; en subdurales, secundaria a un traumatismo o a crisis hipertensiva, valorar mínimo 1 año o considerar a largo plazo; en hemorragia digestiva, al menos 2 meses y siempre que se haya resuelto la causa (úlcera, lesiones agudas de la mucosa, pólipos, etc.); en angiodisplasias vasculares, se considerará a largo plazo. En hemorragias importantes, pero no peligrosas para la vida del paciente (HD controladas, hematuria importante, hematoma severo con localización no peligrosa) la reversión se hará con CP y VK para lograr INR <1,5; continuar con HBPM cuando la hemorragia se haya controlado. En hemorragias menores (epistaxis no importante, hematuria leve) reducir la dosis del anticoagulante o suspender durante 1-2 d; considerar VK 5-10 mg oral o iv; HBPM si el INR es < 1,5. Ante alargamientos de INR sin signos hemorrágicos (en controles rutinarios) en caso de prótesis mitral metálica, reducir dosis, sin dejar de tomar ningún día, vigilando estrechamente el riesgo hemorrágico y haciendo controles frecuentes, incluso diarios; si el INR es > 4,5 y no es prótesis mitral, suspender dosis ese día y reducir la dosis global; si el INR está entre 3 y 4,5, reducir dosis.

La complicación más importante durante el TAO es la hemorragia.

Ante intervenciones quirúrgicas, la actuación dependerá del tipo de cirugía: en casos urgentes, la actuación será similar a si presenta una hemorragia grave: CP y/o PFC + VK, seguido de HBPM, con la primera dosis administrada al menos 6 h tras la intervención; en cirugía programada, se suspenderá el TAO durante 3-4 días (acenocumarol) 5 días (warfarina, fenindiona) o 7-10 d ías(fenprocumona); al día siguiente de la suspensión del TAO, se iniciará HBPM y se reanudará el TAO una vez pasado el riesgo hemorrágico, continuando con HBPM 2-5 días como terapia puente.

La necrosis cutánea y del tejido subcutáneo inducida por dicumarínicos es un efecto grave, pero muy infrecuente (0,01%). Aparece a los 3-6 días de iniciar el TAO, especialmente en tronco, abdomen, mamas, pero también en brazos y piernas. Se atribuye a una alteración del balance coagulación/anticoagulación, y parece estar asociado al déficit congénito de PC, de vida media corta y cuya inhibición no va acompañada de la inhibición de factores procoagulantes con vida media más larga. También se ha descrito asociada al déficit de PS y en portadores de la mutación factor V Leiden. Otros efectos adversos poco frecuentes y menos graves son: reacciones alérgicas cutáneas, que obligan a la sustitución por otro anticoagulante, excesiva caída del cabello, impotencia, etc.

El tratamiento fibrinolítico se limita a TVP extensas y recientes.

Otros aspectos en el tratamiento de la ETV

Las recomendaciones actuales indican que el tratamiento fibrinolítico, preferiblemente mediante catéter, se limita a TVP extensas y recientes con escaso riesgo hemorrágico, siempre que se lleven a cabo por manos expertas, y en TEP con inestabilidad hemodinámica, para continuar con el mismo TAO que reciben los pacientes sin fibrinolisis o trombectomía. El uso de filtros de cava inferior sólo se contempla cuando la anticoagulación no es posible debido al riesgo hemorrágico, y una vez pasado este riesgo, debe iniciarse el TAO. Resulta evidente que en la TVP, la movilización precoz se asocia con resolución más rápida de la sintomatología y menor desarrollo de síndrome postrombótico, sin que aumente la incidencia de TEP. De igual forma, se ha demostrado que el uso de medias elásticas de compresión con fuerza 30-40 mmHg al menos 2 años tras un episodio de TVP, disminuye el riesgo de síndrome postrombótico al reducir la hipertensión venosa y el edema y mejorar la microcirculación tisular.

NUEVOS ANTICOAGULANTES

Al contrario que las heparinas o los AVK, los nuevos anticoagulantes actúan sobre dianas específicas en la coagulación, sobre el factor Xa o la trombina (IIa). Los inhibidores del factor Xa pueden actuar de forma indirecta a través de la AT, como fondaparinux e idraparinux, o directa, como rivaroxabán y apixabán. Por otra parte, dabigatrán inhibe de forma directa a la trombina. Otro inhibidor directo de la trombina fue ximelagatrán, que fue retirado del mercado por su toxicidad hepática, aunque demostró su eficacia antitrombótica.

Fondaparinux

Fondaparinux es un pentasacárido.

Es un pentasacárido, análogo sintético de una parte de la molécula de la heparina. Se une de forma selectiva a la AT, y así inhibe indirectamente al factor Xa. Se administra vía subcutánea una vez al día, y ha demostrado mayor eficacia que enoxaparina en la prevención de sucesos trombóticos en cirugía traumatológica, así como en el tratamiento de la ETV. También tiene su aprobación en trombosis arterial, sobre todo en síndromes coronarios agudos (SCA). El riesgo de TIH es mucho menor que con las HBPM y la HNF; de hecho, se ha utilizado como alternativa antitrombótica cuando se ha desarrollado una TIH. Su vida media es más larga que la HBPM (17 h frente a 4 h) por lo que se administra una vez al día, a dosis fijas de 2,5 mg como tromboprofilaxis y sin necesidad de monitorización. Para el tratamiento de la ETV, la dosis es de 7.5 mg (50 a 100 kg) 5 mg (< 50 kg) o 10 mg (> 100 kg). En el SCA, la dosis es de 2,5 mg. Está contraindicado en insuficiencia renal con aclaramiento de creatinina < 30 ml/min. Si el aclaramiento es < 50 ml/min, se administra a mitad de dosis.

Idraparinux

Idraparinux es otro inhibidor indirecto anti-Xa.

Es otro inhibidor indirecto anti-Xa, también de administración subcutánea, pero con una vida media mucho más larga, lo que permite su administración una vez por semana. Tanto fondaparinux como idraparinux no se metabolizan, se eliminan vía renal y no son neutralizados por sulfato de protamina; en caso de complicación hemorrágica grave se recomienda el uso de factor VII activado recombinante. Por los graves riesgos hemorrágicos demostrados con idraparinux, se ha desarrollado el idraparinux biotinilado, con los mismos efectos que el idraparinux al que se le ha añadido biotina, lo que permite una reversión rápida del efecto anticoagulante tras la inyección iv de avidina.

Rivaroxabán

Rivaroxabán es un inhibidor directo y reversible del factor Xa que no necesita de la AT.

Es un inhibidor directo y reversible del factor Xa que no necesita de la AT. También inhibe el Xa unido al coágulo, por lo que es capaz de inhibir también el complejo protrombinasa. Con estos efectos produce, de forma proporcional a su concentración, un aumento del INR y del TTPa, siendo máximos a las 1-4 h de su administración. No tiene efecto sobre la agregación plaquetaria. Actualmente se encuentra indicado en la prevención del ETV en pacientes adultos sometidos a cirugía electiva de reemplazo de cadera o rodilla, situaciones en las que ha demostrado su mayor eficacia frente a enoxaparina. La dosis recomendada es 10 mg una vez al día, administrando la dosis inicial entre 6-10 h después de la cirugía. La duración del tratamiento es de 5 semanas en cirugía de cadera y de 2 semanas en cirugía de rodilla. Presenta buena biodisponibilidad oral (80%). Su absorción no cambia por el pH gástrico y se incrementa de forma discreta con la administración conjunta de alimentos. Alcanza la concentración plasmática máxima en 3 h y con alta unión a proteínas plasmáticas. Los 2/3 de la dosis se metabolizan por el sistema de citocromo P450 (isoenzima CYP3A4) siendo eliminado vía renal (66%) y biliar con una semivida de 7-11 h. Su efecto desaparece por completo tras 24 h de su suspensión. No existe un antídoto específico, y en casos urgentes, se podrá administrar PFC o CP. En cuanto a las reacciones adversas descritas en los ensayos clínicos se citan: equimosis, cefaleas, tinnitus, inestabilidad, flatulencia, dispepsia y aumento de transaminasas. Por sus vías de excreción, debe ser utilizado con precaución en caso de insuficiencia renal grave o de insuficiencia hepática moderada. Dado que presenta metabolismo por citocromo P450 puede interaccionar con medicamentos con la misma vía metabólica (antimicóticos azólicos, inhibidores de la proteasa). Están en marcha estudios comparativos con warfarina en la prevención de ACV en FA y en el tratamiento de la ETV.

Apixabán es un inhibidor selectivo y reversible del centro activo del factor Xa.

Apixabán

Es otro inhibidor selectivo y reversible del centro activo del factor Xa. Al igual que rivaroxabán, inhibe el factor Xa libre y el que está unido en el complejo protrombinasa. El fármaco se absorbe vía oral y su biodisponibilidad es superior al 50%. El pico plasmático se consigue a las 3 h, y la vida media oscila entre 9 y 14 h. Aproximadamente el 25% se excreta vía renal, mientras que el resto aparece en las heces. Diversos estudios que están demostrando su eficacia frente al tratamiento convencional con un perfil de seguridad aceptable. Existe otro ensayo con apixabán versus aspirina en pacientes en los que los AVK están contraindicados.

Dabigatrán es un inhibidor directo y reversible de la trombina.

Dabigatrán

Es un inhibidor directo y reversible de la trombina. Se administra como profármaco (dabigatrán etexilato) y es rápidamente convertido por las esterasas intestinales en su metabolito activo dabigatrán. Se administra en cápsulas que llevan ácido tartárico para favorecer su absorción, alcanzando su pico plasmático 2 h después de su administración. Su vida media es de 8 h cuando se administra una dosis única y de 14-17 h después de varias dosis. Esta conversión finaliza en el hígado, y aproximadamente el 20% del fármaco es metabolizado y excretado por el sistema biliar, mientras que el resto es eliminado intacto por el riñón; por ello, está contraindicado en pacientes con aclaramiento de creatinina < 30 ml/min. Su metabolización no depende del sistema del citocromo P450 y, por tanto, el riesgo de interacciones farmacológicas es bajo. Dabigatrán es transportado por la glicoproteína P. Los inhibidores de dicha glicoproteína, como son verapamil, amiodarona y quinidina, aumentan las concentraciones plasmáticas de dabigatrán, de forma que podría elevar el riesgo hemorrágico; en estos casos, debe reducirse la dosis a 150 mg/d. No necesita monitorización.

Dabigatrán es transportado por la glicoproteína P.

A dosis bajas, la ratio del TTPa y el INR apenas reflejan incremento, siendo más sensible el tiempo de trombina y el de ecarina. Cuando se administran dosis múltiples y superiores a 100 mg por dosis, sí se observa un incremento en la ratio del TTPa que puede llegar a 2. No existe un antídoto específico. En caso de necesidad, la suspensión del fármaco reduce su efecto a las 12 h; en casos urgentes, se podrá administrar PFC o CP.

Su indicación actual es la prevención primaria de ETV en pacientes adultos sometidos a cirugía programada de reemplazo total de cadera o de rodilla, mostrando una eficacia y perfil de seguridad similar a la HBPM. La dosis de 220 mg en administración múltiple se considera crítica, y por encima de ella, el riesgo de hemorragia es muy alto. En el estudio RE-LY, recientemente publicado, se compara dabigatrán versus warfarina en pacientes con FA, a dosis de 110 mg y 150 mg 2 veces/d: la tasa de ACV embólicos fue más baja con la dosis de 150 mg (0,92%) que con dosis de 110 mg (1,34%) o warfarina (1,20%). La hemorragia cerebral fue menor en el grupo de dabigatrán (0,12% 110 mg; 0,10% 150 mg) que en el de warfarina (0,38%) y la tasa de hemorragias extracraneales fue similar en los 3 grupos (2,51% 110 mg, 2,84% 150 mg, 2,67% con warfarina). Hubo más tasa de IAM en el grupo de dabigatrán y más casos de dispepsia, que atribuye al ácido tartárico. Aunque el seguimiento del estudio ha sido de 2 años, no se conoce con seguridad la hepatotoxicidad a largo plazo de dabigatrán, pero sí se observó un aumento de transaminasas 3 veces el rango de normalidad en el 2% de pacientes. En otro estudio reciente, se compara dabigatrán 150 mg 2 veces/d versus warfarina durante un período de 6 meses en el tratamiento de pacientes con ETV, mostrando igual eficacia con menores riesgos hemorrágicos.

En conclusión, los nuevos anticoagulantes, inhibidores directos de la trombina y del factor Xa tienen un gran potencial en cuanto a eficacia y seguridad. Aunque se han diseñado para no ser monitorizados, en la insuficiencia renal o hepática, o en el tratamiento concomitante con determinados fármacos sí sería recomendable hacerlo. Aún no hay recomendaciones sobre con qué tests y qué niveles deben considerarse como terapéuticos. La no necesidad de vigilancia analítica y médica podría disminuir el cumplimiento por parte del paciente con el potencial incremento de complicaciones. La mayoría de los ensayos clínicos que se realizan son con diseños de no inferioridad frente a warfarina, en lugar de superioridad porque, idealmente, los nuevos anticoagulantes orales deben ofrecer beneficios en eficacia y seguridad sobre el tratamiento vigente. Además, incluso si probasen superioridad sobre la warfarina, sus beneficios deberían ser considerables (más eficacia, seguridad y comodidad) con el fin de superar su inevitable mayor coste.

ANTIAGREGANTES PLAQUETARIOS

Ácido acetil salicílico (AAS). Debe su efecto antiagregante a la inhibición irreversible de la ciclooxigenasa-1, reduciendo así la síntesis de tromboxano A2, un potente agonista plaquetario. Comparada con placebo, es capaz de evitar en hasta un 53% la incidencia de eventos cardiovasculares en pacientes con enfermedad coronaria; de ahí su indiscutible papel en el tratamiento y la prevención de episodios isquémicos. Por otro lado, AAS inhibe la síntesis de prostaglandinas en la mucosa gástrica aumentando el riesgo de HD. En términos relativos, podría decirse que su efecto antiagregante es moderado, habiéndose comprobado además una importante variabilidad interindividual en la respuesta a AAS: pacientes no respondedores podrían mantener un riesgo elevado de eventos cardiovasculares a pesar del tratamiento.

> AAS inhibe la síntesis de prostaglandinas en la mucosa gástrica aumentando el riesgo de HD.

Clopidogrel. Las tienopiridinas, ticlopidina y clopidogrel, actúan inhibiendo de forma irreversible el receptor P2Y12 para el ADP en la superficie plaquetaria. Por su menor incidencia de efectos adversos, el clopidogrel es hoy día la tienopiridina más utilizada en la práctica clínica. Ha demostrado mayor eficacia que AAS en la prevención de eventos isquémicos en pacientes con enfermedad vascular periférica, ictus o IAM previo. Pero,

> El clopidogrel es hoy día la tienopiridina más utilizada en la práctica clínica.

sobre todo, la combinación de ambos fármacos, AAS y clopidogrel, en pacientes con SCA es más eficaz que AAS solo, tanto a corto como a largo plazo e independientemente de que la estrategia terapéutica elegida, conservadora o invasiva con coronariografía y revascularización precoz. Esta combinación se acompaña de un aumento en la tasa de hemorragias, aunque es claro que en los pacientes con SCA el beneficio supera los riesgos. Dado que el efecto antiagregante del clopidogrel se prolonga durante varios días, se recomienda interrumpir el fármaco al menos con 5 días de antelación en los pacientes que precisen de cirugía. Las indicaciones actuales mantienen el tratamiento con clopidogrel durante 9-12 meses tras un SCA, o incluso más en los pacientes portadores de endoprótesis farmacoactivas. También, y al igual que sucede con el AAS, se ha demostrado una gran variabilidad interindividual en la respuesta antiagregante.

Inhibidores de la GP IIb/IIIa. Actúan impidiendo la unión del fibrinógeno a este receptor, bloqueando así la vía final común de la agregación plaquetaria. Actualmente están comercializados tres: abciximab, tirofibán y eptifibatida. Los tres son potentes inhibidores de la agregación plaquetaria y se utilizan durante la fase aguda del SCA por vía iv y durante cortos periodos de tiempo (horas o días) asociados a AAS y clopidogrel. Su efecto adverso más importante es el riesgo hemorrágico potencialmente grave.

> Inhibidores de la GP IIb/IIIa. Actúan impidiendo la unión del fibrinógeno a este receptor.

Prasugrel. Es una nueva tienopiridina que, al igual que clopidogrel, inhibe de manera irreversible el receptor P2Y12 para el ADP en la superficie plaquetaria. Prasugrel actúa también a través de un metabolito, pero su inicio de acción es mucho más rápido y su potencia antiagregante mayor que la de clopidogrel, lo que también conlleva mayor riesgo hemorrágico. La variabilidad interindividual del efecto antiagregante con prasugrel es mucho menor que con clopidogrel. Podría tener su indicación en pacientes no respondedores a clopidogrel y, por su mayor rapidez de acción, en pacientes sometidos a angioplastia coronaria que no han recibido el pretratamiento con clopidogrel con antelación suficiente.

> Prasugel es una tienopiridina que inhibe el receptor P2Y12.

BIBLIOGRAFÍA

MARTÍNEZ BROTONS F. *Terapéutica Antitrombótica.* En: Sans-Sabrafen J, Besses C, Vives JL. Hematología Clínica. Ed. Elsevier. 5ª ed. 2.006: 769-788.

American College of chest physicians evidence-based clinical practice guidelines (8th edition). Chest 2008; 133(6 Supp).

BAETZ BE, SPINLER SA. *Dabigatran etexilate: an oral direct thrombin inhibitor for prophylaxis and treatment of thromboembolic diseases.* Pharmacotherapy 2008;28(11):1354-73.

CONNOLLY SJ, EZEKOWITZ MD, YUSUF S, EIKELBOOM J, OLDGREN J, PAREKH A, POGUE J, REILLY PA, THEMELES E, VARRONE J, WANG S, ALINGS M, XAVIER D, ZHU J, DIAZ R, LEWIS BS, DARIUS H, DIENER HC, JOYNER CD, WALLENTIN L; RE-LY Steering Committee and Investigators. *Dabigatran versus warfarin in patients with atrial fibrillation.* N Engl J Med 2009;361(12):1139-51.

SCHULMAN S, KEARON C, KAKKAR AK, MISMETTI P, SCHELLONG S, ERIKSSON H, BAANSTRA D, SCHNEE J, GOLDHABER SZ; the RE-COVER Study Group. *Dabigatran versus Warfarin in the Treatment of Acute Venous Thromboembolism.* N Engl J Med. 2009 Dec 6. [Epub ahead of print].

GULSETH MP, MICHAUD J AND NUTESCU EA. *Rivaroxaban: an oral direct inhibitor of factor Xa.* Am J Health-Syst Pharm 2008;65:1520-1527.

EIKELBOOM JW AND WEITZ JI. *Selective factor Xa inhibition for thromboprophylaxis.* Lancet 2008;372.

CAPRINI JA. *The future of medical therapy for venous thromboembolism.* Am J Med 2008;121:10-19.

MATEO J. *Anticoagulantes: ¿Qué nos espera?* Haematologica (ed. Española) 2008; 93(Extra 1):325-330.

VIVAS D, GARCÍA-RUBIRA JC, FERNÁNDEZ-ORTIZ A. *Nuevos fármacos antiagregantes: ¿más potentes, más seguros y más eficaces?* Haematologica (ed. española) 2008; 93(Extra 1):320-325.

Tema 33. Coagulopatías en el paciente crítico

Francisca I. Pino Sánchez, Javier I. Martín López y Jesús A. García Bautista

INTRODUCCIÓN

Las alteraciones de la coagulación suponen un número importante de complicaciones en los pacientes críticos, asociándose a una elevada morbi-mortalidad. Entre los pacientes ingresados en UCI la prolongación de los tiempos de coagulación de forma global, ya sea el tiempo de protrombina o el tiempo de tromboplastina parcial activada, puede aparecer en el 14-28% de los casos. En pacientes traumatizados estos trastornos son más frecuentes. Un estudio prospectivo sobre pacientes traumatizados encontró que la presencia de TP o TPTA alterado era un potente factor predictor de mortalidad.

Otras alteraciones que podemos observar en estos pacientes son el aumento de los productos de degradación de la fibrina (PDF) y la disminución de los inhibidores de la coagulación. El aumento de PDF puede detectarse en el 42% de una serie consecutiva de pacientes críticos, en el 80% de traumatizados y en el 90% de pacientes con sepsis. Los niveles bajos de inhibidores de la coagulación como la antitrombina y la proteína C se encuentran en el 40-60% de pacientes traumatizados y en el 90% de pacientes sépticos.

> El aumento de PDF puede detectarse en el 42% de una serie consecutiva de pacientes críticos, en el 80% de traumatizados y en el 90% de pacientes con sepsis.

Es importante detectar de forma precoz y adecuada la causa desencadenante de estas alteraciones, ya que cada trastorno necesita una estrategia terapéutica distinta. Vamos a centrarnos en el conocimiento de las particularidades de las alteraciones de la coagulación en el paciente crítico, en cuanto a patogénesis, presentación en distintos cuadros clínicos y manejo.

> Cada trastorno necesita una estrategia terapéutica distinta.

FISIOPATOLOGÍA DE LAS ALTERACIONES DE LA COAGULACIÓN EN EL PACIENTE CRÍTICO

La coagulopatía en el paciente crítico tiene una fisiopatología compleja.

La coagulopatía en el paciente crítico tiene una fisiopatología compleja en la que están involucradas la respuesta inflamatoria, las alteraciones de la hemostasia y la disfunción endotelial. Una aproximación fisiopatológica más global a esta entidad clínica sería considerarla como una respuesta del huésped que incluye la activación de la respuesta inflamatoria, la activación de la cascada de la coagulación y la inhibición de los mecanismos fibrinolíticos, conduciendo todo ello a una disfunción endotelial generalizada. Parece suficientemente demostrada la prevalencia de cifras elevadas de los marcadores pro-inflamatorios en los pacientes de riesgo ingresados en las UCIs, siendo éstos útiles tanto en la detección precoz de procesos inflamatorios e infecciosos como en la predicción del riesgo de complicaciones y/o mortalidad.

El endotelio vascular, en condiciones normales, regula la formación del coágulo y su lisis. Sus funciones pueden estar alteradas por la exposición a agentes infecciosos o a mediadores inflamatorios como la endotoxina bacteriana, los componentes del complemento, la interleucina (IL) IL-1, el factor de necrosis tumoral (TNF) o las proteasas granulocitarias.

El endotelio lesionado o estimulado manifiesta funciones procoagulantes: puede expresar factor tisular (FT) disminuir la trombomodulina, liberar el inhibidor del activador del plasminógeno (PAI) liberar factor activador de las plaquetas, endotelina y factor von Willebrand, así como disminuir la síntesis de óxido nítrico. La exposición del subendotelio a la sangre produce adhesión y agregación plaquetaria, así como la puesta en marcha de los mecanismos de la coagulación. La endotoxina incrementa la adhesión de granulocitos y monocitos al endotelio capilar y causa una lesión endotelial difusa, mediada por IL-1 y TNF. Este mecanismo de lesión endotelial y la subsiguiente trombosis microvascular, origina una hipoperfusión y lesión del tejido.

Es interesante señalar que ambos sistemas, inflamación y coagulación, interactúan, pudiendo la coagulación modular la respuesta inflamatoria. Esta compleja interrelación entre los dos sistemas es importante en muchos estados de enfermedad, entre ellos el síndrome de respuesta inflamatoria sistémica, que pueden dar lugar a disfunción orgánica y mortalidad (figura 1).

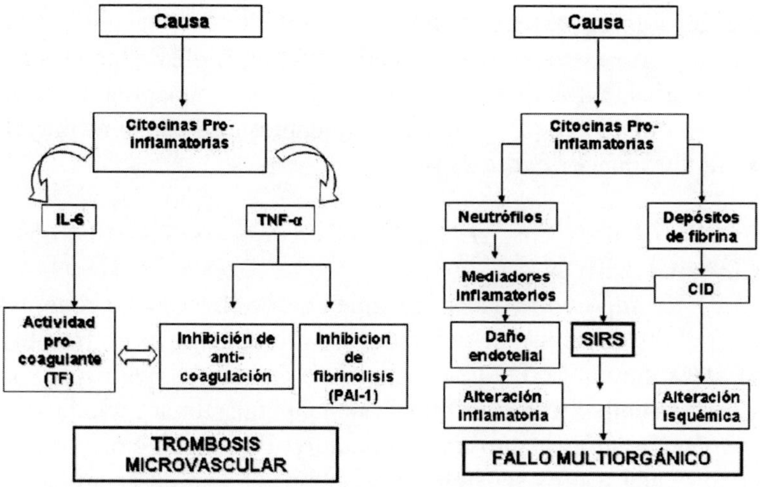

Figura 1. Citoquinas. Tomado de A. García de Lorenzo. *Curso de formación en tratamiento avanzado de la hemorragia*

Los trastornos del sistema de la coagulación son consecuencia de la causa desencadenante, y sea por la gravedad o duración de la agresión, o por las específicas condiciones del paciente, no se limita al punto lesionado y da lugar a unos cuadros clínicos que son consecuencia del desequilibrio de la hemostasia normal, donde existe consumo de inhibidores, activación del sistema fibrinolítico y alteración en la función y la calidad de las plaquetas. Este cuadro clínico tiene dos posibilidades de evolución: trombosis y/o hemorragias.

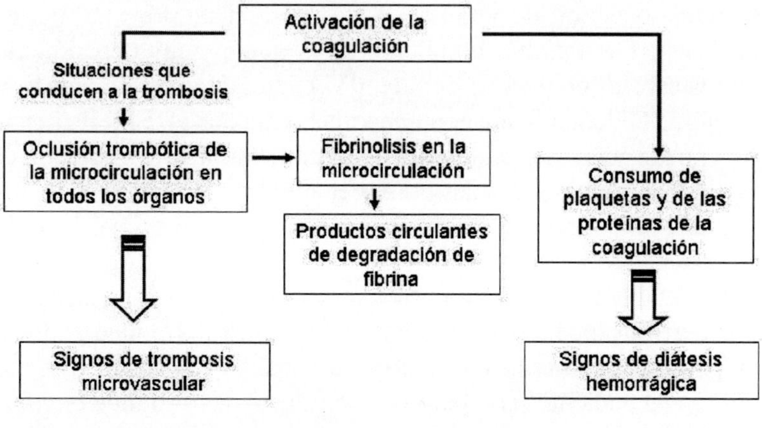

Boldt J. In *Yearbook of Intensive Care and Emergency Medicine* 2001

Figura 2. Desarrollo de las alteraciones de la coagulación en pacientes críticos

En resumen, los disbalances del sistema hemostático observados en el paciente crítico son habitualmente secundarios a un sangrado excesivo o a una activación múltiple de las vías inflamatorias. La activación de mecanismos procoagulantes y la retrorregulación de las vías anticoagulantes también contribuyen a ese disbalance (figura 2).

CAUSAS DE ALTERACIÓN EN LOS TIEMPOS DE COAGULACIÓN

Es importante hacer hincapié en que los tests de coagulación globales, como el tiempo de protrombina y el de tromboplastina parcial activada, reflejan pobremente la hemostasia in vivo. Sin embargo son un buen sistema para estimar rápidamente la concentración de uno o varios factores de coagulación para los cuales cada test es sensible. En general los test de coagulación se alterarán si los niveles de factores de coagulación están por debajo del 50%. Los valores normales y la sensibilidad de estos test para deficiencias de factores de coagulación pueden variar entre distintos test, según los reactivos usados.

En la gran mayoría de pacientes críticos, las deficiencias en los factores de la coagulación son adquiridas, la mayoría por daño en la síntesis, pérdida masiva o aumento del recambio. También hay que tener en cuenta la posibilidad de la existencia de anticuerpos inhibidores. Éstos pueden dar diversos espectros desde cuadros con relevancia mayor hasta hallazgos de laboratorio casuales sin repercusión clínica.

El daño en la síntesis es a menudo debido a insuficiencia hepática o déficit de vitamina K. El tiempo de protrombina es muy sensible a ambas condiciones, ya que es muy dependiente de los niveles en plasma de factor VII (un factor de coagulación vitamina K dependiente con una vida media corta). El fallo hepático puede ser diferenciado del déficit de vitamina K midiendo el factor V, el cual no es vitamina K dependiente. De hecho el factor V juega un papel importante en varios scores sobre severidad de fallo hepático.

La pérdida no compensada de factores de coagulación puede ocurrir después de sangrado masivo.

La pérdida no compensada de factores de coagulación puede ocurrir después de sangrado masivo, como en traumatizados o en pacientes sometidos a cirugía mayor. Esto es particularmente común en pacientes con pérdida sanguínea mayor donde el volumen intravascular es rápidamente reemplazado por cristaloides, coloides y hematíes sin administración simultánea de factores de la coagulación. En pacientes hipotérmicos (por ejemplo traumatizados) la medida de los test globales de coagulación puede infraestimar la coagulación in vivo, ya que en laboratorio los tubos para test son estandarizados y procesados a 37ºC. El consumo de factores de la coagulación puede ocurrir en el marco de una coagulación vascular diseminada (CID).

SANGRADO EN PACIENTE TRAUMATIZADO

El traumatismo multiorgánico es la tercera causa de muerte en la población de menos de 40 años. La hemorragia masiva es una causa mayor de mortalidad relacionada con el trauma.

Entre las causas de sangrado post-traumático no sólo están las causas primarias por la lesión mecánica de órganos y vasos, sino que hablamos también de causas secundarias, donde entraría la coagulopatía del traumatizado.

La coagulopatía en el paciente traumático grave es compleja, ya que prácticamente cada aspecto de la cascada normal de la coagulación está afectado. Cuando se presenta además con hipotermia y acidosis metabólica, está asociada a una alta mortalidad y es la causa más frecuente de mortalidad relacionada con sangrado en el período precoz post-operatorio. En los últimos años se ha hecho importante énfasis en el papel de la prevención o el tratamiento temprano de la triada letal (coagulopatía, hipotermia y acidosis) así como en la cirugía de control de daños junto con intervenciones en segundo tiempo.

La coagulopatía en el paciente traumático grave es compleja.

Entre los múltiples factores que intervienen en la etiología de la coagulopatía post-traumática tenemos: transfusiones masivas, coagulopatía dilucional, coagulopatía de consumo, hiperfibrinolisis, hipotermia, acidosis e hipocalcemia.

- *Hemodilución:* la trombocitopenia dilucional representa la anomalía de la coagulación más frecuente en pacientes traumatizados, siendo más común en aquellos enfermos que reciben un volumen de transfusión mayor de 1.5 veces su volumen sanguíneo. Tras la reposición de un volumen de sangre, sólo el 30-40% de las plaquetas permanecen circulantes. Además la dilución de los factores de coagulación es un efecto conocido de la transfusión de concentrados de hematíes o de cristaloides.

Otros factores están sujetos a la dilución después de transfusiones masivas, resultando esto en una coagulopatía significativa. Entre éstos tenemos a los principales factores anticoagulantes como antitrombina III, proteína C y S.

- *Hipotermia:* los enfermos con sangrado severo tienen un alto riesgo de desarrollar hipotermia, teniendo ésta un tremendo efecto adverso sobre los mecanismos normales de la coagulación. La hipotermia puede afectar a la hemostasia en varios niveles, incluyendo una disfunción cualitativa y cuantitativa de las plaquetas, alteración de la cinética de las enzimas de la coagulación y disrupción del equilibrio fibrinolítico.

- *Hiperfibrinolisis:* existe un mayor grado de lisis del coágulo por la pérdida de los mecanismos intrínsecos de fibrinolisis como el inhibidor del activador del plasminógeno o la antiplasmina 2, que ocurren a bajas temperaturas.

- *Depleción de factores de coagulación:* la depleción sistémica de factores de la coagulación y coagulopatía difusa puede además desarrollarse en pacientes con trauma severo debido al intento continuo de formar coágulos en diversas zonas. Esta activación masiva de factores de coagulación puede conducir a una activación incontrolada del sistema fibrinolítico y a un ciclo de activación de factores de coagulación con producción además de antitrombinas. Existe un número específico de lesiones que pueden conducir de forma rápida a una coagulopatía. Distintas contusiones pulmonares o la ruptura de la barrera hematoencefálica después de un trauma craneoencefálico pueden llevar a la liberación de tromboplastina tisular desde el tejido dañado a la circulación sistémica. Esta tromboplastina circulante causa activación intravascular de la coagulación, formación de trombina y subsiguientemente coágulos de fibrina. La fibrinolisis enérgica, manifiesta por elevación de los niveles de dímero D, convierte al coágulo en soluble de nuevo. Consecuentemente, los factores de coagulación y el fibrinógeno disminuyen y se desarrolla un cuadro de CID. La coagulopatía puede ser también consecuencia de una lesión hepática severa a través de distintos mecanismos, como la afectación de la producción de los propios factores de coagulación. Por otro lado la resucitación de estos pacientes con gran cantidad de cristaloides puede llevar a una hemodilución y así a una coagulopatía por dilución.

> Tromboplastina circulante causa activación intravascular de la coagulación.

- *Trastornos metabólicos:* el shock hemorrágico puede conducir eventualmente a una disminución del oxígeno tisular con utilización de sustratos que conducen a la acidosis metabólica. La corrección de esta acidosis puede conseguir disminuir la cifra de fallo orgánico y mortalidad.

> El shock hemorrágico puede conducir a una disminución del oxígeno tisular.

Una lesión traumática severa, además de eventos patofisiológicos múltiples, puede causar el fracaso hemostático.

Tras un accidente traumático el sistema de la coagulación puede activarse, con el consiguiente consumo de inhibidores, activación del sistema fibrinolítico y alteración en la función y la cantidad de plaquetas. Finalmente el cuadro clínico de una respuesta incontrolada del sistema de la coagulación tiene dos posibles consecuencias finales, trombosis y/o sangrado.

El diagnóstico clínico de coagulopatía relacionada con el trauma está basado en la existencia de un sangrado generalizado no quirúrgico. Siendo evidente a través de la exploración física, sangrado a través de pequeñas heridas o puntos de punción e inserción de catéteres. Entre los estudios de laboratorio están TP prolongado más de 1.5 veces, TPTa prolongado más de 1.5, INR>1.5, plaquetas por debajo de 50x109/L, siendo además disfuncionantes, y fibrinógeno <0.5-1 g/l con una situación de hiperfibrinolisis. Estos test no reflejan la coagulopatía inducida por hipotermia porque las muestras son calentadas a 37º C antes de analizarlas y puede que no reflejen realmente el grado de coagulopatía.

MANEJO DE LAS ANORMALIDADES DE LA COAGULACIÓN EN PACIENTES CRÍTICOS

El objetivo primario del tratamiento del paciente con coagulopatía es la detección y corrección de la enfermedad subyacente que la ha originado, así como el tratamiento de soporte necesario.

Trataremos en primer lugar la transfusión de sangre y hemoderivados y en segundo lugar de agentes farmacológicos como tratamiento de soporte de la coagulación.

I. Sangre y hemoderivados

- *Concentrados de hematíes:* normalmente un concentrado de hematíes sube la hemoglobina 1 g/dL, dependiendo del peso del enfermo, el contenido de hemoglobina de la unidad y la edad de las células. El almacenaje prolongado de los concentrados de hematíes puede disminuir la capacidad de los glóbulos rojos para transportar, liberar o entregar oxígeno a través de una microcirculación anormal.

> Un concentrado de hematíes sube la hemoglobina 1 g/dL.

En cuanto al criterio para iniciar transfusión, en el ensayo canadiense sobre transfusión comparando estrategias liberales (transfundir si Hb <10 g/dL) con estrategias más restrictivas (si Hb <7 g/dL) se vio que la estrategia restrictiva era tan segura como la liberal y que se asociaba además a una disminución de la mortalidad a los 30 días.

La decisión de transfundir, aun así, se debe de realizar de forma conjunta valorando volumen intravascular, estado cardiovascular, pulmonar y cerebrovascular, y síntomas del paciente.

PFC: contiene todos los factores de coagulación y puede usarse para reponer las deficiencias de éstos.

- *Plasma fresco congelado (PFC):* contiene todos los factores de coagulación y puede usarse para reponer las deficiencias de éstos. La mayoría de consensos establecen, aun así, que el plasma sólo debe usarse en caso de sangrado, o si existe un alto riesgo de sangrado, y no basarse únicamente en los trastornos de laboratorio. Para tratamientos más específicos o si la transfusión de grandes volúmenes de plasma no es deseable tenemos disponible los concentrados de factores de coagulación purificados de plasma fraccionado.

En lo que se refiere al paciente traumatizado se propugna, en los estudios más recientes, que el plasma sea transfundido de forma más temprana, ya que pacientes con traumas muy severos pueden presentar coagulopatía ya en el momento del ingreso.

En caso de sangrado activo se deben transfundir plaquetas.

- *Plaquetas:* en caso de sangrado activo se deben transfundir plaquetas si la cifra está por debajo de 50x109/l. En el caso particular de que esta situación se dé en pacientes con traumatismo craneoencefálico la cifra será de 100x109/l. Un pool de plaquetas, que viene a tener 4-8 concentrados de plaquetas, nos aumenta la cifra en 20 x109/l.

- *Fibrinógeno:* en sangrado activo los niveles de fibrinógeno suelen estar por debajo de 0.8-1 g/dL, y su reposición es mandatoria. Si la transfusión de PFC no es suficiente para aumentar los niveles de fibrinógeno plasmático, podemos usar concentrado de fibrinógeno o crioprecipitados. Los crioprecipitados son obtenidos del plasma y contienen fibrinógeno, factor de von Willebrand, factor VIII, factor XIII y fibronectina. Cada dosis de concentrado de crioprecipitado (cada dosis tiene 8-10 unidades, 1 unidad por 10 kg de peso) debería aumentar los niveles de fibrinógeno 0.5 g/L.

Si la transfusión de PFC no es suficiente se puede usar concentrado de fibrinógeno.

II. Agentes farmacológicos

- *Factor VII recombinante activado (rFVIIa):* el rFVIIa se uniría al factor tisular expuesto en el endotelio de los vasos lesionados, iniciándose la coagulación. Como bien es sabido, este fármaco fue aprobado en primera instancia para el tratamiento de hemorragias en pacientes hemofílicos A o B, y pacientes con deficiencias del factor VII. Pero precisamente debido a esta capacidad de promover la hemostasia su uso se ha ido extendiendo, y hoy día se ha hecho un lugar en nuestras Unidades de Cuidados Intensivos para el tratamiento del sangrado masivo y la coagulopatía refractaria. Así, se utiliza para el control del sangrado grave del enfermo politraumatizado, la hemorragia intracraneal espontánea y en aquellas situaciones perioperatorias en las que el sangrado puede amenazar la vida. Esto se apoya en su uso compasivo *(off-label use)* ya que todavía no son indicaciones aprobadas. Existe una gran heterogeneidad en las series publicadas en cuanto a dosis, repetición de las mismas e intervalo de administración, así como la monitorización del tratamiento. Aunque sí es cierto que las ocasiones en las que se usa son graves y sin alternativas claras, condicionando una alta mortalidad.

Entre las complicaciones más descritas están las trombóticas, desde infarto agudo de miocardio, hasta trombosis venosa, tromboembolismo pulmonar, etc. En la mayoría de estudios realizados estas complicaciones se distribuyen por igual entre el grupo de estudio y el control, pero también es cierto que no hay ningún ensayo apropiado ni dirigido para la determinación real de estas complicaciones.

La dosis más recomendada en la mayoría de los protocolos es la de 90 µg/kg, que se podrá repetir si se considera necesario. Cuando la indicación se realiza fuera de registro hay que tener en cuenta además la importancia del factor tiempo, ya que la infusión precoz mejora los resultados en los estudios publicados. Recordar también que la capacidad de acción de este fármaco se ve disminuida por la acidosis, por lo que se recomienda mantener un pH por encima de 7.1.

> La dosis más recomendada en la mayoría de los protocolos es la de 90 µg/kg.

- *Concentrado de complejo protrombínico:* contiene factores vitamina K dependientes, y puede usarse, por ejemplo, en casos en los que precisemos una reversión inmediata de los fármacos antagonistas de los factores vitamina K dependientes. También puede utilizarse cuando precisemos una reposición global de factores de coagulación y no se toleren grandes volúmenes de plasma. Sí tendríamos que tener en cuenta que con estos concentrados administramos sólo algunos elementos de los factores de coagulación, y que pueden permanecer deficiencias importantes de otros factores como el factor V o el fibrinógeno. Igualmente estos concentrados pueden tener efectos adversos potenciales entre los que destacan efectos trombóticos y CID.

> Concentrado de complejo protombínico contiene factores vitamina K dependientes.

- *Desmopresina:* tratamiento prohemostático, pudiendo ser adyuvante en pacientes con gran pérdida sanguínea. La desmopresina es un análogo de la vasopresina que induce la liberación de los contenidos de las células endoteliales, incluyendo el factor de von Willebrand, que potenciará la hemostasia primaria.

> La desmopresina es un análogo de la vasopresina.

La desmopresina puede tener efectos adversos, que, aunque raros, pueden ser graves, como el infarto agudo de miocardio, sobre todo en pacientes con angina inestable previa. Otro efecto adverso es la intoxicación acuosa con hiponatremia por su efecto antidiurético.

Anti-fibrinolíticos:
Aprotinina
Lisina

- *Anti-fibrinolíticos:* aprotinina y los análogos de la lisina (ácido ε-aminocaproico o ácido tranexámico). Se usan para atenuar la coagulopatía asociada a la hiperfibrinolisis. La aprotinina comparada con placebo en pacientes sometidos a cirugía cardiaca disminuía la necesidad de transfusiones sanguíneas y de reintervención por sangrado. Sin embargo existía un aumento en las cifras de fracaso renal e infarto de miocardio. La aprotinina puede causar reacciones anafilácticas. Por otro lado los análogos de la lisina no deben usarse en pacientes con hematuria porque pueden ocasionar obstrucción de las vías urinarias.

- *Anticoagulantes:* en los casos de CID donde predominan las trombosis, arteriales o venosas, púrpuras severas asociadas con isquemia de zonas acras o necrosis de la piel, se podría considerar la administración de dosis terapéuticas de heparina. Al coexistir en estos pacientes un alto riesgo de sangrado sería la heparina no fraccionada la ideal para poder revertirla rápidamente en caso de sangrado.

Heparina no fraccionada es la ideal para poder revertirla rápidamente en caso de sangrado.

En pacientes críticos con CID sin sangrado, se recomienda profilaxis de enfermedad tromboembólica con dosis profilácticas de heparina.

- *Proteína C:* en pacientes con sepsis severa y CID se debería considerar el tratamiento con proteína C recombinante activada (infusión continua de 24 μg/kg/h durante 4 días).

Los pacientes que tengan alto riesgo de sangrado no deben recibir este tratamiento. No se debe usar si tienen <30x109/L plaquetas y debe interrumpirse previamente a la realización de cualquier intervención o procedimiento.

CONCLUSIÓN

Las anomalías en los test de coagulación de pacientes críticos son frecuentes y no deberían ser consideradas triviales, ya que pueden contribuir significativamente a la mortalidad y morbilidad en estos pacientes. Se requiere un rápido análisis para estabilizar la causa subyacente e iniciar un tratamiento corrector y de soporte.

BIBLIOGRAFÍA

CHAKRAVERTY R, DAVIDSON S, PEGGS K, STROSS P, GARRARD C, LITTLEWOOD TJ. *The incidence and cause of coagulopathies in an intensive care population.* Br J Haematol. 1996 May; 93(2):460-3.

MACLEOD JB, LYNN M, MCKENNEY MG, COHN SM, MURTHA M. *Early coagulopathy predicts mortality in trauma.* J Trauma. 2003 Jul; 55(1):39-44.

LEVI M, OPAL SM. *Coagulation abnormalities in critically ill patients.* Crit Care. 2006; 10(4):222.

PAPARELLA D, DE LUCA TUPPUTI L. *Management of coagulative disorders in the critically ill.* Intensive Care Med. 2000 Dec; 26(12):1863-6.

VAN DER POLL T, DE JONGE E, LEVI M. *Regulatory role of cytokines in disseminated intravascular coagulation.* Semin Thromb Hemost. 2001 Dec; 27(6):639-51.

VALLET, BENOIT MD, PHD; WIEL, ERIC. Endothelial cell dysfunction and coagulation. Crit Care Med 2001; 29 (7): S36-41.

GREAVES N, PRESTON FE. *Approach to the bleeding patient. In Hemostasis and Thrombosis. Basic Principles and Clinical Practice.* Edited by Colman RW, Hirsh J, Marder VJ, Clowes AW, George JN. Philadelphia: Lippingcott Willian and Wilkins; 2001: 1031-43.

WHEELER AP, BERNARD GR. *Treating patients with severe sepsis.* N Engl J Med. 1999 Jan 21; 340(3):207-14.

LYNN M, JEROUKHIMOV I, KLEIN Y, MARTINOWITZ U. *Updates in the management of severe coagulopathy in trauma patients.* Intensive Care Med. 2002 Oct; 28 Suppl 2:S241-7.

JOHNSON JW, GRACIAS VH, SCHWAB CW, REILLY PM ET AL. *Evolution in damage control for exsanguinating penetrating abdominal injury.* J Trauma 2001; 51: 261-69.

GOSKOWICZ R. *The complication of massive blood transfusion.* Anesth Clin North Am 1999; 17: 959-75

JOHNSTON TD, CHEN Y, REED RL. *Functional equivalence of hypothermia to specific clotting factor deficiencies.* J Trauma 1994; 37: 413-17.

YENARI MA, PALMER JT, BRACCI PM, STEINBERG GK. *Thrombolysis with tissue plasminogen activator (tPA) is temperature dependent.* Thromb Res 1995; 77: 475-81.

TIEU BH, HOLCOMB JB, SCHREIBER MA. *Coagulopathy: its pathophysiology and treatment in the injured patient.* World J Surg 2007; 31: 1055-64.

MCINTYRE LA, HEBERT PC. *Can we safely restrict transfusion in trauma patients?* Curr Opin Crit Care 2006; 12: 575-83.

KLEIN HG, SPAHN DR, CARSON JL. *Red blood cell transfusion in clinical practice.* Lancet 2007; 307: 370: 415-26.

GONZALEZ EA, MOORE FA, HOLCOMB JB, ET AL. *Fresh frozen plasma should be given earlier to patients requiring massive transfusion.* J Trauma 2007; 62: 112-9.

SPAHN DR, CERNY V, COATS TJ, ET AL. *Management of bleeding following major trauma: an European guideline.* Crit Care 2007; 11: R17.

QUINTANA M, SÁNCHEZ M, GARCÍA DE LORENZO A. *Factor VII activado recombinante.* Med Intensiva 2007; 31 (6): 326-30.

BOFFARD KD, RIOU B, WARREN B, ET AL. *Recombinant factor VIIa as adjunctive therapy for bleeding control in severely injured trauma patients: two parallel randomized, placebo-controlled, double-blind clinical trial.* J Trauma 2005; 59: 8-18.

MANUCCI PM. *Desmopressin (DDAVP) in the treatment of bleeding disorders: the first 20 years.* Blood 1997; 90: 2515-21.

LEVI M, WILLIAMS MD, DOUGLAS I, ET AL. *Prophylactic heparin in patients with severe sepsis treated with drotecogin alfa (activated).* Am J Resp Crit Care Med 2007; 176: 483-90.

Tema 34. Aspectos hematológicos y soporte hemoterápico en el paciente crítico

Javier Ignacio Martín López, Raimundo García del Moral, Mª Ángeles García Rescalvo, Pilar García Velasco y Adoración Aneas Palomino

INTRODUCCIÓN

Los pacientes con patologías graves que ingresan en las unidades de cuidados críticos son pacientes muy susceptibles a sufrir alteraciones en las tres series hematológicas. Bien por predisposición personal a sufrir ciertas enfermedades hematológicas primarias, bien alteraciones reactivas al cuadro clínico crítico en cuestión o bien pueden en un momento dado recibir ciertos productos que pueden alterar el perfil hematológico del paciente y que son utilizados por médicos intensivistas para patologías críticas concretas. Así, por ejemplo cuadros de fracaso multiorgánico secundario a sepsis pueden beneficiarse de la PCA o proteína C activada, los infartos de miocardio se reperfunden primariamente con sustancias fibrinolíticas: alteplasa, tenecteplasa, etc., asimismo se utilizan ciertos factores de coagulación como el factor VII en pacientes críticos, sobre todo en los politraumatizados. Otros fármacos de ámbito hematológico son utilizados en las unidades de cuidados críticos para revertir el efecto de los anticoagulantes, bien para realizar ciertas técnicas específicas en cuidados intensivos o para intervenciones quirúrgicas.

Existen multitud patologías hematológicas que atentan contra la evolución de un paciente crítico, tanto antes de su ingreso como después de éste en la unidad de cuidados críticos. En este capítulo vamos a intentar adentrarnos en algunas de ellas bien por su frecuencia, por su importancia o bien por ser unas de las que más influyen en las interconsultas realizadas por especialistas en medicina intensiva a especialistas en hematología o viceversa.

Existen multitud patologías hematológicas que atentan contra la evolución de un paciente crítico.

TERAPIA TRANSFUSIONAL EN CUIDADOS INTENSIVOS

La transfusión de hemoderivados es muy frecuente en la unidad de cuidados intensivos.

La transfusión de hemoderivados (concentrados de hematíes, plasma fresco y concentrados de plaquetas) es muy frecuente en la unidad de cuidados intensivos. Dicha transfusión en general se ha relacionado con diferentes patologías en el paciente crítico: así, la transfusión de hemoderivados se ha demostrado en múltiples estudios como factor de riesgo independiente para resultados adversos tanto a corto como a largo plazo: infarto agudo de miocardio, ictus, fallo renal, infecciones e incluso se ha relacionado con mayor mortalidad en ciertos pacientes. Por ejemplo, en enfermos traumatizados se ha relacionado con mayor probabilidad para padecer neumonías asociadas a ventilación mecánica. La lesión pulmonar aguda en general también se relaciona en pacientes críticos traumatológicos o no, que han recibido hemoderivados.

Muchos ensayos clínicos han revisado el impacto de la transfusión de productos sanguíneos en pacientes críticos: politraumatizados, postoperados de cirugía cardiaca, pacientes con síndrome coronario agudo, etc., demostrándose efectos adversos en diferentes situaciones. Estas nuevas conclusiones hacen que los intensivistas deban evaluar el riesgo/beneficio antes de realizar una transfusión, y a plantearse la posibilidad de ser restrictivos en este aspecto. Esta mala asociación se comprobó de nuevo en otros estudios que tenían en cuenta la probabilidad de supervivencia del paciente basada en modelos de predicción de la mortalidad, comparando la mortalidad, la probabilidad de infecciones nosocomiales, la estancia en UCI y la estancia hospitalaria en pacientes transfundidos respecto a pacientes no transfundidos.

Son varios los mecanismos por los cuales la politransfusión de productos sanguíneos puede producir *daño en el receptor:*

- Lesión pulmonar aguda secundaria a transfusión (*Transfusion-Related Acute Lung Injury*): TRALI.
- Efecto inmunomodulador secundario a la transfusión: TRIM.
- Sobrecarga circulatoria asociada a la transfusión (*Transfusión Associated Circulatory Overload)*: TACO.
- Alteraciones reológicas sobre la microcirculación.

Lesión pulmonar aguda secundaria a la transfusión de productos sanguíneos: TRALI

La lesión pulmonar aguda relacionada con la transfusión de hemoderivados (TRALI) se considera la tercera causa de muerte asociada a la transfusión. Se define como un edema pulmonar de origen no cardiogénico temporal que aparece en los pacientes potstransfundidos. Es un diagnóstico de exclusión tras descartar otras patologías que puedan producir este cuadro: infección pulmonar o extrapulmonar, edema pulmonar cardiogénico y la sobrecarga de volumen son tres situaciones que pueden desencadenar ésta patología. La fisiopatología es aún incierta, aunque existen pruebas a favor de que la transfusión pasiva de anticuerpos así como los lípidos biológicamente activos puedan estar relacionados.

TRALI es un edema pulmonar de origen no cardiogénico temporal que aparece en los pacientes postransfundidos.

Los criterios diagnósticos de TRALI constan de hipoxia y edema agudo de pulmón durante o dentro de las 6 horas siguientes a una transfusión en ausencia de fallo cardiaco izquierdo o sobrecarga de volumen intravascular principalmente. El diagnóstico diferencial entre la sobrecarga de volumen y la lesión pulmonar secundaria a transfusión puede resultar en ocasiones difícil. El tratamiento es de soporte con oxígenoterapia y ventilación mecánica. El aumento de la diuresis no ha demostrado que acelere la mejoría del cuadro y el empleo de corticoides está aún sin probar. La recuperación típica de los pacientes se produce los pocos días. Todos los componentes sanguíneos se han relacionado con el TRALI, sin embargo los derivados del plasma y los concentrados de plaquetas se han relacionado más frecuentemente con la lesión pulmonar. Los anticuerpos antileucocitos en plasma del donante contra antígenos HLA-I y HLA-II o contra antígenos neutrofílicos específicos, particularmente HNA–3a de HLA han sido implicados en la mayoría de los casos. Parece que la activación del endotelio puede ser muy importante en el TRALI. Dichos anticuerpos se unen al antígeno del neutrófilo y éste a su vez se une al endotelio activando la formación de oxidasas y otros mediadores de la inflamación perjudiciales que aumentan la permeabilidad vascular facilitando la salida de agua al espacio extravascular pulmonar. En una minoría de casos, sin embargo, no se ha demostrado la existencia de anticuerpos por lo que se ha postulado que podrían ser factores de los propios neutrófilos del donante los que mediaran en la lesión pulmonar aguda en pacientes con activación del endotelio vascular pulmonar. El conocimiento de la existencia de dichos anticuerpos antileucocitos ha hecho evolucionar las estrategias para evitar el TRALI. Así, los donantes femeninos con un embarazo previo tienen anticuerpos anti-HLA hasta en un 24% según la serie, dicha incidencia es mayor cuanto mayor sea el número de embarazos. Debido a esta implicación de los anticuerpos anti-HLA en la TRALI los centros de transfusión sanguínea han comenzado a producir componentes de plasma principalmente a partir de donantes varones, con objeto de reducir dicha incidencia. Estrategias similares para reducir el riesgo postransfusional de plaquetas y han resultado bastante más problemáticas.

Efecto inmunomodulador secundario a la transfusión: TRIM

TRIM ha demostrado el aumento de neumonías, sepsis y mediastinitis.

Respecto al efecto inmunomodulador secundario a la politransfusión, diferentes estudios han demostrado el aumento de neumonías asociadas a ventilación mecánica, sepsis en general y mediastinitis en particular, lo que es probablemente debido a que los estudios se han realizado en pacientes intervenidos de cirugía cardiaca. Relacionada tanto con la cantidad de concentrados de hematíes que se transfundan como con el tiempo de almacén en el banco de sangre, siendo tanto más frecuentes las infecciones cuanto más tiempo en banco de sangre y más concentrados se transfundan al mismo paciente. Asimismo, estudios realizados con pacientes oncológicos han demostrado que la transfusión de sangre alogénica se ha relacionado con un aumento de la tasa de recidivas tumorales.

La transfusión sanguínea ha sido identificada como factor de riesgo independiente para producir neumonía asociada a ventilación mecánica.

La transfusión sanguínea ha sido identificada como factor de riesgo independiente para producir neumonía asociada a ventilación mecánica, sobre todo en pacientes traumatológicos graves, este riesgo se ha visto que es directamente proporcional al número de unidades transfundidas.

Respecto a la diferenciación entre los tres productos hemáticos más utilizados: los concentrados de hematíes, el plasma fresco y las unidades de plaquetas, hay estudios recientes que han demostrado una importante asociación entre la transfusión de plasma fresco congelado con la neumonía asociada al respirador tanto en presencia de shock como en ausencia de éste y de forma independiente en pacientes con shock séptico y ventilación mecánica.

Sobrecarga circulatoria asociada a la transfusión: TACO

Su incidencia es <1%. Fisiopatológicamente es indistinguible de otras causas de edema pulmonar (de origen cardiogénico o no). Consiste en una alteración en el gradiente hidrostático a nivel del vaso alveolar y el alveolo con consiguiente compromiso del intercambio gaseoso a nivel alveolar e hipoxemia secundaria. Entre las pruebas diagnósticas que nos pueden ayudar a su diagnóstico se encuentran la ecocardiografía, el electrocardiograma, la determinación de troponina I y del péptido atrial natriurético (proBNP o BNP) para descartar una causa de origen cardiaco. Pero en ocasiones es necesaria la colocación de un catéter en arteria pulmonar (catéter de Swan-Ganz) para determinar la presión de enclavamiento pulmonar y determinar el gasto cardiaco continuo o utilizar el sistema PICCO, que no requiere llegar con el catéter a ventrículo derecho y por lo tanto es menos invasivo, y nos permite determinar igualmente el gasto cardiaco así como el agua pulmonar. La distinción entre el TRALI y el TACO suele ser muy complicada, además ambas entidades pueden con frecuencia darse al mismo tiempo.

TACO es una alteración en el gradiente hidrostático a nivel del vaso alveolar y el alveolo.

ANEMIA EN EL PACIENTE CRÍTICO

Dentro de la patología hematológica, es la anemia sin duda la que con más frecuencia aparece en los pacientes críticos, tanto más frecuente cuanto más días de estancia pasa el paciente en la unidad de cuidados críticos. El tratamiento habitual de esta patología suele ser la transfusión de concentrados de hematíes.

La anemia es la que con más frecuencia aparece en los pacientes críticos.

Cada vez más, debido a los efectos secundarios de la transfusión de hemoderivados, se están utilizando criterios más restrictivos a la hora de transfundir, así como otro tipo de estrategias terapéuticas, para disminuir las necesidades transfusionales. Ya algunos autores apuntan a que la combinación de eritropoyetina e hierro intravenoso en la UCI disminuye de manera significativa estas necesidades. No obstante se continúan haciendo estudios para demostrar la utilidad de esta estrategia.

En cualquier caso, los intensivistas, en general, usan unos criterios más estrechos que en otras especialidades para iniciar el tratamiento de reposición en la anemia. Por una parte, la pérdida de oxigenación en los tejidos que tiene lugar en la anemia grave está en la génesis del temido fracaso multiorgánico que puede provocar la muerte del paciente. Pero no es menos cierto que, salvo en ciertas patologías como es el paciente coronario

Utilizar un umbral de 7 gr/dl antes de transfundir para un mantenimiento de la hemo-globina entre 7 y 9 g/dl.

o cardiológico en general en el que se prefieren valores de hemoglobina por encima de los 10 g/dl, anemias menos graves son bien toleradas por los pacientes críticos ya que cifras reducidas de hematíes disminuyen la viscosidad sanguínea, mejorando la oxigenación a nivel de la microcirculación. Así pues, a partir del trabajo de Hébert et al, existe consenso en utilizar un umbral de 7 gr/dl antes de transfundir para un mantenimiento de la hemoglobina entre 7 y 9 g/dl.

En la formación de los eritrocitos intervienen multitud de sustancias entre las que destacamos la Eritropoyetina, el hierro, la vitamina B6, la vitamina B12 y el ácido Fólico entre otros.

Origen de la anemia:
- Pérdidas hemáticas
- Hemólisis
- Insuficiencia cardiaca
- Disminución en la secreción de eritropoyetina
- Fármacos

El *origen de la anemia en el paciente crítico* es de origen variado:

- En primer lugar, las pérdidas hemáticas: hemorragias digestivas por estrés, hemorragias agudas postraumáticas, las punciones arteriales o venosas centrales, las múltiples extracciones que se realizan en la unidad de cuidados intensivos a diario por protocolo, que pueden llegar a suponer hasta entre 40 y 70 ml al día, lo que es equivalente a 1 concentrado de hematíes cada 7-10 días, etc.
- Hemólisis, tanto secundaria a transfusiones como a las alteraciones valvulares, la bomba de circulación extracorpórea utilizada para la cirugía cardiaca, la hemofiltración venovenosa continua, la hemodiálisis, la plasmaféresis, etc. Las infecciones severas acortan la vida del eritrocito por alteraciones en la membrana. El uso de fluidoterapia hipotónica infundida de forma rápida también puede producir hemólisis.
- Insuficiencia cardiaca, reposición fluidoterápica excesiva, el fallo renal agudo por ejemplo, pueden producir fenómenos de hemodilución que alteren el resultado analítico.
- Disminución en la secreción de eritropoyetina o su mala utilización Diversos estudios interesantes han analizado diferentes sustancias proinflamatorias que inhiben la secreción de EPO como por ejemplo: interleucina 1, el factor de necrosis tumoral o el inteferón-gamma entre otros. Dichas sustancias son liberadas en multitud de procesos relacionados con los pacientes críticos: pancreatitis aguda grave, politraumatismos, sepsis o enfermos sometidos a cualquier tipo de cirugía mayor. Si bien la hipoxia es un importante estímulo para la formación de eritropoyetina, parece lógico pensar que ésta debe evitarse en cualquier

tipo de paciente y sobre todo en el paciente crítico, así mismo la hiperoxigenación, si no es necesaria, también debe evitarse por la misma circunstancia ya que sería un estímulo negativo para la formación de EPO. La insuficiencia renal aguda en el paciente crítico en fase aguda no disminuye la formación pero sí disminuye la acción de la EPO sobre los progenitores eritroides. En fase crónica sí disminuye su producción por lo que estaría indicado su aporte exógeno.

- Otras sustancias como el hierro, el ácido fólico y la vitamina B12 también se pueden ver afectados en diferentes situaciones críticas y, por tanto, influir sobre la hematopoyesis. Así, tanto el ácido fólico como la vitamina B12 se ven disminuidos con el consumo de alcohol, algunos antibióticos como el trimetroprim/sulfametoxazol, o antidiabéticos orales como la metformina pueden provocar déficits de los mismos. Los pacientes críticos que han sido sometidos a cirugías sobre el tracto gastrointestinal o hígado también pueden tener déficit de ácido fólico y vitamina B12. Y el hierro es el gran perjudicado en los cuadros sépticos, ya que se disminuye la absorción del mismo aumentándose su almacenamiento tanto en el hígado en forma de ferritina como en los macrófagos, lo que impide su utilización por los precursores hematopoyéticos.

Tanto el ácido fólico como la vitamina B12 se ven disminuidos con el consumo de alcohol, algunos antibióticos como el trimetroprim/sulfametoxazol, o antidiabéticos orales

- Multitud de fármacos pueden influir sobre la formación de hematíes, cloranfenicol, IECAs (sobre la EPO) o el oxído nítrico (empleado en anestesia, bloquea la síntesis del ADN produciendo anemia megaloblástica y los quimioterápicos en general, son varios ejemplos).

Respecto a las posibilidades terapéuticas que disponemos para afrontar la anemia en el paciente crítico, en función de lo mencionado anteriormente, tenemos diferentes *posibilidades:*

- Evitar o tratar de disminuir al máximo las pérdidas sanguíneas
- Transfusión de sangre
- Hierro intravenoso
- Eritropoyetina recombinante humana
- Uso de otros fármacos antianémicos

Evitar pérdidas sanguíneas

Es fundamental prevenir de forma agresiva en el paciente crítico las lesiones gástricas por estrés mediante inhibidores de la bomba de protones ajustando la dosis según la predisposición de cada paciente, así como tratar de forma agresiva en el caso de que exista una hemorragia gastroduodenal activa mediante perfusión continua de inhibidores de la bomba de protones a dosis elevadas. Así mismo, en los pacientes postoperados que ingresan en la unidad de cuidados intensivos, es fundamental la corrección de las alteraciones en la coagulación para evitar hemorragias postquirúrgicas.

La reducción de extracciones de analíticas de sangre ayudaría a reducir la incidencia de la anemia del paciente crítico.

Como hemos comentado anteriormente, la reducción de extracciones de analíticas de sangre, limitándola en ocasiones a las *imprescindibles* también ayudaría a reducir la incidencia de la anemia del paciente crítico.

Transfusión de sangre

La transfusión de concentrados de hematíes en las Unidades de Cuidados Intensivos, a pesar de las complicaciones que conlleva, está a la orden del día. El porcentaje de enfermos transfundidos en las UCIs españolas, va a depender la política transfusional de cada hospital, pero puede superar el 50 % o incluso el 80 % en pacientes de más de una semana de estancia.

Las transfusiones de sangre tienen efectos deletéreos para el paciente crítico.

Si bien las transfusiones de sangre son necesarias, no es menos cierto que se ha demostrado que tienen efectos deletéreos para el paciente crítico, por lo que deben emplearse exclusivamente cuando sean necesarias. Son ya varios los estudios realizados tanto en UCIs europeas como americanas, que han demostrado que la morbimortalidad disminuye en pacientes no transfundidos respecto a los transfundidos. Algunos incluso han relacionado esta circunstancia con la cantidad de concentrados de hematíes, siendo este aumento de la morbimortalidad directamente proporcional a la cantidad de concentrados de hematíes utilizados.

Hierro intravenoso

El hierro gluconato y sacarato son los que mejor perfil de seguridad tienen.

Uno de cada dos pacientes críticos presenta una anemia similar a la anemia de los trastornos crónicos por déficit de utilización del hierro: hierro bajo, ferritina normal y volumen corpuscular medio normal. Esta disponibilidad reducida del hierro, que es aún más evidente si coexiste un tratamiento con eritropoyetina, debido al déficit funcional que se genera por el mayor estímulo en la eritropoyesis que produce la EPO, podría beneficiarse del tratamiento con hierro intravenoso. De todos los preparados de hierro existentes son el hierro gluconato y sacarato los que mejor perfil de seguridad tienen, habiéndose descrito efectos secundarios graves en un mínimo porcentaje de pacientes, tras la utilización de otros compuestos como el hierro dextrano que puede provocar un shock grave anafiláctico por formación de anticuerpos antidextrano.

Tras varios estudios, se ha llegado a la conclusión que para estos trastornos en la utilización del hierro que se producen en los pacientes críticos, la mejor combinación sería la utilización de hierro intravenoso, eritropoyetina y ácido fólico para el aumento de la eritropoyesis, no obstante queda pendiente de demostrar en otros estudios que dicha mejora en la eritropoyesis conlleve una menor necesidad transfusional. Algunos autores están estudiando si el tratamiento con hierro intravenoso pudiera producir una menor incidencia de síndrome de respuesta inflamatoria sistémica, una menor estancia en UCI y una menor mortalidad en los pacientes con déficit en la utilización del hierro, tratados exclusivamente con hierro intravenoso. En los pacientes tratados con EPO coadyuvante los resultados fueron menos evidentes.

La dosis de hierro a utilizar en pacientes con ferropenia, estimulados con EPO o sangrantes puede ser estandarizada en 100 mg diarios, siendo el máximo de 600 mg semanales para el hierro sacarato. En pacientes críticos no estimulados con EPO y no sangrantes puede bastar con 50 mg al día de hierro sacarato.

Eritropoyetina humana recombinante: EPO

Es bien sabido que en pacientes críticos está disminuida la eritropoyesis. Se han realizado multitud de estudios utilizando la eritropoyetina humana recombinante (EPO) pudiendo resumirse en lo siguiente: el uso de EPO disminuye las necesidades transfusionales aumentando los niveles de hemoglobina, pero no existen cambios en la morbimortalidad.

> El uso de EPO disminuye las necesidades transfusionales aumentando los niveles de hemoglobina.

En general la utilización de EPO no está aprobada aún para los pacientes críticos, es más cara en proporción 3:1 respecto a las transfusiones sanguíneas y además no es completamente inocua, habiéndose descrito casos de aplasia medular de células rojas por anticuerpos anti-EPO.

Uso de otros antianémicos

Parece que el uso de vitamina B12, ácido fólico, cobre y zinc puede evitar la anemia en el paciente crítico por déficit de estas sustancias. Bien por administración directa o mediante la inmunonutrición enteral, que además ha demostrado disminuir la tasa de infecciones y la estancia hospitalaria. La anemia por déficit de ácido fólico y vitamina B12 es megaloblástica y suele acompañarse de cierto grado de plaquetopenia y de leucopenia.

> La anemia por déficit de ácido fólico y vitamina B12 es megaloblástica y suele acompañarse de cierto grado de plaquetopenia y de leucopenia.

Un resumen muy acertado a todo lo expuesto es el que realiza M. Muñoz en su capítulo: *Prevalencia y tratamiento de la anemia en el paciente crítico* publicado en la *Revista medicina intensiva* en 2007, concluyendo lo siguiente:

- A mayor estancia en UCI, mayor posibilidad de transfusiones de sangre alogénica y mayor morbimortalidad a los 30 días.
- Estrategias transfusionales más restrictivas son al menos tan efectivas como las estrategias liberales en términos de supervivencia, mejorando incluso ésta en pacientes más jóvenes o menos graves al ingreso en UCI (Apache <20).
- El uso de EPO con o sin hierro intravenoso, si bien disminuye el porcentaje de transfusión sanguínea, no mejora la supervivencia a los 30 días respecto a los pacientes en los que se aplicó un criterio restrictivo a la hora de transfundir. No obstante en un subgrupo de pacientes: <55 años con apache <20 puntos y traumatizados, la administración de una dosis semanal de 40.000 UI de EPO parece disminuir la mortalidad.
- El hierro intravenoso es más efectivo que el oral a la hora de combinarlo con EPO semanal.

ONCOHEMATOLOGÍA

El pronóstico de los pacientes oncológicos ha mejorado gracias a las nuevas medicaciones citotóxicas.

En las últimas décadas el pronóstico de los pacientes oncológicos (y por extensión de los pacientes oncohematológicos) ha mejorado gracias a las nuevas medicaciones citotóxicas, a la precocidad diagnóstica y a la realización de trasplantes de médula ósea. Estos avances han propiciado un aumento del número de pacientes oncológicos que ingresa en UCI por complicaciones derivadas del cáncer o reacciones adversas a los citostáticos. El pronóstico y la decisión de ingreso de los pacientes oncohematológicos en UCI es siempre un tema controvertido.

1. ¿Cuáles son las características de los pacientes oncohematólogicos?

En un trabajo reciente se han evaluado las características y pronóstico de los pacientes oncológicos en 26 UCIs europeas, el 15% de los pacientes admitidos presentaba cáncer y el 2% neoplasias de origen hematológico. Si analizamos las características de los pacientes incluidos en el estudio, en el grupo de pacientes con cáncer la edad fue mayor, así como el porcentaje de varones. Tanto la mortalidad y la gravedad al ingreso medida como SPAS II y SOFA fueron similares para el grupo de pacientes con y sin cáncer. Si nos centramos en el grupo de pacientes con neoplasias hematológicas presentaron mayor gravedad al ingreso que los pacientes sin cáncer o con neoplasias de órganos sólidos, así como una mayor mortalidad en UCI y hospitalaria, condicionando un consumo mayor de recursos y mayor estancia media.

Los *motivos de ingreso* más frecuentes de los pacientes oncológicos en UCI son:

- Insuficiencia respiratoria aguda, incluyendo neumonía y SDAR/neumonitis intersticial (40%)
- Sepsis (18%)
- Alteraciones neurológicas (17%)
- Insuficiencia cardíaca (13%)
- Alteraciones metabólicas (6.5%)
- Sangrado gastrointestinal (2%)
- PCR recuperada (2%).

Los pacientes con neoplasias hematológicas constituyen un grupo de pacientes jóvenes, con alta puntuación en las escalas de gravedad y condicionan un importante consumo de recursos y una elevada mortalidad en UCI.

2. ¿Condiciona el pronóstico oncológico la mortalidad en UCI?

La mortalidad de los pacientes con una neoplasia hematológica maligna ingresados en UCI ha disminuido en los últimos años. A pesar de ello, se ha mantenido por encima del 50% en numerosas series, superando a la mortalidad de los pacientes con neoplasias no hematológicas y se ha asociado con un consumo de recursos mayor que los pacientes no oncológicos.

Los *factores implicados en la mortalidad* han sido:

- Necesidad de ventilación mecánica
- Presencia de shock séptico
- Infección fúngica al ingreso
- Utilización de técnicas de depuración extrarrenal

Los scores de gravedad habitualmente usados en UCI tienen una utilidad incierta en estos pacientes a nivel individual, con una sobreestimación de la mortalidad real. El modelo SAPS II y el SOFA (escala de disfunción multiorgánica) parecen tener una mayor utilidad en las diferentes series.

El pronóstico del proceso hematológico no parece influir en la mortalidad en UCI ni hospitalaria. En una serie retrospectiva que incluyó a 84 pacientes con neoplasias hematológicas la mortalidad en UCI para los pacientes con pronóstico bueno, intermedio o malo según la supervivencia a los 3 años (>50, 20-

El pronóstico del proceso hematológico no parece influir en la mortalidad en UCI ni hospitalaria.

50 o <20%) no influyó en la mortalidad en UCI (40, 33 y 40%) aunque si estuvo relacionada con la mortalidad a los 6 meses. El principal factor predictor de mortalidad en los supervivientes de UCI fue la progresión tumoral no controlada. En el estudio de Merz y colaboradores la presencia de neoplasias hematológicas no se asoció con un riesgo adicional de pronóstico adverso (OR 0.59, IC 0.32-1.08; p=0.09).

Aunque es difícil desarrollar un modelo pronóstico para todos los pacientes, se han identificado *factores asociados con una mortalidad elevada:*

1. La presencia de fallo de tres órganos (mortalidad> 80%)
2. La necesidad de ventilación mecánica (mortalidad >70%)
3. Neutropenia (mortalidad >70%)
4. Infección fúngica, trasplante de médula ósea y ventilación mecánica (mortalidad cercana al 100%)
5. Trasplante de médula, ventilación mecánica, fallo renal y hepático (mortalidad del 98%)
6. SOFA mayor de 13 puntos para mortalidad intraUCI y SOFA>11 para muerte hospitalaria

Con respecto a la neoplasia de base las mayores cifras de mortalidad se han descrito con la leucemia mieloide aguda y linfoma no Hodgkin.

La mortalidad de estos pacientes parece estar íntimamente relacionada con el motivo de ingreso. Los pacientes ingresados por hemorragia, sepsis o control postquirúrgico presentan un mejor pronóstico frente a la insuficiencia respiratoria.

3.¿Qué ocurre con el trasplante de médula ósea?

Elevada mortalidad de los pacientes sometidos a trasplante de medula ósea.

Se estima que entre el 15 y el 30% de los pacientes receptores de un trasplante de médula ósea pueden desarrollar fallo respiratorio agudo. Existe amplia evidencia de la elevada mortalidad de los pacientes sometidos a trasplante de medula ósea especialmente en los primeros 100 días tras el trasplante y en el subgrupo de pacientes sometidos a ventilación mecánica donde la mortalidad asciende al 80% en UCI y al 90% en el primer año, sobre todo si presentan disfunción hepática y/o renal asociada a VM donde la mortalidad se acerca al 100%. Dos estudios de publicación reciente discrepan de estos resultados y equiparan la mortalidad de los pacientes trasplantados y no trasplantados. La ventilación mecánica sigue siendo el principal factor implicado con la mortalidad. Ferrá et al analizan una cohorte de 116 pacientes hematológicos de los cuales 31 habían sido sometidos a trasplante de médula ósea, los dos grupos fueron comparables en cuanto causa de ingreso y enfermedad de base. Los pacientes trasplantados fueron más jóvenes, hubo un porcentaje mayor de varones y mayor número de pacientes en remisión. La supervivencia post UCI, a las 6 y 12 meses fue similar en ambos grupos.

Conclusiones

Actualmente las cifras de mortalidad de los pacientes con neoplasias hematológicas ingresados en UCI no permiten desestimar de forma sistemático el ingreso de todos los pacientes. Se hace necesaria una valoración individual teniendo en cuenta el estadio/pronóstico tumoral, el deseo del paciente y la reversibilidad del proceso agudo que motiva la consulta. Una supervivencia estimada menor de 6 meses, la presencia de una situación funcional comprometida y la irreversibilidad del proceso agudo se han considerado factores que contraindican la adopción de medidas invasivas.

En los pacientes receptores de trasplante de médula ósea, dada la posibilidad de curación total del paciente, con una supervivencia prolongada y buen nivel funcional, estimamos que debe aplicarse el mismo criterio que con los pacientes no trasplantados.

FÁRMACOS UTILIZADOS EN UCI

Proteína C activada

La proteína C activada recombinante (dotrecogina alfa activada) es una versión recombinante de la proteína C activada endógena. La proteína C activada es un importante modulador de la respuesta inflamatoria y de la coagulación, por un efecto antrombótico directo (inhibición de factores del V al VIII), fibrinolítico (inhibidor del PAI-1) y un efecto antiinflamatorio por inhibición de la trombina. Además, sus niveles plasmáticos disminuyen durante la sepsis. Está indicada en pacientes con sepsis severa y alta probabilidad de muerte (APACHE>25 y fallo de 2 o más órganos).

> La proteína C activada recombinante es una versión recombinante de la proteína C activada endógena.

El principal efecto adverso del tratamiento es el sangrado. El riesgo de hemorragia a los 28 días en el ensayo PROWESS fue del 3.5%, con un riesgo de hemorragia cerebral del 0.2% potenciado por la presencia de trombopenia con recuento menor de 30.000, aunque en algunos estudios el riesgo de hemorragia cerebral asciende al 0.5%.

Actualmente su uso está restringido a pacientes mayores de 18 años.

CONTRAINDICACIONES PARA EL TRATAMIENTO CON DROTRECOGINA

- Hemorragia activa.
- Pacientes con patología intracraneal conocida con riesgo de sangrado
- Tratamiento concomitante con heparina $\geq$ 15 Unidades Internacionales/kg/hora.
- Diátesis hemorrágica conocida excepto la coagulopatía aguda relacionada con la sepsis.
- Enfermedad hepática crónica grave.
- Recuento plaquetario < 30.000 x 106/l, incluso si el recuento plaquetario aumenta tras transfusiones
- Pacientes con riesgo incrementado de sangrado (por ejemplo):
  - Sometidos a cirugía mayor, definida como intervención quirúrgica que requiera anestesia general o espinal, realizada en las 12 horas inmediatamente anteriores a la administración del medicamento, o cualquier paciente postoperatorio que muestre evidencia de hemorragia activa, o cualquier paciente que vaya a ser sometido a un cirugía planificada o anticipada durante el periodo de administración del medicamento.
  - Historia de traumatismo craneoencefálico grave que haya requerido hospitalización, cirugía intracraneal o intramedular, o ictus hemorrágico en los 3 meses anteriores, o cualquier historial de malformación arteriovenosa intracerebral, aneurisma cerebral o hallazgo de masas a nivel de sistema nervioso central; pacientes con catéter epidural o a los que se les vaya a colocar un catéter epidural durante la perfusión del medicamento.
  - Historial de diátesis hemorrágica congénita.
  - Hemorragia gastrointestinal en las últimas 6 semanas que haya requerido intervención médica a menos que se haya llevado a cabo una intervención quirúrgica definitiva.
  - Pacientes con traumatismos con riesgo incrementado de hemorragia.

Pruebas de laboratorio

La drotrecogina alfa (activada) tiene efectos mínimos sobre el TP. La prolongación del TTPA en pacientes con sepsis grave tratados con drotrecogina se puede deber a la coagulopatía subyacente, al efecto farmacodinámico de la drotrecogina alfa (activada) y/o al efecto de otros medicamentos administrados de forma concomitante. A causa de esta variabilidad biológica y analítica, no se debe utilizar el TTPA para valorar el efecto farmacodinámico de la drotrecogina alfa (activada). Un recuento plaquetario por debajo de 30.000 contraindica la administración de dotrecogina incluso aunque se administre trasfusión de plaquetas.

PCA y cirugía

Los pacientes posquirúrgicos constituyen un grupo en el que el uso de dotrecogina activada se ha visto restringido por el alto riesgo de sangrado. Tras cirugía mayor el tratamiento con dotrecogina debe demorarse al menos 12 horas. En el subgrupo de pacientes quirúrgicos del PROWESS (28%, n=502) la reducción absoluta de la mortalidad fue del 3.5%. Pero si consideramos aquellos operados de cirugía abdominal con APACHE>25 y fallo multiorgánico la reducción absoluta fue del 9.1%. En datos extraídos de la base internacional para la evaluación de la drotrecogina en la sepsis severa se evidencia una tendencia al mayor sangrado en la cohorte de pacientes quirúrgicos graves (APACHE>25) pero una disminución de la mortalidad absoluta del 10.7% (OR 0.66; IC 0.45-0.97).

Fibrinolisis sistémica

En la actualidad el uso de fibrinolíticos sistémicos en UCI se reduce casi exclusivamente al infarto agudo de miocardio con elevación del segmento ST, tromboembolismo pulmonar masivo y ACV isquémico. La llegada de fármacos fibrinoespecíficos como la tenecteplasa (TNK) y alteplasa (rtPA) no ha desplazado totalmente a fármacos clásicos como la estreptoquinasa que en el año 2000 representaba hasta el 49% de las trombolisis realizadas en España. La depleción de fibrinógeno es diferente con estreptoquinasa (reducción marcada), alteplasa (moderada) y tenecteplase (mínima). El principal riesgo de los fármacos fibrinolíticos es la hemorragia, potenciada por el uso concominante de fármacos antiagregantes y anticoagulantes.

Fibrinolíticos sistémicos en UCI:
Infarto agudo de moicardio
Tromboembolismo pulmonar
ACV isquémico

En el estudio ASSENT-2 se estudió la seguridad y eficacia de tenecteplasa versus alteplasa. La incidencia de sangrado fue del 5.6 % y del 6.8% con una incidencia de hemorragia cerebral menor del 1%. La incidencia de hemorragia cerebral aumentó hasta el 7.8% cuando se utiliza alteplase para la fibrinolisis precoz del accidente cerebrovascular isquémico. El aumento del riesgo de hemorragia tras la fibrinolisis se limita casi exclusivamente al primer día tras la fibrinolisis. La secuencia de actuación ante una hemorragia cerebral postfribinolisis incluye la trasfusión de plaquetas (6 a 8 U) protamina y crioprecipitado o plasma fresco congelado, así como la valoración neuroquirúrgica urgente.

Antiagregantes plaquetarios:
Aspirina
Clopidogrel
Antagonistas del receptor IIb-IIIa.

Antiagregantes en sangrado activo y cirugía urgente

El uso de antiagregantes plaquetarios solos o en combinación es una práctica habitual en las unidades de cuidados intensivos para el tratamiento de la enfermedad cardiovascular. Dentro del grupo de los antiagregantes plaquetarios incluimos la aspirina, clopidogrel y antagonistas del receptor IIb-IIIa (abciximab, tirofibán y eptifibatide). Suspender o revertir el efecto de estos fármacos en algunos pacientes puede tener graves consecuencias.

Actualmente las guías europeas y americanas recomiendan la doble antiagregación para todos los pacientes con síndrome coronario agudo y la triple antiagregación en los pacientes de alto riesgo que van a ser sometidos a intervencionismo coronario.

La tendencia habitual es suspender los fármacos antiagregantes en el perioperatorio. En 2001 la Sociedad Francesa de Anestesia cuestionó esta política debido al aumento de infartos perioperatorios recomendando una valoración del riesgo-beneficio. Varios estudios han demostrado disminución de las complicaciones postoperatorias en los pacientes que continúan tomando aspirina a dosis baja en cirugía no cardíaca, por ello la recomendación actual es no suspender el tratamiento con AAS en todos los pacientes que van a ser intervenidos, valorando el riesgo de sangrado, el tipo de cirugía y la indicación que ha condicionado el inicio del tratamiento. El uso de desmopresina no se recomienda para la disfunción plaquetaria inducida por AAS.

Con respecto al clopidogrel debe suspenderse con al menos 5 días de antelación a la cirugía. En los pacientes portadores de un stent recubierto en los que la cirugía es no demorable debe mantenerse el tratamiento con AAS para evitar el riesgo de trombosis precoz del stent. Esta estrategia aumenta 1.5 veces el riesgo de sangrado intra y postoperatorio, sin repercusión sobre la mortalidad y morbilidad intra y postoperatoria.

Los antagonistas IIb-IIIa tienen una vida media corta, en general inferior a 24 horas, 4 horas para tirofibán y eptifibatide y 12 horas para abciximab.

En caso de cirugía urgente no demorable o sangrado grave el tratamiento de elección para revertir el efecto de estos tres fármacos es la transfusión de plaquetas a dosis de 1 unidad por cada 5-10 kg de peso.

El rFVIIa es un factor fundamental en la cascada de la coagulación.

Factor VII activo recombinante (rFVIIa)

El rFVIIa es un factor fundamental en la cascada de la coagulación. Al unirse al factor tisular activa los factores IX y X iniciando la cascada de la coagulación. A dosis elevadas puede tener un efecto activador directo de la trombina sobre la superficie plaquetaria.

Las indicaciones aprobadas actualmente por la emea para el tratamiento con factor VIIa se restringen a pacientes con hemofilia y alteraciones de la coagulación que implican a los factores VII, VIII y IX. La acidosis disminuye la capacidad de acción del fármaco, por ello se recomienda mantener un pH>7.1. Se han utilizado dosis de 40, 80 y hasta 200 μg/kg.

Dada su capacidad de promover la hemostasia, a partir del año 2000 aparecen publicaciones en las que se utiliza rFVIIa en otras indicaciones como uso compasivo (*off-label use*):

- *Coagulopatía del politrauma:* la tríada coagulopatía, hipotermia y acidosis constituyen un círculo vicioso que conduce a la exanguinación, disfunción multiorgánica y a la muerte de los pacientes politraumatizados. La patogénesis de la coagulopatía del politraumatizado es compleja. Existen múltiples publicaciones del uso de rFVIIa en sangrado y coagulopatía del traumatizado que demuestran un menor uso de hemoderivados, mejoría de la coagulación, pero sin repercusión sobre la morbimortalidad en UCI. Actualmente la utilización de factor VII en este grupo de pacientes se reserva para la hemorragia y coagulopatía resistentes al tratamiento covencional con hemoderivados.
- *Hemorragia intracraneal no traumática:* esta indicación ha perdido validez en el momento actual tras la publicación de un reciente artículo en el que el tratamiento con rFVIIa a dosis de 80 ug/kg mostró una disminución del volumen de hematoma en este grupo de pacientes sin reducción de la mortalidad ni del pronóstico neurológico desfavorable.
- En *cirugía ortopédica, cardíaca, digestiva, obstétrica, hepática y urológica,* así como en pacientes sépticos se acumulan un grupo importante de publicaciones con un número escaso de pacientes y siempre en sangrado no controlable con el tratamiento convencional.

Los efectos adversos asociados al tratamiento, aunque parecen raros con factor VIIa, se deben fundamentalmente a su teórico potencial trombogénico.

Los efectos adversos asociados al tratamiento se deben fundamentalmente a su teórico potencial trombogénico.

BIBLIOGRAFÍA

MUÑOZ M, LEAL-NOVAL SR, GARCÍA-ERCE JA, NAVEIRA E. *Prevalencia y tratamiento de la anemia en el paciente crítico.* Med. Intensiva. 2007;31:388-98.

HAJJAR LA, AULER JUNIOR JO, SANTOS L, GALAS F. *Blood transfusion in critically ill patients: state of the art.* Clinics. 2007;62: 507-24.

NAPOLITANO LM. Curr Opin Crit Care. 2004 Oct;10(5):311-7.

TACCONE FS, ARTIGAS A, SPRUNG CL, MORENO R, YASSER SAKR Y, JEAN-LOUIS VINCENT JL. *Characteristics and outcomes of cancer patients in European ICUs. Crit Care.* 2009;13(1):R15. Epub 2009 Feb 6.

BRUNET F, LANORE JJ, DHAINAUT JF, DREYFUS F, VAXELAIRE JF, NOUIRA S, GIRAUD T, ARMAGANIDIS A, MONSALLIER JF. *Is intensive care justified for patients with haematological malignancies?* Intensive Care Med. 1990;16(5):291-7.

STAUDINGER T, STOISER B, MÜLLNER M, LOCKER GJ, LACZIKA K, KNAPP S, BURGMANN H, WILFING A, KOFLER J, THALHAMMER F, FRASS M. *Outcome and prognostic factors in critically ill cancer patients admitted to the intensive care unit.* Crit Care Med. 2000 May;28(5):1322-8.

BERNARD GB, ET AL. *Efficacy and safety of recombinant human activated protein C for severe sepsis.* N Engl J Med 2001; 344:699-709 (PROWESS).

DELLINGER RP, LEVY MM, CARLET JM, ET AL: *Surviving Sepsis Campaign: International guidelines for management of severe sepsis and septic shock: 2008.* Crit Care Med 2008; 36:296–327.

VINCENT JL, BERNARD GR, BEALE R, DOIG C, PUTENSEN C, DHAINAUT JF, ARTIGAS A, FUMAGALLI R, MACIAS W, WRIGHT T, WONG K, SUNDIN DP, TURLO MA, JANES J. *Drotrecogin alfa (activated) treatment in severe sepsis from the global open-label trial ENHANCE: further evidence for survival and safety and implications for early treatment.* Crit Care Med. 2005 Oct; 33(10):2266-77.

TRIULZI DJ. (*Transfusion-related acute lung injury: current concepts for the clinician.* Anesth Analg. 2009 Mar;108(3):770-6. Review).

COTTON BA, AU BK, NUNEZ TC, GUNTER OL, ROBERT-

SON AM, YOUNG PP. (*Predefined massive transfusion protocols are associated with a reduction in organ failure and postinjury complications.* J Trauma. 2009 Jan;66(1):41-8; discussion 48-9).

SARANI B, DUNKMAN WJ, DEAN L, SONNAD S, ROHRBACH JI, *Gracias VH. Transfusion of fresh frozen plasma in critically ill surgical patients is associated with an increased risk of infection.* Crit Care Med. 2008 Apr;36(4):1114-8.

BENOIT DD, VANDEWOUDE KH, DECRUYENAERE JM, HOSTE EA, COLARDYN FA. *Outcome and early prognostic indicators in patients with a hematologic malignancy admitted to the intensive care unit for a life-threatening complication.* Crit Care Med. 2003 Jan;31(1):104-12.

MERZ TM, SCHÄR P, BÜHLMANN M, TAKALA J, ROTHEN HU. *Resource use and outcome in critically ill patients with hematological malignancy: a retrospective cohort study.* Crit Care. 2008;12(3):R75. Epub 2008 Jun 6.

MASSION PB, DIVE AM, DOYEN C, BULPA P, JAMART J, BOSLY A, INSTALLÉ E. *Prognosis of hematologic malignancies does not predict intensive care unit mortality.* Crit Care Med. 2002 Oct;30(10):2260-70.

NADEL S, GOLDSTEIN B, WILLIAMS MD, DALTON H, PETERS M, MACIAS WL, ABD-ALLAH SA, LEVY H, ANGLE R, WANG D, SUNDIN DP, GIROIR B; *Researching severe Sepsis and Organ dysfunction in children: a global perspective (RESOLVE) study group. Drotrecogin alfa (activated) in children with severe sepsis: a multicentre phase III randomised controlled trial. Lancet.* 2007 Mar 10;369(9564):836-43.

BARIE PS, WILLIAMS MD, MCCOLLAM JS, BATES BM, QUALY RL, LOWRY SF, Fry DE; PROWESS *Surgical Evaluation Committee Benefit/risk profile of drotrecogin alfa (activated) in surgical patients with severe sepsis.* Am J Surg. 2004 Sep;188(3):212-20.

PAYEN D, SABLOTZKI A, BARIE PS, RAMSAY G, LOWRY S, WILLIAMS M, SARWAT S, NORTHRUP J, TOLAND P, MCL BOOTH FV *International integrated database for the evaluation of severe sepsis and drotrecogin alfa (activated) therapy: analysis of efficacy and safety data in a large surgical cohort. Surgery.* 2006 Nov;140(5):726-39.

RAWN J. *The silent risks of blood transfusion. Curr Opin Anaesthesiol.* 2008 Oct;21(5):664-8).

MARIK PE, CORWIN HL. (*Efficacy of red blood cell transfusion in the critically ill: a systematic review of the literature.* Crit Care Med. 2008 Sep;36(9):2707-8).

TAYLOR RW, O'BRIEN J, TROTTIER SJ, MANGANARO L, CYTRON M, LESKO MF, ARNZEN K, CAPPADORO C, FU M, PLISCO MS, SADAKA FG, VEREMAKIS C. *Red blood cell transfusions and nosocomial infections in critically ill patients.* Crit Care Med. 2006 Sep;34(9):2488-9.

HÉBERT PC, WELLS G, BLAJCHMAN MA, MARSHALL J, MARTIN C, PAGLIARELLO G, ET AL. *A multicenter, randomized, controlled clinical trial of transfusion requirements in critical care.* N Engl JMed. 1999;340:409-17.

BACH PB, SCHRAG D, NIERMAN DM, ET AL: *Identification of poor prognostic features among patients requiring mechanical ventilation after hematopoietic stem cell transplantation.* Blood 2001; 98:3234–3240.

SILFVAST T, PETTILÄ V, IHALAINEN A, ELONEN E. *Multiple organ failure and outcome of critically ill patients with haematological malignancy.* Acta Anaesthesiol Scand. 2003 Mar;47(3):301-6.

BACH PB, SCHRAG D, NIERMAN DM, HORAK D, WHITE P JR, YOUNG JW, GROEGER JS. *Identification of poor prognostic features among patients requiring mechanical ventilation after hematopoietic stem cell transplantation.* Blood. 2001 Dec 1;98(12):3234-40.

BRUENNLER T, MANDRAKA F, ZIERHUT S, SIEBIG S, WREDE C, KLEBL F, HOLLER E, SALZBERGER B, SCHOELMERICH J, LANGGARTNER J. *Outcome of hemato-oncologic patients with and without stem cell transplantation in a medical ICU.* Eur J Med Res. 2007 Aug 16;12(8):323-30.

FERRÀ C, MARCOS P, MORGADES M, MISIS M, BORDEJÉ ML, RIBERA JM. *Similar prognosis for transplanted and non-transplanted patients with hematological malignancy admitted to the intensive care unit.* Med Clin (Barc). 2008 Apr 26;130(15):573-5. Spanish.

BOSCH X, SAMBOLA A, ARÓS F, LÓPEZ-BESCÓS L, MANCISIDOR X, ILLA J, CLARAMENTE R. *Utilización de la trombólisis en los pacientes con infarto agudo de miocardio en España: observaciones del estudio PRIAMHO.* Rev Esp Cardiol 2000; 53: 490-501.

ACC/AHA *guidelines for the management of patients with ST-elevation myocardial infarction;* A report of the American College of Cardiology/American Heart Association Task Force on Practice Guidelines (Committee to Revise the 1999 Guidelines for the Management of patients with acute myocardial infarction). Antman EM, Anbe DT, Armstrong PW, Bates ER, Green LA, Hand M, Hochman JS, Krumholz HM, Kushner FG, Lamas GA, Mullany CJ, Ornato JP, Pearle DL, Sloan MA, Smith SC Jr, Alpert JS, Anderson JL, Faxon DP, Fuster V, Gibbons RJ, Gregoratos G, Halperin JL, Hiratzka LF, Hunt SA, Jacobs AK, Ornato JP. J Am Coll Cardiol. 2004 Aug 4;44(3):E1-E211.

LLAU JV, LOPEZ-FORTE C, SAPENA L, FERRANDIS R. *Perioperative management of antiplatelet agents in noncardiac surgery.* Eur J Anaesthesiol. 2009 Mar;26(3):181-7. Review.

Tema 35. Estados de sobrecarga férrica. Hemocromatosis hereditaria

Mª Angustias Molina Arrebola, Rosario Pérez Moyano y Jesús A. García Bautista

El hierro es cuantitativamente el metal más importante en el metabolismo humano.

El hierro (Fe) es cuantitativamente el metal más importante en el metabolismo humano; es usado para transportar y guardar O2, movilizar electrones y catalizar reacciones esenciales en el metabolismo oxidativo y en el crecimiento y proliferación celular. Se obtiene a través de la dieta y se absorbe por las células mucosas de duodeno y yeyuno superior, a través de un complejo mecanismo de regulación. Hay dos factores que influyen en la absorción del Fe: los depósitos orgánicos de Fe y la actividad eritropoyética. Nuestro organismo no tiene ningún mecanismo para eliminar el Fe en exceso. Se deposita en forma de ferritina y hemosiderina y éstas no son tóxicas. Sin embargo, el Fe liberado de los depósitos puede reaccionar con el peróxido de O2 y generar radicales libres que producen daño oxidativo en organelas y células, llevando a la insuficiencia orgánica. La lesión tisular consiste en: rotura de liposomas llenos de Fe, peroxidación de los lípidos de las organelas por exceso de Fe y estimulación de la síntesis de colágeno por parte de fibroblastos activados.

En la hemocromatosis hereditaria (HH) existe una alteración en ese mecanismo de regulación: se absorbe en exceso el Fe a nivel intestinal y se desarrolla sobrecarga férrica al no poder eliminarlo. Fisiológicamente, se absorbe 1-1,5 mg al día; en la HH, hasta 4 mg. Aproximadamente el 90% de este Fe se deposita en hígado. Generalmente, los hombres desarrollan una sobrecarga grave; las mujeres son de menor riesgo por las pérdidas sanguíneas durante la menstruación e hiperconsumo en parto y lactancia. Si una persona normal tiene unos 3-4 g de Fe en su organismo, los pacientes de HH avanzada contienen hasta 20 g.

En los últimos años se ha descrito un elemento regulador del metabolismo del Fe, la *hepcidina,* hormona peptídica hepática que controla la absorción de Fe y su liberación por los macrófagos; responde a la sobrecarga férrica y regula la expresión en superficie de la proteína exportadora del hierro o ferroportina. Ante situaciones de déficit de hierro, desciende la hepcidina, permitiendo que la ferroportina exporte hierro intracelular a la circulación; por el contrario, en situaciones de exceso de Fe, aumenta la hepcidina, bloqueando y degradando la ferroportina, evitando la introducción del Fe.

Se ha demostrado que mutaciones en algunos de los genes implicados en la HH como el gen HFE, gen TfR2 o receptor 2 de la transferrina y gen HJV, causan deficiencia de hepcidina, lo que explicaría la anomalía en la regulación en estos trastornos: al no existir el bloqueo sobre la ferroportina, se incrementa la absorción intestinal de Fe y el aumento de su transporte hasta la circulación por parte de los enterocitos y macrófagos, provocando hipersaturación de la transferrina y aumento de Fe libre que causa la lesión tisular por acúmulo. El grado de déficit de la hepcidina parece correlacionarse con la gravedad de la enfermedad: en los pacientes con la forma más grave (HH juvenil) los niveles en orina de hepcidina son muy bajos o indetectables.

Enfermedad por sobrecarga férrica:
Hemocromatosis
Sobrecarga secundaria
Hiperferritinemias no explicadas

La enfermedad por sobrecarga férrica se puede clasificar en: primaria o hemocromatosis hereditaria (HH) secundaria y un grupo misceláneo de hiperferritinemias no explicadas.

a) La *sobrecarga primaria puede clasificarse actualmente en 4 grupos* (tabla 1):

1. HH tipo 1 asociada al gen HFE
2. HH no asociadas al gen HFE:
   - HH tipo 2 o HH juvenil
   - HH tipo 3 o HH del receptor 2 de la transferrina
   - HH tipo 4 o enfermedad de la ferroportina

b) La *sobrecarga secundaria suele ser post-transfusional o de origen multifactorial:* anemia crónica, incremento de absorción (eritropoyesis ineficaz con hiperplasia medular) talasemia major y anemia sideroblástica, enfermedades del parénquima hepático (hepatopatía alcohólica, hepatitis viral aguda o hepatitis C crónica, neoplasias) estados inflamatorios (artritis reumatoide) síndrome de sobrecarga de Fe dismetabólico, atransferrinemia, etc.

c) *Hiperferritinemias no explicadas*

HEMOCROMATOSIS HEREDITARIA

Se describe en 1.889 con la triada diabetes, piel bronceada y cirrosis, asociada a sobrecarga férrica en hígado. En 1.935 ya se considera como una patología hereditaria. En 1.976 se demuestra la estrecha relación con el HLA-A3. En 1.996, se clona el gen de la HH asociada al HLA (denominado gen HFE por la OMS) situado en el cromosoma 6. En 2.000 se describe la ferroportina, único exportador del Fe celular, y ese mismo año se describe la proteína LEAP-1 (*liver-expressed antimicrobial peptide 1*) que más tarde acuñaría el término de hepcidina y que, actualmente, es considerada el elemento regulador fundamental del metabolismo del Fe. Los recientes avances en el diagnóstico molecular y en el estudio de los factores que influyen sobre el metabolismo férrico han cambiado de forma drástica el entendimiento de esta patología.

Tabla 1. Clasificación de los principales tipos de hemocromatosis hereditaria

Nombre	Tipo	Cromosoma afecto	Proteína mutada	Herencia
Hemocromatosis HH	1	6	HFE	Recesiva
Hemocromatosis juvenil	2A	1	Hemojuvelina	Recesiva
Hemocromatosis juvenil	2B	19	Hepcidina	Recesiva
Hemocromatosis del receptor 2 de la transferrina	3	7	Receptor 2 de la transferrina	Recesiva
Enfermedad de la ferroportina	4	2	Ferroportina	Dominante

HH ASOCIADA AL GEN HFE (HH TIPO 1)

La HH es la enfermedad autonómica recesiva más común en la raza caucasiana, con una frecuencia de 1/300-400 personas y una frecuencia de portadores de aproximadamente un 11% de la población de origen europeo. Es menos prevalente en la raza negra (1/7.000, con heterocigotos el 2,3%) y extremadamente rara en asiáticos (heterocigotos 1/1.000); los hispánicos presentan frecuencias de 0,027% de homocigotos y 3% de heterocigotos.

En agosto de 1996, en EE.UU. se consiguió clonar el gen de la HH. Inicialmente llamado HLA-H (de hemocromatosis)

fue redefinido como HFE (*de High Iron Fe*) por el Comité de Nomenclatura para factores del sistema HLA de la OMS (HH relacionado con el gen HFE o HH-HFE).

El gen HFE es un ges atípico.

El gen HFE es un gen atípico, HLA, clase-I-like, de localización genómica 6p22, con estructura de DNA 12 Kb, 7 exones, y con expresión mayor en hígado e intestino delgado, y a menor nivel en todo el organismo, excepto en el cerebro.

La alteración genética más prevalente en la HH es una mutación sin sentido, sustituyendo en la posición 282 la cisteína por tirosina (C282Y) lo que traduce un cambio G→A en la posición 845 del gen (845 G→A Cys282Tyr). Se detecta hasta en un 90% de las HH europeas, y a nivel mundial, entre un 64-76%. Se estima que los homocigotos son 1/200 personas de descendientes europeos (10 veces más frecuente que la fibrosis quística). Parece que su origen es céltico, hace unos 2.000 años, y que conlleva ciertas ventajas, como la resistencia a dietas deficientes de Fe y a ciertas infecciones. Todos los homocigotos para la C282Y están genéticamente predispuestos al daño orgánico severo, pero es imposible predecir si se va a expresar fenotípicamente la mutación y en qué extensión.

Se ha descrito una 2ª mutación en la posición 63 que sustituye la histidina por ácido aspártico (H63D) de forma que en la posición 187 del gen se produce el cambio C → G (187C→ G Hys63Asp). Parece ser que esta mutación produce una menor expresión fenotípica. Ocurriría en un 4% de casos de HH.

Aproximadamente el 87% de personas de origen europeo con mutaciones del gen HFE son, o bien homocigotos para la mutación C282Y, o dobles heterocigotos para la C282Y y la H63D (tabla 2). En un trabajo publicado por Altés en 2005 sobre la prevalencia de esta enfermedad en la población española, 1 de cada 1.000 neonatos vivos son homocigotos para la mutación C282Y, mientras que 1 de cada 100 son dobles heterocigotos para la C282Y y la H63D.

Mura et al en 1.999 describen la sustitución sin sentido S65C. La mayoría de los laboratorios no hacen este test de rutina, porque se encuentra en sólo el 1% de los pacientes con HH afectados clínicamente, y su significado clínico es actualmente incierto. También se han encontrado otras mutaciones en el gen HFE en pacientes que tienen genotipos HFE atípicos.

Tabla 2. Relación entre el genotipo HFE y el fenotipo

Genotipo	*Fenotipo*
C282Y homocigoto	Hemocromatosis de variable expresión según factores genéticos y adquiridos. El 30% de mujeres y el 5% de hombres son asintomáticos por pérdidas sanguíneas.
C282Y heterocigoto	Generalmente normal. Expresa fenotipo de HH si hay otros factores asociados: βtalasemia minor, alcohol, hepatitis crónica viral.
C282Y / H63D heterocigotos compuestos	Puede expresar fenotipo, generalmente medio, con baja penetrancia.
H63D homo y heterocigotos	Generalmente normal. Moderada sobrecarga si + porfiria cutánea tarda o hepatitis crónica viral o alcohol. Raramente se asocian con fenotipo HH (similar a C282Y heterocigoto).

Historia natural

Comienza con un potencial genético: la existencia de las mutaciones del gen HFE conllevan una tendencia a sobreabsorber Fe del tracto gastrointestinal. Por su baja penetrancia, aproximadamente el 50% de los hombres y el 25% de las mujeres homocigotas van a desarrollar complicaciones graves sin tratamiento, mostrando una gran variabilidad clínica. Sin tratamiento, los varones pueden desarrollar síntomas entre los 40 y 60 años y las mujeres, después de la menopausia. Los síntomas iniciales son muy inespecíficos y, posteriormente, aparecerán los signos de daño orgánico.

La existencia de las mutaciones del gen HFE conllevan una tendencia a sobreabsorber Fe del tracto gastrointestinal.

Estos sucesos ocurren más rápidamente cuando se suman otros factores, como la ingesta de alcohol o la coexistencia de hepatitis crónica o porfiria cutánea tarda. Aunque los heterocigotos a veces tienen expresión fenotípica, generalmente no desarrollan problemas clínicos a no ser que concurran los factores antes indicados; cuando se estudian por screening familiar, aproximadamente el 25% tiene alteraciones bioquímicas y sobrecarga de Fe, pero sin clínica. La expresión de la enfermedad también se asocia a factores ambientales: el uso de suplementos de Fe y vitamina C (que incrementa la absorción de Fe) puede llevar a una expresión precoz. Por otro lado, la donación de sangre, las pérdidas fisiológicas (menstruación, embarazo) o patológicas (sangrado digestivo) pueden retrasarla.

Diagnóstico

Se basa fundamentalmente en datos clínicos, bioquímicos, genéticos, patológicos y de imagen.

El diagnóstico suele ser bioquímico.

- **Clínica.** Cada vez es más inusual que el diagnóstico se realice en pacientes que, sin presentar ningún síntoma característico, acudan en estadios avanzados de la enfermedad. Hoy día, el diagnóstico suele ser *bioquímico* tras la evaluación del metabolismo férrico. De forma ocasional, se pueden presentar con datos clínicos precoces de la HH, inespecíficos, como son dolor abdominal, fatiga, artralgias, sobre todo de 2ª y 3ª articulación metacarpofalángica, aumento de transaminasas, y/o disminución de la libido e impotencia por disfunción pituitaria. En pacientes jóvenes, puede presentarse con insuficiencia cardíaca congestiva o arritmias con aumento difuso del corazón y ser diagnosticados de miocardiopatía idiopática. La HH debería sospecharse en cualquier persona que presente los *signos clínicos de sobrecarga férrica avanzada,* como son: dolor abdominal por hepatomegalia, cirrosis hepática, carcinoma hepatocelular, diabetes mellitus, cardiomiopatía o fallo cardíaco, hipogonadismo, disfunción tiroidea e hiperpigmentación cutánea progresiva. Cuando ya se presenta la cirrosis, el 50% tendrá además diabetes mellitus y el 15% fallo cardíaco o arritmias y el riesgo de hepatocarcinoma será muy elevado (x200): ocasiona el 10-30% de las muertes relacionadas con HH. Debe sospecharse si un paciente con HH y cirrosis presenta dolor hepático, hepatomegalia, fiebre de origen desconocido o pérdida de peso.
- **Bioquímica.** Una cifra repetidamente elevada del índice de saturación de la transferrina (IST) es fuertemente sugestiva de HH y es la primera expresión fenotípica de la enfermedad. Se calcula según la fórmula: IST (%) = (Fe sérico (μg/ml) X 100) / concentración sérica de transferrina (mg/dl) X 1,27). No basta con realizar una única determinación puesto que el IST depende del hierro sérico, que muestra gran variabilidad dependiendo de la ingesta reciente. Actualmente, para el screening se usa un umbral de IST en 45%, ya que es capaz de detectar hasta un 98% de personas afectas, con muy pocos falsos positivos, y no valores superiores al 65% como se usaban en el pasado. Aproximadamente el 80% de los afectos con HH-HFE tienen un IST>60% en hombres y >50% en mujeres. Los

homocigotos para C282Y pueden tener un IST<45% en adultos jóvenes, pero puede incrementarse con el tiempo, por lo que se recomienda valoración bi/anual. El nivel de IST no se correlaciona con la presencia o ausencia de síntomas. La ferritina define el punto en el que la HH ya expresa una sobrecarga orgánica de Fe. Si la ferritina es normal, aunque el IST sea alto, es muy poco probable que haya daño orgánico. Si es >200 ng/ml en mujeres premenopáusicas o >300 en mujeres postmenopáusicas o varones, o si hay evidencia de hepatopatía (aumento de transaminasas o hepatomegalia) indica sobrecarga férrica primaria debida a HH. Entonces deben comenzar las flebotomías. La cifra de ferritina no debe utilizarse sola para la identificación de individuos afectos, puesto que es un reactante de fase aguda; la valoración conjunta con PCR o VSG puede ayudar a discernir si es debida a inflamación, infección o neoplasia más que a sobrecarga férrica. Suele aparecer hipertransaminemia, aunque no siempre en una HH avanzada: su elevación sugiere fibrosis, cirrosis, hepatopatía alcohólica, vírica, etc.

La ferritina define el punto en el que la HH ya expresa una sobrecarga orgánica de Fe.

- **Patológico:** Hasta hace unos años, en la época previa a los tests genéticos para el HFE, la biopsia hepática ha sido esencial en el proceso diagnóstico de la sobrecarga de Fe: define la distribución del Fe dentro de los lóbulos hepáticos, proporciona una evaluación semicuantitativa del exceso de Fe por graduación, permite la cuantificación de la concentración de Fe hepático (CHH) e informa del grado de lesión tisular dependiente del Fe y de lesiones asociadas (alcoholismo, hepatitis crónica viral, esteatosis). El valor normal de la CHH es <36 μmol Fe/g; valores por encima de 71 μmol Fe/g son altamente sugestivos de HH, y, en estado de cirrosis, suele superar los 400 μmol/g. El índice de Fe hepático (IHH) se obtiene al dividir la CHH por la edad del paciente. Se considera indicativo de HH un valor de IHH ≥1,9, que lo presentará el 85-90% de los afectos. En las sobrecargas férricas secundarias a hepatopatía, abuso de alcohol, etc., los niveles de CHH son siempre inferiores. El grado de hierro hepático también puede ser semi-cuantificado con la tinción histoquímica de Perls (grados 0 a 4; normal: 0-1; típico para HH-HFE: 3-4). En la HH-HFE, la mayor densidad de hierro teñido se sitúa en los hepatocitos periportales, con mínima o inexistente cantidad en las células retículo-endoteliales. Pero la biopsia hepática es una prueba cruenta, no exenta de riesgos, y que puede ofrecer gran variabilidad en la determinación de la CHH. Por otro lado, los tests genéticos para el gen HFE hacen innecesaria la biopsia hepática como diagnóstico inicial de HH. Por todo ello, actualmente debe considerarse necesaria la realización de biopsia hepática sólo cuando se sospeche estadio de cirrosis, lo que es importante con vistas al pronóstico, o ante la coexistencia de otra hepatopatía o ante fenotipos de sobrecarga férrica sin genotipo característico.

- **Resonancia magnética (RM).** El *gold standard* para el diagnóstico de la HH es la cuantificación de la concentración de Fe hepático (CHH) que clásicamente ha requerido de la biopsia hepática. Sin embargo, en los últimos años se han producido hallazgos relevantes en la valoración no invasiva de la CHH mediante RM. La sobrecarga férrica genera un acortamiento del T2 del hígado (tiempo de relajación, que mide señales negras como lesión, en comparación con la señal de los músculos paravertebrales) que se traduce en la imagen en una disminución de la señal proporcional a la sobrecarga férrica. También se está desarrollando el estudio T2 para la valoración de la sobrecarga férrica a nivel cardíaco.

> La sobrecarga férrica genera un acortamiento del T2 del hígado que se traduce en la imagen en una disminución de la señal proporcional a la sobrecarga férrica.

- **Genética.** Si un paciente con elevación del índice de saturación de transferrina (IST) y de la ferritina, es homocigoto para la mutación C282Y o doble heterocigoto C282Y/H63D, se considera ya como diagnóstico definitivo de HH y puede iniciar el tratamiento. En ausencia de estas mutaciones debería valorarse la CHH mediante RM o biopsia hepática. Otros genotipos HFE distintos de la homocigosidad para C282Y y la doble heterocigosidad C282Y/H63D no explicarían un estado de hemocromatosis: heterocigotos para C282Y, H63D homocigota y heterocigota, no serían responsables de sobrecarga férrica, siempre que no coexistan factores que alteren el metabolismo férrico, especialmente alcoholismo, síndrome polimetabólico y coexistencia de otra hepatopatía. Se dice que, de los heterocigotos para el gen HFE, el 2% de hombres tienen IST > 62% y el 3% de las mujeres > 50%; en cuanto a la ferritina en portadores heterocigotos, el 20% de los hombres y el 8% de las mujeres tienen concentraciones superiores al percentil 95. No suelen realizarse tests prenatales cuando los dos padres son portadores de la mutación HFE, puesto que el desarrollo de la enfermedad en la etapa adulta es tratable y el estado homocigoto presenta una baja penetrancia clínica.

- **Flebotomía cuantitativa.** La cantidad de Fe que se extrae por flebotomías bi/semanales es un criterio aceptado de medida del grado de sobrecarga férrica: cada flebotomía de 500 ml contiene unos 250 mg de Fe; la extracción de 4 g o más de Fe (unas 16 flebotomías) antes del desarrollo de eritropoyesis ferropénica confirmaría el diagnóstico de HH.

Tratamiento

Consiste en la flebotomía terapéutica, cuyo objetivo es extraer el Fe en exceso y mantener los depósitos férricos en los límites bajos de la normalidad. Las flebotomías deben iniciarse en hombres cuando la ferritina sea >300 ng/ml y en la mujer si es >200 ng/ml, independientemente de la presencia de síntomas, y es la concentración de ferritina la que monitorizará el tratamiento a seguir. Un esquema básico es flebotomía de una unidad (450-500 ml) semanal hasta que la ferritina sea <30-50 ng/ml, lo que indica que los depósitos de Fe potencialmente patógenos se han eliminado; en casos de gran sobrecarga, este período puede requerir hasta 2 años. Posteriormente, el mantenimiento se hará con flebotomías periódicas que mantengan la ferritina en <50 ng/ml (3-4 anuales en hombres, 1-2 en mujeres). Una vez que la ferritina ha llegado a 100 ng/ml, debe cuantificarse su cifra cada una o dos flebotomías.

> Flebotomía terapéutica extraer el Fe en exceso y mantener los depósitos férricos en los límites bajos de la normalidad.

Una vez que se inician las *flebotomías:*

- Si ha sido antes de aparecer complicaciones, y se consigue la depleción férrica, la esperanza de vida es la de una persona normal;
- Si ya hay síntomas, como fatiga, dolor abdominal e hiperpigmentación, suelen aliviarse;
- Si hay enfermedad establecida, como hepatopatía, enfermedad articular, diabetes, disfunción tiroidea o cardiopatía, pueden necesitarse ya tratamientos específicos, aunque las endocrinopatías y la artropatía mejoran en el 20% de los tratados;
- Si se inicia ya en estadio de cirrosis, tendrá una mejor evolución que sin tratamiento, pero no elimina un riesgo

de 10-30% de carcinoma hepatocelular y colangiocarcinoma años después de conseguir la depleción férrica;

- si no se consigue deplecionar los depósitos férricos tras 18 meses de tratamiento es un signo de mal pronóstico.

Las causas de muerte suelen ser fallo hepático, hepatocarcinoma, fallo cardíaco congestivo o arritmia. Sin embargo, muchos homocigotos para la C282Y identificados por screening sobreviven a edades avanzadas.

La terapia quelante del hierro no se recomienda, a no ser que exista una hiperferritinemia muy elevada coexistiendo con anemia, lo que hace la flebotomía imposible. Sin embargo, esta situación es muy rara en la HH-HFE.

El trasplante hepático es el único tratamiento para la hepatopatía en estadio terminal por cirrosis descompensada.

El trasplante hepático es el único tratamiento para la hepatopatía en estadio terminal por cirrosis descompensada. Sin embargo, la supervivencia post-trasplante entre los pacientes no tratados es pobre.

Consejos dietéticos para los afectos de HH-HFE podrían ser: evitar ferroterapia o suplementos minerales, el exceso de vitamina C, de mariscos crudos, de carnes rojas; ingerir sustancias que se unen al Fe e impiden su absorción como tanatos, fitatos, oxalatos, calcio y fosfatos (té, productos lácteos) etc. Otros cambios dietarios para minimizar o reducir la ingestión de Fe son innecesarios e ineficaces: lo que se absorbe diariamente en exceso (0,5-1 mg de Fe) es muy poco en comparación con los 200-250 mg por unidad de sangre extraída en cada flebotomía y, teniendo en cuenta que muchos pacientes son jóvenes activos, no se les puede someter a dietas demasiado restrictivas. El alcohol incrementa la absorción de Fe y el vino tinto contiene una gran cantidad de Fe. Si ya hay cirrosis, el consumo de alcohol multiplica el riesgo de desarrollar hepatocarcinoma. Los pacientes de HH con hepatopatía no deberían consumir nada de alcohol; en el resto, se puede permitir un consumo moderado.

HH NO ASOCIADAS AL GEN HFE

En los últimos años, numerosos estudios han demostrado que puede existir sobrecarga de Fe significativa sin evidencia de mutaciones del gen HFE, y sin otras alteraciones que lo justifiquen, lo cual indicaría la influencia de otros genes distintos implicados en los síndromes de HH.

HH tipo 2 o HH Juvenil (HJ)

Es también de herencia autosómica recesiva y afecta a ambos sexos por igual. Consiste en un desarrollo precoz y severo de sobrecarga férrica, incluso en la primera década de la vida, que se caracteriza por manifestaciones endocrinas, sobre todo hipogonadismo y diabetes, cardiomiopatía y arritmias, siendo menos importantes las alteraciones hepáticas. La sobrecarga férrica severa ya se puede presentar a los 20 años de edad. El principal síntoma en los niños es el dolor abdominal, y el hipogonadismo el signo más evidente en jóvenes. La causa de muerte en pacientes no tratados es el fallo cardíaco refractario o arritmias malignas. La tasa de acumulación de Fe es muy rápida (3,2 a 3,9 mg/d, comparado con una HH relacionada con el HFE que es de 0,8 a 1,6 mg/d). Responde a flebotomías, aunque deben ser más agresivas, y comenzar incluso en la infancia; si es posible, de 1,5 a 2 unidades semanales. Como la HH clásica los test de laboratorio revelan aumento del IST (de hasta el 100%) de la sideremia y de la ferritina. Se reconocen 2 tipos: 2A y 2B. El subtipo 2A se produce por una mutación en el gen de la hemojuvelina (HJV) localizado en el cromosoma 1q21. El subtipo 2B se caracteriza por una sobrecarga férrica particularmente severa, causada por una mutación en el gen HAMP (*Hepcidine-AntiMicrobial Peptide*) que codifica la hepcidina, y que hace que esté muy deficiente o ausente. Solo los homocigotos en los dos subtipos de HJ se asocian a sobrecarga férrica; los heterocigotos son asintomáticos y presentan un metabolismo férrico normal.

HJ se caracteriza por:
Hipogonadismo
Diabetes
Cardiomiopatía
Arritmias

HH tipo 3 (del receptor 2 de la transferrina)

Se ha identificado un homólogo del receptor de la transferrina, llamado receptor 2 (TfR2). Es un miembro de la familia de los receptores transferin-like, caracterizado por un patrón restringido de expresión en el hígado; aunque su función es aún poco clara, se postula que esté implicado en la absorción del Fe por parte del hepatocito a través de un mecanismo de endocitosis. Su gen se localiza en el cromosoma 7q22. Se describió por primera vez en Italia en 2.002. Se caracteriza por una sobrecarga gradual, predominando el daño hepático, con una importante elevación del IST, persistente a pesar de las flebotomías. Se presenta solamente en homocigotos; los heterocigotos son asintomáticos.

TfR2 se caracteriza por una sobrecarga gradual, predominando el daño hepático, con una importante elevación del IST, persistente a pesar de las flebotomías.

HH tipo 4 o enfermedad de la Ferroportina

Inicialmente fue descrita como hemocromatosis dominante o hemocromatosis de las Islas Salomon. La ferroportina es la única exportadora de Fe celular y se encuentra en todas las células y tejidos que tienen un flujo importante de Fe (enterocitos duodenales, placenta, macrófagos y hepatocitos). La hepcidina se une a la ferroportina e induce su internalización y degradación

La ferroportina es la única exportadora de Fe celular y se encuentra en todas las células y tejidos que tienen un flujo importante de Fe.

en los lisosomas, bloqueando el flujo de Fe. Tanto el déficit de hepcidina, como su interacción ineficaz con la ferroportina, provocarán una excesiva absorción del Fe y la sobrecarga férrica.

Se han descrito varias mutaciones sin sentido en el gen de la ferroportina SLC40A1, con carácter autosómico-dominante: es la HH tipo 4 o enfermedad de la ferroportina. La alteración se encuentra, por tanto, en la liberación de Fe desde la célula intestinal al plasma, y no en la absorción del Fe, como en el resto de las HH (déficit de hepcidina).

Hay una importante variabilidad en el comportamiento fenotípico de estos pacientes: unos muestran sobrecarga férrica parenquimatosa, mientras otras familias muestran una típica sobrecarga retículo-endotelial. Los individuos afectos suelen presentar una elevación precoz de la cifra de ferritina, a pesar de IST normales o descendidos. Presentan una baja tolerancia a las flebotomías, con tendencia a cifras bajas de Hb. El nivel de ferritina va en relación con la edad, pero es de 10 a 20 veces mayor de lo normal. No obstante, conforme se describen más mutaciones se observa que la presentación clínica puede ser muy variada, también con casos muy parecidos a la HH clásica (IST elevados e importante sobrecarga férrica parenquimatosa). Las mutaciones de la ferroportina han sido descritas en muchos países, independientemente de la raza, y parece ser la causa hereditaria más común de sobrecarga férrica más allá de la HH-HFE. En España también se han identificado dos nuevas mutaciones (R88T e I180T) en el gen de la ferroportina. Aunque el comportamiento clínico de esta entidad parece más benigno que la HH-HFE, y aunque no está claro si la sobrecarga férrica en el sistema retículo-endotelial necesita tratamiento, en principio, están indicadas las flebotomías, pero aplicando esquemas menos estrictos, teniendo además en cuenta la tendencia a la anemia, e intentado una diana de ferritina de unos 50-100 ng/ml.

Uso de quelantes del Fe orales

El nuevo quelante oral *deferasirox.*

Hasta hace poco, y a pesar de su potencial eficacia, el único quelante oral de Fe disponible era la *deferiprona,* y no se utilizaba para los trastornos de sobrecarga férrica genéticos, debido a su riesgo infrecuente, pero impredecible, de agranulocitosis. El nuevo quelante oral *deferasirox,* tomado una vez al día, se está utilizando en las sobrecargas férricas secundarias (talasemia mayor, síndromes mielodisplásicos, etc.) con buena eficacia y aceptable tolerancia, aunque debe darse con precaución en insuficiencia renal. En HH, podría ser una alternativa o coadyuvante a las flebotomías en algunas circunstancias en casos de sobrecargas excesivas que requieran una rápida depleción, como es el caso de la HH tipo 2 o hemocromatosis juvenil.

Hiperferritinemias no explicadas

Pueden verse incrementos moderados de ferritina con IST normal o alto y acúmulo moderado de Fe hepático en hepatopatías crónicas, alcohólicas o virales. Un aumento de Fe en los portadores del gen HFE puede amplificar el efecto tóxico del alcohol o del virus y acelerar la evolución a fibrosis y cirrosis. Igualmente, en la porfiria cutánea tarda, la asociación con el gen HFE puede ser el detonante de ataques de porfiria.

La **porfiria cutánea tarda (PCT)** es una patología de la piel que se presenta con una erupción vesículo-bullosa en las manos y cara, cicatrices e hirsutismo, causada por fotosensibilización inducida por el depósito de porfirinas en la piel. Es el tipo más común de porfiria, causada por una actividad reducida de la enzima uroporfirinógeno-decarboxilasa (el URO-D) en el hígado. Hay dos tipos: PCT familiar, rara, autosómica dominante, donde la actividad enzimática está reducida en todas las células y la PCT esporádica, restringida solamente al hígado. En este último caso, el gatillo que dispara la enfermedad suele ser el consumo de alcohol, la administración de estrógenos, las infecciones virales y la sobrecarga férrica en hígado. La mayoría de los pacientes presentan aumento de transaminasas, biopsia compatible con hepatitis crónica (80%) y siderosis hepática (75%). Hay estudios que intentan relacionar esta entidad con la HH; de hecho, se ha encontrado alelos del gen HFE en un 53-87% de los pacientes con PCT esporádica, aunque no se conoce su patogénesis. La flebotomía terapéutica es el punto clave en el tratamiento, y demuestra su relación con la sobrecarga férrica, ya que remiten las lesiones cutáneas y mejoran los tests de función hepática.

PCT es una patología de la piel.

La **aceruloplasminemia** se describió por primera vez en Japón. Se debe a una pérdida de la actividad ferroxidasa plasmática de la ceruloplasmina, lo que impide el correcto flujo del Fe celular (similar al déficit de ferroportina) a veces provocando una anemia microcítica hipocroma. Se produce un acúmulo difuso de Fe, pero sobre todo a nivel cerebral, por lo que se caracteriza por alteraciones neurológicas. Se diferencia de la enfermedad de Wilson en que cuando en ésta aparece hipoceruloplasminemia es secundaria a un defecto de transporte de cobre en el hígado. En

La aceruloplasminemia se debe a una pérdida de la actividad ferroxidasa plasmática de la ceruloplasmina.

la aceruloplasminemia están desaconsejadas las flebotomías por la anemia. Quizá sea útil la quelación del Fe.

En el **síndrome metabólico,** descrito por primera vez en 1.997 por Moirand et al y caracterizado por hipertensión, diabetes, hipertrigliceridemia, obesidad y esteatosis hepática, es común encontrar una moderada elevación de la ferritina, pero normalmente el nivel es desproporcionadamente mayor que los depósitos hepáticos, a la vez que no se eleva el IST.

Recientemente se han descrito entidades hereditarias que presentan *estados de hiperferritinemia sin sobrecarga férrica,* como son:

El síndrome de hiperferritinemia-cataratas hereditario se caracteriza por la combinación de hiperferritinemia evidente y desarrollo precoz de cataratas bilaterales.

- **Síndrome de hiperferritinemia-cataratas hereditario.** Se caracteriza por la combinación de hiperferritinemia evidente y desarrollo precoz de cataratas bilaterales. Se diferencia de la HH por ser de herencia autosómica dominante, presentar sideremia e IST normales o bajos, no relacionarse con el HLA y provocar un rápido desarrollo de anemia por déficit de Fe si se llevan a cabo flebotomías innecesarias. La ferritina sérica es un biproducto de la síntesis de ferritina intracelular; tiene dos subunidades: H en el cromosoma 11 y L, en el 19 (familia multigénica); la subunidad L sería la implicada. La mutación afecta a la porción que responde al Fe *Iron-Responsive-Element (IRE)* lo que influye sobre la regulación de la síntesis de ferritina y del receptor de la transferrina; al no responder a la unión con la proteína reguladora del Fe, se produce ferritina en exceso. Sin embargo, la L-ferritina no participa en la oxidación del Fe y su almacenaje, por lo que esta entidad es benigna y su única complicación es el desarrollo de cataratas bilaterales precoces, que requerirán intervención quirúrgica como único tratamiento. De hecho, pacientes que se han sometido a flebotomías han desarrollado rápidamente anemia sin descender los niveles de ferritina.

La hiperferritinemia benigna es una hiperferritinemia en ausencia de sobrecarga férrica y curso benigno.

- **Hiperferritinemia benigna.** Kannengiesser et al (2.009) describen una entidad con hiperferritinemia en ausencia de sobrecarga férrica y curso benigno. Estudian muestras de estudios familiares e individuos aislados con hiperferritinemia no explicada y encuentran una única mutación en la secuencia de la L-ferritina (Thr30Ile). Hasta ahora, estas mutaciones, extremadamente raras, se habían encontrado asociadas al síndrome de hiperferritinemia-cataratas hereditario o a otra alteración neurológica conocida como neuroferritinopatía. Concluyen que esta nueva mutación podría tener relación con la elevación en el nivel de ferritina en estos pacientes, por aumento en su secreción, aunque no se han descrito síntomas ni otras alteraciones asociadas.

- **Hemocromatosis perinatal o neonatal.** Es una rara enfermedad de sobrecarga férrica neonatal, que recuerda fenotípicamente a la HH del adulto. Se asocia a marcada siderosis hepática y extrahepática. El hígado es el órgano más severamente afectado, aunque páncreas, corazón y glándulas exocrinas y endocrinas también pueden mostrar sobrecarga con posibles déficits funcionales. La característica clínica es el fallo hepático perinatal con hipoalbuminemia y consecuente edema, hipoglucemia, hiperbilirrubinemia y coagulopatía. Presentan elevación de la cifra de ferritina, con descenso de transferrina e IST aumentado. El pronóstico suele ser fatal y la única opción curativa es el trasplante hepático. Se supone debida a una alteración en la adquisición de Fe en los trofoblastos o en el hígado fetal, sin que se conozca específicamente el defecto.

BIBLIOGRAFÍA

FEDER JN, GNIRKE A, THOMAS W ET AL. *A novel MHC class Ilike gene is mutated in patients with hereditary haemochromatosis.* Nat Genet 1996;13:399–408.

ALTÉS A. *Cribado genético de la hemocromatosis en España. Situación actual.* Med Clin 2005;125(5):184-6.

BRISSOT P, TROADEC MB, BARDOU-JACQUET E, LE LAN C, JOUANOLLE AM, DEUGNIER Y, LORÉAL O. *Current approach to hemochromatosis.* Blood Rev 2008;22(4):195-210.

PIETRANGELO A. *Hereditary hemochromatosis-a new look at an old disease.* N Engl J Med 2004;350(23):2383-97.

ADAMS P, BRISSOT P, POWELL LW. EASL International Consensus Conference on *Haemochromatosis.* J Hepatol 2000;33(3):485-504.

POWELL LW, YAPP TR. *Hemochromatosis.* Clin Liver Dis 2000;4(1):211-28.

MURA C, RAGUENES O, FÉREC C. *HFE mutations analysis in 711 hemochromatosis probands: evidence for S65C implication in mild form of hemochromatosis.* Blood 1999;93(8):2502-5.

O'NEIL J, POWELL L. *Clinical aspects of hemochromatosis.* Semin Liver Dis 2005; 25(4):381-91.

CAMASCHELLA C, ROETTO A, CALI A, ET AL. *The gene TFR2 is mutated in a new type of haemochromatosis mapping to 7q22.* Nat Genet 2000;25:14–15.

DONOVAN A, BROWNLIE A, ZHOU Y, SHEPARD J, PRATT SJ, MOYNIHAN J ET AL. *Positional cloning of zebrafish ferroportin1 identifies a conserved vertebrate iron exporter.* Nature 2000;403:776–781.

CREMONESI L, FORNI GL, SORIANI N, LAMAGNA M, FERMO I, DARAIO F, GALLI A, PIETRA D, MALCOVATI L, FERRARI M, CAMASCHELLA C, CAZZOLA M. *Genetic and clinical heterogeneity of ferroportin disease.* Br J Haematol 2005;131(5):663-70.

CAZZOLA M. *Genetic disorders of iron overload and the novel* ferroportin disease. Haematologica 2003;88(7):721-4.

PIETRANGELO A. The ferroportin disease. Blood Cells Mol Dis 2004;32(1):131-8.

PAPANIKOLAOU G, TZILIANOS M, CHRISTAKIS JI, BOGDANOS D, TSIMIRIKA K, MACFARLANE J, GOLDBERG

YP, SAKELLAROPOULOS N, GANZ T, NEMETH E. *Hepcidin in iron overload disorders.* Blood 2005;105(10):4103-5.

BACH V, REMACHA A, ALTÉS A, BARCELÓ MJ, MOLINA MA, BAIGET M. *Autosomal dominant hereditary hemochromatosis associated with two novel Ferroportin 1 mutations in Spain.* Blood Cells Mol Dis 2006;36(1):41-5.

CAPPELLINI MD, TAHER A. *Deferasirox (Exjade) for the treatment of iron overload.* Acta Haematol 2009;122(2-3):165-73.

CAMASCHELLA C, POGGIALI E. *Towards explaining* unexplained hyperferritinemia. Haematologica 2009;94(3):307-9.

SAMPIETRO M, FIORELLI G, FARGION S. *Iron overload in porphyria cutanea tarda.* Haematologica 1999;84(3):248-53.

MOIRAND R, MORTAJI AM, LORÉAL O, PAILLARD F, BRISSOT P, DEUGNIER Y. *A new syndrome of liver iron overload with normal transferrin saturation.* Lancet 1997;349(9045):95-7.

KANNENGIESSER C, JOUANOLLE A-N, HETET G, MOSSER A, MUZEAU F, HENRY D, BARDOU-JACQUET E, ET AL. *A new missense mutation in the L ferritin coding sequence associated with elevated levels of glycosylated ferritin in serum and absence of iron overload.* Haematologica 2009;94:335-9.

GRABHORN E, RICHTER A, BURDELSKI M, ROGIERS X, GANSCHOW R. *Neonatal hemochromatosis: long-term experience with favorable outcome.* Pediatrics. 2006;118(5):2060-5.

CAMASCHELLA C, POGGIALI E. *Rare types of genetic hemochromatosis.* Acta Haematol 2009;122(2-3):140-5.

Tema 36. Trasplante de células madre hematopoyéticas

Fernando Cobo Martínez, Jesús A. García Bautista y Mª Dolores Enciso Rivilla y Mª Isabel Cabeza Barrera

INTRODUCCIÓN

El trasplante de células madre hematopoyéticas es el proceso de recogida e infusión de células madre hematopoyéticas obtenidas de médula ósea (MO). La quimioterapia a alta dosis seguida de trasplante de médula ósea (TMO) o progenitores de sangre periférica (células madre o stem cells) se está incrementando, siendo utilizado para el tratamiento de algunas enfermedades hematológicas, neoplásicas e inmunológicas. Las células madre hematopoyéticas pueden ser obtenidas directamente de MO por punción-aspiración de espina ilíaca con el paciente bajo anestesia general. De forma alternativa, pueden ser obtenidas de sangre periférica tras estimulación con factores de crecimiento hematopoyético, como factor estimulante de colonias granulopoyéticas (G-CSF) seguida de leucoaféresis. La disponibilidad de células madre hematopoyéticas para trasplante permite la administración de radioterapia o quimioterapia supraletal a pacientes con diversas enfermedades, en un intento de incrementar la destrucción de células malignas. De forma adicional, las células trasplantadas pueden reconstituir el sistema inmune del paciente para proporcionar un efecto anti-tumor o, en el caso de TMO por enfermedades congénitas, proporcionar células que no sean deficientes en determinados componentes vitales.

> El trasplante de células madre hematopoyéticas es el proceso de recogida e infusión de células madre hematopoyéticas obtenidas de médula ósea.

TRASPLANTE ALOGÉNICO Y SINGÉNICO

El trasplante de médula ósea alogénico (TMOA) o el trasplante de sangre periférica necesitan de la transferencia de células madre de un donante a otra persona. El trasplante singénico

> El TMOA necesita de la transferencia de células madre de un donante a otra persona.

(TS) que acontece en aproximadamente el 1% de todos los trasplantes, es el caso en el que el donante y el receptor son gemelos genéticamente idénticos. El TMOA es considerado generalmente para pacientes no mayores de 55-60 años, aunque pacientes mayores de esa edad son excepcionalmente tratados. Sin embargo, en estos pacientes más mayores los resultados tienden a ser más pobres debido a que se incrementa la incidencia de enfermedad injerto contra huésped (EICH) con la edad. La decisión en todos los pacientes debe de tener en cuenta todos los factores, incluida no sólo la edad cronológica, sino también la edad fisiológica. El donante y el receptor deben ser compatibles para el antígeno leucocitario humano (HLA); los más importantes pares de genes incluyen HLA-A, HLA-B, HLA-C y loci HLA-DR, todos los cuales están íntimamente relacionados con el cromosoma 6 y heredados en haplotipos. La probabilidad de tener una compatibilidad de un hermano es 1:4; sin embargo, como resultado del relativo pequeño tamaño de las familias en USA y en otros países del continente europeo, sólo el 30% de pacientes tiene coincidencia del HLA en hermanos. Para pacientes que carecen de donante hermano genéticamente idéntico, existen otras posibles soluciones: identificar una persona no familiar con HLA idéntico de los donantes de MO, utilizar un familiar donante con coincidencia parcial, o identificar una o más unidades de cordón umbilical de un banco de cordón. Los genes que codifican los antígenos HLA son numerosos y los odds-ratios de dos individuos no emparentados que tengan HLA idénticos para el principal loci es menos de 1:10.000.

Habitualmente, el tiempo requerido para localizar un donante no emparentado, un tiempo de espera que puede ser demasiado largo para algunos pacientes con enfermedades rápidamente progresivas. Las coincidencias parciales de hermanos o la sangre de cordón umbilical es una fuente alternativa de células madre. Las células madre de sangre de cordón umbilical son almacenadas en bancos de cordón umbilical y no son necesarios adicionales medidas de colección. Debido a la biología inmadura de las células madre de cordón umbilical, esos trasplantes se asocian a una tasa más baja de EICH; consecuentemente, los requerimientos de compatibilidad HLA son menos estrictos. Sin embargo, las células de sangre de cordón umbilical necesitan ser compatibles de forma parcial con el receptor. El pequeño volumen de sangre de cordón hacen a veces inadecuado esos trasplantes para receptores adultos. El tiempo de injerto y la reconstitución inmune puede ser también diferente para este tipo de trasplante.

Cuando un donante adecuado ha sido identificado, el paciente es preparado para el TMOA o TS con altas dosis de quimioterapia sola o combinada con radioterapia. Este tratamiento está destinado a destruir cualquier célula maligna remanente, proporcionando suficiente inmunosupresión para permitir el injerto de las nuevas células y aclarar el espacio medular para el injerto de las nuevas células. Estos fármacos deben tener poca toxicidad a dosis mucho mayores que sus efectos hematológicos. Las antraciclinas a altas dosis son a menudo no viables debido a su toxicidad cardiaca. La mayoría de regímenes consisten en irradiación corporal total combinadas con agentes alquilantes, etopóxido o citarabina. Un componente integral de los regímenes para el TMOA es la inmunosupresión para prevenir la EICH y el rechazo del injerto. Debido a que el sistema inmune del receptor es sometido a ablación con altas dosis de quimioterapia y radiación, el rechazo del injerto es una rara eventualidad. Los fármacos utilizados más frecuentemente para prevenir la EICH incluyen tacrolimus, mofetil-micofenolato, rapamicina y la combinación de ciclosporina y metotrexate. Para trasplante de células madre hematopoyéticas alogénicas, la inmunosupresión profiláctica no es duradera; cuando la tolerancia inmunológica se ha establecido, los agentes inmunosupresores pueden ser retirados. Otra aproximación para prevenir la EICH es deplecionar las células T del donante del injerto; la desventaja de este abordaje es que se asocia con tasas incrementadas de recaídas de la enfermedad e infecciones, así como una supervivencia global que no parece ser mejorada. Para acelerar el injerto, los factores de crecimiento hematopoyéticos como G-CSF son administrados tras el trasplante hasta la recuperación del contaje de neutrófilos. Los regímenes de trasplante alogénicos también incluyen fármacos profilácticos antivirales (aciclovir, ganciclovir), agentes antifúngicos (fluconazol), antibióticos de amplio espectro (cefalosporinas, fluoroquinolonas) y fármacos anti-Pneumocystis (trimetroprim-sulfametoxazol, pentamidina).

Las leucemias que recaen tras trasplante de MO alogénico pueden a veces ser controlados por infusiones posteriores de linfocitos del mismo donante. Los linfocitos T del donante destruyen las células leucémicas mediante un mecanismo inmune llamado *efecto injerto vs. leucemia.* En tumores sólidos un efecto injerto vs. tumor puede ser demostrado a veces. Estos hallazgos

Los linfocitos T del donante destruyen las células leucémicas mediante un mecanismo inmune llamado *efecto injerto vs. leucemia.*

han conducido al desarrollo de nuevos abordajes: regímenes de trasplante no mieloablativo basados en la filosofía de que el trasplante de células madre alogénicas es una forma de inmunoterapia pues los linfocitos del donante erradican la enfermedad maligna no siendo necesarias altas dosis de quimioterapia ni irradiación.

TRASPLANTE DE MÉDULA ÓSEA AUTÓLOGO (TMOAu)

En el TMOAu las propias células hematopoyéticas del paciente son infundidas a él mismo para restablecer la función medular tras la administración de altas dosis de tratamiento quimioterápico y radioterápico.

En este tipo de trasplante, las propias células hematopoyéticas del paciente son infundidas a él mismo para restablecer la función medular tras la administración de altas dosis de tratamiento quimioterápico y radioterápico. Esas células pueden provenir de la médula ósea, de la sangre periférica o de ambas localizaciones del mismo paciente. La utilización de células hematopoyéticas autólogas incrementa considerablemente el número de pacientes susceptibles de ser trasplantados. El TMOAu puede ser también utilizado de forma segura en pacientes mayores debido a la ausencia de EICH, que es uno de los principales problemas en la población de esa edad. Una desventaja del TMOAu es el riesgo de contaminación del injerto con células tumorales viables. Aunque los pacientes sometidos a trasplante autólogo tienen mayores tasas de recaídas que aquellos sometidos a trasplante alogénico, la menor tasa de otras complicaciones con trasplante autólogo parece volverse similar a largo plazo. Una gran variedad de métodos han sido utilizados para disminuir la contaminación de injertos autólogos con células tumorales, pero no existen datos prospectivos que hayan confirmado todavía que esas intervenciones son beneficiosas, pues la mayoría de las recaídas se originan de erradicación incompleta de la enfermedad en el huésped.

La tabla 1 muestra una comparativa entre el trasplante alogénico y el autólogo.

Tabla 1. Comparación de trasplante alogénico y autólogo

Característica	Autólogo	Alogénico
Disponibilidad	La única limitación es la obtención de suficientes células madre	40-60% de pacientes
Límite de edad	Límite según status fisiológico	55-60 años
Principal causa de fallo	Recaída de la enfermedad	EICH Infecciones

PRINCIPALES INDICACIONES PARA EL TRASPLANTE

Para muchas enfermedades, el trasplante de células hematopoyéticas es ahora parte del tratamiento estándar. En la tabla 2 quedan reflejadas las patologías susceptibles de trasplante y las tasas de supervivencia a 3 años (datos obtenidos del informe de trasplantes entre 1996-2001 del *Center for International Bone Marrow Transplant Research*). Según estadísticas provenientes de centros de USA, más de 17.000 trasplantes alogénicos o autólogos son realizados por año para varias enfermedades (ver figura 1).

Tabla 2. Supervivencia a los tres años del trasplante de médula ósea autólogo y alogénico en algunas enfermedades específicas (%)

Enfermedad	TMOA	TMOAu
ENFERMEDADES HEMATOLÓGICAS		
Mieloma múltiple	48-52	54-63
Linfoma difuso de células grandes	23-33	41-66
Linfoma folicular	60	67-85
Enfermedad de Hodgkin	No usado	58-82
Leucemia linfática crónica	50	83
Leucemia linfática aguda	42-62	10-51
Leucemia mieloide aguda	41-61	37-62
Leucemia mieloide crónica	52-71	No usado
Síndrome mielodisplásico	33-78	No usado
ENFERMEDADES NO MALIGNAS		
Anemia de Fanconi	16-81	No aplicable
Anemia aplásica	33-82	No aplicable

Enfermedades linfoproliferativas

Linfoma no Hodgkin (LNH)

El trasplante autólogo ha sido utilizado para el tratamiento de LNH de moderado y alto grado de malignidad. Los pacientes con recaídas parecen beneficiarse más de este tratamiento si se someten a trasplante cuando todavía tienen enfermedad sensible a la quimioterapia. Los pacientes con características de alto riesgo sometidos a trasplante como parte de su tratamiento precoz planificado en el curso de la enfermedad, en la primera respuesta parcial o completa pueden tener mejor pronóstico que pacientes similares tratados con tratamiento convencional. El uso de altas dosis de quimioterapia y radiación y el trasplante autólogo en pacientes con enfermedad indolente se asocia con un fallo en la

Enfermedades linfoproliferativas:
LHN
Enfermedad de Hodgkin
MM
LLA
LLC

tasa de supervivencia del 40-60% a los 3 años del seguimiento. Debido a que las recaídas tardías son comunes, es necesario un seguimiento más prolongado para valorar en su totalidad los resultados de este tratamiento.

Enfermedad de Hodgkin

Los pacientes de dicha enfermedad han aceptado ampliamente la quimioterapia a altas dosis seguida del trasplante autólogo. El trasplante alogénico no ha sido utilizado ampliamente debido a un incremento de la morbi-mortalidad. El pronóstico es peor en pacientes que han recibido múltiples regímenes de quimioterapia que en aquellos que han sido sometidos a menor tratamiento. El TMOAu realizado en la primera remisión está siendo evaluado en pacientes con síntomas B, enfermedad diseminada con afectación de MO o de pulmón y otros factores de alto riesgo.

Mieloma múltiple (MM)

Tanto el TMOA como el TMOAu han sido realizados de forma satisfactoria en pacientes con MM. El mayor problema con el TMOA mieloablativo convencional ha sido su alta tasa de mortalidad. Con la mejora en los cuidados paliativos, la mortalidad asociada al trasplante con autoinjertos para el MM ha sido reducida al 1%, y un ensayo randomizado ha confirmado mejor supervivencia tras trasplante autólogo que tras quimioterapia convencional. El TMOAu en pacientes con MM tiene más éxito en pacientes menos sometidos a pre-tratamiento y tiene menor asociación a procesos tumorales. Actualmente, esta patología es la indicación más común para el TMOAu en USA.

Leucemia linfática aguda (LLA)

Los resultados de la inducción convencional y de la quimioterapia de consolidación para la LLA en niños es excelente, excepto en una pocas circunstancias clínica como la asociación con el cromosoma Philadelphia. La utilización del trasplante en niños se reserva generalmente para pacientes de alto riesgo y aquellos con recaídas tras el tratamiento inicial. En adultos, las indicaciones para trasplante son similares, aunque un mayor porcentaje de adultos fracasan tras el tratamiento inicial.

Leucemia linfática crónica (LLC)

Una selección de pacientes jóvenes con LLC-B refractaria o que ha recaído más de una vez, pueden beneficiarse del trasplante. Las tasas de supervivencia libre de enfermedad son del 40-60%. Debido a que el efecto injerto vs leucemia parece ser especialmente importante en la LLC-B, esta enfermedad se ha convertido en una de las indicaciones más frecuentes para el

TMOA no mieloablativo. El trasplante autólogo también produce altas tasas de remisión en pacientes con LLC-B pre-tratados, pero las tasas de recaídas son altas y una supervivencia eventual puede no ser mejorada.

Enfermedades mieloproliferativas

Leucemia mieloide aguda (LMA)

Debido a que la LMA puede ser curada con tratamiento quimioterápico convencional, la mayoría de los centros utilizan el trasplante solamente para recaídas en adultos o como parte del tratamiento inicial en pacientes con pobre pronóstico conocido, como algunas anormalidades cromosómicas de alto riesgo (anormalidades complejas o delecciones). La mayoría de los estudios muestran una tasa de recaídas disminuida con trasplante alogénico, pero la supervivencia global a largo plazo no se mejora debido a la morbi-mortalidad del propio trasplante.

Enfermedades mieloproliferativas:
LMA
LMC
Síndromes mielodisplásicos

Leucemia mieloide crónica (LMC)

El TMOA de un hermano donante HLA compatible produce una supervivencia libre de enfermedad a largo plazo en un 55-75% de pacientes con LMC y cromosoma Philadelphia positivo. Los resultados parecen ser mejores cuando los pacientes son más jóvenes, sometidos a trasplante dentro del primer año del diagnóstico, han recibido hidroxiurea en vez de busulfán y no han recibido interferón. Cuando este tipo de donante no está disponible, la utilización de donantes alternativos puede ayudar a curar en un 50% de pacientes con LMC en fase crónica. Sin embargo, el desarrollo de inhibidores no tóxicos y efectivos de la tirosin-kinasa para el tratamiento de LMC BCR-ABL positivo, está produciendo entusiasmo en cuanto al tratamiento mediante TMOA.

Síndromes mielodisplásicos

Estos síndromes en jóvenes son mejor tratados con TMOA de un hermano donante HLA compatible. La mayoría de pacientes con síndromes mielodisplásicos son ancianos, los cuales a menudo no son susceptibles de este tratamiento.

Enfermedades no malignas

Inmunodeficiencias

Algunas inmunodeficiencias como el síndrome de Wiskott-Aldrich o síndrome de inmunodeficiencia combinada severa han sido tratadas satisfactoriamente mediante trasplante de donantes hermanos HLA idénticos o mediante trasplante de donantes alternativos.

Enfermedades no malignas:
Inmunodeficiencias
Enfermedades genéticas
Anemia plasia
Enfermedades autoinmunes
Enfermedades cardíacas

Enfermedades genéticas

En este grupo podemos incluir la osteopetrosis, enfermedad de Gaucher y el síndrome de Hurler. Éstas pueden ser tratadas de forma satisfactoria con trasplante alogénico. Otras indicaciones incluyen hemoglobinopatías como la talasemia y otras enfermedades adquiridas de la sangre como la hemoglobinuria paroxística nocturna. El trasplante debe ser realizado con anterioridad al comienzo del fallo orgánico secundario.

Anemia aplásica

El trasplante alogénico puede conducir a una supervivencia libre de enfermedad a largo plazo de más del 50% de los pacientes con anemia aplásica severa. Cuando comparamos con el tratamiento inmunosupresor estándar, el TMOA es más probable que produzca una completa y duradera reversión de las anormalidades hematológicas. En pacientes con aplasia menos severa, los mayores de 40 años y aquéllos sin hermano donante compatible la terapia inmunosupresora es apropiada antes de la consideración de un trasplante alogénico.

Enfermedades autoinmunes

El trasplante de células madre autólogas como injerto en un sistema inmune tolerante ha tenido resultados prometedores en determinados pacientes con lupus eritematoso sistémico, artritis reumatoide, esclerodermia y esclerosis múltiple.

Enfermedades cardiacas

Se ha focalizado mucha atención en el tratamiento del infarto agudo de miocardio mediante células madre obtenidas de MO o sangre periférica para recuperar la función miocárdica. Hasta la fecha, la infusión de estas células de forma habitual directamente en la arteria coronaria relevante, ha mostrado resultados prometedores en la mejora de la función cardiaca a nivel local, pero no necesariamente a nivel general.

COMPLICACIONES DEL TRASPLANTE DE PRECURSORES

Infecciones

Las infecciones bacterianas están frecuentemente relacionadas con catéteres venosos centrales.

Las infecciones son la mayor causa de morbi-mortalidad tras el trasplante de células madre hematopoyéticas, especialmente el TMOA, debido a la prolongada inmunosupresión para la prevención o tratamiento de la EICH.

Las infecciones bacterianas están frecuentemente relacionadas con catéteres venosos centrales. Entre las infecciones fúngicas, aquéllas por Aspergillus acontecen de manera característica en pacientes que reciben de manera prolongada tratamiento con altas dosis de esteroides para el tratamiento de la EICH. Las infecciones virales incluyen la reactivación del citomegalovirus, virus del herpes 6 y virus de Epstein-Barr. Estos pacientes son también susceptibles a la infección por los virus respiratorios estacionales. El uso preventivo de G-CSF y GM-CSF reduce la tasa de infección, pero no mejora la supervivencia.

Al año tras trasplante alogénico o autólogo, los pacientes deberán recibir las siguientes vacunaciones: difteria, tétanos, *H. influenzae* tipo b, virus hepatitis A y B, polisacárido neumocócico 23, virus influenza, poliovirus inactivados y, sólo en áreas de mayor prevalencia, la vacuna meningocócica. Las vacunas vivas frente al sarampión, rubéola y parotiditis no deben ser administradas hasta los dos años después del trasplante y sólo en ausencia de EICH crónica o tratamiento inmunosupresor. Los miembros de la familia pueden recibir las vacunas rutinarias, incluido virus influenza, pero deben evitar el contacto que haya recibido vacuna oral para poliovirus hasta un mes tras la vacunación.

Toxicidad cardiaca

La mayoría de los centros de trasplante hacen screening de pacientes para alteraciones cardiacas de base que podrían incrementar el riesgo durante el procedimiento. De todos modos, unos pocos pacientes experimentan cardiotoxicidad, bien aguda durante el trasplante, o a largo plazo, que es manifestada con arritmias, fallo cardiaco o isquemia como resultado de la gran cantidad de volumen de fluidos administrados durante el procedimiento o por el estrés psicológico añadido. El derrame pericárdico puede desarrollarse en pacientes con enfermedad próxima al pericardio o estén recibiendo radioterapia en dicha área. Una miocardiopatía idiosincrásica puede ocurrir tras altas dosis de ciclofosfamida, así como una miocardiopatía debida a infección viral.

Toxicidad pulmonar

Incluye infecciones debidas a bacterias, hongos o virus producidas durante el trasplante. Además, en pacientes que estén recibiendo determinados agentes quimioterápicos como carmustina, un daño pulmonar inducido puede desarrollarse, aunque puede tratarse con corticoides. Los pacientes sometidos a trasplante alogénico tienen un riesgo aumentado de neumonitis causada por citomegalovirus y hongos, para síndrome de estrés respiratorio del adulto y para neumonía intersticial de etiología

> Toxicidad pulmonar incluye infecciones debidas a bacterias, hongos o virus producidas durante el trasplante.

desconocida. También puede manifestarse una EICH crónica a nivel pulmonar como una bronquiolitis obliterante con o sin neumonía obstructiva.

Toxicidad hepática y renal

La complicación hepática más frecuentemente asociada al trasplante es la enfermedad hepática veno-oclusiva, que se manifiesta por ictericia, hepatomegalia, ascitis y aumento de peso. Puede producirse un fallo hepático progresivo con fallo sistémico multiorgánico. Los factores predisponentes parecen ser lesión hepática previa, el uso de estrógenos y el uso de donantes no compatibles.

Respecto al daño renal, el fallo renal agudo que requiere diálisis ocurre infrecuentemente durante el procedimiento. El síndrome urémico-hemolítico idiopático o inducido por la ciclosporina puede resultar en una seria complicación tras TMOA.

EICH

La EICH aguda es manifestada por síntomas cutáneos, del tracto gastrointestinal y hepáticos dentro de los primeros 100 días tras el trasplante.

En el trasplante alogénico, la EICH aguda es manifestada por síntomas cutáneos, del tracto gastrointestinal y hepáticos dentro de los primeros 100 días tras el trasplante. Las manifestaciones cutáneas van desde un rash máculo-papular o eritrodermia o descamación generalizada. La severidad de la enfermedad hepática es medida en base a los niveles de bilirrubina y la de la enfermedad gastrointestinal por la cantidad de diarrea diaria.

Los pacientes que reciben trasplantes de donantes no familiares tienen riesgo incrementado y la incidencia y severidad de EICH aumenta con la edad del paciente. Otros factores de riesgo incluyen donante femenino, edad avanzada y seropositividad a citomegalovirus del donante o paciente. La profilaxis con ciclosporina o tacrolimus, con o sin metrotexate, corticoides o micofenolato mofetil reduce la incidencia y severidad. El tratamiento de EICH aguda incluye altas dosis de corticoides, globulina antitimocítica o anticuerpos monoclonales.

La EICH crónica acontece tras 100 días tras el trasplante y se desarrolla más probablemente en pacientes mayores que tuvieron EICH aguda. Los síntomas incluyen síndrome seco, sinusitis crónica, rash, esclerodermia-like, diarrea y anormalidades hepáticas. Los pacientes también tienen riesgo elevado de complicaciones infecciosas resultantes de la propia EICH o de su tratamiento. Los factores pronósticos adversos para la supervivencia incluyen trombocitopenia, manifestaciones clínicas progresivas, afectación de más del 50% de la piel y elevación de la bilirrubina. El tratamiento de la EICH crónica incluye mofetil micofenolato, talidomida, luz ultravioleta y otros agentes inmunosupresores.

Rechazo del injerto

Se desarrolla cuando las células inmunológicamente competentes del huésped destruyen las células trasplantadas del donante. Esta complicación es rara tras trasplantes de donante compatible y ocurre más frecuentemente en pacientes que reciben trasplantes de donantes alternativos o aquéllos con depleción de células T. Es menos probable en pacientes no transfundidos con anemia aplásica.

COMPLICACIONES TARDÍAS

Enfermedades malignas secundarias

Son sobre todo complicaciones tras la quimioterapia o la radioterapia. Se ha comunicado la aparición de LMA o síndromes mielodisplásicos tras TMOAu. Algunos estudios han sugerido que la irradiación corporal total puede incrementar el riesgo de esas complicaciones. Tras TMOA, la incidencia global de enfermedades malignas secundarias es del 2,2% a los 10 años y de un 6,7% a los 15 años tras el trasplante. Dentro de los 2 primeros años, la enfermedad maligna más común es la aparición de enfermedades linfoproliferativas relacionadas con el virus de Epstein-Barr. Los tumores sólidos aparecen más frecuentemente a los 3 años tras el trasplante. Los factores de riesgo incluyen el uso de globulina antitomocítica para el tratamiento de la EICH, la utilización de un injerto con depleción de células T, la incompatibilidad HLA y la irradiación corporal total.

> Complicaciones tardías:
> - Enfermedades malignas secundarias
> - Infertilidad e hipogonadismo
> - Disfunción endocrina

Infertilidad e hipogonadismo

El riesgo de fallo gonadal es probable que sea más bajo con el uso incrementado de regímenes preparativos no mieloablativos. La utilización de irradiación corporal total está casi siempre asociada con esterilidad, sin embargo han ocurrido embarazos a término en algunos pacientes tras otros regímenes. En varones, ocasionalmente se produce ginecomastia.

Disfunción endocrina

El síndrome de Cushing iatrogénico se produce debido al tratamiento prolongado con esteroides en pacientes con EICH crónico. Además pueden producirse miopatías inducidas por esteroides, necrosis avascular de cadera y osteoporosis. El hipotiroidismo se asocia típicamente a la irradiación corporal total o a la irradiación local de la cabeza y el cuello por linfomas u otro tipo de cáncer. La osteoporosis ocurre en el 50-60% de pacientes tras trasplante de células madre hematopoyéticas.

> La osteoporosis ocurre en el 50-60% de pacientes tras trasplante de células madre hematopoyéticas.

FUTURAS DIRECCIONES

La seguridad y la eficacia del trasplante puede ser mejorado por el uso de citoquinas hematopoyéticas para estimular la reconstitución inmunológica, expansión ex vivo de progenitores, modulación genética de las células, mejora de los cuidados de los pacientes trasplantados, mejora de la profilaxis frente a la EICH, mejora del tipaje HLA y nuevos agentes anti-cáncer.

BIBLIOGRAFÍA

COPELAN EA. *Hematopoietic stem cell transplantation.* A comprehensive review. N Engl J Med 2006; 354: 1813-1826.

DE WITTE T, OOSTERVELD M, MUUS P. *Autologous and allogenic stem cell transplantation for myelodysplastic síndrome.* A clinical review. Blood Rev 2007; 21: 49-59.

MILPIED N, DECONINCK E, GAILLARD F, ET AL. *Initial treatment of aggressive lymphoma with high-dose chemotherapy and autologous-stem cell support.* N Engl J Med 2004; 350: 1287-1295.

HORWITZ ME, SULLIVAN KM. *Chronic graft-versus-host disease. A clinical review.* Blood Rev 2006; 20: 15-27.

ATTAL M, HAROUSSEAU JL, STOPPA AM, ET AL. *A prospective, randomized trial of autologous bone marrow transplantation and chemotherapy in multiple myeloma.* N Engl J Med 1996; 335: 91-97.

LJUNGMAN P, URBANO-ISPIZUA A, CAVAZZANA-CALVO M, ET AL. *Allogenic and autologous transplantation for haematological diseases, solid tumors and immune disorders: definitions and current practice in Europe. A comprehensive overview.* Bone Marrow Transplant 2006; 37: 439-447.

FARQUHAR C, MARJORIBANKS J, BASSER R, ET AL. *High-dose chemotherapy and autologous bone marrow or stem cell transplantation versus conventional chemotherapy for women with metastatic breast cancer.* Cochrane Database Syst Rev 2006; 4: CD003142.

DEKKER A, BULLEY S, BEYENE J, ET AL. *Meta-analysis of randomized controlled trials of prophylactic granulocyte colony-stimulating factor and granulocyte-macrophage colony-stimulating factor after autologous and allogeneic stem cell transplantation.* J Clin Oncol 2006; 24: 5207-5217.

IMÁGENES

Tema 1. Fisiología de la hematopoyesis y factores de crecimiento hematopoyéticos

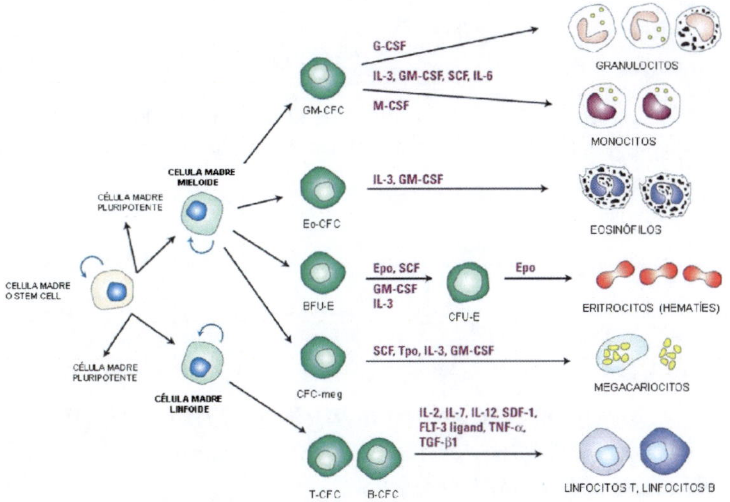

Figura 1 (pp.20). Líneas hematopoyéticas.
Modificado de www.whfreeman.lodis

Tema 2. Principales parámetros sanguíneos en hematología clínica. Interpretación de la hematimetría

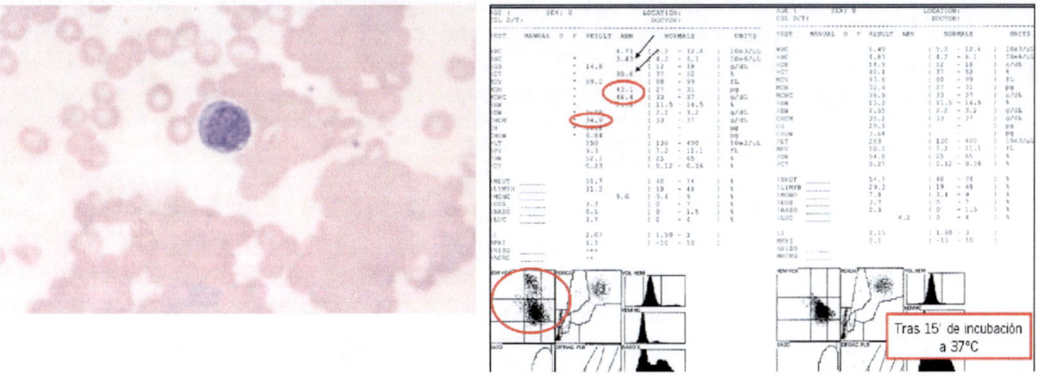

Figura 1 (pp.36). Presencia de crioaglutininas en una muestra. Se observa aparente doble población de hematíes con aumento espúreo de CHCM y HCM y disminución de recuento eritrocitario y hematocrito. Las alteraciones desaparecen al incubar la muestra a 37ºC.

Matriz HEM	CH < 28	CH = 28 - 41	CH > 41
V > 120	1 0.0 %	1 0.0 %	0 0.0 %
V = 60 - 120	254 0.6 %	32690 82.8 %	4268 10.8 %
V < 60	16 0.0 %	1563 4.0 %	668 1.7 %

Figura 2 (pp.39). Ejemplo de combinación de distribución de HCM y VCM en un analizador

Tema 3. Examen morfológico de la sangre periférica

Imágenes cedidas por la Dra. Mª Angustias Molina Arrebola y Dra. Mª del Carmen Porrino Herrera

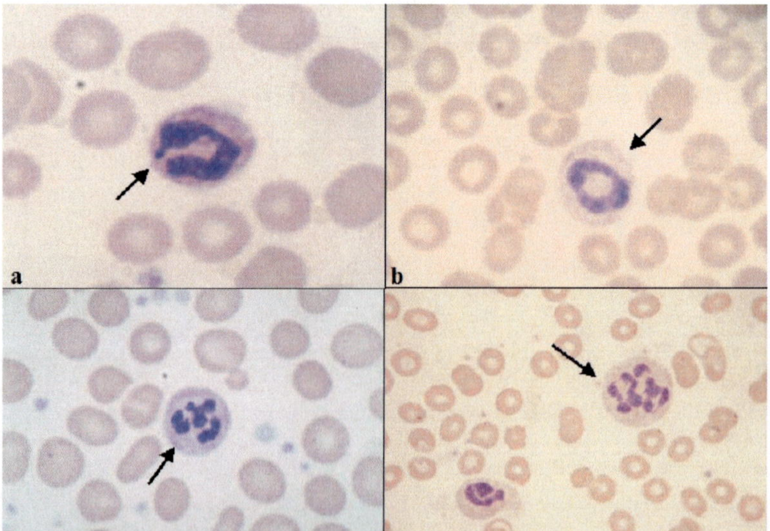

Figura 1 (pp.44). a: Palillo de tambor b: Núcleo en anillo c: Neutrófilo hipersegmentado d: Pleocariocito

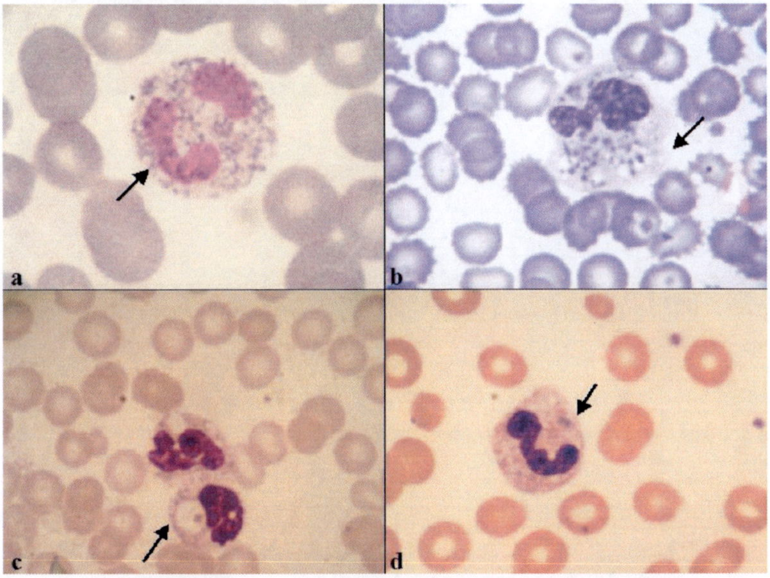

Figura 2 (pp.44 y 45). a: Granulación tóxica; b: S. de Chédiak-Higashi; c: Vacuolización; d: Cuerpo de Döhle

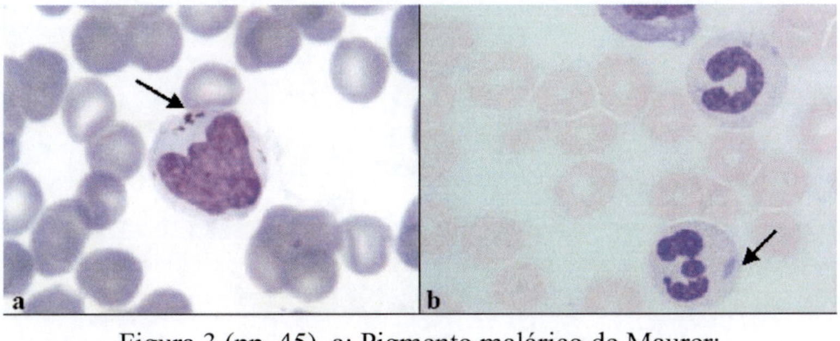

Figura 3 (pp. 45). a: Pigmento malárico de Maurer; b: Anomalía de May-Hegglin

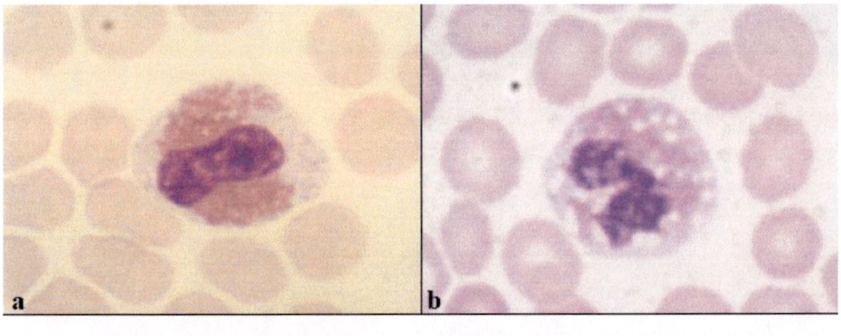

Figura 4 (pp.46). a: Eosinófilo hipogranulado y con disgranularidad; b: Eosinófilo con vacuolización

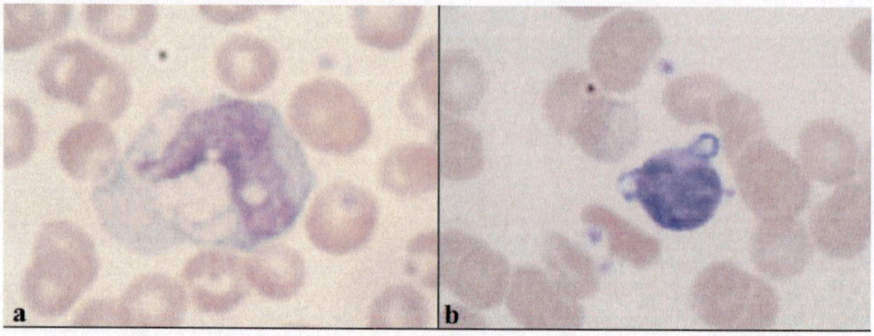

Figura 5 (pp.46 y 47) a: Monocito; b: Linfocito con clasmatosis

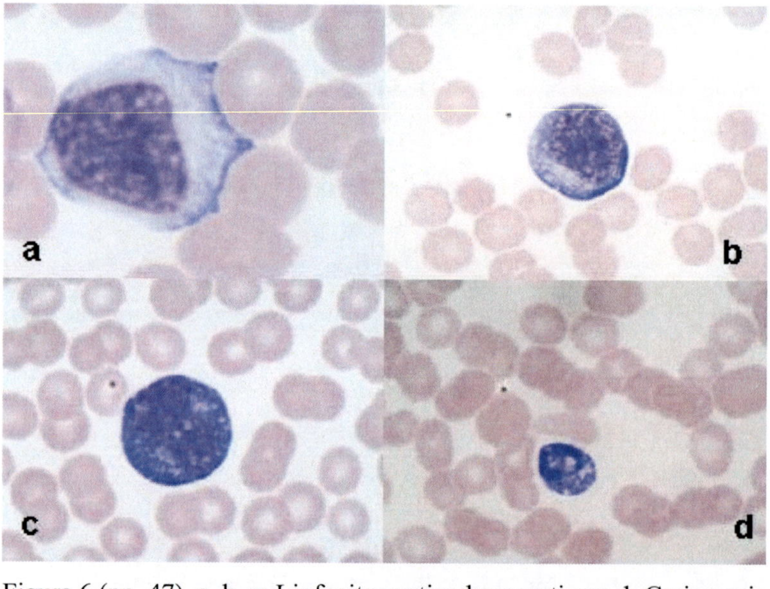

Figura 6 (pp. 47). a, b, c: Linfocitos activados-reactivos; d: Cariorrexis

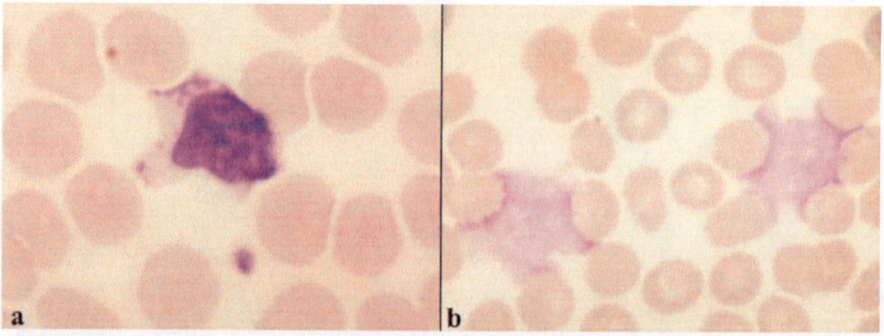

Figura 7 (pp.47) a: Linfocito granular; b: Sombras de Gümprecht

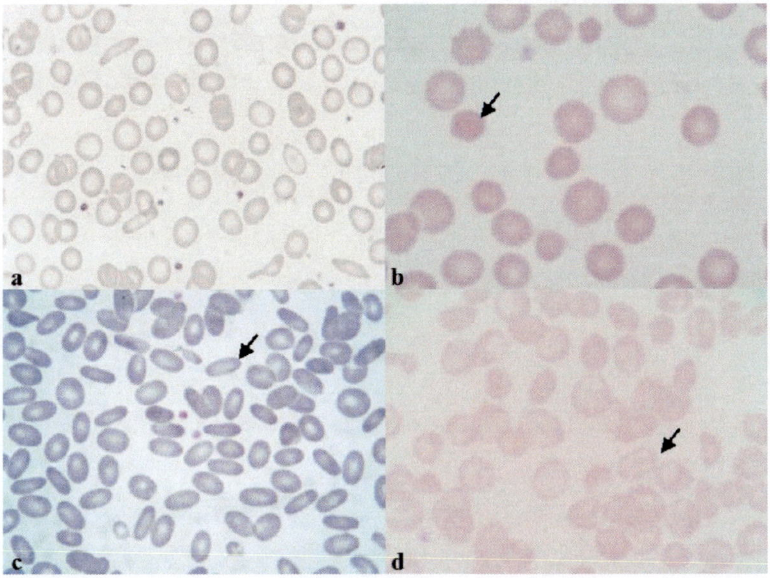

Figura 8 (pp.47 y 48). a: Anisopoiquilocitosis; b: Esferocito; c: Elipto-cito;

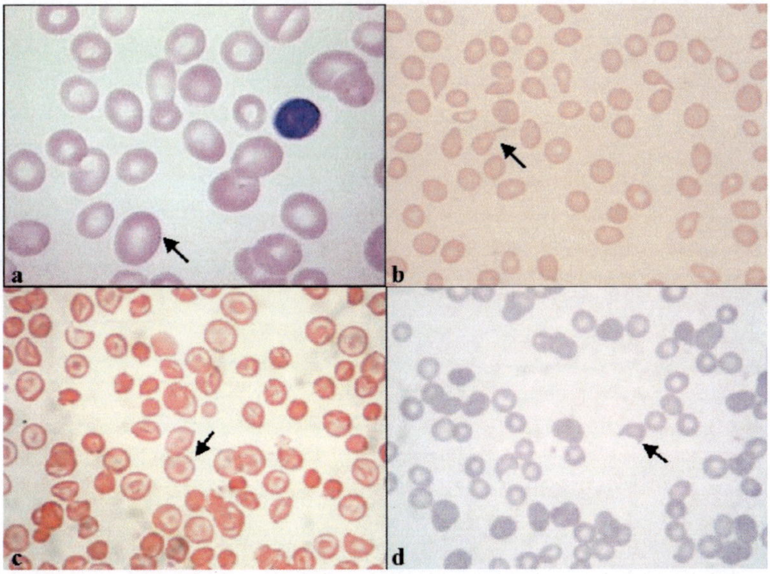

Figura 9 (pp.48 y 49). a: Ovalocito; b: Dacriocito; c: Dianocito; d:

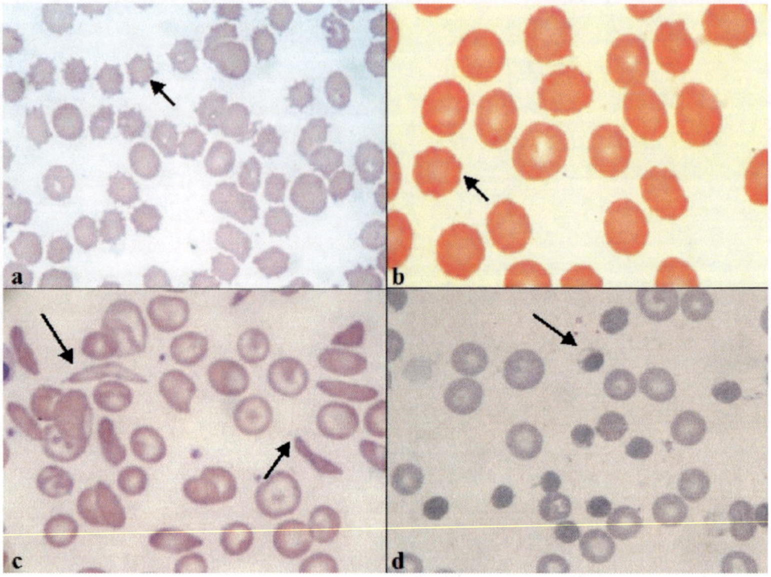

Figura 10 (pp.49). a: Acantocito; b: Equinocito; c: Drepanocito; d: Excentrocito

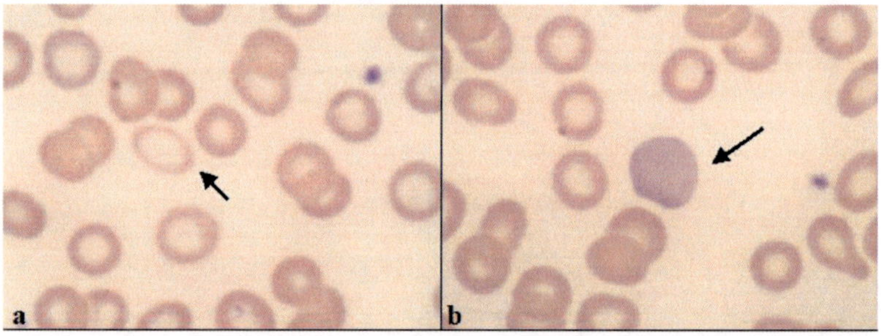

Figura 11 (pp.49 y 50). a: Hematíe hipocromo; b: Policromasia

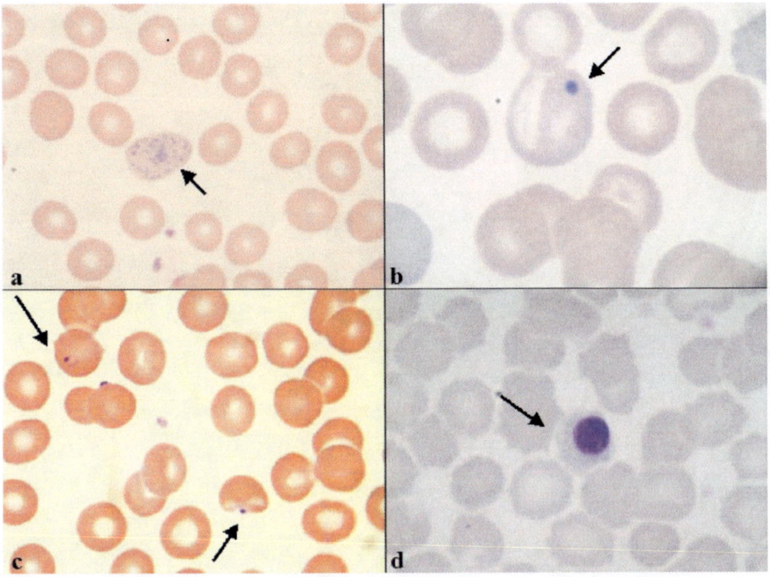

Figura 12 (pp.50 y 51). a: Punteado basófilo; b: Cuerpo de Howell-Jolly;

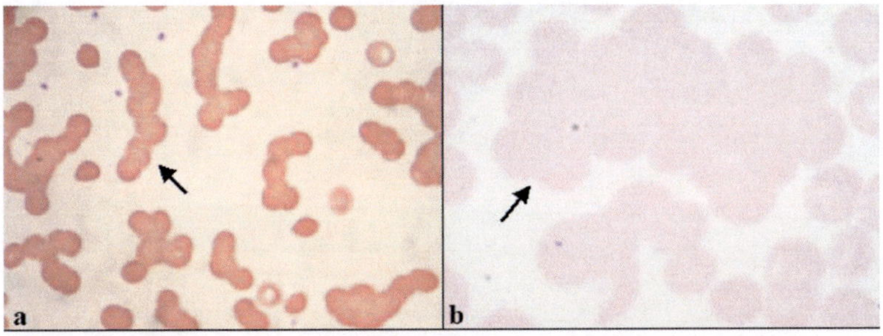

Figura 13 (pp. 51). a: Fenómeno de Rouleaux; b: Autoaglutinación por crioaglutininas

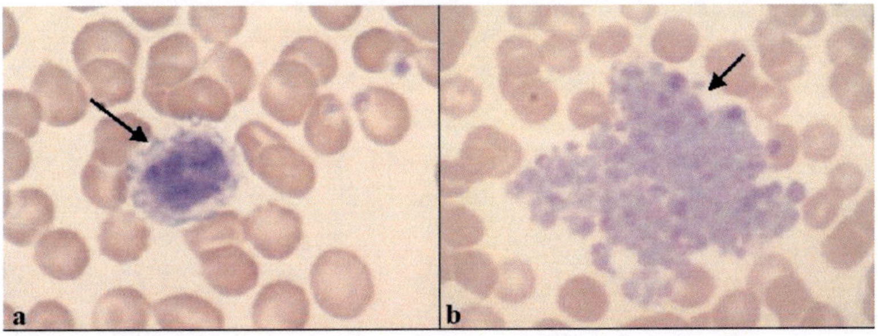

Figura 14. (pp. 52). a: Macrotrombocito displásico; b: Agregados plaquetares

Tema 5. Anemia ferropénica, anemias megaloblásticas y otras anemias carenciales

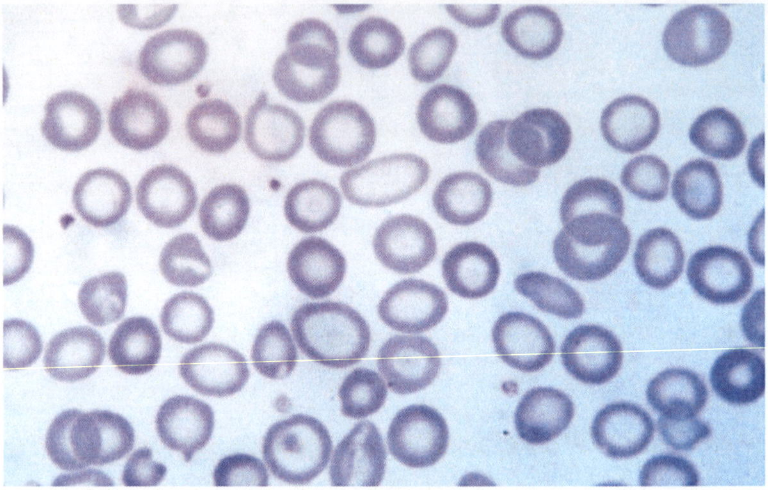

Figura 1. Anisocitosis, con microcitos, hipocromía evidente y anulocitos en ferropenia severa

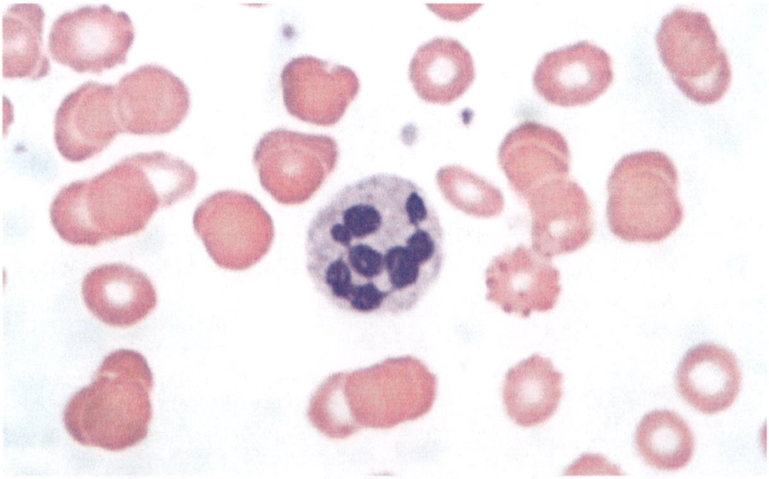

Figura 2. Neutrófilo hipersegmentado (pleocariocito) en déficit de vitamina B12

Tema 6. Anemias hemolíticas hereditarias

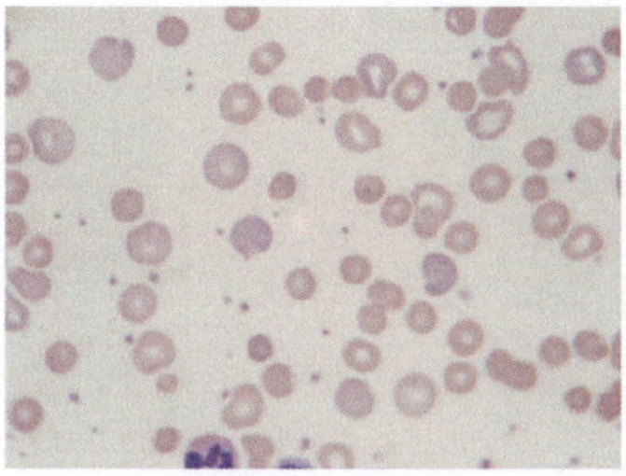

Figura 1-a (pp.103).
Esferocitosis

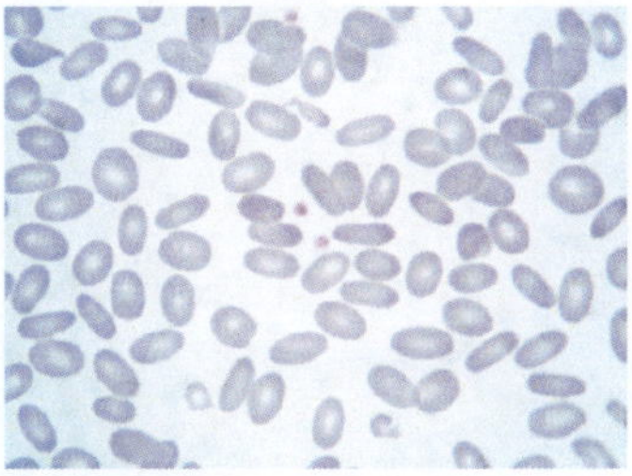

Figura 1-b (pp. 105).
Eliptocitosis

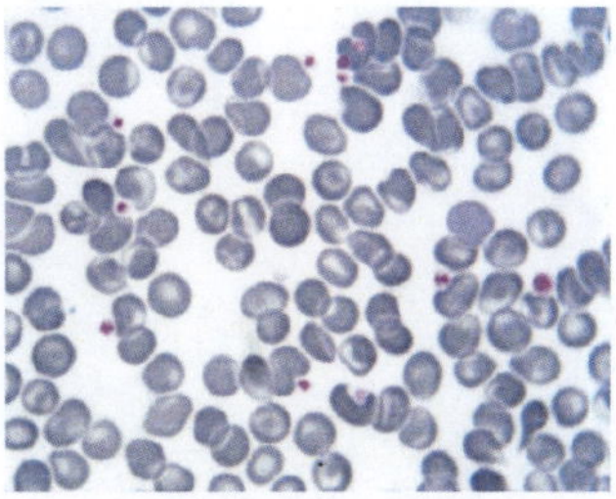

Figura 1-c (pp. 107)
Estomatocitosis

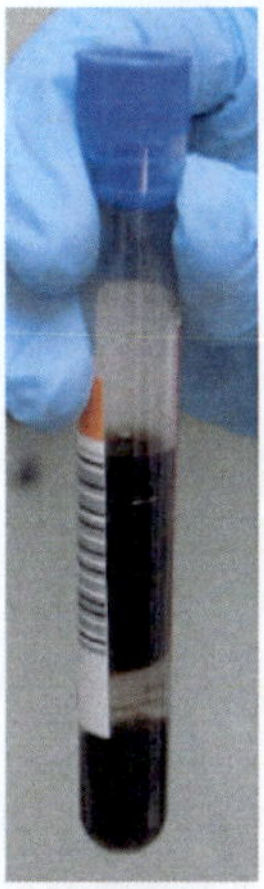

Figura 2. (pp.114). Aspecto del suero en crisis hemolítica en paciente diagnosticado de G6PD

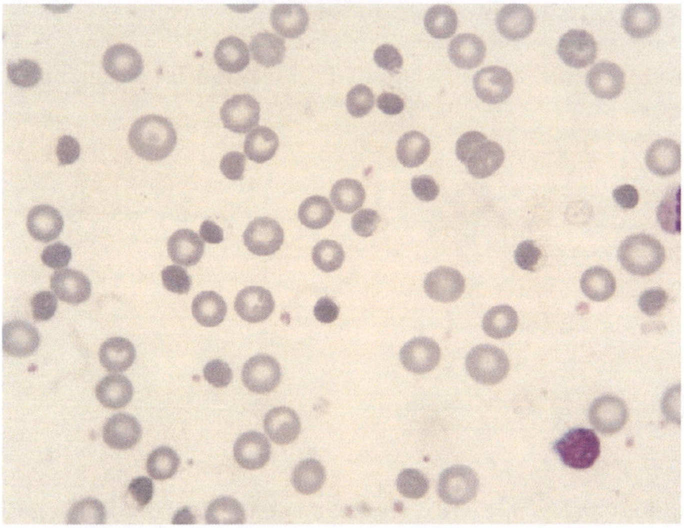

Figura 3 (pp.114). Excentrocitos o *hemighosts* en el déficit de G6PD.

Tema 7. Hemoglobinopatías estructurales

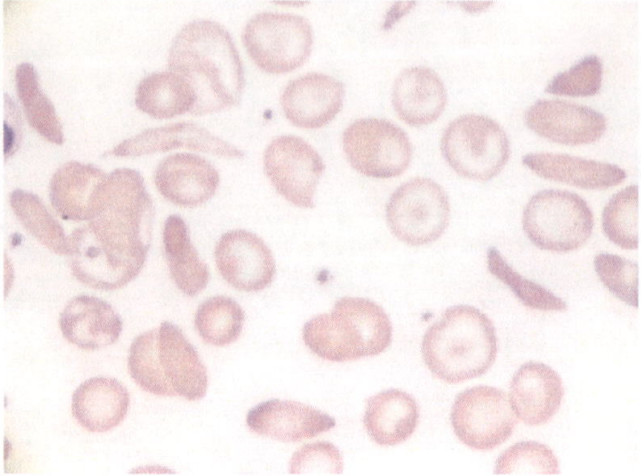

Figura 1 (pp.125). Drepanocitos y dianocitos en un paciente diagnosticado de HbSS durante una crisis hemolítica

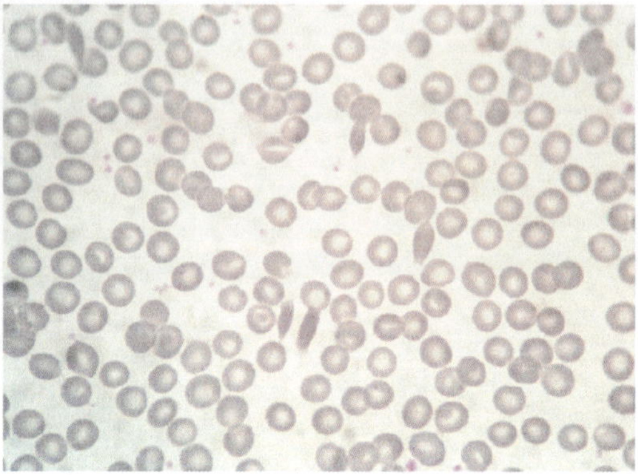

Figura 2 (pp.125). Drepanocitos aislados en un paciente heterocigoto para la HbS (HbAS)

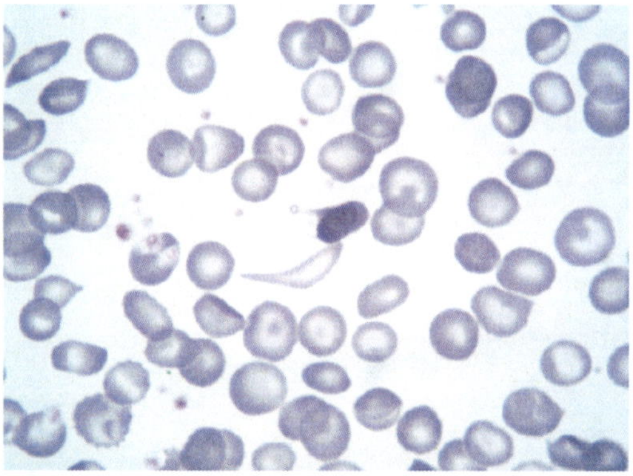

Figura 3 (pp.125). Frotis en un paciente con HbSS y crisis vasooclusiva

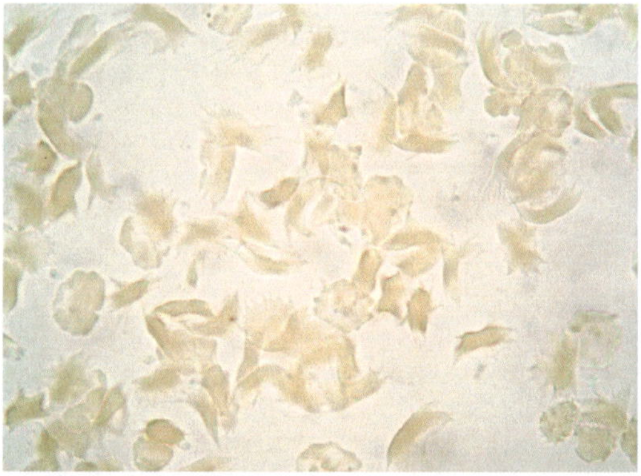

Figura 4 (pp.125). Prueba de falciformación positiva en HbSS

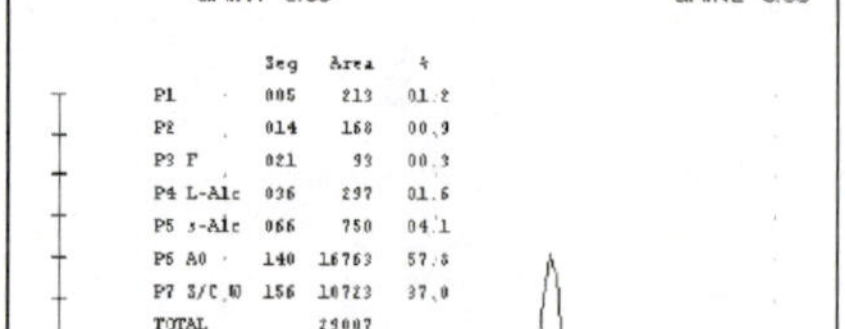

Figura 5 (pp.126). Gráfica obtenida por HPLC con el sistema Hi-AUTO-A1c 8160 (Menarini®). Se observa una banda anómala que corresponde a HbS (heterocigoto). Nótese la anotación P7 S/C W, que indica la presencia de la variante.

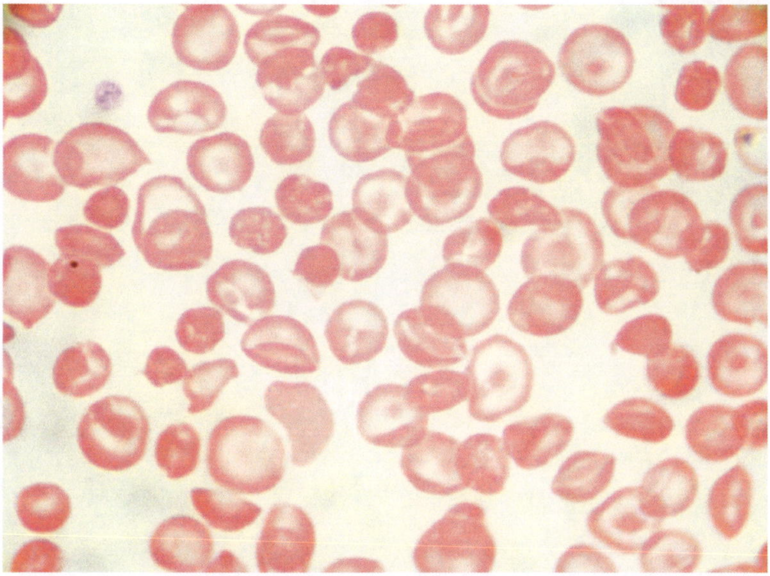

Figura 6 (pp.129). Frecuentes dianocitos y células de contornos irregularespor cristalización de la HbC en un paciente con HbCC

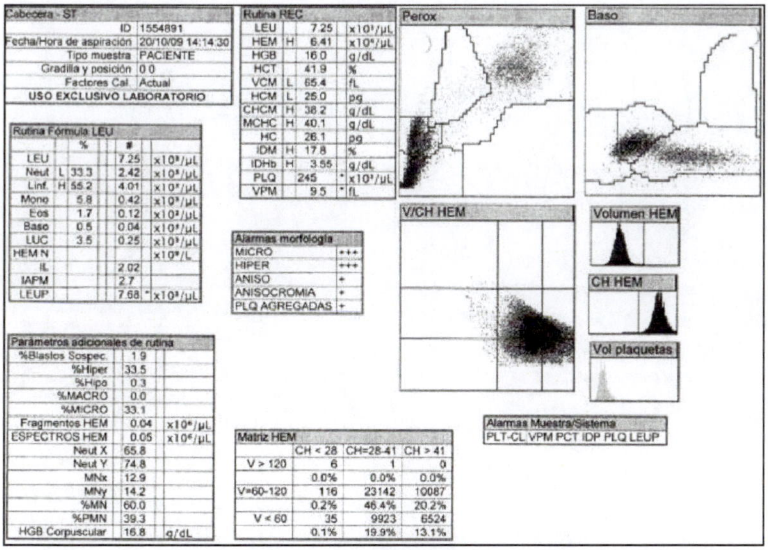

Cabecera - ST	
ID	1554891
Fecha/Hora de aspiración	20/10/09 14:14:30
Tipo muestra	PACIENTE
Gradilla y posición	0 0
Factores Cal.	Actual
USO EXCLUSIVO LABORATORIO	

Rutina REC				
LEU		7.25		x10^3/µL
HEM	H	6.41		x10^6/µL
HGB		16.0		g/dL
HCT		41.9		%
VCM	L	65.4		fL
HCM	L	25.0		pg
CHCM	H	38.2		g/dL
MCHC	H	40.1		g/dL
HC		26.1		pg
IDM	H	17.8		%
IDHb	H	3.55		g/dL
PLQ		245	*	x10^3/µL
VPM		9.5	*	fL

Rutina Fórmula LEU		%	#		
LEU			7.25		x10^3/µL
Neut	L	33.3	2.42		x10^3/µL
Linf.	H	55.2	4.01		x10^3/µL
Mono		5.8	0.42		x10^3/µL
Eos		1.7	0.12		x10^3/µL
Baso		0.5	0.04		x10^3/µL
LUC		3.5	0.25		x10^3/µL
HEM N					x10^9/L
IL			2.02		
IAPM			2.7		
LEUP			7.68	*	x10^3/µL

Alarmas morfología	
MICRO	+++
HIPER	+++
ANISO	+
ANISOCROMIA	+
PLQ AGREGADAS	+

Parámetros adicionales de rutina		
%Blastos Sospec.	1.9	
%Hiper	33.5	
%Hipo	0.3	
%MACRO	0.0	
%MICRO	33.1	
Fragmentos HEM	0.04	x10^6/µL
ESPECTROS HEM	0.05	x10^6/µL
Neut X	65.8	
Neut Y	74.8	
MNx	12.9	
MNy	14.2	
%MN	60.0	
%PMN	39.3	
HGB Corpuscular	16.8	g/dL

Matriz HEM	CH < 28	CH=28-41	CH > 41
V > 120	6	1	0
	0.0%	0.0%	0.0%
V=60-120	116	23142	10087
	0.2%	46.4%	20.2%
V < 60	35	9923	6524
	0.1%	19.9%	13.1%

Alarmas Muestra/Sistema
PLT-CL VPM PCT IDP PLQ LEUP

Figura 7 (pp.129). Datos del hemograma (ADVIA-2120®) en un paciente con HbCC. Destacar la cifra de Hb normal, con descenso de VCM y CHM, y elevación de CHCM; en el citograma, porcentaje elevado de hematíes hipercromos

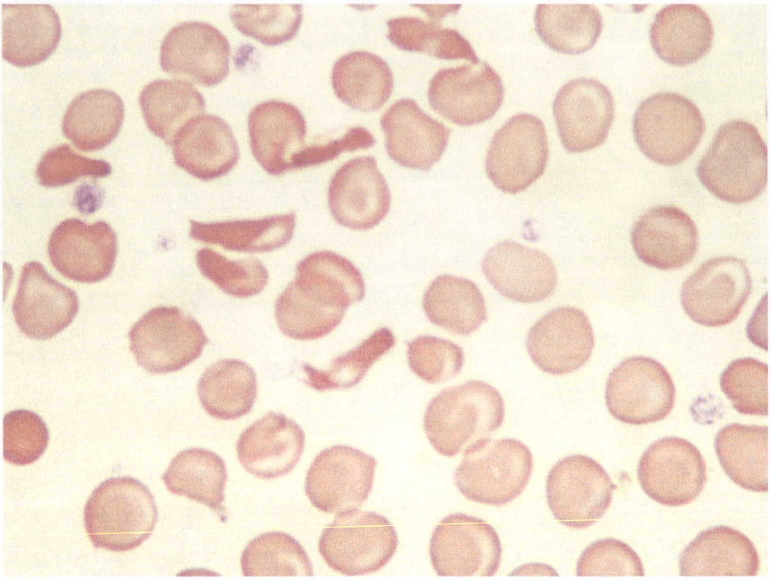

Figura 8 (pp.130). Presencia de hematíes en forma de quilla de barco (*boat-shaped cells*) típicos de la HbSC

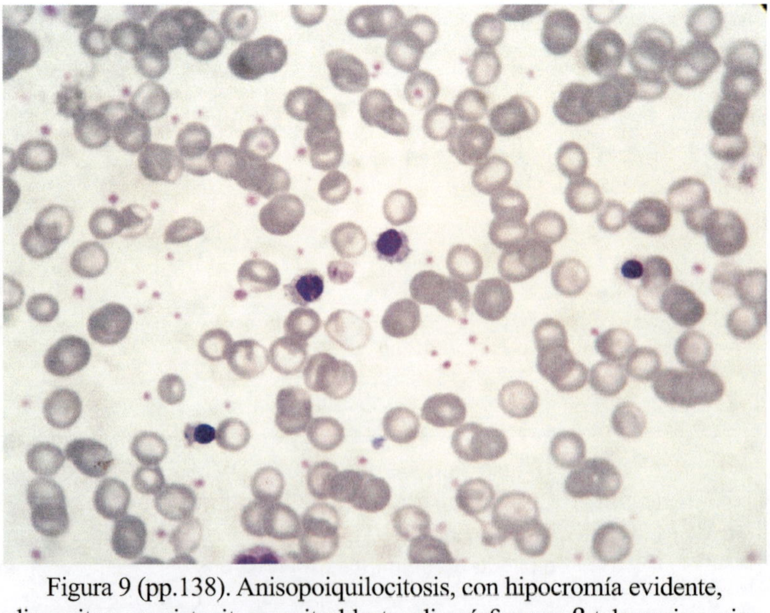

Figura 9 (pp.138). Anisopoiquilocitosis, con hipocromía evidente, dianocitos, esquistocitos y eritroblastos dismórficos en β-talasemia major

Tema 8. Anemias hemolíticas adquiridas

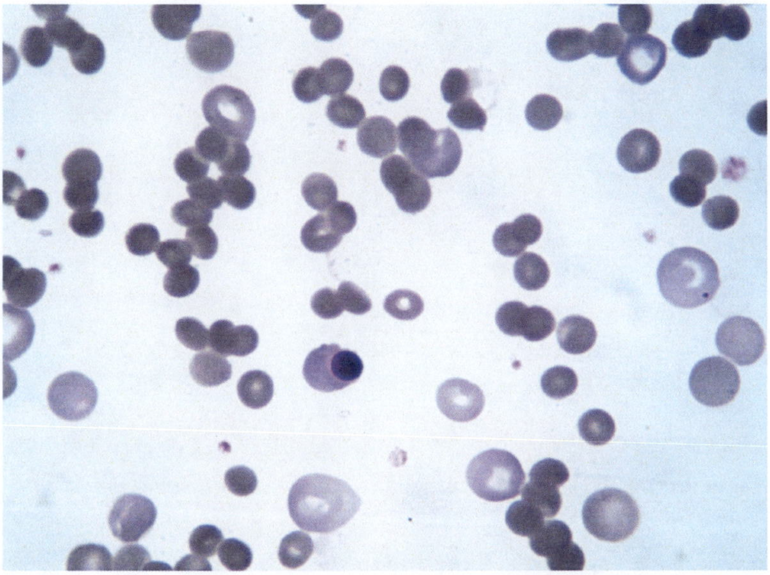

Figura 1 (pp.145). Esferocitos, policromasia y eritroblasto circulante en un caso de AHAI

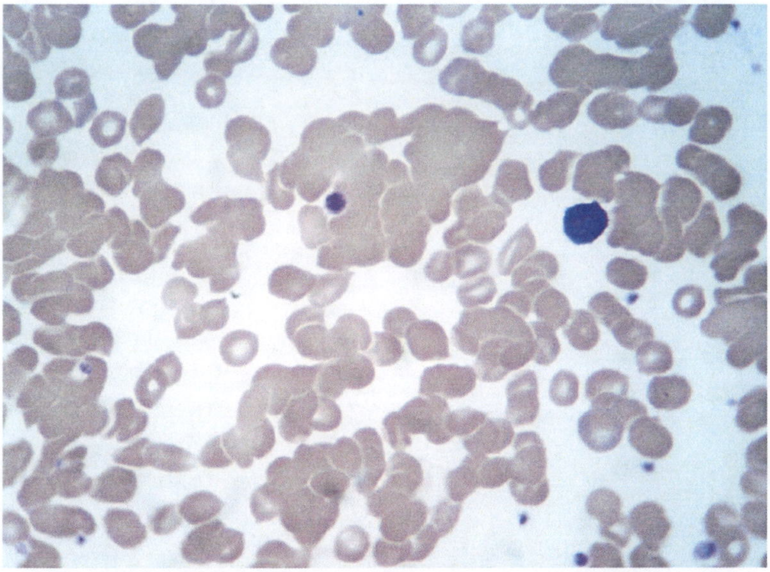

Figura 2 (149). Autoaglutinación de hematíes por crioaglutininas secundarias a infección por virus de Epstein-Barr

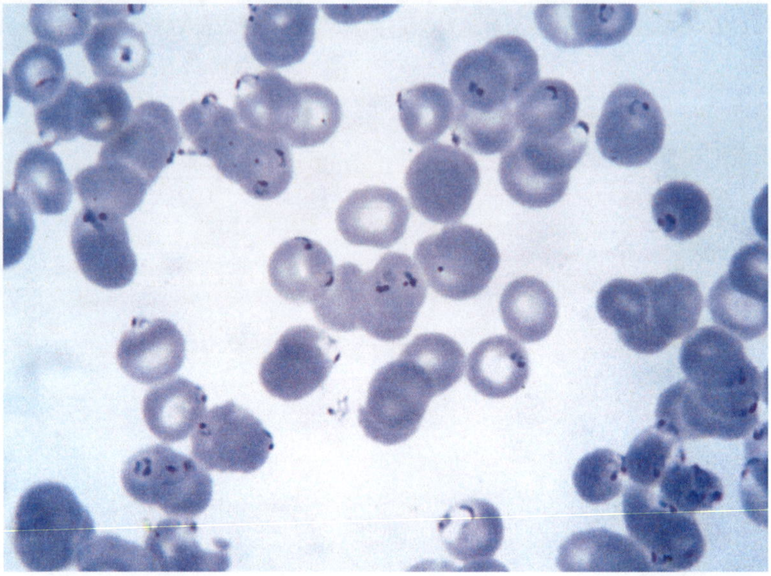

Figura 3 (pp.163). Formas anilladas múltiples de *Plasmodium falciparum*

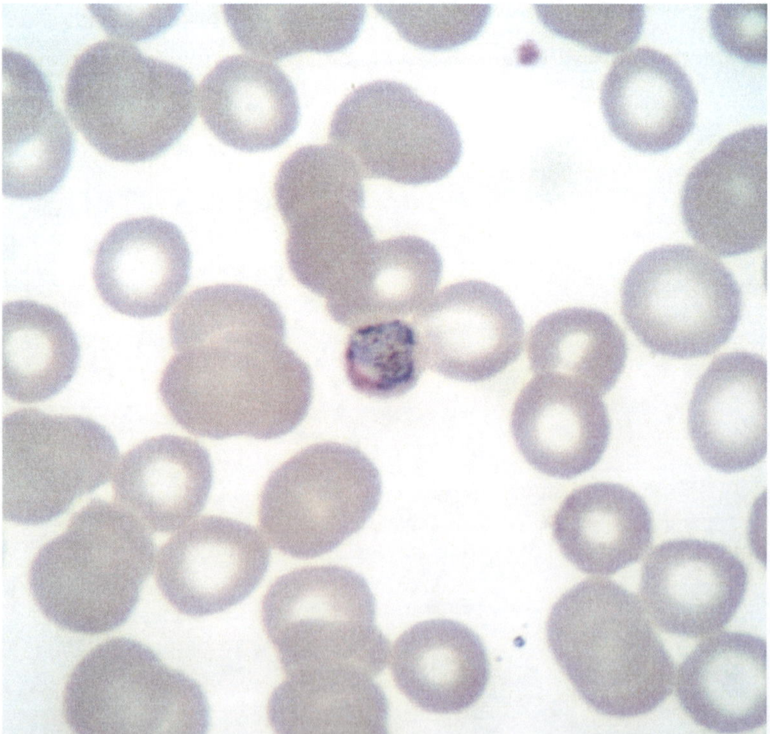

Figura 4 (pp.163). Parasitación por *Plasmodium malariae*

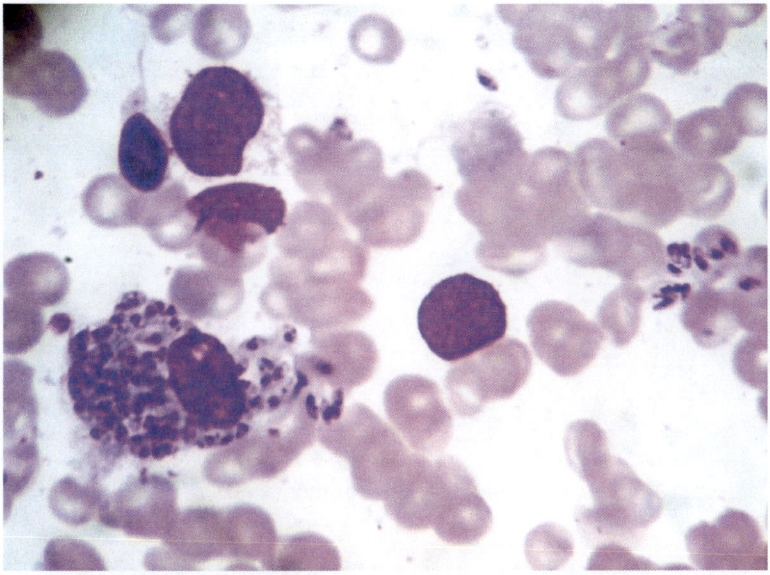

Figura 5 (pp.163). Abundantes formas intramacrofágicas y libres de *Leishmania* en paciente con infección avanzada por VIH

Tema 12. Neutropenias, clasificación y diagnóstico

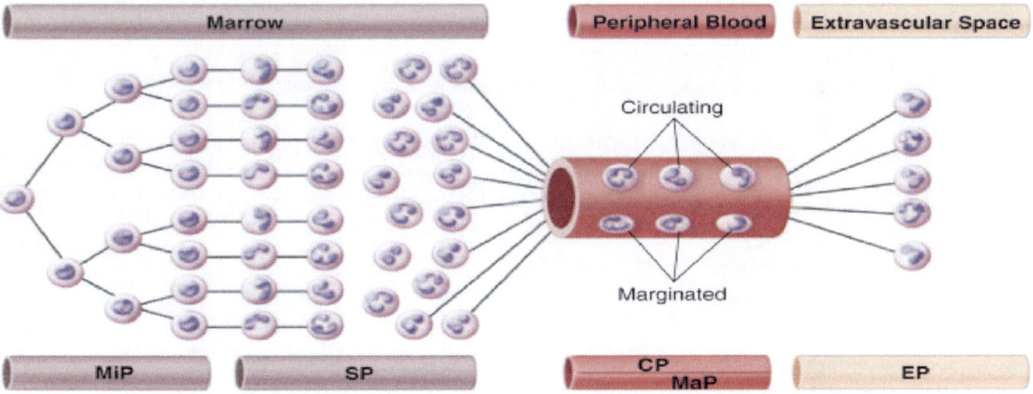

Figura 1 (pp.205). Producción y distribución de neutrófilos en los distintos compartimentos. Marrow: médula ósea; Peripheral blood: sangre periférica; Extravascular space: espacio extravascular; MiP: pool mitótico; SP: pool de almacenamiento; CP: pool circulante; MaP: pool marginado; EP: pool extravascular

Tema 13. Síndromes mielodisplásicos

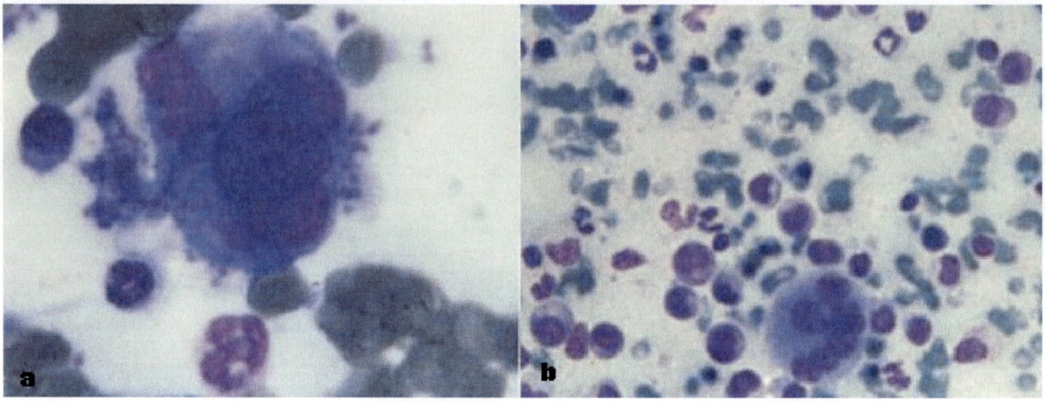

Figura 1 (pp.223). Disgranulopoyesis, distrombopoyesis

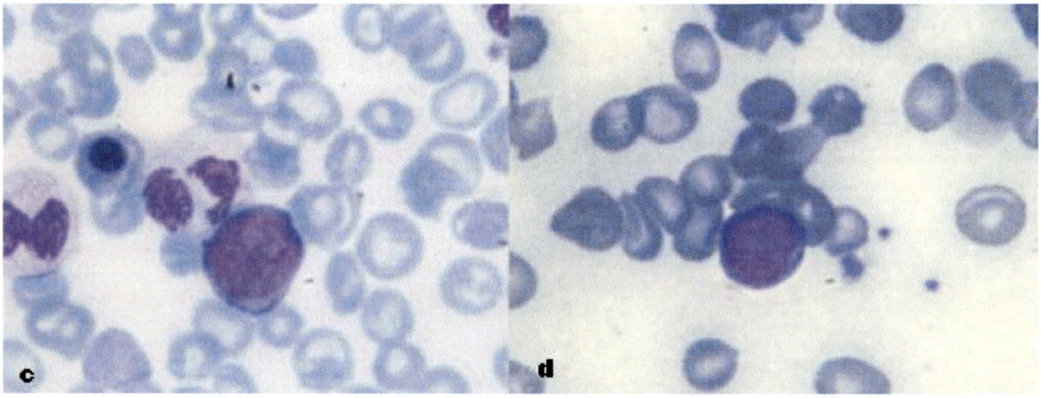

Figura 2 (pp.223). Blastos circulantes en sangre periférica

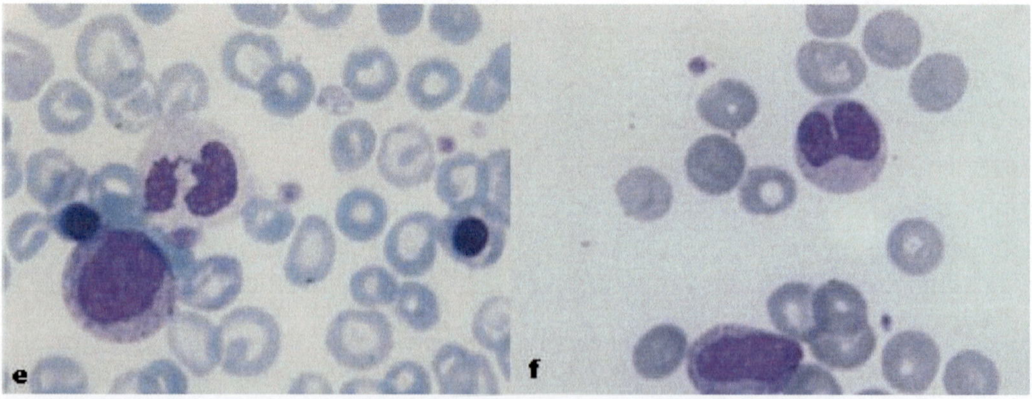

Figura 3 (pp.223). Disgranulopoyesis

Tema 19. Leucemias agudas no linfoblásticas

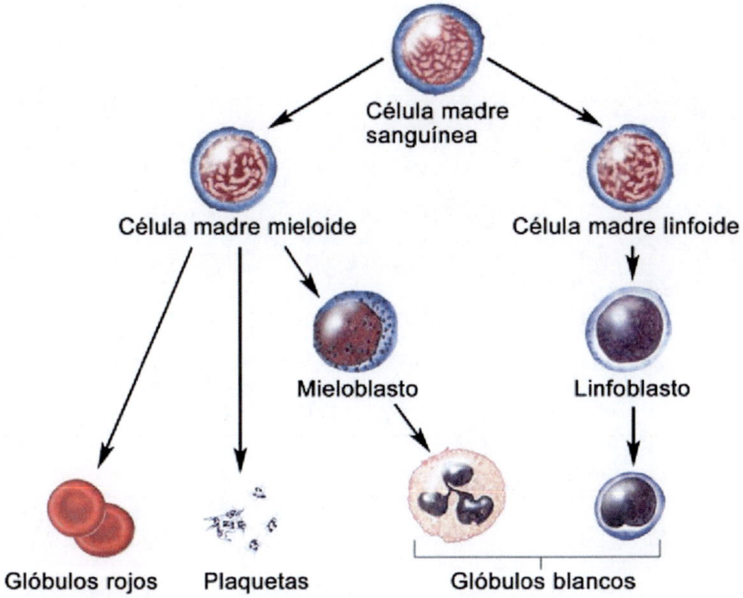

Figura 1 (pp. 301). Diferenciación normal de células en MO

Tema 20. Leucemia linfoblástica del adulto

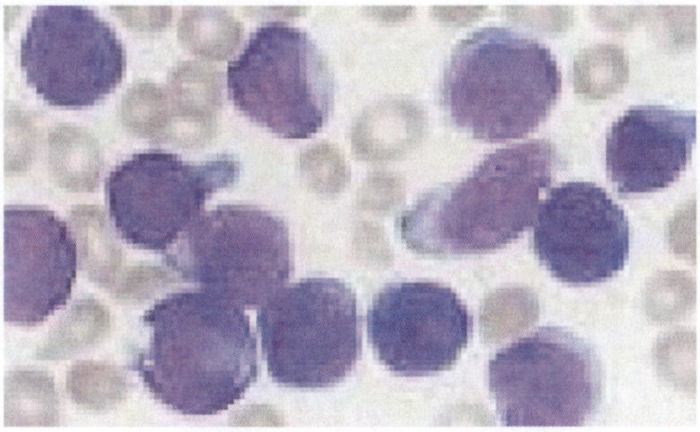

Figura 1 (pp.321).
Frotis de s.p.: Leucemia linfoblástica aguda

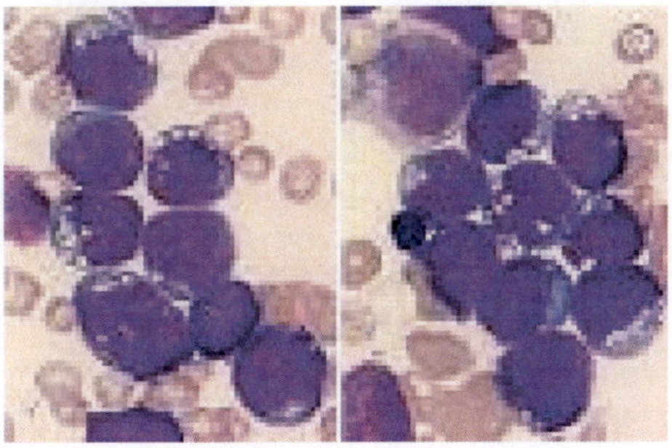

Figura 2 (pp.321).
M.O: Leucemia tipo Burkitt

Tema 21. Linfomas. Conceptos generales y del diagnóstico

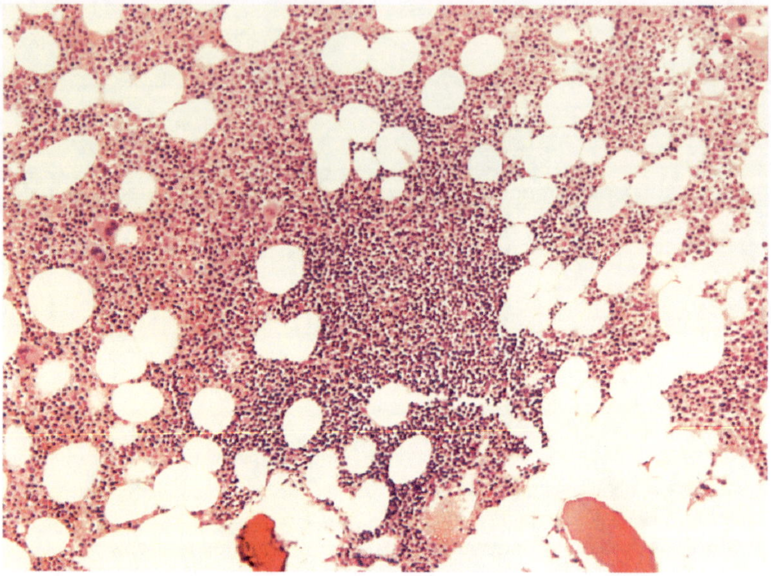

Figura 1 (pp.347). Médula ósea: foco de infiltración linfomatosa intersticial (HE 10x)

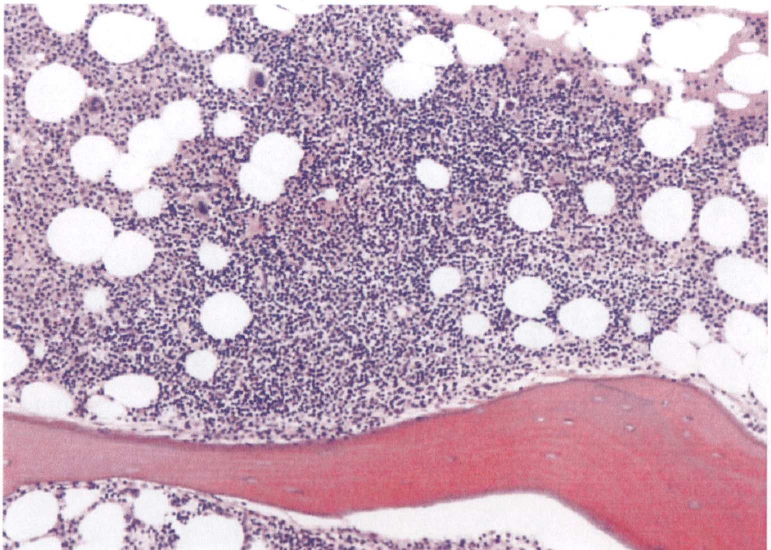

Figura 2 (pp.347). Médula ósea: foco de infiltración linfomatosa paratrabecular (HE 10x)

Tema 23. Linfomas no Hodgkin

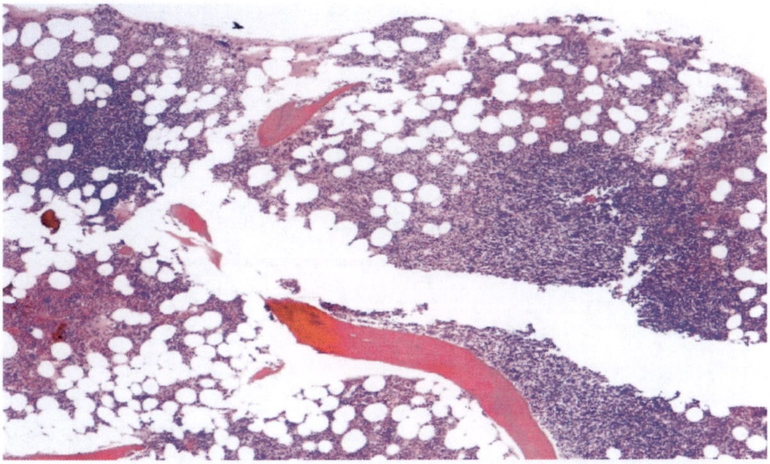

Figura 1 (pp.375). Biopsia de médula ósea de un paciente con linfoma folicularque muestra un patrón de infiltración focal (HE 2x)

Tema 29. Enfermedad tromboembólica. Trombofilias congénitas y adquiridas

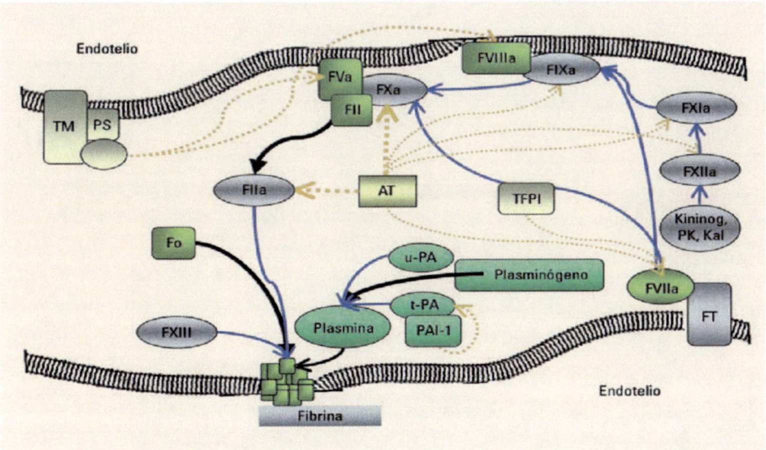

Figura 1 (pp.472). Esquema de hemostasia con defectos genéticos implicados en trombofilia congénita y su peso trombótico. AT: antitrombina; FT: factor tisular; Kal.: kalicreina; PAI: inhibidor del activador del plasminógeno; PC: proteína C; PK: precalicreína; PS: proteína S; TFPI: inhibidor de la vía del factor tisular; TM: trombomodulina.

Tema 30. Diagnóstico de la patología hemorrágica. Coagulopatías congénitas

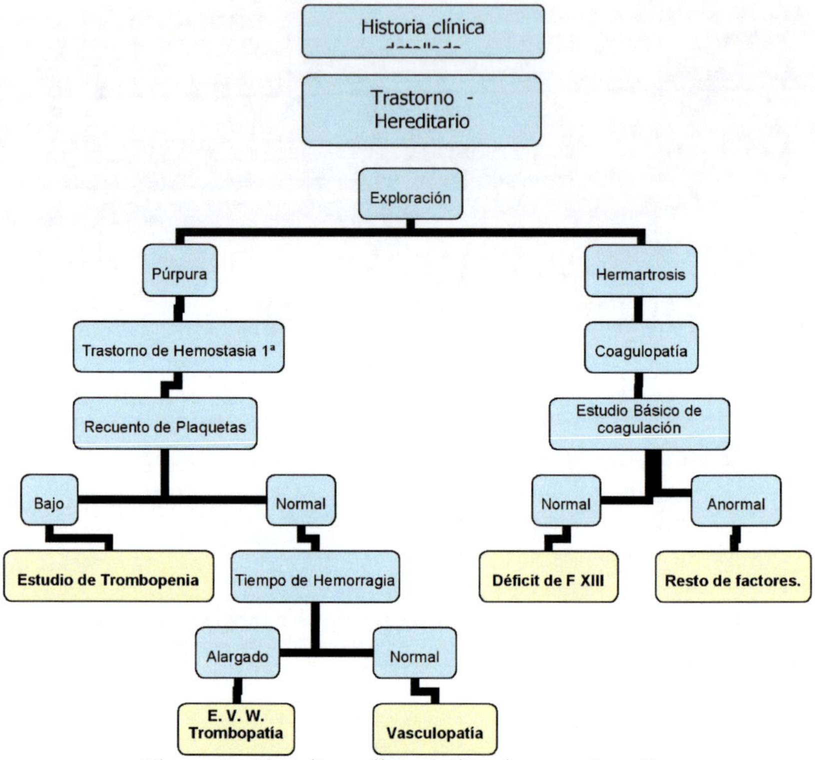

Figura 1. Algoritmo diagnóstico de coagulopatías

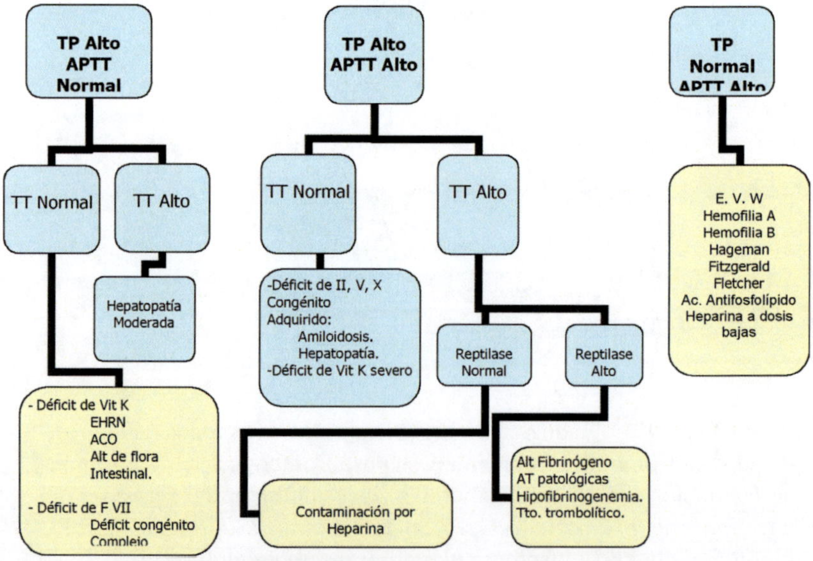

Figura 1 (pp.497). Orientación general de los resultados de los test de coagulación

Tema 36. Trasplante de células madre hematopoyéticas

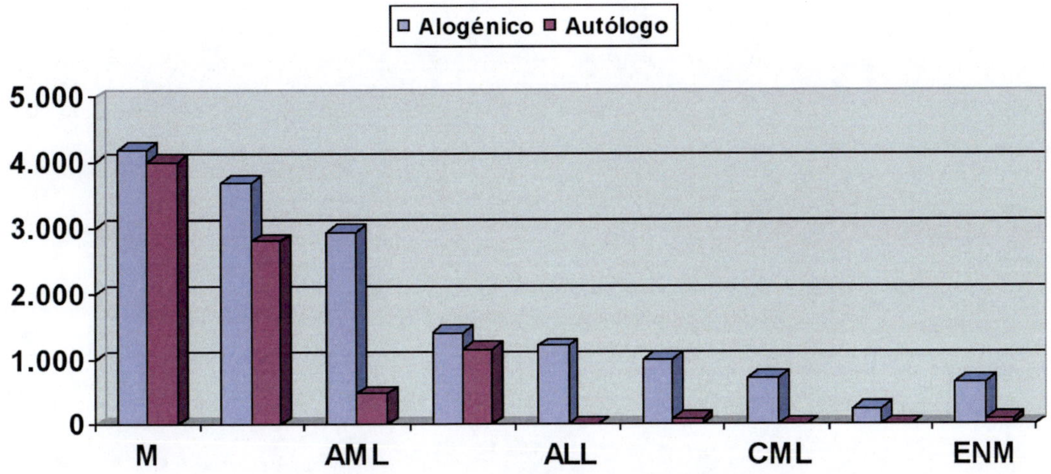

Figura 1 (pp.623). Indicaciones para el trasplante de médula ósea en USA. M: mieloma; NHL: linfoma no-Hodgkin; AML: leucemia mieloide aguda; ALL: leucemia linfática aguda; MDS: síndrome mielodisplásico; CML: leucemia mieloide crónica; CLL: leucemia linfática crónica; ENM: enfermedad no maligna

Otros títulos de la colección
Infecciosas, microbiología y laboratorio

Enfermedades infecciosas causadas por hongos.

Enfermedades infecciosas en pediatría.

Farmacoterapia general.

Experto en Fitoterapia.

Enfermedades infecciosas virales.

Banco de células y tejidos:
nuevas perspectivas en trasplante.

Enfermedades infecciosas: recogida de muestras.

Urgencias en enfermedades infecciosas.

Medicina tropical y parasitología.
Enfermedades infecciosas importadas.

Aspectos clínicos y microbiológicos de la infección por VIH.
Nuevos avances en el tratamiento del SIDA.

Gripe A. las 145 preguntas que usted y
su familia deben conocer para prevenirla.

Gripe A. Guía de prevención para profesionales de la salud.

Laboratorio de diagnóstico clínico.